Hefte zur Unfallheilkunde

Beihefte zur „Monatsschrift für Unfallheilkunde und Versicherungsmedizin“
Herausgegeben von Professor Dr. **A. Hübner**, Berlin.

Zuletzt erschienen:

Heft 43: **Verhandlungen der Deutschen Gesellschaft für Unfallheilkunde, Versicherungs- und Versorgungsmedizin. XV. Tagung am 26. und 27. Oktober 1951 in Bonn.** Im Auftrage des Vorstandes herausgegeben von Professor Dr. **H. Bürkle de la Camp**, Bochum. Mit 78 Abbildungen. IV, 240 Seiten Gr.-8°. 1952. DM 37.80

Heft 44: **Verhandlungen der Deutschen Gesellschaft für Unfallheilkunde, Versicherungs- und Versorgungsmedizin. XVI. Tagung am 22. und 23. September 1952 in Oldenburg.** Im Auftrage des Vorstandes herausgegeben von Professor Dr. **H. Bürkle de la Camp**, Bochum. Mit 58 Abbildungen. IV, 232 Seiten Gr.-8°. 1953. DM 32.80

Heft 45: **Bericht über die Unfallchirurgische Tagung am 12. und 13. Januar 1952 in Stuttgart.** Herausgegeben vom Landesverband Südwestdeutschland der gewerblichen Berufsgenossenschaften in Mannheim. Mit 47 Abbildungen. IV, 146 Seiten Gr.-8°. 1953. DM 22.—

Heft 46: **Berichte über die in den Jahren 1926 bis 1950 im Wiener Unfallkrankenhaus erzielten Behandlungsergebnisse.** Von Professor Dr. **Lorenz Böhler**, Leiter des Unfallkrankenhauses, Wien, Dr. **Jörg Böhler**, Dr. **Baldo Leitner**, Dr. **Emanuel Trojan.** Mit 234 Abbildungen und 47 Tabellen. IV, 209 Seiten Gr.-8°. 1953. DM 33.—

Heft 47: **Verhandlungen der Deutschen Gesellschaft für Unfallheilkunde, Versicherungs- und Versorgungsmedizin. XVII. Tagung am 21. und 22. Mai 1953 in Bad Neuenahr.** Im Auftrage des Vorstandes herausgegeben von Professor Dr. **H. Bürkle de la Camp**, Bochum. Mit 67 Abbildungen. IV, 259 Seiten Gr.-8°. 1954. DM 32.—

Heft 48: **Verhandlungen der Deutschen Gesellschaft für Unfallheilkunde, Versicherungs- und Versorgungsmedizin. XVIII. Tagung am 3. und 4. Juni 1954 in Stuttgart.** Im Auftrage des Vorstandes herausgegeben von Professor Dr. **H. Bürkle de la Camp**, Bochum. Mit 119 Abbildungen im Text und auf einer farbigen Tafel. VII, 279 Seiten Gr.-8°. 1955. DM 35.20

Heft 49: **Die Chirurgie des Sägeunfalles.** Klinische, arbeitsphysiologische und versicherungsrechtliche Untersuchungen. Von Professor Dr. **Kurt Stucke**, Oberarzt der Chirurgischen Universitätsklinik, Würzburg, und Dr. **Helmut Bayreuther**, Assistent der Universitäts-Nervenklinik, Göttingen. Mit 53 Abbildungen und 29 Tabellen. IV, 73 Seiten Gr.-8°. 1955. DM 12.20

Heft 50: **Knochenerkrankungen und -Geschwülste in der Begutachtung.** Von Professor Dr. **Hans Hellner**, Direktor der Chirurgischen Universitätsklinik, Göttingen. Mit 87 Abbildungen. VI, 93 Seiten Gr.-8°. 1955. DM 15.40

Die Abonnenten der „Monatsschrift für Unfallheilkunde“ erhalten die „Hefte zur Unfallheilkunde“ zu einem gegenüber dem Ladenpreis um 20% ermäßigten Vorzugspreis.

HEFTE ZUR UNFALLHEILKUNDE
BEIHEFTE ZUR „MONATSSCHRIFT FÜR UNFALLHEILKUNDE
UND VERSICHERUNGSMEDIZIN“
HERAUSGEGEBEN VON PROF. DR. A. HÜBNER, BERLIN
HEFT 51

DER HEUTIGE STAND DER LEHRE VOM SUDECK-SYNDROM

VON
PROF. DR. MED. HABIL. CARL BLUMENSAAT
CHEFARZT DES KNAPPSCHAFTS-KRANKENHAUSES BOTTROP / WESTF.

MIT 25 ABBILDUNGEN

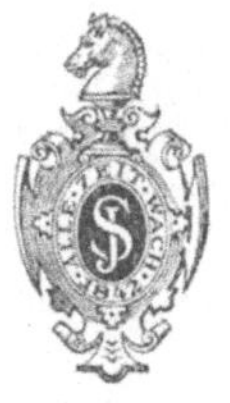

1956
SPRINGER-VERLAG · BERLIN / GÖTTINGEN / HEIDELBERG

ISBN 978-3-642-52836-1 ISBN 978-3-642-52835-4 (eBook)
DOI 10.1007/978-3-642-52835-4

Meinem Lehrer

HERMANN COENEN

zur Vollendung seines 80. Lebensjahres

am 21. November 1955

in Dankbarkeit gewidmet

Vorwort und Einleitung

Die Lehre vom Sudeck-Syndrom hat einen Punkt erreicht, an dem eine Sichtung und Zusammenfassung erforderlich erscheint. Die erhebliche Zunahme des Syndroms in Deutschland, aber auch in anderen Ländern Europas, hat das Krankheitsbild mit in den Vordergrund des wissenschaftlichen, praktisch-ärztlichen und sozial-wirtschaftlichen Interesses gerückt. Wichtige neue Erkenntnisse auf den Gebieten der Ätiologie und Pathogenese, der Therapie und der Versicherungsmedizin, die in einer sehr großen Zahl von Arbeiten enthalten sind, bedürfen einer zusammenfassenden Darstellung. Auch ist das Sudeck-Syndrom keineswegs mehr nur eine Angelegenheit der Unfallärzte und der Röntgenologen; es hat mit seinem „Formenkreis" Einzug in fast alle Sonderfächer der Heilkunde gehalten. Diese Ausweitung macht ebenfalls eine zusammenfassende und abstimmende Bearbeitung wünschenswert, will man die sich abzeichnende Entwicklung einer autarken, durch spezialistische Vorhänge getrennten und auseinander strebenden Beurteilung des „Sudeck" vermeiden. Dabei erhebt sich die Frage, ob und inwieweit es bei dem heutigen Stand der Forschung überhaupt noch möglich ist, derartige Probleme aus einer Feder zur Darstellung zu bringen. Gerade am Sudeck — „Syndrom" wird deutlich, wie schwer es ist, die Forschungsergebnisse der verschiedenen Sonderfächer zu überbrücken, ja, vielleicht noch ganz zu verstehen. Wenn daher ein Vertreter eines medizinischen Teilgebietes es unternimmt, die an der Sudeckschen Dystrophie beteiligte, periphere und zentrale Regulationsstörung mit ihren vegetativ-nervalen, hormonalen und chemischen Einflüssen auf die periphere Durchblutung und den Stoffwechsel abzuhandeln, so sind diesem Unterfangen auch beim besten Streben nach Wahrheit gewisse qualitative und quantitative Grenzen gezogen, welche die Bitte um Nachsicht erklären.

Vorliegende Bearbeitung des Sudeck-Syndroms ist im Rahmen der „Hefte zur Unfallheilkunde" die dritte innerhalb von 17 Jahren, nachdem 1938 die Darstellungen von KARITZKY (Beiheft 22 z. Mschr. Unfallhlkde.) und von SUDECK (Beiheft 24 z. Mschr. Unfallhlkde.) erschienen sind. Sie ist die vierte, wenn man die grundlegende Monographie von MAURER aus dem Jahre 1941 (Ergebn. Chir. u. Orthop., **33**) hinzu nimmt.

Diese Sudeck-Darstellung soll „den heutigen Stand der Lehre vom Sudeck-Syndrom" vornehmlich berücksichtigen. Auf bekannte und noch gültige Dinge wird daher nur so weit eingegangen, wie das im Interesse einer geschlossenen Bearbeitung erforderlich ist; hinsichtlich derselben muß auf die früheren Darstellungen verwiesen werden, besonders auf die Monographie MAURER's und die klassischen Arbeiten von SUDECK, RIEDER, LERICHE, HERFARTH, DUBOIS, REMÉ, OEHLECKER und die Veröffentlichungen von KARITZKY, V. SCHAEFER, F. BECKER, FONTAINE, MAU, MONASTERO, BLUMENSAAT u. a. Aus dem gleichen Grunde ist in dieser Monographie die übliche dispositionelle Reihenfolge etwas abgeändert worden. Ihr Ergänzungscharakter hat die Auswahl der Abbildungen bestimmt. Sudeck-Arbeiten aus der Zeit vor 1941 sind im Schrifttumsverzeichnis nur berücksichtigt worden, wenn sie in den bisherigen Darstellungen nicht angeführt sind.

Eine Stellungnahme zur Terminologie des Sudeck-Syndroms ist unterlassen worden. Ihre Geschichte zeigt die Unfruchtbarkeit derartiger Versuche. Die Bezeichnung ergibt sich von selbst, wenn sie das pathologisch-anatomische und das pathologisch-physiologische Geschehen berücksichtigt und gleichzeitig die großen Verdienste von PAUL SUDECK als Ausdruck unserer schuldigen Verehrung und Dankbarkeit in der Erinnerung wach erhält.

Bottrop, im Herbst 1955.

Carl Blumensaat

Inhaltsverzeichnis

A. Die Lehre vom Sudeck-Syndrom

I. Begriffsbestimmung

Das Sudeck-Syndrom ist eine Erkrankung des ganzen Menschen mit im Vodergrund stehenden örtlich-peripheren Symptomen. Unter dem peripheren Sudeck-Syndrom versteht man die Summe der klinischen, röntgenologischen und mikroskopischen Erscheinungen eines dystrophischen Geschehens an allen Geweben eines Gliedmaßenabschnittes, einer ganzen Extremität oder gliedmaßennaher Teile des Rumpfes (Schulter, Becken), welches als formal stets gleiche, gradmäßig wechselnde Reaktion auf verschiedenartige exogene und endogene, periphere und (oder) zentrale Ursachen infolge einer neurohormonalen Regulationsstörung entstehen kann. Vorbedingung dafür ist eine individuelle Bereitschaft. Trotz weitgehender Kenntnisse ist die Pathogenese des Sudeck-Syndroms noch nicht restlos geklärt.

Diese Begriffsbestimmung verlangt einige zusätzliche Feststellungen:

a) Die Sudecksche Dystrophie ist keine alleinige Skeleterkrankung. Dies wird bei ihrer Besprechung in Lehrbüchern, Referatenzeitschriften usw., sowie bei der (irreführenden) Sammelbezeichnung Sudecksche Knochenatrophie oder Sudecksche Knochendystrophie nicht immer berücksichtigt.

b) An klinischer Bedeutung (Therapie, Dauerschaden) tritt die Skeletbeteiligung gegenüber den Sudeck-dystrophischen Weichteilvorgängen weit in den Hintergrund.

c) Zur Anerkennung als Sudeck-Syndrom ist der Nachweis charakteristischer Erscheinungen an allen *Geweben*, also am Skelet *und* an den Weichteilen erforderlich. Dies gilt auch für einige Krankheitsbilder, die zum Formenkreis des Sudeck gerechnet werden, wenn sie mit einer Sudeckschen Dystrophie vergesellschaftet sind.

II. Statistisches

Für die Beurteilung der Bedeutung des Sudeck-Syndroms im allgemeinen und für Fragen der Sudeck-Gefährdung, der relativen Prophylaxe, der Therapie, der Zusammenhangsbegutachtung usw. wichtig ist die Kenntnis statistischer Ergebnisse. Ihr muß durch eine entsprechende Darstellung Rechnung getragen werden.

Statistische Kapitel erfreuen sich keiner Beliebtheit, bedingt durch Abneigung gegen Zahlen und allgemeine Bedenken. Letztere können durch Einschaltung eines Filters in Form einer vielseitigen Aufschlüsselung erheblich eingeschränkt werden. Das gilt wenigstens für das Sudeck-Syndrom.

In der Nachkriegsliteratur wird übereinstimmend auf eine erhebliche Zunahme des Sudeck-Syndroms hingewiesen (DYES, BLUMENSAAT, SCHAEFER, HAUSAMMANN, MARTI, BIERLING und REISCH, STOLLE u. a.). Anscheinend betrifft diese Feststellung nur die Vermehrung des Sudeck-Vorkommens nach Verletzungen, nicht aber nach Entzündungen. Die Angaben über die Häufigkeitszunahme schwanken allerdings nicht unbeträchtlich.

Hatte OEHLECKER bereits seine Sudeck-Ziffern höher als die von MAURER nach Frakturen aus der Münchener Klinik vor dem letzten Kriege mit 6,6% angegebenen genannt, so äußerte REMÉ 1952 die Ansicht, daß die akute Sudeck-Phase nach *jeder* schweren Weichteilaffektion durchlaufen werde und daß er bei *allen* Frakturen eine fleckige kollaterale Entschattung beobachte. DYES sah die fleckförmige Osteoporose während des 2. Weltkrieges bei fast jedem Knochenbruch. JUSTUS SCHNEIDER schrieb, daß in seinem Krankenhaus die Sudecksche Dystrophie eine Landplage geworden wäre, SCHRÖTER, daß in einigen großen Kliniken ganze Stationen mit Sudeck-Fällen belegt wären.

Nun, diese Häufigkeitsangaben sind wohl zu hoch. Sie lassen sich nicht bestätigen. Um so erstaunlicher ist es auf der anderen Seite, daß es einige Unfallkliniken und Schulen gibt, die in ihren Berichten das Sudeck-Syndrom nicht erwähnen oder als vermeidbar bezeichnen.

Die eben genannten abweichenden Häufigkeitsangaben können verschiedene Gründe haben: zu kleine Beobachtungszahlen, einseitige Überwertung des Röntgenbildes mit Deutung jeder Entschattung als Sudeck-Symptom, in *einer* Tabelle zusammengefaßtes, ungleichartiges Untersuchungsgut (Alter, Art und Schwere der Verletzung, fehlende Trennung von oberer und unterer Gliedmaße), Fehler in der Röntgentechnik, Unterlassung einer Vergleichsaufnahme von der kontralateralen Gliedmaße usw. BIERLING und REISCH nennen u. a. auch eine unberechtigte Scheu wegen Rückschlüsse auf angeblich unzureichende Behandlung.

BIERLING und REISCH haben nun kürzlich in einer sorgfältigen Röntgenarbeit, mit weitgehender Berücksichtigung der klinischen Unterlagen, das große Krankengut an Knochenbrüchen des WENCKEBACH-Krankenhauses in Berlin-Tempelhof aus den letzten 10 Jahren statistisch unter vielseitiger Fragestellung ausgewertet. Da die Bearbeiter die Fehlerquellen anderer Zusammenstellungen vermieden und ihre Ergebnisse der (etwa gleich großen) Vorkriegsstatistik von MAURER gegenübergestellt haben, so kommt ihren Zahlen nicht nur eine vergleichende, sondern auch eine aktuelle (Nachkriegs-)Bedeutung zu. Sie werden daher dieser Darstellung zugrundegelegt.

Unter 3170 Frakturfällen fanden BIERLING und REISCH 587 mal, also in 18,5%, ein Sudeck-Syndrom. Man kann also bei jeder 5. Fraktur im allgemeinen mit einem Sudeck-Auftreten rechnen. Bei Herausnahme der so zahlreichen und nur in den seltensten Fällen mit einem Sudeck komplizierten Nagelfortsatzabbrüche der Finger und Zehen aus dieser Zusammenstellung klettert die Sudeck-Häufigkeit bereits auf 22%.

In der 1. Tabelle setzen BIERLING und REISCH nun ihre Gesamtzahlen sowie das Sudeck-Vorkommen an den einzelnen Knochen den ähnlich großen Zahlen von MAURER aus der Chirurgischen Klinik München (mit einem gewissen Vorbehalt) gegenüber. Es ergibt sich eine *Sudeck-Zunahme um mehr als das Doppelte gegenüber der Vorkriegszeit* (Tab. 1).

Diese Sudeck-Häufigkeit von etwa 22% entspricht auch unseren Erfahrungen. Niedrigere Zahlen in einigen anderen Nachkriegsstatistiken (ABESSER = 10,48%, ZEHNTNER = 11,6%) beruhen auf vorhin genannten Ursachen und sind daher kein Spiegel der wirklichen Verhältnisse. Ganz ungewöhnlich, auch für Schweizer Verhältnisse, wo nach HAUSAMMANN und MARTI ebenfalls eine starke Zunahme des Sudeck aufgetreten ist, erscheint die Angabe in der 1952 erschienenen Dissertation von MUFF, der das Krankengut der Schweizer-Unfall-Versicherungs-Anstalt (SUVA) aus dem Jahre 1945 unter JENNY bearbeitet hat. Darin ist eine Sudeck-Häufigkeit von 0,7% angegeben!

Tabelle 1
(Aus der Arbeit von BIERLING und REISCH.)

Fraktur	München		Tempelhof	
	Ges.-Zahl	dav. Sudeck	Ges.-Zahl	dav. Sudeck
Humerus	254	12	287	35
Unterarm	534	40	963	179
Handwurzel	77	9	66	6
Mittelhand	166	3	162	12
Finger	442	6	439	26
Femur	164	16	212	42
Patella	74	9	26	13
Unterschenkel	460	52	294	159
Knöchel	518	38	261	71
Fußwurzel	102	11	61	22
Mittelfuß	94	6	112	17
Zehen	155	1	287	5
insgesamt	3040	203	3170	587

Der allgemeine Häufigkeitsgrad des Sudeck mit 18,5 bzw. 22% bekommt ein ganz anderes Aussehen, wenn man die schematische Darstellung von BIERLING und REISCH über Frakturlokalisation und Sudeck-Vorkommen betrachtet. Unter anderem geht daraus hervor, daß es *bei Brüchen des Schienbeins, Fersenbeins und der Kniescheibe in über 50% der Fälle zu einem Sudeck kommt* (Abb. 1). Für die Sudeck-Praxis ist die Kenntnis dieser Gefährdung besonders wichtig.

Auf der Abb. 1 sind nur Gliedmaßen-Knochen angeführt. Das Kopf-, Rumpf- und Beckenskelet fehlt. SUDECK, MAURER, MUFF, BIERLING und REISCH u. a. erwähnen den Kopf und Rumpf ebenfalls nicht. Am Kopf ist ein Sudeck-Syndrom nicht beschrieben. Ich verdanke aber ESCHLER dieKenntnis eines Sudeck am frakturierten waagerechten Unterkieferast (ohne Frakturostitis). Umstritten ist der Sudeck an der Wirbelsäule; da er von einigen bekannten Autoren angenommen wird, muß gesondert darauf eingegangen werden (s. S. 58). Dagegen kommt das Sudeck-Syndrom am Becken sicher vor, wenn es sich auch manchmal nur schwer nachweisen läßt.

Die praktische Bedeutung derartiger *Vergleichs*statistiken wird auch erhellt, wenn man die Auswertungen des Sudeck-Vorkommens nach Extremitäten, Alter und Geschlecht betrachtet. Ich beginne wieder mit der Aufstellung von BIERLING und REISCH, die diese Aufschlüsselung, getrennt an den oberen und unteren Gliedmaßen, vorgenommen haben (Tab. 2).

Im Sudeck-Material von BIERLING und REISCH waren die unteren Gliedmaßen mit 25,1% etwa doppelt so häufig am Sudeck-Vorkommen beteiligt wie die oberen mit 13,2%.

Obwohl man dieser Feststellung uneingeschränkt zustimmen muß, gehen die Meinungen im Schrifttum beträchtlich auseinander. Während SCHNEIDER, HERFARTH u. a. ebenfalls die Bevorzugung der unteren Gliedmaßen hervorheben, fand MUFF die obere Gliedmaße häufiger betroffen. SUDECK hatte die Hände stärker als die Füße beteiligt gefunden, was für diese Gliedmaßen*teile* zweifellos zutrifft, nicht jedoch für die *ganze* Extremität. Wohin aber unterschiedlich angelegte Auswertungen führen können, zeigt das von ABESSER genannte Verhältnis von 3,94% Sudeck-Fällen an der oberen gegenüber 96,05% an der unteren Extremität.

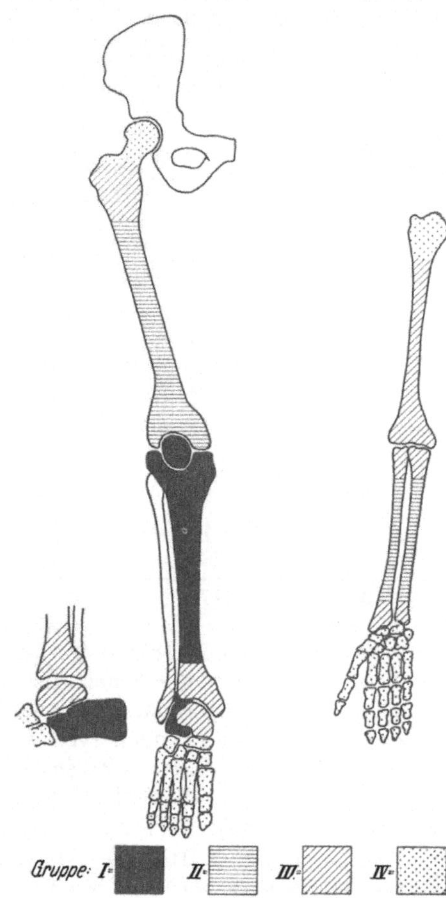

Abb. 1. Schematische Darstellung der Frakturlokalisation, geordnet nach der Häufigkeit als auslösende Ursache der Sudeckschen Dystrophie. (Aus der Arbeit von BIERLING und REISCH).

Gruppe I: Die Hälfte und mehr
Gruppe II: 1/3
Gruppe III: 1/5—1/6
Gruppe IV: 1/10 und weniger
} der Frakturen haben eine Sudecksche Erkrankung ausgelöst.

Bemerkenswert ist weiter die Frage der Altersbeteiligung am Sudeck-Syndrom. Auch sie wird absolut und relativ abweichend beurteilt. Das ist verständlich, weil häufig die absolute Unfallhäufigkeit in den verschiedenen Altersstufen nicht bekannt oder bei der Berechnung nicht zugrundegelegt worden ist. Auch spielt sicher die Art des Krankengutes eine wesentliche Rolle. Jedenfalls müssen wir MAURER zustimmen und feststellen, daß bei unseren Sudeck-Fällen keine altersbedingte Bevorzugung festzustellen ist. Eine Ausnahme bilden die Kinder, auf die gleich gesondert zu sprechen kommen sein wird. Andere Autoren, wie DUBOIS, HILGENREINER, JENNY, STOLLE, HACKETHAL, bedingt auch BIERLING und REISCH, u. a. nehmen eine stärkere Beteiligung der Altersgruppen über 50 bzw. 45 Jahren an.

Ähnliche Angaben finden sich auch über das Vorkommen einer Geschlechtsdisposition. STOLLE fand keine eindeutige Bevorzugung des weiblichen Geschlechts, erklärt aber die gesteigerte Häufigkeit des Sudeck bei *beiden* Geschlechtern zwischen 40—59 Jahren mit den Einflüssen des Klimakteriums. SCHEIBE und KARITZKY, wobei die Untersuchungen von REINCK zugrundegelegt sind, nehmen eine stärkere Sudeck-Beteiligung der Frauen bei Speichenbrüchen im allgemeinen und zur

Zeit des Klimakteriums im besonderen an, was BIERLING und REISCH beim weiblichen Geschlecht für alle Extremitätenbrüche tun. Wir vermögen weder die Bevorzugung eines Geschlechts noch auch eine eindeutige Disposition während des Klimakteriums, auch nicht bei Speichenbrüchen, zu bestätigen, was möglicherweise an der Art unseres Krankengutes liegt, und befinden uns dabei in Übereinstimmung mit MAURER, MUFF, BERNDT u. a.

Tabelle 2. *Gegenüberstellung der Sudeck-Häufigkeit an der oberen und unteren Gliedmaße, getrennt nach Geschlechtern und 3 Altersgruppen.* (Aus der Arbeit von BIERLING und REISCH.)

		Obere Extremität		Untere Extremität	
		Frakturen	dav. Sudeck	Frakturen	dav. Sudeck
1—40	♂	686	78 (11%)	365	87 (24%)
	♀	250	30 (12%)	144	30 (21%)
41—55	♂	216	24 (11%)	219	52 (24%)
	♀	178	34 (19%)	112	42 (38%)
über 55	♂	187	27 (14%)	190	50 (26%)
	♀	400	65 (16%)	223	68 (30%)

Auch die Kenntnis der Sudeck-Häufigkeit bei anderen Ursachen wäre für klinische und versicherungsrechtliche Fragen von Wert. Leider gibt es aber darüber kaum Zusammenstellungen. Sie kranken zudem meist an zu kleinen Fallzahlen. Nachkriegsstatistiken sind m. W. nur von MUFF veröffentlicht worden.

Die Fraktur-Sudeck-Statistik von MUFF, die oben zitiert ist und ein Sudeck-Gesamtvorkommen von 0,7% enthält, zeigt, daß man seine Zahlen auch nach Luxationen, Distorsionen usw. nicht zugrundelegen kann, ohne sie durch die Multiplikation mit einem Index von etwa 25, dem zahlenmäßigen Sudeck-Durchschnitt, anzugleichen. Hierdurch soll selbstverständlich keine Korrektur der Zahlen von MUFF erfolgen, sondern lediglich eine rechnerische Übertragbarkeit auf die Normalzahlen ermöglicht werden.

Unter dieser Voraussetzung würden die Werte von 0,02% bei 577 Luxationen und von 0,03% bei 22599 Distorsionen bei der Übertragung auf die durchschnittliche Sudeck-Häufigkeit 0,5 bzw. 0,75% betragen. Prozentuale Angaben bei Kontusionen gibt MUFF nicht. Die Richtigkeit dieser Berechnung kann durch die Angabe von SCHÜLE (1938) bestätigt werden, der nach 503 Gelenkdistorsionen in 2 Fällen deutliche, in weiteren 3 Fällen leichtere Zeichen eines Sudeck beobachtete; es ergibt sich daraus ein etwas höherer Hundertsatz, nämlich etwa 1%, der dadurch erklärt wird, daß nur große Gelenke zugrundegelegt worden sind.

MAURER hatte bereits seine Beobachtung über eine *jahreszeitliche Abhängigkeit* des Sudeck-Syndroms bei Frakturen mitgeteilt. Er sah einen intensiven Umbau und auch Dystrophien im ausgehenden Winter und im beginnenden Frühjahr häufiger in Erscheinung treten als in den Sommer- und Herbstmonaten (bei 238 Sudeck-Fällen innerhalb von 2 Jahren 83 im Frühjahr, 67 im Winter, 49 im Sommer und 39 im Herbst). REISCH und BIERLING, die diese Beobachtungen bestätigten und in einer Monatstabelle graphisch registrierten, führen das bevorzugte Sudeck-Auftreten im Winter auf die niedrigere Temperatur, nicht auf den Wechsel der Wetterlage, MAURER auf die hormonalen Einflüsse des Frühlings zurück.

Die von STOLLE auf Grund von 258 Fällen der Göttinger Klinik gestellte und bejahte Frage, ob das Sudeck-Syndrom zu *gewissen Zeiten gehäuft* auftritt, hat bisher keine Zustimmung gefunden. Die von ihm seit 1951 und 1952 beobachtete, von BLUMENSAAT 1952 bereits getroffene Feststellung einer „rückläufigen Tendenz“ des Sudeck läßt sich auch wohl kaum im Sinne der eben genannten Frage deuten. Hierzu wären Beobachtungen von mehreren Sudeck-Häufungen in einer längeren Epoche notwendig, die es aber noch nicht gibt.

Einer besonderen Stellungnahme bedarf das Sudeck-Syndrom bei *Kindern*. Hier geht es nicht nur um Fragen der Häufigkeit, sondern des Vorkommens schlechthin.

Eine abgeschlossene Stellungnahme hinsichtlich Vorkommen und Häufigkeitsgrad des Sudeck bei Kindern ist mit einer ausreichenden Wahrscheinlichkeit noch nicht zu geben. Spezielle Arbeiten darüber liegen nur von BERNDT und U. MÜLLER vor. Andere Autoren, soweit sie den kindlichen Sudeck erwähnen, nehmen nur ganz vereinzelt eine statistische Aufteilung des Alters unter 20 Jahren vor. Meist wird vom Sudeck der „Jugendlichen“ gesprochen. Das ist natürlich irreführend, da mit Beginn der Pubertät eine gewisse und verständliche Sudeck-Häufung einsetzt. Verständigungsschwierigkeiten durch abweichende Auslegungen des Sudeck-Begriffes im allgemeinen und bei Kindern im besonderen kommen hinzu. Dabei kann auch die Röntgentechnik beteiligt sein. BIERLING und REISCH heben die Notwendigkeit einer subtilen Röntgentechnik gerade bei Kindern hervor. Röntgenabbildungen von Kindern fehlen m. W. ganz. Ausgezeichnete Frakturheilung, fehlende bzw. geringfügige Weichteilveränderungen, dadurch enthobene Notwendigkeit einer besonderen (Sudeck-)Behandlung, endlich nur seltenes versicherungsrechtliches Interesse erklären zudem bei Kindern die ausgesprochene Spärlichkeit an Röntgenkontrollen und das Fehlen von Vergleichsaufnahmen der anderen Seite, damit — vielleicht — die gegensätzlichen Beobachtungen.

Viele Chirurgen haben erklärt, bei Kindern nie eine Sudecksche Dystrophie gesehen zu haben. In den Arbeiten der letzten Jahre erwähnen MUFF, der, wie schon gesagt, in seiner Dissertationsarbeit unter JENNY das große Verletzungsgut der SUVA ausgewertet hat, GEISTHÖVEL und BUSCH u. a. keinen Sudeck-Fall bei Kindern. Wir konnten, trotz besonderer Beachtung, ebenfalls keine Sudeck-Dystrophie im Kindesalter beobachten. In den großen neurologischen Sudeck-Arbeiten wird zu dieser Frage keine Stellung genommen.

MAURER führt in seiner Altersstatistik einen Fall bei einem 8jährigen Knaben (ohne prozentuale Angaben) an.

Auch die Annahme von BERNDT über die 10%ige Beteiligung von Kindern (anscheinend zwischen 12—14 Jahren) am Sudeck-Vorkommen verliert erheblich an Wert, da sie auf der Auswertung der Röntgenbilder ausschließlich beruht (siehe nächste Seite).

Leider hat auch die Arbeit von U. MÜLLER über posttraumatische Dystrophie bei Kindern nur eine eingeschränkte Bedeutung, da sie die Kinder bis zu 15 Jahren und damit die Pubertätszeit mit umfaßt, die eine anerkannte Sudeck-Disposition hat. Dasselbe gilt für 11 Fälle MAURERS zwischen 11 und 20 Jahren und für 2 Fälle = 1,5% von STOLLE zwischen 0 und 19 Jahren. MÜLLER hat zudem die retrospektive Bearbeitung, da diese für „Weichteilveränderungen viel schwieriger ist“, vor allem auf die Durchsicht der Röntgenbilder als der „zuverlässigsten Dokumentation des pathologischen Geschehens“ abgestellt und dabei unter 97 brauchbaren Röntgenfällen 68mal einen „Umbau“ und 10mal eine Dystrophie gesehen.

Berndt nimmt an, daß die infektiös-entzündliche Form des Sudeck bei Kindern fast doppelt so häufig vorkommt wie die akute traumatische. Geschlechtsunterschiede sah er nicht.

Es bleibt daher die in der Röntgenarbeit, unter Mitverwendung klinischer Daten, von Reisch und Bierling errechnete Zahl von 44 leichten Sudeck-Fällen unter 280 Frakturen im 1.—10. Lebensjahr; schwere Fälle sahen sie nicht. Andere Autoren weisen auf die große Seltenheit des Sudeck bei Kindern ohne Zahlenangaben hin, so Sudeck, Remé u. a.

Soweit im Schrifttum Hinweise über ein häufiges Sudeck-Vorkommen enthalten sind (König, Dubois, Dyes u. a.), erlaubt die Altersangabe „Jugendliche" keine Rückschlüsse.

Die Frage des Sudeck-Vorkommens bei Kindern ist also noch nicht geklärt. Sicher ist nur, daß, wenn überhaupt vorkommend, es in dieser Lebensphase äußerst selten ist.

Diese Feststellung ist nicht nur durch die gegebenen statistischen Hinweise belegt, sondern auch, und noch mehr, durch die klinischen Darstellungen. Sie zeigen ein Fehlen wesentlicher Merkmale und schränken infolgedessen die Berechtigung zur Anerkennung als Sudeck-Syndrom erheblich ein.

Die Besprechung eines Sudeck-Vorkommens bei Kindern verlangt eine Vorwegnahme gewisser klinischer und röntgenologischer Dinge.

Übereinstimmung besteht bei allen Darstellungen von Sudeck-Syndrom im Kindesalter über die Leichtigkeit, Bedeutungslosigkeit, Andersartigkeit der klinischen und röntgenologischen Symptome. Diejenigen, die eine physiologische Sudeck-Phase noch anerkennen, heben hervor, daß eine sog. Entgleisung in das dystrophische Stadium nicht vorkommt. Andere bezeichnen einen schweren Verlauf als Seltenheit. Berndt, der dem Sudeck beim Kinde eine besondere Arbeit gewidmet hat, hebt ein *„völliges Fehlen klinischer Symptome hinsichtlich trophischer Störungen mit Ausnahme geringgradiger Muskelatrophien"* hervor. Da letztere zwangloser als Inaktivitätserscheinung gedeutet werden können, fehlt also jeglicher „Weichteil-Sudeck" bei Kindern. Das ist *gleichbedeutend mit der Ablehnung einer Diagnose Sudeck-Syndrom im Kindesalter.* Daß U. Müller seine retrospektive Sudeck-Beurteilung beim Kinde im wesentlichen ohne Berücksichtigung der Weichteilbefunde vorgenommen hat, ist bereits gesagt worden; soweit er ganz allgemeine Angaben über Weichteil-Haarwuchs- und Nagelveränderungen macht, sind sie nicht zu verwerten, da die Statistik bis zum 15. Lebensjahr reicht, also die Sudeck-disponierende Pubertätsphase mit umfaßt. Auch die Schnelligkeit des Eintritts und des Verlaufes bei den angenommenen Sudeck-Fällen im Kindesalter wird betont. Ein Ausgang in die sog. Endatrophie oder eine Störung der Callusbildung ist nie beobachtet worden. Die Notwendigkeit einer Sudeck-Behandlung wird allgemein verneint.

Selbst die Röntgenbefunde, die ja eine einseitige und zugegebene entscheidende Rolle bei der Sudeck-Diagnose im Kindesalter gespielt haben, entsprechen nicht den charakteristischen Veränderungen.

Bereits Lindemann hatte auf das Fehlen einer *fleckigen* Entschattung bei Kindern unter 10 Jahren aufmerksam gemacht. Wir können ihm einschränkungslos beipflichten, während Reisch und Bierling dies nur durchweg bestätigen können. Sie fanden mit wenigen Ausnahmen eine *diffuse* Entkalkung beim Kind. Nur vereinzelt war eine bandförmig-metaphysäre, zur Diaphyse aber nicht scharf abgesetzte Entkalkung zu sehen.

Für die Seltenheit und den leichten sowie schnellen Verlauf des Sudeck beim Kinde ist als Erklärung die bessere Blutversorgung des kindlichen Knochens angegeben worden. Man darf aber nicht übersehen, daß das Skelet nur einen Teil des Sudeck-Syndroms neben wesentlich wichtigeren Weichteilveränderungen bildet. Die fehlenden oder leichtesten dystrophischen Erscheinungen an den viel empfindlicheren Weichteilgeweben können aber kaum mit einer besseren Blutversorgung begründet werden. BERNDT hat daher außerdem eine „andere vegetative Reaktionslage" als Erklärung genannt. Sie ist sicher ausschlaggebend, und zwar in ihrer vegetativen und hormonalen Sparte. Es liegen damit bei Kindern ähnliche Verhältnisse vor, die die Erzeugung eines echten Sudeck im Tierversuch verhindern.

III. Ätiologie und Pathogenese

Geht man von der Begriffsbestimmung des Sudeck-Syndroms als einer peripheren und zentralen Regulationsstörung aus, so ist es verständlich, daß die gewohnte Unterteilung und Unterscheidung von Ätiologie und Pathogenese kaum zulässig ist. Bei derartig komplexen Regulationsstörungen sind äußere und innere Faktoren beteiligt, deren Anteilverhältnis jeweils schwankt. Auch sind dabei die Grenzen von Krankheitsursache und Krankheitsvorgang oft verwischt. Für das Sudeck-Syndrom im besonderen gilt, daß eine erhebliche Verlagerung hinsichtlich des ätiologischen Schwerpunktes von den früher vorherrschenden exogenen Erklärungen zur endogenen Seite hin erfolgt ist. SELYE vermeidet diese Schwierigkeiten durch die Einführung des Streß-Begriffes, der gleichzeitig actio und reactio nach Virchow umfaßt, obwohl auch er dabei nicht ohne Stressoren auskommt. Die Dinge liegen wohl so, daß es immer Krankheitsursachen geben wird, wenn die Skala ihrer Bedeutung im Einzelfall auch von einer wirklichen Causa bis zur einfachen auslösenden Rolle reichen kann.

Der Satz von VICTOR SCHAEFER, daß Vorgangsforschung = Pathogenese und Ursachenforschung = Ätiologie zwei verschiedene Forschungsrichtungen sind, wobei die Pathogenese die bevorzugte Sparte der Relationspathologie, die Ätiologie die der Zellularpathologie ist, hat für die Erklärung des Sudeck-Syndroms wohl keine Berechtigung.

In der vorliegenden Sudeck-Bearbeitung ist der komplexen Verbindung von Ätiologie und Pathogenese durch Zusammenfassung in einem Kapitel Rechnung getragen worden. Soweit im Rahmen desselben eine getrennte Besprechung möglich und aus Gründen der Vorbeugung und Zusammenhangsbegutachtung des Sudeck-Syndroms erforderlich erscheint, ist das geschehen. Dabei darf nicht der Hinweis unterlassen werden, daß aus den eben genannten Gründen eine Abgrenzung ätiologischer (exogener und endogener) Faktoren und pathogenetischer Vorgänge nur bedingt und nur von Fall zu Fall berechtigt ist.

1. Ätiologie

RIEDER hat eine Formeneinteilung des Sudeck-Syndroms gegeben, in der er a) eine akute traumatische, b) eine infektiös-entzündliche, c) eine neurotische und d) eine thrombotische Form unterschied.

SCHAEFER, HARFF u. a. halten diese Einteilung RIEDERS für überflüssig, da allen vier Formen ein gleichartiger Erregungsablauf bei verschiedener Erregungsursache zugrundeliegt. RIEDER selbst hat in seinem letzten Sudeck-Vortrag die Formeneinteilung nicht mehr erwähnt.

MAURER hat in einem Schema die verschiedenen äußeren Sudeck-Ursachen nebeneinander gestellt. Es stammt aus einer Periode, in der die Bedeutung exogener Faktoren bei der Sudeck-Entstehung im Vordergrund stand, wenngleich auch damals schon die Beteiligung disponierender Momente angenommen wurde. Das Schema ist von mir durch Einbeziehung aller Entstehungsmöglichkeiten den heutigen Auffassungen angepaßt und zwangsläufig derart erweitert worden, daß daneben der Wunsch nach einer einfacheren, gruppenweisen ätiologischen Zusammenfassung für die Zwecke der Praxis besteht. Ehe hierauf eingegangen wird, soll das MAURERsche Schema mit einer kritischen Betrachtung der einzelnen Sudeck-Ursachen gebracht werden. Es ist durch Einbeziehung aller Entstehungsmöglichkeiten folgendermaßen erweitert worden:

1. Periphere Ursachen

a) Traumen aller Art der Knochen, Gelenke und Weichteile im Sinne von Frakturen, Luxationen, Kontusionen, Distorsionen, Schußverletzungen, Operationsinsulten usw.,

b) unspezifische und spezifische chronische Entzündungen der Weichteile, Gelenke und Knochen,

c) Verletzungen und Entzündungen peripherer Nerven,

d) Kälte-, Hitze- und Strahlenschädigungen durch Erfrierungen, Verbrennungen, Hitzschlag und elektrischen Strom,

e) Gefäßerkrankungen (Thrombose, Phlebitis, Embolie, Endangitis obliterans, Lymphstauungen, Coronarspasmen, intraarterielle Injektionen usw.),

f) Hauterkrankungen wie Akrodermatitis atrophicans und Skelerodermie.

2. Endogene Ursachen

a) Allgemeine Disposition (Konstitution, Alter, vegetative und hormonale Reaktionslage),

b) spezielle Gliedmaßen- und Skeletteil-Disposition,

c) zentrale Nervengewebserkrankungen (Hirntumoren, -tuberculome, Apoplexie, Poliomyelitis, Myelitis, Tabes dorsalis, Syringomyelie, Rükkenmarkverletzungen),

d) neurovertebrale Faktoren,

e) psychische Ursachen,

f) fokale Prozesse.

In diesem Schema sind die exogenen bzw. die peripheren Sudeck-Ursachen, soweit sie im Schrifttum genannt sind, der Gruppe der endogenen Faktoren gegenübergestellt. Im Gegensatz zu den peripheren und exogenen Ursachen, die ihrer Art nach wohl immer, wenn auch nicht stets ihrem quantitativen Anteil entsprechend, zu erfassen sind, lassen sich die endogenen Ursachen im Einzelfall kaum bestimmen. Da diese aber bei jedem Sudeck-Fall in irgendeiner Form und in einem wechselnden Anteil entstehungsmäßig beteiligt sind, müssen sie im ätiologischen Schema wenigstens enthalten sein.

Als wünschenswert muß es bezeichnet werden, daß die Kenntnis des Vorhandenseins auch *nichttraumatischer* Sudeck-Ursachen allen Ärzten geläufig ist, um „induzierte" Rentenverfahren mit ihren menschlichen Enttäuschungen und materiellen Kosten zu vermeiden.

Die Bedeutung der einzelnen exogenen und endogenen Ursachen für die Sudeck-Entstehung geht aus folgender kritischer Prüfung hervor.

1a. Traumen. Über die Bedeutung *wirklicher* Traumen für die Sudeck-Entstehung braucht nichts gesagt zu werden. Ist die Verletzung von einer ausreichenden Schwere, handelt es sich zum Beispiel um einen Knochenbruch, so ist seine entscheidende Bedeutung als wesentliche Mitursache eines Sudeck-Syndroms unbestritten. Schwierig ist dagegen der Anteil eines *leichten* Traumas bei der Sudeck-Entstehung. Ihm kommt meist nur eine auslösende Bedeutung zu. Im Abschnitt Sudeck-Syndrom und Unfallheilkunde wird auf dieses wichtige Problem näher einzugehen sein.

Auch bei schwereren Verletzungen darf, worauf hingewiesen werden muß, nicht vergessen werden, daß sie nicht die *einzige* Sudeck-Ursache im jeweiligen Fall sind. Aus der Wiedergabe statistischer Ermittlungen im vorigen Kapitel geht schon hervor, daß neben der Art und Schwere einer äußeren Gewalteinwirkung auch der betroffene Skeletteil (obere und untere Gliedmaßen, verschiedene Sudeck-Gefährdung der einzelnen Knochen), Mitverletzungen von Weichteilen, Lebensalter und individuelle Empfänglichkeit am komplexen Ursachen-Geschehen beteiligt sind.

Einer kurzen Erwähnung bedürfen die Operationstraumen, da sie als Sudeck-Ursache noch nicht genügend bekannt sind. Hierbei handelt es sich um primäre Sudeck-Fälle infolge unvermeidlicher Traumen bei Operationen, nicht also um Verschlimmerungen eines vorhandenen Sudeck durch operative Insulte. Im allgemeinen wird nur das postoperative Sudeck-Syndrom am Becken (sog. Ostitis pubis) als Operationsfolge genannt. Nach unseren Erfahrungen ist aber ein Sudeck-Syndrom nach Menisektomien ungleich häufiger. Seitdem wir bei Erguß, Kapselschwellung und Bewegungseinschränkung nach Menisektomien wegen degenerativer, nichttraumatischer Meniskusschäden Röntgenkontrollaufnahmen herstellen, haben wir gelernt, diese Symptome meist nicht mehr als Ausdruck eines Reizknies zu betrachten und durch eine Sudeck-Behandlung eine schnellere therapeutische Beeinflussung zu erzielen. Das Kniegelenk gehört ja nach den Angaben von SUDECK, OEHLECKER, BLUMENSAAT, BIERLING und REISCH, und im Gegensatz zur Meinung von LEFFMANN, zu den Sudeck-empfänglichsten Skeletteilen. Auch MARTI erwähnt ein Sudeck-Syndrom nach Menisektomien.[1]

Kürzlich hat FOCKE über postoperative Störungen bei 100 Fällen von Menisektomien berichtet, bei denen ihm auffiel, daß Gelenkergüsse und Funktionsstörungen häufiger mit Herden im Kopf-Halsgebiet und gleichzeitiger Lymphocytose vorkamen als ohne Fokus. Bei 2 dieser Fälle erwähnt er ein Sudecksches Syndrom. Bei

[1] IDELBERGER und WITT erwähnten das Sudeck-Vorkommen nach Operationen wegen Dupuytrenscher Kontraktur.

grundsätzlicher Anfertigung einer Röntgenaufnahme wird man m. E. sehr oft einen Sudeck als Ursache derartiger Beschwerden nachweisen können.

Erstaunlich ist, daß JACOBS aus der orthopädischen Klinik Wien nach Menisektomien postoperative Komplikationen überhaupt nie gesehen hat.

Anhang: Zusätzliche traumatische Ursachen. Bei der Besprechung von Vorbeugung und Behandlung des Sudeck-Syndroms im Schrifttum ist kaum eine Arbeit zu finden, in der nicht auf die Wichtigkeit einer Reihe von zusätzlichen Faktoren für die Sudeck-Entstehung hingewiesen wird, die man vielleicht unter dem Sammelbegriff einer unsachgemäßen Behandlung zusammenfassen kann. Diese Faktoren, die gleich im einzelnen behandelt werden sollen, werden zweifellos erheblich überwertet. Schon früher bin ich der Behauptung entgegengetreten, daß die Sudecksche Dystrophie eine vermeidbare Unfallfolge sei und in einem gut geleiteten Krankenhaus es eigentlich keinen Sudeck gebe. Eine *derartige Annahme ist unbegründet und stellt*, gedruckt, *eine Diskriminierung der überwiegenden Mehrheit der Unfallärzte mit dem Erfolg einer Kollektivschuld dar.*

Die Frage, ob und inwieweit eine Sudecksche Dystrophie durch eine unsachgemäße oder unterlassene Therapie *verursacht* werden kann, bedarf daher einer Besprechung. Ich bin seit mehreren Jahren diesem Problem nachgegangen. Anhand eines großen Krankengutes an Verletzungen haben wir durch Vermeidung unsachgemäßer, als Sudeck-Ursache angeschuldigter Behandlungsmaßnahmen, in anderen Fällen bei erlaubter Anzeige gerade durch Anwendung derartiger Verfahren, endlich durch vielgestaltige Vorbeugungsmethoden den Einfluß angeblich vermeidbarer Sudeck-Ursachen geprüft. Unsere Ergebnisse, die durch Erfahrungen bei einer ausgedehnten Gutachtertätigkeit von Sudeck-Fällen aus Kliniken, die außerhalb jeden Verdachts einer unsachgemäßen Behandlung stehen, bestätigt worden sind, gehen dahin, daß *weder unsachgemäße noch fehlerhafte noch unterlassene Behandlungsmaßnahmen ein Sudeck-Syndrom verursachen können. Die Frage, ob es, z. B. nach einem Knochenbruch, zu einem Sudeck-Syndrom kommt, ist schon bei der Verletzung entschieden. Nicht aber immer entschieden ist bei der Verletzung das Schicksal des Sudeck-Syndroms.* Gewisse Maßnahmen bei der Behandlung eines Sudeck-Grundleidens können nämlich gelegentlich einen zeitlich und gradmäßig etwas schwereren Verlauf des Sudeck bewirken und infolgedessen eine mittelbare Sudeck-Ursache im Sinne einer Verschlimmerung bedeuten. *Ihr Einfluß nach Häufigkeit und Grad wird aber erheblich überschätzt.* Jeder Kenner des Sudeck-Problems weiß, daß es Menschen gibt, bei denen strengste Innehaltung der therapeutischen Grundsätze und sorgfältigste Anwendung prophylaktischer Maßnahmen einen schweren Sudeck-Verlauf nicht verhüten können.

Eine Hybris auf der einen (kleinen) Seite oder ein Schuldgefühl auf der größeren anderen Seite ist daher nicht berechtigt. Erklärungen der Art, daß das Sudeck-Syndrom eine vermeidbare Behandlungsfolge sei, müssen aus dem Schrifttum verschwinden. Wenn TITZE in seiner Arbeit über Sympathikus-Blockaden in der Unfallchirurgie schreibt, daß „posttraumatische Zirkulationsstörungen an den Gliedern mit herabgesetzter Hauttemperatur, Zyanose und Schmerzen“ „nur nach Läsionen größerer Gefäße oder Nerven“ von ihm gesehen wurden, während „in allen übrigen Fällen von Knochenbrüchen und Wunden wir allein durch exakte Ruhigstellung des verletzten Gliedabschnittes im Gipsverband und fleißiges Üben der nicht ruhiggestellten Gelenke, verbunden mit Hochlagerung auf Abspreizschiene oder Braunscher Schiene jede Zirkulationsstörung vermeiden", so erscheint das unverständlich. Auch er mußte unter 120 Fällen, bei denen eine Sympathikus-Blockade erforderlich war, diese immerhin bei 32 Fällen von Extremitätenverletzung anwenden, bei einem Hundertsatz von 26,5% also, der genau der Sudeck-Häufigkeit bei Frakturen an der unteren Gliedmaße entspricht.

Es ist daher besonders zu begrüßen, daß kürzlich (1955) ein so erfahrener Kenner wie HOHMANN öffentlich gegen die „leichtfertige Behauptung in einem Regreß-Gutachten" Einspruch erhoben hat, daß der Sudeck eine vermeidbare Behandlungsfolge sei. Der Sudeck sei weder vermeidbar noch im allgemeinen eine Behandlungsfolge, es sei denn, daß ganz grobe, mit dem Wesen dieser Krankheit nicht vereinbare Behandlungsfehler, wie ständige Irritierung des traumatischen Herdes durch grobe Massage und passive Bewegungsübungen, vermieden werden.

Nach dieser unerläßlichen Vorbemerkung folgt nun die Besprechung der zusätzlichen traumatischen Faktoren und ihrer Bedeutung für eine etwaige Verschlimmerung eines Sudeck-Syndroms. Wie das meist in dieser Monographie der Fall sein wird, gehe ich dabei vom Beispiel des Knochenbruchs aus, weil er unter den exogenen Sudeck-Ursachen an Häufigkeit weitaus an der Spitze liegt und gleichzeitig Gegenstand der gewöhnlich angeschuldigten Behandlungsschäden ist. Soweit gewisse Sudeck-Verschlimmerungsmöglichkeiten bei der Behandlung des Knochenbruchs von Bedeutung sind, werden sie auch im Abschnitt Prophylaxe und Theraphie berücksichtigt (S. 166 ff).

Entsprechend der peripheren Erklärung der Sudeck-Entstehung durch übermäßig starke oder länger andauernde Erregung mit mechanischer oder Schmerzirritation durch ein Trauma, eine chronische Entzündung usw. wird angenommen, daß auch sekundäre Reize infolge von Behandlungsmaßnahmen sich im Sinne einer Erregungssteigerung oder -verlängerung und damit einer Sudeck-Verschlimmerung auszuwirken vermögen. Dabei werden besonders die Erfahrungen über Störungen der Frakturheilung im allgemeinen und die wichtigen muskelphysiologischen Lehren von E. REHN mit der Annahme eines intermittierenden Tetanus im besonderen auf die Sudeck-Erklärung übertragen.

Nur wenige Autoren haben aber die m. E. mindestens so wichtige Rolle der direkten Mitverletzung der Muskulatur bei einem Knochenbruch für die Bruchheilung und andere Komplikationen gewürdigt. JAKOVLJEVIČ und LINDENSCHMIDT wiesen 1937 darauf hin, daß anatomische und physiologische Veränderungen der Muskulatur die häufigste Ursache der Funktionsstörung bei behandelten Knochenbrüchen seien. Durch das zum Knochenbruch führende Trauma werden auch das Muskelgewebe, das Muskelgefäßsystem und die feinsten intramuskulären Nervenfasern derart mitgeschädigt, daß eine restitutio dieser Muskulatur manchmal für immer unmöglich sei. Da außerdem auch Blutgefäße im Knochen und Periost zerstört werden, müsse man bei fast jeder Fraktur zwei Arten von Blutergüssen unterscheiden: einen unmittelbar um die Fragmente und einen in der umliegenden Muskulatur, die entsprechende gewebliche Umänderungen erfahren und den späteren Funktionsausfall erklären. Wenn die beiden Autoren das Sudeck-Syndrom auch nicht erwähnen, so muß man den unmittelbaren Muskelverletzungen gerade bei der Sudeck-Entstehung, neben physiologischen Fehlreaktionen im Sinne von REHN, G. BRANDT, MAURER u. a., eine gesteigerte Bedeutung zusprechen.

Die zusätzlichen Ursachen, die gelegentlich eine Verschlimmerung der Sudeckschen Dystrophie zur Folge haben können, kann man nun unterteilen in vorgenommene und unterlassene Behandlungsmaßnahmen. Im einzelnen ist es vorstellbar, daß unterbliebene sofortige Hochlagerung einer verletzten Gliedmaße zwecks rascherer Resorption des Blutergusses und Beseitigung der Schmerzen, daß schwierige oder wiederholte Repositionsmanöver, zumal ohne genügende Blockadeunterbrechung der Reflexwege, zu häufiger Gipswechsel, Vernachlässigung gleichzeitiger Weichteilverletzungen, besonders von Wunden, usw. die periphere Erregung oder Erregbarkeit mit dem Ergebnis eines etwas schwereren Sudeck-Ablaufs steigern können. Die Bedeutung der Reposition bei der Sudeck-Entstehung ist durch die Erfahrung gekennzeichnet, daß Knochenbrüche ohne Repositionsnotwendigkeit wesentlich seltener eine Dystrophie und nur ausnahmsweise einen schweren Verlauf derselben aufweisen. Umgekehrt ist die große Sudeck-Häufigkeit bei infizierten Frakturen bekannt.

Auch der blutigen Reposition und Fixation von Frakturen ist nach Ansicht der meisten Autoren eine Sudeck-Begünstigung zuzusprechen. U. Müller hat diese Beobachtung auch bei kindlichen Knochenbrüchen gemacht. Wir konnten bei einigen Fällen von doppelseitiger Unterschenkelfraktur mit einseitiger operativer Behandlung die stärkere Sudeck-Beteiligung auf der operierten Seite verfolgen. Dabei darf allerdings nicht vergessen werden, daß es meist schwerere Frakturen sind, häufig noch durch Mitverletzungen der Weichteile kompliziert, die einer operativen Behandlung bedürfen; die stärkere Sudeck-Belastung dabei kann also auch durch die Verletzung selbst erklärt werden. Einige Autoren messen der Versenkung von Fremdkörpern bei der Osteosynthese, andere einer fehlerhaften Wahl des Operationszeitpunktes eine Bedeutung in diesem Zusammenhang zu. Besonders nachteilig im Hinblick auf eine Dystrophie ist nach V. Schaefer die längere Drahtzugbehandlung. Bemerkenswert ist die Beobachtung, daß die geschlossene Marknagelung nach Küntscher nicht mit einer vermehrten Sudeck-Häufigkeit verbunden ist (Karitzky, Blumensaat). Entsprechende therapeutische Folgerungen Küntschers sind im Abschnitt Therapie berücksichtigt (S. 172).

Einen breiten Raum im Schrifttum nimmt die Frage ein, ob fehlende oder ungenügende Ruhigstellung der Fraktur ein Sudeck-Syndrom verschlimmern kann.

Die Argumente, die hierbei für oder gegen eine Verschlimmerungsmöglichkeit des Sudeck vorgebracht werden, sind dieselben, die auch bei der Frage der Bruchheilung zu abweichenden Ansichten geführt haben. Sie sind von Matzen in einer umfassenden Wiedergabe des betreffenden Schrifttums zusammengestellt worden.

Karitzky hat 1938 eine Monographie über die Bedeutung der akuten Gliedmaßendystrophie für die Behandlungsmaßnahmen in der Unfallchirurgie verfaßt. 1953 ist Blumensaat auf diese Dinge ausführlich eingegangen. Es kann daher hinsichtlich von Einzelheiten, insbesondere von Ruhigstellung, Nachbehandlung usw., auf diese Darstellungen verwiesen und hier nur kurz festgestellt werden, daß bei Sudeck-*Gefährdeten* eine unterlassene, unvollständige oder ungenügend lange Ruhigstellung eine wirkliche nachteilige Sudeck-Beeinflussung bedeutet. Das gilt aber nicht für die Mehrzahl der Menschen bzw. der Knochenbrüche, wie aus dem Gesamtvorkommen des Sudeck bei etwa 18,5% aller Gliedmaßenfrakturen und auch aus den Erfahrungen mit der freiwilligen oder unbeabsichtigten sog. funktionellen Knochenbruchbehandlung hervorgeht.

Am Beispiel des Speichenbruchs an typischer Stelle wird die Richtigkeit dieser Erfahrung eindrucksvoll bestätigt. Er ist nach BIERLING und REISCH mit einer Sudeck-Häufigkeit von „nur" 16% belastet. Nimmt man zur Kenntnis, daß die Schienung des Speichenbruchs mit einer Gipsschale bis zu den Schwimmhäuten und die verlangte sofortige Bewegung aller Finger alles andere als eine Ruhigstellung ist, so kann der typische Speichenbruch geradezu als ein Gegenexperiment gegen die Überwertung der Ruhigstellung dienen.[1]

U. MÜLLER hob hervor, daß auch bei kindlichen Frakturen mangelhafte Fixierung durch Zugbehandlung keine größere Sudeck-Häufigkeit mit sich bringt.

Die Frage sollte daher nicht lauten: Ruhigstellung oder nicht, sondern vollständige und genügend lange Fixierung bei gegebener Anzeige.

Recht fraglich noch ist der Einfluß der Frakturstellung auf das Sudeck-Vorkommen. NICOLE hatte bei seinen Sudeck-Fällen nach Fraktur eine, als Ursache angeschuldigte, „pathologische mechanische Konstellation" in Form einer Achsenknickung von mehr als 5° gefunden. Seine Beobachtungen wurden von ALICE FREUDIGER in Tierversuchen bestätigt, die allerdings aufgrund zu geringer Zahlen und schwieriger Technik nicht ganz eindeutig sind. SUDECK, DYES u. a., U. MÜLLER auch bei Kindern, sehen in der Frakturstellung statische Auswirkungen im Sinne einer Sudeck-Begünstigung, während RIEDER, A. W. FISCHER, DECKER, JULLIARD und wir derartige Einflüsse ablehnen. Wahrscheinlich ist weniger die Achsenknickung als solche als vielmehr die auch ihr zugrundeliegende Schwere der Verletzung der entscheidende Sudeck-Faktor.

In gleicher Weise sind auch die abweichenden Ansichten über eine zu frühe Belastung und Bewegung der gebrochenen Extremität hinsichtlich ihrer Sudeck-Bedeutung nur durch eine unterschiedliche Indikation zu erklären. Ich bin nach wie vor der Ansicht, daß bei richtiger Anzeigestellung die neuerdings erfolgte Ächtung des Gehgipsverbandes ungerechtfertigt ist und dem entspricht, was man das Kind mit dem Bade ausschütten nennt.

Schwerwiegender aber erscheinen zusätzliche Faktoren, die erst bei vorgeschrittener Frakturheilung als Behandlungsmaßnahmen in Betracht kommen. Richtiger muß man dabei schon von Verfahren der Nachbehandlung sprechen. Bewegungsübungen, Massage, Wärmetherapie, physikalische Nachbehandlungsmethoden usw. können einen vorhandenen Sudeck erheblich verschlimmern. Sie stellen wirkliche zusätzliche und mittelbare Sudeck-Ursachen dar. Sieht man jedoch von passiven Bewegungsübungen und Muskelmassagen ab, die bei der Nachbehandlung von Frakturen überflüssig sind, so haben die übrigen Verfahren wieder nur eine bedingte Sudeck-Bedeutung. Sie schaden nur bei unterlassener individueller Dosierung (d. h. bei nicht erkanntem Sudeck oder mangelhaftem Wissen über seine Behandlung), auf die im Abschnitt Therapie ausführlicher eingegangen wird.

[1] BÖHLER teilte auf dem Orthopäden-Kongreß 1955 mit, daß er unter 12 000 typischen Speichenbrüchen nur 4mal einen Sudeck erlebt hat.

Soweit Behandlungsmaßnahmen als zusätzliche Sudeck-Ursachen. Es geht aus der Darstellung die eingangs getroffene Feststellung hervor, daß ihre Bedeutung zahlen- und gradmäßig erheblich überschätzt wird, wenn auch ihre Kenntnis bei der relativen Sudeck-Prophylaxe unbedingt erforderlich und ihre Berücksichtigung stets zu beachten ist.

Bemerkenswert ist, was zum Abschluß dieser Ausführungen hervorgehoben werden soll, daß mein fachinterner Mitarbeiter Wölz bei Reihenuntersuchungen zum Nachweis der Streß-Vorgänge und ihrer Deutung bei schweren Frakturen (S. 136) bisher keine ungünstigen Reaktionen durch Behandlungsmaßnahmen (Repositionen, Gipsverbandwechsel) nachweisen konnte.

1b. Entzündungen. In der Ätiologie-Skala des Sudeck-Syndroms werden an 2. Stelle Entzündungen aufgeführt. Würde man den Vorkriegsstatistiken folgen, so müßte die Gliedmaßentuberkulose die weitaus häufigste Sudeck-Ursache genannt werden.

Zunächst ist hervorzuheben, daß man unter Entzündungen hier nicht nur unspezifische und spezifische bakterielle Infektionen verstehen darf, sondern auch aseptische und septische Entzündungen unterscheiden muß. Nach unseren Erfahrungen aus Gutachten ist nämlich eine Sudeck-Komplikation bei verschleppten Überlastungs-Sehnenscheidenentzündungen, auch bei Tendinosen oder Periostosen, gar nicht so selten (S. 209 und 212).

Was die unspezifischen bakteriellen Weichteilinfektionen anbetrifft, so gibt es im *akuten* Stadium derselben keine Sudecksche Dystrophie. Sie kommt nur bei *chronischen* und gleichzeitig toxischen, verschleppten Panaritien, Abscessen und Phlegmonen vor. Das bedeutet, daß ein *Sudeck bei bakteriellen Weichteilentzündungen* — im Gegensatz zu Knochenbrüchen — *eine wirklich vermeidbare Behandlungsfolge ist.* Sie ist an das Chronischwerden einer Entzündung gebunden. Die Beobachtung von Sudeck, Rieder und Maurer, daß eitrige Weichteilentzündungen in der *Nähe eines Knochens* eine vermehrte Sudeck-Gefahr bilden, ist zu bestätigen.

So klar Sudeck-Fälle infolge chronischer, bakteriell-toxischer Weichteilentzündungen in ihrem klinischen und röntgenologischen Symptomenbild sind, so wenig gilt das für chronische, unspezifische und spezifische, bakterielle Knochenentzündungen, insbesondere für die Gliedmaßentuberkulose. Die dabei angenommene Sudeck-Symptomatologie ist so uncharakteristisch und lückenhaft, daß es fraglich erscheint, ob man überhaupt von einem Sudeck-Syndrom zu sprechen berechtigt ist. Die bisherige Annahme eines solchen und seine ätiologische Verbindung z. B. mit der Knochentuberkulose sind fast ausschließlich durch das Röntgenbild bestimmt worden. Nun können die Entschattungen des Skelets bei einer Gliedmaßentuberkulose zwar eine gewisse Ähnlichkeit mit den Sudeck-Bildern haben, sie unterscheiden sich davon jedoch in wesentlichen Punkten. So ist von vornherein mehr eine Verwaschenheit der Struktur als eine charakteristische Fleckform zu sehen. Sie ist zudem auf den entzündeten Knochenherd und seine unmittelbare Umgebung beschränkt. Der nur etwas entferntere Abschnitt desselben Knochens weist nicht eine fleckförmige, sondern eine diffuse, klare und gleichmäßige Osteoporose auf, die bis zum Bild des sog. gläsernen Knochens gehen kann. Benachbarte Knochen sind entweder gar nicht beteiligt, oder nur geringgradig aufgehellt. Es ist daher berechtigt, die Röntgenbefunde bei chronisch-infektiösen Knochenerkrankungen als toxische Osteolyse und Inaktivitätsatrophie zu deuten. DYES, der die fleckige Entschattung bei Knochentuberkulose zwar für gleichartig mit der fleckigen Sudeck-Osteoporose hält, bezeichnet es aber als nicht zweckmäßig, die Entschattung bei der Tuberkulose in den Begriff der Sudeckschen Dystrophie einzubeziehen, solange der mikroskopische Beweis für seine Auffassung fehle.

Ähnliche Einwendungen sind hinsichtlich der Weichteilkomponente des angeblichen Sudeck-Syndroms bei bakteriellen Knochenentzündungen zu machen. Sie fehlt. Soweit ein Ödem da ist, ist es auf den unmittelbaren Herd im Sinne einer wirklich „kollateralen" Entzündung beschränkt. Die nie fehlende Atrophie der Muskulatur ist die alleinige Folge der Inaktivität. Sudeck charakteristische Weichteildystrophien wie ausgedehntes, distalwärts zunehmendes Ödem, Cyanose, brennender Spontanschmerz, Kontrakturen von Gelenken, die von der bakteriellen Entzündung nicht selbst betroffen sind, Hyperhidrosis, trophische Haut- und Hautanhangsveränderungen sind nicht zu beobachten. Nur bei je einer Beobachtung von Gliedmaßen-Tuberkulose haben SUDECK und REMÉ über trophische Veränderungen berichten können. In denjenigen Fällen, die uns differentialdiagnostische Schwierigkeiten machten, hieß die Frage nicht: Sudeck *bei* Tuberkulose, sondern: Sudeck *oder* Tuberkulose. Und bei der 2. Frage, die zu Beginn *beider* Erkrankungen sich nicht selten stellt, hat es sich bei unseren Fällen mit einer Ausnahme immer um einen Sudeck gehandelt. Hierauf wird im Abschnitt Differentialdiagnose eingegangen (S. 163).

OEHLECKER hat, offenbar aufgrund gewisser Bedenken, das Sudeck-Bild bei der Tuberkulose damit erklärt, daß „wir dabei gewöhnlich den akuten Anfang nicht erleben und dem fertigen Bild der Dystrophie gegenübertreten". Es ist zwar vorstellbar, daß bei dem langsamen Verlauf der Gliedmaßentuberkulose die akuten Sudeck-Erscheinungen am Skelet und an den Weichteilen weniger charakteristisch zum Ausdruck kommen, so daß man folgerichtig von einem primär chronischen Sudeck-Syndrom sprechen müßte (S. 121). Diese Erklärung wird aber entkräftet durch den Hinweis auf die unspezifische eitrige Osteomyelitis. Sie verläuft rascher, stürmischer und steht meist von Beginn an in klinischer und röntgenologischer Kontrolle, ohne aber eine überzeugende Sudecksche Dystrophie erkennen zu lassen.

MUFF erwähnt in seiner großen Sudeck-Statistik aus der SUVA eine Dystrophie bei chronischen unspezifischen Knochen-Infektionen, sowie bei Tuberkulose, Lues, Gonorrhoe und akutem Gelenkrheumatismus nicht, während er nach chronischen Weichteilinfektionen einige Fälle anführt.

Die sachlichen Bedenken über das Vorkommen eines Sudeck-Syndroms bei der Gliedmaßentuberkulose werden auch durch die widersprechenden statistischen Angaben unterstützt. Während MAURER u. a. der Ansicht sind, daß die Dystrophie sich *so gut wie immer* bei der Tuberkulose finde, spricht E. SCHNEIDER in der

Vorkriegszeit von einer Beteiligung von 25%. Derartige Abweichungen können nur durch die verschiedene Deutung und Deutbarkeit der angeblichen Sudeck-Zeichen erklärt werden. Andere, darunter wir, konnten keinen eindeutigen Sudeck-Fall bei chronischen Knocheninfektionen beobachten.

Da unsere Verneinung eines Sudeck-Vorkommens bei entzündlichen Skeleterkrankungen im wesentlichen aufgrund der Erfahrungen aus den letzten 5 Jahren erfolgt, haben wir schon die Erklärungsmöglichkeit angedeutet, daß die Verwendung von Antibiotica und Tuberculostatica das Sudeck-Bild vielleicht beeinflußt hat.

Nach den bisherigen Unterlagen erscheint also das Vorkommen eines Sudeck-Syndroms bei bakteriellen, unspezifischen und spezifischen, Knochenentzündungen nicht ausreichend erwiesen, so daß ihre Sudeck-ätiologische Bedeutung bis zu der von DYES mit Recht für erforderlich gehaltenen histologischen Klärung offen gelassen werden muß. Diese Feststellung ist erforderlich, auch wenn es an sich unverständlich erscheint, daß bakterielle chronische Weichteilentzündungen eine anerkannte Sudeck-Ursache darstellen, während das bei den gleichen Vorgängen am Knochen nicht der Fall sein soll.

1c. Verletzungen und Entzündungen peripherer Nerven. Periphere Nervenverletzungen und -entzündungen haben einen unbestrittenen Platz in der Sudeck-Ätiologie. RIEDER hat den neurogenen Sudeck anerkannt und als dritte Form in seine Einteilung aufgenommen. Nach neueren Untersuchungen kommt ein Sudeck-Syndrom bei peripheren Nervenverletzungen allerdings erheblich seltener vor als bisher angenommen. Es scheint, daß nur in denjenigen Fällen ein Sudeck entsteht, die gleichzeitig eine Kausalgie aufweisen. Wegen der Bedeutung dieser Frage und gewisser symptomatischer sowie pathogenetischer Besonderheiten erschien es zweckmäßig, den neurogenen Sudeck im Rahmen des Formenkreises näher zu besprechen (S. 36 ff).

KIRCHMAIR hat kürzlich zwei Sudeck-Fälle als Folge einer intraglutäalen Spritzenlähmung beschrieben.

1d. Kälte-, Hitze-, Blitzschlag- und Starkstromverletzungen. Die Kasuistik von Sudeck-Fällen nach thermischen und aktinischen Schädigungen ist nicht groß, ihre Symptomatik nicht eindeutig. Die örtlichen Reaktionen infolge des primären Gewebs- und Gefäßschadens gehen fließend in dystrophische Erscheinungen über. Diese kann man vielleicht als Sudeck-Bilder deuten, vielleicht aber auch nur nicht davon unterscheiden. Auch ist die Dystrophie auf den Schadenherd und die allernächste Umgebung beschränkt. Nach den Untersuchungen von P. FUCHSIG mittels Oszillographie, Rheoangiographie und Prüfung der reaktiven Hyperaemie ist eine Kapillarschädigung bei Erfrierungen III. Grades möglich. Ob und inwieweit die dystrophischen Erscheinungen zum Bild organischer Gefäßerkrankungen oder zu einem reflektorisch-acidotischen Sudeck-Syndrom gehören, muß offen bleiben. Es genügt an dieser Stelle der Hinweis, daß ein Sudeck-Syndrom gewisser Art bei peripheren Schäden durch Kälte, Wärme und elektrischen Strom möglich, wenn auch selten ist. Einzelheiten dieses Problems werden ebenfalls im Abschnitt Formenkreis besprochen (S. 75 ff).

1e. Gefäßerkrankungen. Es liegt nahe, daß Erkrankungen funktioneller oder organischer Natur im Bereich des peripheren arteriellen und venösen

Gefäßgebietes in der Sudeck-Ätiologie verzeichnet sind, da ja die Durchblutungsveränderungen beim Sudeck selbst gewisse verwandte Erscheinungen mit Durchblutungsstörungen anderer Ursache haben und gelegentlich eine differentialdiagnostische Unterscheidung verlangen. Im einzelnen finden sich hier als Sudeck-Ursachen besonders angeschuldigt Thrombosen, Embolien, Venenentzündungen, Endangitis obliterans, Raynaudsche Krankheit, Arteriosklerose usw.

Bei der Thrombose sind hinsichtlich ihrer Bedeutung für die Sudeck-Entstehung die sekundäre venöse Abflußbehinderung bei oder im Gefolge einer Verletzung und die primäre intravenöse Gerinnselbildung ohne Trauma zu unterscheiden. Im ersten Fall wird die Thrombose von einigen Autoren, besonders in englisch sprechenden Ländern, als Ursache des Sudeck auch bei Frakturen bezeichnet. Wenn das auch zu weitgehend oder zu einseitig ist, so steht doch fest, daß posttraumatische venöse Abflußbehinderungen weniger eine ätiologische, als eine unmittelbare pathogenetische Sudeck-Bedeutung haben können. Auf diese Fragen wird daher bei der Besprechung der Pathogenese näher eingegangen (S. 28 ff).

Die *primäre* Thrombose oder Thrombophlebitis konnten wir, trotz besonderer Fahndung, nie als Ursache einer Sudeckschen Dystrophie feststellen. Sie scheidet daher unseres Erachtens als ätiologischer Faktor aus. Keine Beachtung geschenkt worden ist bisher der Frage, ob ein Sudeck vielleicht bei septischen Thrombosen bzw. bei eitriger chronischer Thrombophlebitis vorkommt.

Auch Muff erklärte, das Auftreten des Sudeck-Syndroms nach Stauungserscheinungen in Venen und Lymphgefäßen, sowie nach Thrombosen nie beobachtet zu haben. Und Oehlecker, ein besonders erfahrener Kenner des Syndroms, erwähnt bei der Zitierung des Schrifttums, daß der Sudeck-Befund „bei Thrombosen sehr verschieden und schwankend“ ist.

Die Verneinung einer primären Thrombose, aber auch die einer posttraumatischen venösen Abflußbehinderung als Sudeck-Ursache läßt sich durch eine Reihe von allgemeinen Tatsachen erhärten.

So ist zunächst festzustellen, daß die im Schrifttum angegebene Zahl von Sudeck-Fällen infolge einer primären Thrombose verschwindend klein ist gegenüber der großen Häufigkeit der Blutpfropfbildung in Venen, besonders in dem angeblich zum Sudeck disponierenden Klimakterium.

Sodann ist auf das nicht minder starke Mißverhältnis hinzuweisen, welches zwischen venösen Abflußbehinderungen nach Traumen und chronischen Entzündungen einerseits und der Sudeck-Häufigkeit andererseits besteht. In der Arbeit von Blumensaat über Durchblutungsstörungen beim Sudeck-Syndrom (1955) ist ausführlich auf das Schrifttum über posttraumatische Thrombenbildungen eingegangen. Im besonderen ist dort auch erwähnt worden, daß Durodier nicht selten die Beteiligung von Knochenvenen an einer Thrombose und auch als Ausgangspunkt einer Thrombenbildung beobachtete, die sich bis in die großen Weichteilvenenstämme fortsetzte.

Auch die Erfahrungen bei experimentellen Unterbindungen einer Blutader oder Schlagader zur Erzeugung einer Dystrophie oder auch nur eines Ödems sind gegen eine wesentliche venöse Entstehungsursache des Sudeck anzuführen (Zimmermann, de Takats, Sotnischewsky, Homans, Reichert, Dickinson, McMaster u. a.) Rieder gelang es nicht, durch Verminderung der arteriellen Blutzufuhr oder durch Unterbindung der Oberschenkelgefäße oder durch Biersche Stauung eine fleckige Knochendystrophie zu erzeugen; nur bei einem Kaninchen war das mittels Venenunterbindung möglich, nachdem zusätzlich eine Stauung mit Gummischlauch 14 Tage lang vorgenommen war. Daß OEHLECKER eine Entschattung durch Stauung nicht als Sudecksche Dystrophie anerkennt, hat er an dem Beispiel eines jungen Mädchen betont, welches ein halbes Jahr lang aus betrügerischer Absicht eine nächtliche Abschnürung geschickt verbergen konnte.

Am wirkungsvollsten gegen die Bedeutung venöser Abflußstörungen ist aber die tägliche Erfahrung anzuführen. Sie zeigt, daß auch recht ausgedehnte, bis in die Oberschenkel- und Beckenvenen reichende Thrombosen nie zu einem Sudeck-Syndrom führen. Dieselbe Folgerung läßt sich aus den Verhältniszahlen der Thrombosen und Sudeck-Fälle an den oberen Gliedmaßen ableiten, die für Venenthrombosen 81:9%, für das Sudeck-Syndrom 13,5:26,3% ausmachen. Wären die Thrombosen wesentlich an der Entstehung des Sudeck-Syndroms beteiligt, so müßte es an der unteren Gliedmaße 10mal so häufig als an der oberen vorkommen.

Überhaupt hat man den Eindruck, daß bei der venös-thrombotischen Sudeck-Erklärung häufig Ursache und Wirkung verwechselt oder daß beide als koordinierte Folge der gleichen traumatischen Grundursache in ein Kausalverhältnis zueinander gebracht werden. Es ist bei dieser Frage auch zu berücksichtigen, daß bei allen Angiopathien die Voraussetzungen zur Thrombosierung gegeben sind (RATSCHOW), und daß eine Sympathikuserregung nicht nur eine Gefäßerweiterung, sondern auch eine Verkürzung der Blutgerinnungszeit bewirkt, was KONCZ und MARGGRAF durch Sympathikusausschaltung und Kontrolle mit Thrombocid-Gaben beweisen konnten.

Ähnlich liegen die Dinge auch bei den arteriellen Durchblutungsstörungen. Überzeugende Sudeck-Vorkommen bei der Endangitis oder beim Morbus Raynaud sind nicht bekannt. Trotz eines nicht kleinen Krankengutes an derartigen Durchblutungsstörungen und ihrer röntgenologischen Kontrolluntersuchungen konnten auch wir, wie BERNDT u. a., ein Sudeck-Syndrom nie beobachten MAURER hebt die differentialdiagnostische Bedeutung der auch der Endangitis gelegentlich eigenen fleckförmigen Entschattung hervor. Sie vermag, besonders bei rascherem Verlauf der Endangitis, einen Sudeck vorzutäuschen, wie wir an einem Gutachtenfall veranschaulichen können (S. 206). Ein Sudeck-Syndrom, das infolge einer Gangrän, z. B. bei einer Endangitis, sich einstellen kann, ist natürlich durch die Infektion bedingt. Sudeckdystrophische Weichteilveränderungen fehlen zudem bei Endangitis.

F. WOLF fand bei 15 röntgenologisch hinsichtlich Knochenveränderungen untersuchten Endangitikern in 5 Fällen „eine Knochenatrophie in der einfachsten Form der umschriebenen Verwaschenheit in der Bälkchenstruktur eines Fußwurzelknochens bis zur diffusen, grobfleckig oder faserig strukturierten Atrophie“. Er wies darauf hin, daß Zahl und Beobachtungsdauer dieser Endangitisfälle noch nicht genügten, um eine Gesetzmäßigkeit in Klassifizierung und Entwicklung dieser Knochenatrophie feststellen zu können. OEHLECKER nennt den Sudeck-Befund auch bei der Endangitis sehr verschieden und schwankend.

Die Zahl der angenommenen Sudeck-Fälle bei Endangitis ist äußerst klein. MUFF erwähnt in seiner großen Statistik nur eine Beobachtung bei vorbestehender Endangitis, verursacht durch eine Fremdkörperverletzung; die Sudeck-Entstehung geht also dabei zu Lasten der Verletzung.

Eine besondere Berücksichtigung innerhalb dieser gefäßätiologischen Sudeck-Betrachtungen verlangen intraarterielle Injektionen. OEHLECKER hat an Hand von Erfahrungen aus Gutachten kürzlich über zwei schwere Sudeck-Fälle nach versehentlicher intraarterieller Strophantininjektion dankenswerterweise berichtet und zur Grundlage wichtiger allgemeiner Ausführungen über die Gefahren bei intraarteriellen Einspritzungen gemacht.

Auf die Bedeutung von Coronarspasmen usw. als Sudeck-Ursache gehe ich bei der Besprechung von Periarthritis humeroscapularis und Sudeck im Formenkreis ein (S. 72 ff).

Daß es bei der Raynaudschen Erkrankung keine Sudecksche Dystrophie gibt, ist bei ihrer, dem Sudeck-verwandten, Gefäßreaktion erstaunlich, auch hinsichtlich des Fehlens einer Acidose, welches RIEDER zur Erklärung des Nichtvorkommens eines Sudeck beim Morbus Raynaud angeführt hat. Das gleiche gilt auch für andere periphere Vasoneurosen (Akroparästhesie, Akrocyanose, Akroasphyxie, Erythromelalgie, multiple neurotische Hautgangrän, Digitus mortuus usw.), obwohl sie unter der Gruppenbezeichnung der *vasomotorisch-trophischen* Extremitätenneurosen zusammengefaßt werden und die *traumatische* Entstehung einer Akroasphyxie z. B. von RUDOLF MÜLLER unter bestimmten Voraussetzungen anerkannt wird. Wir konnten in einem Gutachten die Annahme eines Sudeck nach Distorsion durch den Nachweis einer vorbestehenden beiderseitigen Osteoporose bei Erythrocyanosis crurum puellarum widerlegen (S. 205).

Die fehlende Verbindung eines Sudeck mit Lymphstauungserscheinungen (MUFF) wurde schon von OEHLECKER hervorgehoben. Er bezeichnete die Deutung *diffuser* Entschattungen des Handskelets als Sudeck bei starken Lymphstauungen des Armes nach der Radialoperation eines Brustdrüsenkrebses als sehr zweifelhaft. Die Prüfung der als Sudeck-Ursachen angeschuldigten Durchblutungsstörungen ergibt somit, daß sie zum Teil fraglich und unbewiesen, zum größten Teil sogar abzulehnen sind.

1f. Hauterkrankungen. Man vermißt in keiner Aufzählung der ätiologischen Sudeck-Möglichkeiten den Hinweis auf Hautkrankheiten, und zwar die Akrodermatitis atrophicans chronica und die Sklerodermie. Bestätigungen, daß eine Skeletatrophie bei der Akrodermatitis zum Sudeck-Typ gehört, sind nicht erbracht. Der Versuch, das Fehlen dystrophischer Weichteilveränderungen zu erklären, ist nicht unternommen worden. HERFARTH, auf den die Kasuistik von 12 sog. Sudeck-Fällen bei Akrodermatitis zurückgeht, konnte seine Deutung nur damit begründen, daß er sie als von *vornherein chronische* Sudeck-Form bezeichnete.

Auch die Sklerodermie ist keine Sudeck-Ursache. Sie stellt eine Folgeerscheinung bei verschiedenen Durchblutungsstörungen dar. Ob sie auch im Gefolge eines Sudeck-Syndroms vorkommt, ist mir nicht bekannt. Es hieße aber Ursache und Wirkung verwechseln, wenn man der Sklerodermie eine übergeordnete ursächliche Bedeutung zuerkennen würde. Das gilt nicht nur für den Sudeck. Man sollte daher diese „Hautkrankheiten“ in der Aufzählung der Sudeck-Ursachen streichen.

2. Endogene Sudeck-Ursachen. Die endogenen Sudeck-Ursachen bestehen aus verschiedenen Gruppen. Man kann sie unter dem Begriff der Disposition im *weitesten* Sinne, also der Sudeck-Bereitschaft, zusammenfassen. Im einzelnen gehören dazu periphere, zentrale und allgemeine Faktoren, die getrennt oder gemeinsam infrage kommen.

Die Bedeutung des Anteils *endogener* Faktoren bei der Entstehung *jedes* Falles von Sudeck-Syndrom hat in den letzten Jahren eine steigende Anerkennung erfahren. BLUMENSAAT ist sogar der Ansicht, daß der individuellen Sudeck-Bereitschaft gegenüber die exogenen Entstehungsursachen immer mehr an Boden verlieren, jetzt schon in einem erheblichen Teil der Fälle bedeutungslos sind und vielleicht in absehbarer Zeit, bei weiterer Objektivierungsmöglichkeit dispositioneller Momente, ganz ihre entscheidende Bedeutung einbüßen werden. Das Problem der Abwägung exogener und endogener Faktoren bei der Sudeck-Entstehung spielt in der Versicherungsmedizin eine große Rolle (S. 199 ff).

Eine *periphere Disposition* ist durch die verschiedene Sudeck-Neigung der oberen und unteren Gliedmaßen im allgemeinen und der Gelenke sowie einzelner Skeletteile bzw. Knochen im besonderen gegeben. Ihre Bedeutung ist durch die Statistik erwiesen und daher einigermaßen genau auch im Einzelfall bestimmbar. Eine besondere Besprechung ihrer ätiologischen Bedeutung erübrigt sich daher, abgesehen davon, daß diese periphere Sudeck-Disposition nur eine Teilbedeutung hat.

Meine Annahme einer *zentralen Disposition* ist anfechtbar, nicht nur hinsichtlich der Bezeichnung, sondern auch aus sachlichen Gründen. Wenn dennoch der Versuch der Abgrenzung einer zentralen von einer allgemeinen Sudeck-Bereitschaft unternommen wird, so ist dafür die Mitteilung einiger Fälle von sog. zentrogenem Sudeck Veranlassung gewesen. Ihre Zahl bei raumbeengenden Prozessen im Gehirn und bei Rückenmarkserkrankungen ist so verschwindend klein, (sie entspricht einem Vorkommen von nicht 1%!), daß man in dem Grundleiden allein kaum, trotz versuchter Erklärung, die Ursache des Sudeck-Syndroms sehen kann, zumal eine Beteiligung eines peripheren Insultes ausdrücklich verneint wird. Eine Erklärung für derartige Sudeck-Beobachtungen vorwiegend durch eine hypothetische zentrale Disposition erscheint daher, auch aus äußeren Gründen, vertretbar. Gegenstand einer Sudeck-Ätiologie sind diese zentralen Faktoren natürlich nicht. Ihre pathogenetischen und literarischen Verhältnisse finden sich im Kapitel Formenkreis (S. 52 ff).

Ähnlich liegen die Dinge beim „*vertebralen Faktor*". Kompressionsursachen an der Wirbelsäule kommt zweifellos eine Mitbedeutung im Komplex endogener Sudeck-Ursachen zu. Als einziger oder auch nur ausschlaggebender ätiologischer Faktor ist er aber nicht anzuerkennen (wozu bei der heutigen Moderichtung ein gewisser Mut gehört), wie im Abschnitt Pathogenese des Formenkreises begründet wird (S. 56 ff). Gerade bei der Wirbelsäulen-Therapie besteht die Gefahr, daß aus einem post ein propter wird.

Auch der *psychogene Anteil* bei der Sudeck-Entstehung, der bei bestimmten Fällen unterstützend infrage kommt und heute in allen großen Theorien als Stressor anerkannt ist, bedarf hier nur einer allgemeinen Erwähnung und des Hinweises auf seine pathogenetische Berücksichtigung an anderer Stelle (S. 48 ff).

Bedeutungsmäßig an der Spitze liegen die *allgemeinen endogenen Faktoren*, die Konstitution und die Disposition im engeren Sinne (vegetative und hormonale Ausgangslage, Lebensalter, Diathese, der „innere Körperbau" nach CURTIUS mit der An- bzw. Hinfälligkeit bestimmter

Organsysteme bzw. Gewebe). Sie sind in *jedem* Falle von Sudeck-Syndrom beteiligt. Die Entstehung des Sudeck ist immer an eine derartige endogene Voraussetzung gebunden. Für die Schwere des Sudeck-Verlaufs sind sie sogar entscheidend. Daran ändert die Tatsache nichts, daß der Anteil der allgemeinen endogenen Faktoren am einzelnen Sudeck-Fall gradweise (noch) nicht erfaßbar ist, wie überhaupt ein praktisch verwendbarer Test zum quantitativen Nachweis der vegetativen Reaktionslage noch aussteht. Im übrigen liegt die Bedeutung der allgemeinen endogenen Faktoren mehr auf dem Gebiet der Pathogenese, wo sie eine eingehende und wiederholte Berücksichtigung finden.

Endlich ist noch der Fokus als Sudeck-Ursache angegeben. Nach unseren Erfahrungen, die sich mit denen von Beck aus dem Bergmannsheil-Bochum u. a. decken, kommt einem Herd bei der Entstehung und Behandlung des Sudeck keine erkennbare Bedeutung zu. Das schließt nicht aus, daß im Rahmen der heutigen Erklärung der fokalen Wirkungsweise (Nonnenbruch, D. Gross u. a.), die Singer zu dem Begriff des fokalen Syndroms (und uns zur Besprechung bei der allgemeinen Disposition zum Sudeck) veranlaßt hat, bei der Sudeck-Disposition auch derartige Einflußmöglichkeiten beteiligt sein können. Eine Sudeck-Ursache ist ein Fokus aber nicht. Curtius hat im übrigen überzeugend eine fokalbedingte habituelle Vasolabilität abgelehnt.

Damit sind die ätiologischen Möglichkeiten des Sudeck-Syndroms, wie sie in dem erweiterten Schema von Maurer angeführt sind, einer Prüfung unterzogen. Das Ergebnis ist, daß einige exogene Sudeck-Ursachen einer Kritik nicht standhalten; andere muß man als zweifelhaft oder nicht ausreichend erwiesen bezeichnen. Das Ätiologie-Schema bedarf daher einer entsprechenden Korrektur. Behält man es bei, und dazu besteht ein Bedürfnis aus Gründen der Systematik, so müßten die exogenen Sudeck-Ursachen in erwiesene und in noch ungeklärte unterteilt werden. Zu ersteren sind Traumen, chronische Weichteilentzündungen, bestimmte Verletzungen und Erkrankungen peripherer Nerven zu rechnen, während chronische bakterielle Knochenentzündungen, arterielle Durchblutungsstörungen, vielleicht auch Kälte- und Hitzeeinflüsse in die Gruppe noch ungeklärter Sudeck-Ursachen gehören. Ganz gestrichen werden können primäre Thrombosen, Venenentzündungen, Embolien, Lymphstauungen, vasomotorische trophische Extremitätenneurosen, Hautkrankheiten und fokale Prozesse.

Zieht man *praktische Schlußfolgerungen*, so kommt man zu der Feststellung, daß eine *wesentliche ätiologische Rolle fast ausschließlich Traumen von einer gewissen Stärke zukommt. Alle anderen exogenen Sudeck-Ursachen, soweit sie noch infrage kommen, sind als seltene und Ausnahmemöglichkeiten anzusehen.* Weiter läßt die abstrakte Betrachtung der ätiologischen Sudeck-Probleme schon erkennen, daß Einzelursachen nur eine beteiligende Bedeutung im Rahmen eines komplexen exogenen und endogenen Geschehens haben. Am Eingang dieses Kapitels wurde schon angedeutet, daß es aus Gründen der Praxis erwünscht wäre, auch eine *kürzere, gruppenweise Einteilung für die Sudeck-Ätiologie* zu haben. Diesem Bedürfnis kann nunmehr, nach Darlegung der ätiologischen

Sudeck-Probleme, folgende *Einteilung* in etwa gerecht werden, die überdies gleichzeitig auch gewisse pathogenetische Gegebenheiten berücksichtigt:

a) *Das Sudeck-Syndrom vorwiegend exogener Ursache („symptomatischer" Sudeck)*,

b) *das Sudeck-Syndrom vorwiegend endogener Ursache („endogener" oder „idiopathischer" Sudeck)*,

c) *das Sudeck-Syndrom im Formenkreis („Begleit"-Sudeck)*.

Diese schematische Einteilung erlaubt einmal die aus prophylaktischen, therapeutischen und versicherungsrechtlichen Gründen gleich wichtige Unterscheidung in exogene und endogene Sudeck-Gruppen. Sodann grenzt sie die Sudeck-Fälle ab, die man aufgrund gewisser Gesetzmäßigkeiten hinsichtlich Grundkrankheit, Sitz und Eigenheiten, sowie als gelegentliche sekundäre Begleiterscheinungen bei bestimmten Krankheitsbildern kennt und deswegen als Formenkreis zusammengefaßt hat. Gegenüber den praktischen Vorteilen der Einteilung in 3 ätiologische Gruppen bedeutet die Möglichkeit, daß z.B. ein exogener, traumatischer Sudeck auch im Formenkreis durch eine periphere Nervenverletzung vorkommen kann, nur einen kleinen Schönheitsfehler. Er wäre dadurch zu vermeiden gewesen, daß man als Gruppe I unter einer gemeinsamen Überschrift (z.B. „klassischer Sudeck", wie man es gelegentlich liest), die Gruppen a und b unterteilt zusammengefaßt und einer Gruppe II (Formenkreis) gegenübergestellt hätte. Praktische Gesichtspunkte ließen aber die schematische Aufteilung in 3 Gruppen zweckmäßiger erscheinen.

2. Pathogenese

Die Geschichte der Sudeck-Dystrophie ist eine Geschichte ihrer Pathogenese. Aus Gründen der im Vorwort genannten Beschränkung wird auf eine geschichtliche Darstellung verzichtet. Es soll hier lediglich die Feststellung getroffen werden, daß die Sudeck-Erklärung heute wieder auf die von Vulpian und Charcot begründete, von Sudeck und Nonne zunächst übernommene Reflextheorie zurückgekommen ist, wenn natürlich auch in einer den heutigen Erkenntnissen angepaßten und wesentlich erweiterten Form.

Der Schauplatz der Sudeckschen Krankheit, lange Jahre nur in die Peripherie verlegt, ist zentralwärts vorgeschritten und hat jetzt seinen Schwerpunkt in übergeordneten Regulationszentren gefunden. Diese Entwicklung kommt auch in der Nomenklatur zum Ausdruck, indem der mehr örtliche Begriff der Sudeck-Dystrophie dem des Sudeck-Syndroms weicht. Und diese Entwicklung wird auch der Besprechung der Pathogenese gleich zugrundegelegt.

Die Darstellung der Sudeck-Pathogenese in einer geschlossenen, abgerundeten Form ist nicht möglich. Hierfür sind mehrere Gründe zu nennen. So sind unsere Kenntnisse in einigen wichtigen Dingen des Sudeck-Syndroms noch lückenhaft bzw. hypothetischer Natur, bedingt durch entsprechende Verhältnisse in den grundsätzlichen Theorien der Medizin, die für die Sudeck-Erklärung Bedeutung haben. Hinzu kommt, daß das Sudeck-Syndrom bisher nicht das Interesse der Kreislaufphysiologen und der Pathologen gefunden hat. Über wesentliche Vorgänge beim Sudeck bestehen nicht unerhebliche Auffassungsunterschiede. An Zahl und Art ausreichende Tierversuche fehlen; dabei ist es fraglich, ob man beim

Tier überhaupt ein echtes oder vollständiges Sudeck-Syndrom erzeugen kann. Endlich sind zu nennen Mit-, Wechsel- und Rückwirkungen zwischen ätiologischen und pathogenetischen Vorgängen, Vorkommen rein zentral entstandener Sudeck-Fälle, die Beteiligung spezieller pathophysiologischer Probleme, die den verschiedensten Forschungsrichtungen der Medizin angehören und nur eine eingeschränkte Überbrückung und Koordinierung erlauben. Diese Gegebenheiten verlangen eine Unterteilung bei der Darstellung der Pathogenese des Sudeck-Syndroms.

Sie geschieht derart, daß die örtlich-peripheren, die peripher-zentralen und die zentralen Entstehungserklärungen getrennt behandelt werden. Ihnen schließt sich die Pathogenese des Sudeck-Formenkreises an.

Zur Erhaltung einer Übersichtlichkeit dieser Pathogenese-Darstellung werden die zugehörigen, sehr zahlreichen und verschiedenartigen, histologischen sowie physiologischen Unterlagen in einem Sonderabschnitt gebracht und sich daraus ergebende Teilprobleme einer kritischen Besprechung unterzogen. Dadurch wird zusätzlich ermöglicht, noch offene Fragen, die einer wissenschaftlichen Klärung bedürfen, deutlicher hervortreten zu lassen.

Endlich folgen eine Darstellung der neuesten Sudeck-Erklärung als einer peripheren und zentralen, neuralen und hormonalen Regulationsstörung und allgemeine Schlußfolgerungen aus der Ätiologie und Pathogenese des Sudeck-Syndroms.

Es liegt nahe, daß eine periphere Sudeck-*Ursache* und ein peripherer Dystrophie-*Befund* auch die *Pathogenese* in den betreffenden anatomischen Gliedmaßenbezirk verlegt haben. Heute wird nur noch von vereinzelten Autoren die Sudecksche Dystrophie ausschließlich oder vorwiegend als peripherer Vorgang angesehen. Hinsichtlich der Art des peripheren Geschehens unterscheiden sie sich aber in nichts von der großen Zahl derjenigen, die eine mehr oder weniger weitgehende Mitbeteiligung übergeordneter regulatorischer Zentren oder eine alleinige zentrale Ursache beim Sudeck-Syndrom annehmen. Und da auch die örtlichen geweblichen Stoffwechsel- und Durchblutungsvorgänge, welche die Dystrophie bedingen, trotz abweichender Erklärung ihrer peripheren Ursache (humorale, vasomotorisch-hormonale, venöse Deutung) übereinstimmen, lasse ich zunächst eine *grundsätzliche Darstellung der peripher-geweblichen Vorgänge* folgen. Einzelheiten derselben sind Gegenstand des Abschnittes B III 4.

Die Erklärung der Stoffwechsel- und Durchblutungsstörung beim Sudeck geht von der Annahme einer Änderung des kolloidalen Gleichgewichts, dem von SCHADE geprägten und definierten Begriff der *Eukolloidität*, aus. Er ist in seiner Bedeutung für die Sudeck-Entstehung von SUDECK, RIEDER, MAURER u. a. ausführlich gewürdigt worden.

Unter Eukolloidität wird eine physiologische Abstimmung der Wasserstoff-Ionen-Konzentration im Blut und Gewebe (Isotonie), des Verhältnisses der Ionen von H und OH, von Na, K und Ca (Isoionie), der Körpertemperatur (Isothermie) und der Quellungsverhältnisse (Isoonkie) verstanden.

Die Änderung dieses geweblichen Gleichgewichtszustandes durch Traumen, Entzündungen und andere Ursachen führt zu einer Dyskolloidität. Sie bewirkt eine örtliche Acidose. An ihrem Zustandekommen sind mechanische, toxische, chemische, hormonale und nervale Einflüsse beteiligt. Folgen sind eine Schädigung der Blutgefäßwand mit Erweiterung der Gefäße, Verlangsamung des Blutstroms, Veränderung der Blutzusammensetzung, Durchlässigkeit der Gefäßwand für Plasma und Blutzellen und Störung der Osmose. Dieser Vorgang beeinträchtigt nicht nur die Ernährung des Gewebes, sondern auch den Abtransport der Stoffwechselprodukte. Es liegt also eine Stoffaustauschstörung vor, die verschiedenen Grades sein kann.

Die Dyskolloidität mit Acidose und ihren Gefäß- sowie Stoffwechselreaktionen ist reversibel, sofern der auslösende Reiz von kurzer Dauer ist. Hält dieser Zustand aus irgendwelchen Gründen aber an, so treten pathohistologische und pathophysiologische Veränderungen auf, die in den verschiedenen Geweben stets gleich sind, wenn auch mit gewissen gewebsspezifischen Modifikationen. Sie erklären die klinischen Symptome.

Im Vordergrund stehen Plasmaaustritt und Bildung von Granulationsgewebe. Ausdruck des Plasmaaustritts ist das Ödem, welches das klinische Bild neben der Cyanose im Beginn bestimmt. In allen beteiligten Geweben (Knochen und Weichteile) entsteht durch ausgetretene Blutzellen und acidotische Mesenchymreaktion Granulationsgewebe. Auch jetzt ist noch eine Rückbildungsfähigkeit bei Beseitigung der Ursache möglich. Das Granulationsgewebe kann weitgehend wieder verschwinden. Hält die Stoffaustauschstörung aber an, so wird das Granulationsgewebe zu *Bindegewebe.* Dies geschieht auf *Kosten des Parenchyms*, wobei Victor Schaefer auf die Übereinstimmung mit der Bindegewebsbildung bei der Leberzirrhose hinweist. Die Bindegewebsentwicklung in Muskulatur und Gelenkkapsel führt zu den schwerwiegenden klinischen Erscheinungen der Verlötung und Versteifung.

Von einigen Autoren wird auch eine unmittelbare Bindegewebsbildung aus dem Mesenchym ohne Granulationsgewebe als Vorstadium angenommen. Schade konnte durch eine Verschiebung des Ionenmilieus der Gewebskultur zur sauren Seite hin eine starke Vermehrung der Bindegewebszellen erzielen. Wahrscheinlich ist auch diese Ursache für die Sudeck-Erklärung von Bedeutung, der ja im weiteren Sinne zu den Kollagenkrankheiten gehört (S. 139).

Gleichartige Veränderungen und Vorgänge, durch die besonderen geweblichen und physikalischen Bedingungen des Skelets jedoch kausal und formal erweitert, finden sich auch im Knochengewebe. Man sieht einen vermehrten Knochenabbau durch Osteoklasten und lakunäre-vaskuläre, sowie druckmechanische Resorption (Hyperaemie vorwiegend passiver Art), und eine gleichzeitige Bildung von Osteoblasten mit Knochen-„anbau“. Dabei wird im allgemeinen ein herabgesetztes oder ganz aufgehobenes Vermögen der Osteoblasten zur Ablagerung von Kalksalzen in dem, auch der Resorption unterliegenden, osteoiden Gewebe erwähnt. Nach Rieder bildet sich das Granulationsgewebe im Knochen in faseriges Gewebe um; andere nehmen eine Ausfüllung der osteolytischen Inseln mit Fettgewebe an.

a) Örtlich-periphere Erklärungen

Wie schon hervorgehoben, wird die Ursache der genannten dyskolloidalen-acidotischen Vorgänge von den Anhängern der peripheren Sudeck-Pathogenese verschieden erklärt. Es sind im wesentlichen drei Erklärungen zu besprechen, die *humorale*, die *vasomotorische* und die *venöse Theorie.*

Die *humorale* Erklärung geht davon aus, daß durch traumatische oder entzündliche Ursachen Gewebs- und Stoffwechselprodukte frei werden. Diese Katabolite bewirken als Gewebsgifte eine weitere Störung des kolloidalen geweblichen Gleichgewichtes und aufgrund ihrer Eigenheit als Gefäßgifte die genannten örtlichen Durchblutungsstörungen. SUDECK sprach 1943 von einem entzündlichen Agens, welches „als hypothetisches, körpereigenes Gewebshormon mit spezifisch entzündungserregender Wirkung aus Zerfallsprodukten die Gefäße erweitert und eine Hyperaemieform erzeugt."

Bei den örtlichen Gewebs- und Gefäßgiften sind die Noxine (HABELMANN, GOHRBANDT) bisher nicht erwähnt worden, obwohl sie zweifellos auch für die örtlichen Vorgänge beim Sudeck in Betracht kommen.

Man muß es als besonderes Verdienst von SUDECK hervorheben, daß er diese Entzündungserklärung, die er aus der Heilentzündung BIERS entwickelt hat und die unseren heutigen Ansichten entspricht, allen damaligen Widerständen gegenüber vertreten und beibehalten hat.

F. JAKOB hat 1949 das sog. Resorptionsfieber nach Gliedmaßenfrakturen humoral als eine posttraumatische, aseptische, seröse Entzündung mit örtlicher Acidose und späterer fleckiger Knochendystrophie erklärt. Auch HENSCHEN scheint örtliche chemische Ursachen beim Sudeck anzunehmen; er äußerte 1947 die Ansicht, daß es sich um tiefgreifende Schädigungen des Gefäßnervenapparates infolge Ablagerung kolloidalen Kalks aus den Knochen in den umgebenden Geweben handelt, wodurch es zu Reizerscheinungen und Schmerzen komme. KÜNTSCHER führt Schädigungen der Weichteile und der Callusbildung bei Frakturen, die völlig den weichteildystrophischen Veränderungen beim Sudeck entsprechen, ohne daß er aber diesen erwähnt, auf eine Entzündung infolge einer lokalen Säuerung des Gewebes zurück, zu der dann noch eine toxische Schädigung der Gefäße, besonders der Kapillaren, trete (S. 172).

Einer der Hauptvertreter der humoralen peripheren Sudeck-Entstehung ist RIEDER. Er hat später eine Mitwirkung des Sympathicus angenommen (wie SUDECK das später auch getan hatte), nachdem er durch eine von ihm erstmals bei der Sudeckschen Dystrophie vorgenommene Sympathectomie den Einfluß des vegetativen Nervensystems beim Sudeck erkannt hatte. Er lehnt aber die alleinige Reflexentstehung ab und verlangt in jedem Fall auch eine humorale örtlich-periphere Acidose.

F. BECKER vertrat 1953 die Ansicht, daß die Voraussetzungen zum Auftreten eines Sudeck rein örtlicher Natur seien und mit der örtlichen Verletzungsanatomie zusammenhängen. Der Einfluß des Sympathicus werde überschätzt. Neuerdings hält er die Beteiligung eines vertebralen Faktors für wahrscheinlich.

Damit ist bereits die Überleitung zur *reflektorisch-vasomotorischen Erklärung* der peripheren Sudeck-Vorgänge erfolgt. Sie wird heute von der überwiegenden Mehrzahl aller Autoren angenommen, wobei lediglich Abweichungen über die Mitbeteiligung übergeordneter Zentren bestehen.

Schon frühzeitig hatte LERICHE ursächlich eine traumatische Reizung des Gefäßnervensystems angenommen und als eine „posttraumatische Reflexdystrophie" mit vorübergehender Einschnürung der Gefäße durch das Trauma und nachfolgender bleibender Gefäßerweiterung infolge Lähmung der Sympathicusfasern erklärt. HUET und HUGUIER sprachen kürzlich beim Sudeck von einem *peripheren Schock* mit Arteriolen-

Konstriktion und Kapillarerweiterung, der sich vom allgemeinen Schock nur regionär unterscheide, zweifellos eine treffende, wenn auch nicht vollständige Deutung.

Die periphere vasomotorische Erklärung des Sudeck hat heute die meisten Anhänger, und zwar in Form der Lehren RICKERS von der Relationspathologie und vom Stufengesetz. Sie wurden von VICTOR SCHAEFER — deduktiv — auf das Sudeck-Syndrom übertragen. Die Sudeck-Forschung hat dadurch eine wesentliche Förderung erfahren.

VICTOR SCHAEFER nimmt an, daß bei der Sudeck-Entstehung durch einen Reiz das vegetative Nervensystem der terminalen Blutstrombahn erregt wird. Sei es, daß dieser Reiz im Sinne des Stufengesetzes überschwellig ist oder längere Zeit anhält, sei es, daß eine individuelle Übererregbarkeit des Gefäßnervensystems besteht, die Endblutbahn reagiert mit einer prävalierenden Strömungsverlangsamung (Praestase) bzw. einem Stillstand (Stase) infolge einer *aktiv-nervalen* Kontraktion der Arteriolen, bei gleichzeitiger Erweiterung der Kapillaren und Venulae, und dadurch verursachter praestatischer oder statischer Hyperaemie einerseits und einer Permeabilitätsänderung mit Plasma- und Blutzellenaustritt andererseits. Die hieraus sich ergebende Acidose mit weiterer Entwicklung zu Granulations- und Bindegewebe entspricht dann der Form, wie sie auch bei reiner humoraler Erklärung der Acidose bekannt ist.

Wegen der großen Zahl der Autoren, die heute die Sudeck-Erklärung nach RICKER-SCHAEFER übernommen haben, aber auch wegen erheblicher Einwände gegen diese Lehren bzw. ihre Übertragung auf das Sudeck-Syndrom, ist es erforderlich, ausführlicher darauf einzugehen. Das geschieht im Abschnitt B III 4.

Für die Erklärung des Phaenomens, daß die humorale oder vasomotorische periphere Sudeck-Reaktion nicht nur an der Einwirkungsstelle der Schädigungsursache, sondern „kollateral" weitere Abschnitte der betreffenden Extremität erfaßt, von RICKER-SCHAEFER als Herd und Hof bezeichnet, hat schon SUDECK sowohl Querverbindungen als auch eine reflektorische Übertragung über das Rückenmark angenommen.

Neben einem reflektorischen, also zentralen Reflexweg erkennt auch BÜCHNER eine unmittelbare Einwirkung auf die glatte Gefäßmuskulatur an, während RICKER nur den nerval-reflektorischen Weg gelten läßt. MOSER, der den reflektorischen Gefäßimpulsen die größere Bedeutung beimißt, hält daneben eine direkte Ausweitung des Geschehens für möglich, indem sich infolge Sauerstoffmangels der Kapillarschaden vom verletzten Gebiet direkt auf andere Kapillargebiete ausdehnt; das Kapillarendothel sei gegen Sauerstoffarmut in hohem Maße empfindlich.

Mit der Anerkennung eines zentralen Reflexweges ist die periphere Sudeck-Erklärung nicht verlassen, da hiermit den Rückenmarkszentren nur die Rolle einer Reflex-Umschlagstelle eingeräumt wird. Es ist aber so, daß auch einige Vertreter der peripheren Sudeck-Entstehung auch eine gewisse, wenn auch nur untergeordnete, reafferente Dysregulation vegetativer Zentren für möglich halten. Das gilt auch für die Sudeck-Erklärung SCHAEFERS.

Bei den peripheren Entstehungserklärungen des Sudeck sind Angaben über eine Beteiligung endokriner örtlicher Reaktionen entweder ganz zu vermissen oder nur als allgemeine Hinweise anzutreffen. Ihre Bedeutung ist aus dem Abschnitt B III 4 zu entnehmen.

Die dritte periphere Entstehungstheorie des Sudeck-Syndroms betrifft die Annahme einer *venösen Abflußbehinderung*. Bereits bei der Besprechung der Ätiologie wurde dargetan, daß eine primäre Venenthrombose oder -entzündung höchstwahrscheinlich keine Sudecksche Dystrophie verursachen kann, während eine sekundäre, z. B. posttraumatische, Thrombose als Mitfaktor gelegentlich infrage kommt.

Auf die venöse Entstehungserklärung des Sudeck ist Blumensaat 1955 ausführlich eingegangen, so daß in bezug auf Einzelheiten darauf verwiesen werden kann.

Allgemein ist zu sagen, daß die Theorie der venösen Stauung als Erklärung der peripheren Sudeck-Pathogenese nur vereinzelt im deutschen Sprachgebiet, im Gegensatz zu angelsächsischen Autoren, vertreten wird. Nach Ratschow ist der Sudeck auf dem letzten europäischen Angiologen-Kongreß in Edinburgh als Stauungsatrophie bezeichnet und den chronischen Ödemen zugeordnet worden; er fand aber auch nur sehr wenig beweiskräftige Unterlagen dafür beigebracht.

Zweifellos sind es differentialdiagnostische Schwierigkeiten, aber auch unterschiedliche Auffassungen über die Begriffsbestimmung des Sudeck-Syndroms, die derartige Abweichungen bei der Häufigkeitsbeurteilung venöser Stauungseinflüsse bestimmen. Erstere betreffen besonders das sog. traumatische Ödem, welches neuerdings auch reflexdystrophisch erklärt wird.

Gumrich, Dortenmann und Kübler legen daher mit Recht auf eine exakte Unterscheidung der Ödemformen nach einem Trauma großen Wert. Sie machen einen Unterschied zwischen dem *„traumatischen Ödem“*, welches unmittelbar nach dem Trauma auftritt, in der Folgezeit ohne freies Intervall weiterbesteht und im Sinne von Ricker, Rieder, Sudeck und Schaefer erklärt wird, und einem *„posttraumatischen Ödem“*. Dieses ist bedingt durch eine Thrombose infolge von Gefäßirritationen in Form von Intimaläsionen durch Quetschung oder Überdehnung. Der Beweis der Entstehung und des häufigen Vorkommens eines derartigen posttraumatischen Thrombose-Ödems wurde durch Phlebographie erbracht.

Was die angedeuteten *Auffassungsabweichungen über die Begriffsbestimmung* des Sudeck-Syndroms anbetrifft, so ist beispielsweise auf den etwas unverständlichen Versuch von Dryer hinzuweisen, der zwischen einem, von ihm als selten erklärten „klassischen Sudeck“ und den angeblich häufigen, „weniger ausgebildeten Bildern einer posttraumatischen Reflexdystrophie“ unterscheidet. In diesem Zusammenhang ist die Wiedergabe einer Bemerkung aufschlußreich, die Remé bei seiner Sudeck-Gedächtnisrede in Eppendorf 1952 machte, daß unsere Sudeck-Auffassung der amerikanischen Denk- und Arbeitsweise nicht zu liegen scheine.

Im Rahmen der venösen Entstehungstheorie des Sudeck sind mehrere Möglichkeiten angegeben. Die erste Erklärung besteht in der Annahme einer rein mechanischen Stauungsursache durch passive venöse Hyperämie. Es ist ohne weiteres vorstellbar, daß sie rückwirkend, gewissermaßen durch eine „vasale Verstopfung“, zu einer Stoffwechselaustauschstörung mit folgender Acidose usw. Veranlassung geben kann. Andere Anhänger der venösen Sudeck-Entstehung sehen in dem Begleitspasmus der zugehörigen Arterien bzw. Kapillaren die eigentliche Wirkungsweise, der nach Leriche von Venenthrombosen oder -entzündungen reflektorisch ausgelöst wird. Auch Sudeck gab diese Erklärung für seine Beobachtungen von Dystrophie bei Thrombose. Wieder andere Autoren nehmen eine Kapillarschädigung bei Thrombose und Thrombophlebitis an und sprechen von einer Capillaritis. Allgemein wird von ZIMMERMANN, DE TAKATS, von ALLEN, BARKER und HIMES die Kapillarschädigung als im Vordergrund jedes postthrombotischen Syndroms stehend angesehen. STORCK deutet die venöse Reaktion im Sinne von RICKER und nimmt eine dadurch bedingte Insuffizienz in der terminalen Strombahn an, die sich aufgrund der Korrelation zwischen Telerheithron und Vegetativum mittels des terminalen Neuroretikulums vegetativ verankere.

Eine vierte venöse Erklärung geht von der Inaktivitätsatrophie aus (die an sich mit vollem Recht aus der Sudeck-Erklärung ausgemerzt ist und durch die bedingte Erwähnung hier nicht wieder in diesem Zusammenhang reaktiviert werden soll). Dabei wird von MOSTON, KIENBÖCK, BÖHLER u. a. eine venöse Stase infolge Ausfalls der Saugwirkung bei Muskeltätigkeit angenommen, die ihrerseits die Folge der Inaktivität ist. Man kann zusätzlich noch darauf verweisen, daß auch die Inaktivitätsatrophie, deren Existenz durch ihre Ablehnung für die Sudeck-Erklärung nicht angetastet werden darf, heute reflektorisch erklärt wird.

CALVI konnte an Tierversuchen unter Bedingungen, die später zitiert werden, zeigen, daß ein peripherer Gefäßreiz, auch eine einfache Venenentzündung, eine Hyperaktivität der ganzen Nebenniere zur Folge haben und, bei fortdauerndem Reiz, einen peripheren Gefäßschaden im Sinne einer Bürgerschen Erkrankung verursachen kann (S. 101).

Damit sind die theoretischen Überlegungen behandelt, die sich zugunsten einer Sudeck-Pathogenese durch venöse Stauung anstellen lassen. Sie zwingen, eine derartige periphere Sudeck-Entstehung grundsätzlich anzuerkennen. In der Praxis sehen aber die Dinge anders aus. Die Erfahrungen derselben verlangen zumindest eine starke zahlenmäßige Einschränkung dieser Entstehungsweise bis auf Ausnahmefälle, wie im Abschnitt über die Ätiologie des Sudeck-Syndroms gezeigt worden ist.

Ohne Annahme von „Shunts“ müssen sowohl die praestatische oder statische (also *passive*) Hyperämie wie auch die venöse (*passive*) Stauungshyperämie, lediglich mit einem geringen zeitlichen Unterschied, zu einer Hemmung oder Aufhebung des Stoffwechsels, damit zur Adicose führen.

Man hat den Eindruck, daß bei der venös-thrombotischen Sudeck-Erklärung Ursache und Wirkung häufig verwechselt werden. Berücksichtigt man, daß bei allen Angiopathien die Voraussetzungen zur Thrombosierung gegeben sind (RATSCHOW), weiter, daß KONCZ und MARGGRAF nach Sympathicusausschaltung nicht nur eine Vasodilatation, sondern auch eine Verlängerung der Blutgerinnungszeit festgestellt haben, eine Reaktion, die sie in umgekehrter Form auch nach Thrombocidgaben sahen, so liegt es näher, auch beim sympathicotonen Sudeck-Syndrom eine Thrombose als *Folge* des Syndroms anzunehmen.

Etwas anderes ist es, wenn man bestimmte Sudeck-Veränderungen mit venösen Abflußverhinderungen in Verbindung bringt, und zwar die Knochenatrophie. Von dieser ist wahrscheinlich die venöse allgemeine Sudeck-Erklärung ausgegangen bzw. beeinflußt worden. GURD, REMÉ, POMMER, DURODIER, BURDEAUX und HUTCHISON, PASCHOUD, F. BECKER u. a. fassen die Atrophie als Folge einer Druckresorption im Knochen infolge Hyperämie auf, wobei die Mehrzahl dieser Autoren die Blutüberfüllung passiv im Sinne einer venösen Abflußbehinderung erklärt.

b) Peripher-zentrale Erklärung

Schon vor zwei Jahrzehnten haben gewisse Beobachtungen bei der Sudeckschen Dystrophie, die sich mit einer alleinigen peripheren Entstehung nicht vereinbaren ließen, zu der Annahme geführt, daß am Zustandekommen des Sudeck auch höhere Zentren beteiligt sein müssen. Art und Grad dieser Beteiligung wurden nicht nur in einer einfachen Umschaltung afferenter Impulse auf efferente Bahnen gesehen, sondern auch in einer ursächlichen primären oder sekundären (dys-)regulierenden Tätigkeit der vegetativ-sympathischen Steuerungszentren und in einer darüber hinausgehenden Beeinflussung durch individuelle disponierende Faktoren. Das Ergebnis war eine peripher-zentrale Sudeck-Erklärung. Daß diese auf die örtlichen peripheren Reaktionen im Dystrophiebereich keine qualitative Einwirkung hat, sondern lediglich eine auslösende und quantitative, wurde schon bei der Darstellung der geweblichen Reaktionen gesagt.

Im Schrifttum ist auf die Bedeutung des vegetativen Nervensystems beim Sudeck hingewiesen worden u. a. von LERICHE, FONTAINE, DUBOIS, ZUR VERTH, E. SCHNEIDER, HOHMANN, OEHLECKER, PITZEN, WANKE, SPRUNG, RABL, KOCHS, SCHEIBE und KARITZKY, BREITLÄNDER, MAU, BLUMENSAAT, HELLNER, STUCKE, HIRSCHMANN, MASCHER. Besonders ist aber auf die Monographie von MAURER hinzuweisen, der Fragen der Disposition im allgemeinen und der Schilddrüsenbeteiligung im besonderen ausführlich behandelt hat.

Auch SUDECK muß zu den Autoren gezählt werden, die eine Disposition annehmen; obwohl er lange Zeit eine derartige Erklärung eine „offenbare Verlegenheitsauskunft“ nannte, hat er später eine abnorme Konstitution für die „ganz malignen Fälle“ eingeräumt.

BLUMENSAAT, der endogenen Faktoren die Hauptrolle bei der Sudeck-Entstehung zuerkennt, hat für die Bedeutung zentraler und allgemeiner Faktoren eine Reihe von Gründen beigebracht, die jetzt noch vermehrt werden können. Folgende Tatsachen und Überlegungen lassen sich anführen:

a) Die Unberechenbarkeit des Sudeck-Auftretens,
b) die Zunahme des Sudeck-Syndroms,
c) die Beteiligung aller Gewebe,
d) andere Zeichen einer Sympathicus-Übererregbarkeit,
e) die Zeichen einer Beteiligung des hormonalen Systems,
f) die Erfolge einer Sympathicusbehandlung oder Drüsen-, Vitamin, Hormon- usw. Therapie,
g) die Beobachtung von Sudeck-Fällen aus rein zentraler Ursache,
h) das Vorkommen eines konsensuellen, kontralateralen Sudeck.

Diese Tatsachen bedürfen in ihrer Bedeutung für eine zentrale Beteiligung bei der Sudeck-Entstehung einer kurzen Erläuterung.

Die fehlende Gesetzmäßigkeit des Auftretens und der Stärke des Sudeck von äußeren Einflüssen, von allen Sudeck-Bearbeitern hervorgehoben, von HACKETAHL als „Phaenomen der Unberechenbarkeit“ bezeichnet, besteht darin, daß z. B. bei einem Knochenbruch, trotz gleicher „Versuchsbedingungen“ in bezug auf Art, Schwere und Sitz der Fraktur, Lebensalter, Geschlecht usw., nur ein bestimmter Hundertsatz der betroffenen Menschen ein Sudeck-Sydrom bekommt, welches seinerseits wieder, trotz der gleichen Voraussetzungen, in seiner Stärke von der auslösenden Ursache völlig unabhängig sein kann.

Das Phaenomen der Unberechenbarkeit läßt sich nur mit einer individuellen Bereitschaft erklären. Die hierbei infrage kommenden endogenen Möglichkeiten im Sinne einer Disposition im weiteren und engeren Sinne sind bei der Besprechung der Ätiologie (S. 20 ff) genannt worden.

Soweit eine relative Skeletdisposition besteht, die bei Frakturen ja interessiert, wenngleich es vermieden werden soll, vom Skelet als Maß aller Sudeck-Dinge auszugehen, so hat die Wiedergabe statistischer Ergebnisse zwar gewisse Gesetzmäßigkeiten aufgezeigt. Sie erklären aber nicht die Tatsache, warum nur bei etwa 20% der Gliedmaßenbrüche oder z. B. nur bei etwa 16% der typischen Speichenfrakturen ein Sudeck-Syndrom sich einstellt.

Ähnlich liegen die Dinge in bezug auf die Schwere der exogenen Ursache. Das Phaenomen der Unberechenbarkeit stellt sich hier nicht nur bei gleich schweren Frakturen, sondern, und das ist ein besonderer Beweis für die endogene Disposition, bei leichtesten Insulten, indem ein Sudeck nach schwersten Verletzungen ausbleiben, nach Bagatelltraumen aber auftreten kann. Bierling und Reisch fanden sogar bei bilateralen Frakturen gleicher Art und Schwere ein einseitiges oder einseitig stärkeres Dystrophie-Syndrom.

Das Phaenomen der Unberechenbarkeit kann natürlich nicht so weit ausgelegt werden, daß es als Regel angesehen wird. Im allgemeinen gilt, daß schwerere Verletzungen prozentual und gradmäßig mehr mit einem Sudeck-Syndrom belastet sind als leichte, was ja auch aus dem 15 mal häufigeren Sudeck-Vorkommen bei Frakturen gegenüber Weichteilverletzungen hervorgeht.

In besonderer Weise kommt die vorherrschende Beteiligung endogener und zentraler Faktoren durch die Zunahme der Sudeck-Häufigkeit zum Ausdruck.

Blumensaat, der 1952 erstmals auf diese Zunahme hingewiesen hat und seitdem in fast allen Arbeiten bestätigt worden ist, schrieb dazu: „Meines Erachtens muß man das erschreckend häufige Vorkommen des Sudeck bei den Verwundeten der Ostfront während der letzten Kriegsjahre und den schweren Verlauf, ebenso wie die erhebliche Zunahme der Dystrophie bei den Verletzungen der Nachkriegsjahre auf eine gesteigerte Labilität des autonomen Systems zurückführen, die sich auch in der Zunahme spastischer vegetativer Störungen, so z. B. der Koliken der oberen Harnwege ohne Stein bei Jugendlichen äußert. Die vegetative Dystoniesteigerung kann man möglicherweise als Folge der seelischen Erregungen während der Kriegsjahre, vielleicht auch in Verbindung mit der nicht ausreichenden Ernährung (Fehlen wichtiger Eiweißstoffe) betrachten."

Diese Erklärung der Zunahme des Sudeck bedarf heute allerdings einer gewissen Korrektur. Sie ist dadurch notwendig geworden, daß auch aus Ländern, denen die psychischen und alimentären Belastungen der Kriegs- und Nachkriegsjahre weitgehend erspart geblieben sind, eine Sudeck-Zunahme berichtet wird. So erwähnt Marti für die Schweiz sogar eine erhebliche Vermehrung des Sudeck-Vorkommens und auch seines Schweregrades. Infolgedessen müssen ähnliche, kürzlich von Stolle gezogene Rückschlüsse eine Einschränkung erfahren.

Maurer hatte bereits das seltenere Vorkommen eines Sudeck in Italien und Griechenland mit der möglicherweise größeren Häufigkeit von vegetativ Stigmatisierten in Deutschland erklärt. Stucke teilte mir kürzlich mit, daß das Sudeck-Syndrom in Göttingen häufiger ist als in Würzburg und seinem Hinterland.

Im übrigen entspricht der Annahme einer Vermehrung endogener und zentraler Ursachen bei der Sudeck-Entstehung auch die gleiche Erfahrung bei anderen Erregungskrankheiten, besonders in Beziehung auf die zunehmende Beteiligung einer angiospastischen Diathese, einer neuro-psychopathischen Konstitution usw.

Auch die Beteiligung *aller* Gewebe an der Dystrophie kann man nur verstehen, wenn man eine übergeordnete Regulationsstörung zugrundelegt. Dieses gleichzeitige Betroffensein von Muskeln, Sehnen, Gelenkkapseln, Unterhaut, Knochen und Haut mit Anhangsgebilden vermag man nicht allein örtlich bzw. peripher zu erklären. Im besonderen weist die im Vordergrund stehende, geradezu systemartige, Beteiligung des Mesenchyms und seiner Abkömmlinge auf einen zentralen Auslösungsvorgang hin, eine Feststellung, die durch Übertragung der Erfahrungen bei Kollagenkrankheiten, zu denen das Sudeck-Syndrom enge Beziehungen hat, noch zusätzlich bestätigt wird. STOLLE führt als Beweis für die Sympathicusbedeutung beim Sudeck die Hypertrichosis und Hyperkeratosis an, die allerdings nicht immer anzutreffen sind, nachdem schon SUDECK, MAURER, HIRSCHMANN, RODECK und MUSSGNUG u. a. in gleichem Sinne die Hyperhydrosis bewertet hatten. Man kann mit dieser Beweisführung noch weiter gehen und auf die *Erkrankung des ganzen Menschen*, die beim Sudeck mit Recht angenommen wird, hinweisen.

Bemerkenswert in diesem Zusammenhang ist die Beobachtung von SOLLMANN und REISS, daß eine vermehrte Blutviskosität beim Sudeck, die man nur diencephal erklären kann, schlagartig bei der Justierung der oberen Halswirbelsäule zum Verschwinden gebracht werden kann (S. 58).

Die neuerdings anerkannte Beteiligung der „endokrinen Achse“ bei der Sudeck-Pathogenese ist ebenfalls ein wichtiger Beleg für eine umfassende Regulationsstörung.

Der Anteil peripherer und zentraler Vorgänge am Sudeck-Syndrom läßt sich weiter „ex juvantibus“ nachweisen. Die Ergebnisse der im Vordergrund stehenden Sympathicusausschaltung, aber auch die Beeinflußbarkeit mit Hormon-, Vitamin- usw. Gaben, nicht minder die sich aus einer Echinazin- oder Pyrifer-Anwendung ergebenden Erfolge bestätigen die Bedeutung übergeordneter Faktoren und die Verschiedenartigkeit derselben.

Wesentlich für die Anerkennung einer Mitbeteiligung zentraler Einflüsse gewesen sind Beobachtungen von Sudeck-Fällen infolge von Erkrankungen des Gehirns und Rückenmarks, also ohne jede örtliche Ursache im Bereich der erkrankten Gliedmaße. In gleicher Weise ist das Vorkommen eines konsensuellen, „kontralateralen Sudeck“ an einer gesunden Gliedmaße bei traumatischem Sudeck-Syndrom der verletzten Seite auszulegen (S. 97).

Die Beweisführung für eine Beteiligung peripherer und zentraler Faktoren am Sudeck-Syndrom muß mit dem geschichtlichen Hinweis beendet werden, daß schon CHARCOT, BABINSKY und FROMENT, MARIE, FOIX u. a. als „contractures et paralysies traumatiques d'ordre réflexé“ bezeichnete Krankheitsbilder kannten, die dem Sudeck-Syndrom entsprachen, und sie mit einem deuterospinalen Reflex erklärten.

Die genannten Argumente lassen also an einer wesentlichen Mitbeteiligung übergeordneter und allgemeiner Faktoren keinen Zweifel zu. Diese Mitbeteiligung bekommt m. E. sogar den Wertungsgrad einer entscheidenden Rolle, wenn man aus der Zunahme des Sudeck-Syndroms an Zahl und Schwere die richtige Folgerung zieht. Denn sie ist allein durch endogene Faktoren bedingt, da die exogenen ja keine nennenswerte zahlenmäßige Veränderung erfahren haben. Die angestellten Überlegungen bedeuten gleichzeitig auch eine Ablehnung der alleinigen peripheren Sudeck-Erklärung. Sie ist nur in Verbindung mit der zentralen Erklärung vertretbar, und auch das nur noch in denjenigen Sudeck-Fällen, bei denen die örtlich-periphere Ursache von einer ausreichenden Schwere ist.

Die Darstellung über die Art der zentralen Steuerungsvorgänge oder Regulationsmechanismen beim Sudeck ist uneinheitlich und beschränkt sich meist auf die allgemeine Feststellung einer Übererregbarkeit des vegetativen Nervensystems, besonders des Zwischenhirns, oder einer Reizung des Vasomotorenzentrums; auch das Vasodilatatorenzentrum wird genannt. Die Übererregbarkeit des Zwischenhirns wird entweder als Folge peripherer Reize oder als vorbestehend angenommen. Im ersten Fall sei sie durch gesteigerte oder anhaltende afferente Erregungsimpulse („Diencephalose") verursacht, unter denen Schmerzreize (S. 100) im Vordergrund stehen sollen. Die größere Wahrscheinlichkeit spricht aber dafür, daß auch beim Sudeck eine vorbestehende zentral-vegetative Übererregbarkeit angeborener oder erworbener Art vorliegt, wie man aus den Erfahrungen mit der Reizkörpertherapie schließen muß. Vom Diencephalon gehen corticothalamische Bahnen zur Rinde, welche eine somatisch-viscerale Koordination vermittelt. Auch die Beteiligung der Psyche wird so erklärt. Erst in den letzten Jahren sind weitergehende Regulationsstörungen in die Sudeck-Erklärung aufgenommen, die insbesondere auch das hormonale System einbeziehen und im Abschnitt B III 5 besprochen werden.

Sprung, der bei der Indikationsstellung zur Sympathicuschirurgie zwischen einer „regelrechten Regulation in regelfremder Situation" und einem „entarteten Regulationsablauf" unterscheidet, rechnet den Sudeck zur zweiten Gruppe.

Über die Arten der einzelnen Leitungsbahnen, die Möglichkeiten der verschiedenen Reflexwege und die zahlreichen nervalen Anastomosen hat E. Kaiser im Zusammenhang mit einem Sudeck-Fall eine Darstellung gegeben.

Wenn bisher von übergeordneten Zentren gesprochen wurde, so war unter ihrem nervalen Anteil das vegetative Nervensystem verstanden worden. Bei der Besprechung der Sudeck-Pathogenese als eines peripheren und zentralen Vorgangs ist aber auch das *animale Nervensystem* kurz zu berücksichtigen. Schon erwähnt wurde, daß vorwiegend französische Neurologen wie Charcot, Babinsky und Froment, Marie, Foix u. a. Gelenkkontrakturen und Muskelatrophien nach Traumen und Entzündungen beschrieben und als deuterospinalen Reflexvorgang — unter Ablehnung der Inaktivitätstheorie — erklärt und als „contractures paralysies traumatiques d'ordre réflexé" bezeichnet haben. Diese Bilder waren zweifellos Vorläufer des Sudeck-Syndroms, welches seine Geburt ja erst den Röntgenstrahlen verdankt.

Vulpian und Charcot hatten, der damaligen Neuroanatomie entsprechend, angenommen, daß Gelenkkontrakturen und Muskelatrophie infolge eines von einer Entzündung oder einem Gliedmaßen-Trauma ausgehenden Reizes über sensible Nerven und die hinteren Wurzeln mit reflektorischer Alteration der motorischen Vorderhornzellen entstehen.

Auch im neueren neurologischen Sudeck-Schrifttum (Mascher, Jochheim, Hirschmann) wird wieder auf die Bedeutung cerebrospinaler

Nervenelemente am Zustandekommen der Sudeckschen Dystrophie hingewiesen. Allerdings muß man dabei wohl zwischen dem exogen-traumatischen Sudeck und neurogenen Sudeck-Bildern unterscheiden, die zum Sudeck-Formenkreis gehören.

Ich gehe auf die experimentellen Ergebnisse nicht ein, welche von VULPIAN, DEROCHE, RAYMOND, HOFFA, SCHIFF und ZACK, RIEDER u. a. zum Nachweis der Bedeutung besonders sensibler Bahnen oder Wurzeln vorgenommen worden sind, da sie im Zusammenhang mit der heutigen Sudeck-Forschung von untergeordneter Bedeutung sind. Auch haben sie besonders im neurologischen Sudeck-Schrifttum eine ausführliche Wiedergabe erfahren.

Es besteht kein Zweifel, daß eine alleinige Beteiligung des animalen, spinalen oder cerebralen Nervensystems beim Sudeck-Syndrom nicht anzunehmen ist. Die nervalen Vorgänge betreffen das vegetative und animale System gleichzeitig. Einzelheiten finden sich wieder bei der Sonderbesprechung des neurogenen Sudeck (S. 36 ff).

An dieser Stelle ist es angebracht, die Sudeck-Erklärung SPERANSKYS einzuflechten, da sie sich aufgrund der neurizentrischen Einseitigkeit weder bei der peripheren noch bei der zentralen Sudeck-Erklärung unterbringen läßt. SPERANSKY bezeichnete das Sudeck-Syndrom als Prototyp seiner neurodystrophischen Lehre und schrieb: ,,Für keine andere Erkrankung, sei sie bakteriellen, traumatischen oder anderen Ursprungs, ist die Tatsache ihrer nervösen Ausbreitung durch eine nervöse Dysregulation so klar wie für die Sudecksche Krankheit.“

In der Tat kann man die Vorstellung, daß ein peripherer Gewebsreiz unter bestimmten Bedingungen (Zweitschlag) einen afferenten nervalen Impuls im „Reflexzentrum“ (Zwischenhirn) und dadurch gesetzmäßige, segmentär angeordnete Reaktionen im Reizgebiet, aber auch im kontralateralen Segment und im weiteren Umfang hervorruft, als geradezu zugeschnitten auf das Sudeck-Syndrom bezeichnen. Daran ändert die Tatsache nichts, daß die Lehre SPERANSKYS nicht die Gesamtheit der Regulationsvorgänge berücksichtigt und daß auch gewisse grundlegende Experimente einer Nachprüfung nicht standgehalten haben. Gegenüber der vorwiegend peripher ausgerichteten Relationspathologie erscheint die neurodystrophische Lehre SPERANSKYS überzeugender, soweit der nervale Teil beim Sudeck-Syndrom infrage kommt.

MASCHER hat in seiner Sudeck-Arbeit die Bedeutung der Theorie SPERANSKYS von einer anderen, weiteren Warte gewürdigt. Er sagte: „SPERANSKY hat den Satz formuliert, daß von jeder Stelle des peripheren Nervensystems der gleiche Krankheitsprozeß ausgelöst werden könne. Dieser Satz wäre von fundamentaler Bedeutung für die Pathogenese schlechthin, wenn er sich als berechtigt erweisen würde. Der genau gleiche Sudeck-Verlauf bei peripherer und zentraler Auslösung, die vorhin geschilderte Gleichartigkeit der Gelenkdeformitäten bei arthritischen und zentralnervösen Erkrankungen, auf die CHARCOT hinweist, wie überhaupt seine ganze Lehre von der deuteropathischen zentralen Affektion ergeben eine nicht zu übersehende Exemplifizierung dieses Satzes SPERANSKYS.“

c) Zentrale Erklärung

Als letzte Erklärung des Sudeck-Syndroms ist die Annahme einer *rein zentralen Entstehung* zu nennen.

Die Annahme einer solchen geht auf das schon genannte Vorkommen von Sudeck-Fällen bei ausschließlich zentraler Ursache zurück. Sie wird entweder mit einer Reizung des vegetativen Nervensystems (Sympathicotonus) durch eine Kompression der Hirnrinde oder, bei Rückenmarksentzündungen, mit einer unmittelbaren Schädigung vegetativer Zellen erklärt.

Mit dieser rein zentralen Erklärung wird das Vorkommen von Sudeck-Fällen bei peripheren oder gemischten Ursachen nicht abgelehnt.

Es ist selbstverständlich, daß Sudeck-Fälle, die bei raumbeengenden Prozessen in der Schädelhöhle bzw. im Gehirn oder bei Rückenmarkserkrankungen auftreten, auch pathogenetisch entsprechend örtlich erklärt werden müssen. Hierdurch wird die Möglichkeit nicht berührt, daß eine lokale, zentralvegetative Ursache mit einer ebenfalls zentralvegetativen Disposition verbunden sein kann und wahrscheinlich auch ist. Daß die Wirbelsäule und dabei gegebene Wurzelkompressionsursachen nicht als einzige Ursache für die Entstehung eines Sudeck-Syndroms in Frage kommen, sondern lediglich als unterstützendes Moment (sog. vertebraler Faktor nach GUTZEIT), wurde bereits im Abschnitt Ätiologie betont.

3. Ätiologie und Pathogenese des Sudeck-Formenkreises

In der systematisch-ätiologischen Einteilung wurde als 3. Gruppe das „*Sudeck-Syndrom im Formenkreis*“ genannt. Die Besprechung der Ätiologie und Pathogenese der zum Formenkreis gezählten Krankheitsbilder geschieht, soweit das erforderlich ist, aus Gründen der Zweckmäßigkeit und zur gleichzeitigen Berücksichtigung sich daraus ergebender Besonderheiten nunmehr im Anschluß an die entsprechende Darstellung des „klassischen“ Sudeck. Im Schrifttum ist der Sudeck-Formenkreis bisher nicht als ganzes behandelt worden.

Die Zusammenfassung von bestimmten Sudeck-Fällen in einem Formenkreis ist aus mehreren Gründen angezeigt. Er enthält nämlich

1. einige Krankheitsbilder, die an sich im Vordergrund stehen und gelegentlich mit einem Sudeck-Syndrom („Begleit“-Sudeck) einhergehen, welches sich durch eine besondere Gesetzmäßigkeit hinsichtlich Grundkrankheit, Sitz und Eigenschaften usw. auszeichnet;
2. andere Sudeck-Fälle, deren Vorkommen umstritten, theoretisch vorstellbar, von namhaften Autoren angenommen, daher besprochen und auf ihre Berechtigung geprüft werden muß;
3. Sudeck-ähnliche Bilder, die eine weitgehende, jedoch nicht vollständige Symptomatologie haben und nicht mit ausreichender Begründung ausgeschlossen werden können. Dabei wird gleichzeitig der sich abzeichnenden, mit zunehmender Klärung der übergeordneten pathogenetischen Zusammenhänge zu erwartenden Ausweitung des Begriffs neurohormonaler Reflexdystrophien Rechnung getragen.

Die Ausweitung des Sudeck-Begriffs mündet nach JOCHHEIM jetzt bereits in die moderne Betrachtungsweise amerikanischer Autoren, wie z.B. von WHITE, der Krankheitsbilder wie Stumpfneuralgie, Kausalgie und traumatische Arthritis gemeinsam in einem Kapitel seines Buches abhandelt, weil sie neben einem ähnlichen Schmerztyp im wesentlichen durch trophische Störungen gekennzeichnet seien.

Im Rahmen des Formenkreises werden berücksichtigt:

a) Neurogenes Sudeck-Syndrom,
b) Sudeck-Syndrom der Wirbelsäule,
c) Sudeck-Syndrom und Osteolysen-Osteonekrosen,
d) Postoperatives Sudeck-Syndrom am Becken (sog. Ostitis pubis),
e) Sudeck bei Periarthritis humeroscapularis,

f) Sudeck-Syndrom bei entzündlichem Plattfuß,
g) Sudeck-Syndrom bei Kälte-Wärme Strahlenschäden,
h) Seltenere Vorkommen des Sudeck-Syndroms.

a) Das neurogene Sudeck-Syndrom

Die größte Bedeutung innerhalb des Sudeck-Formenkreises hat das neurogene Sudeck-Syndrom, das auch wissenschaftlich besonders interessant ist. Hierunter werden in Erweiterung der früheren, nur auf periphere Nerven bezogenen Begriffsbestimmung alle Sudeck-Fälle verstanden, die durch Verletzungen oder Erkrankungen des Nervengewebes entstanden sind, also

1. das periphere neurogene Sudeck-Syndrom,

Anhang: Sudeck-Syndrom und Kausalgie, Sudeck-Syndrom und Amputationsneurom oder Narbenneurom, Sudeck-Syndrom und psychsomatische Medizin,

2. das zentrale neurogene Sudeck-Syndrom

(Gehirn, Rückenmark, Wirbelsäule).

1. Das peripher-neurogene Sudeck-Syndrom. Zum peripheren neurogenen Sudeck-Syndrom rechnen die Fälle nach Verletzungen oder Entzündungen peripherer Nerven.

Die auf Seite 32 und 33 erwähnten „contractures et paralysies traumatiques d'ordre réflexé" gehören also nicht hierher, da sie nach chirurgischen Traumen und Entzündungen aufgetreten sind.

In der neurogenen Sudeck-Kasuistik führen die traumatischen Ursachen, während die Neuritis anscheinend nur selten eine Dystrophie erzeugt. Daß intraglutäale Spritzenlähmungen einen Sudeck hervorrufen können, hat kürzlich Kirchmair an 2 Beobachtungen gezeigt.

Im Gegensatz zu den bisherigen Annahmen haben neuere Untersucher (Mascher und Hempel) die Häufigkeit des Vorkommens eines peripheren neurogenen Sudeck-Syndroms erheblich eingeschränkt. Die frühere weitgehende Auslegung einer neurogenen Sudeckschen Dystrophie erfolgte zum großen Teil aufgrund einer Mißdeutung gleichmäßiger Entschattungen in Röntgenbildern als Sudeck. Daß auch die Weichteilveränderungen wenig charakteristisch waren, blieb ganz unberücksichtigt. In anderen Fällen wurden bei der Erklärung des Sudeck Mitverletzungen von Knochen, Weichteilen oder Gefäßen nicht berücksichtigt. Dies trifft besonders für die Fälle von angeblich neurogenem Sudeck nach Kriegsverwundungen zu.

Schon Sudeck hatte gewisse klinische Besonderheiten der „neuritischen Dystrophie", besonders die dabei fehlende „physiologische" Phase zu erklären versucht, indem er ausführte: „Die neuritische Dystrophie entsteht nicht durch einen adäquaten spezifischen Reiz, wie die reflektorischen Formen, sondern durch direkten Eingriff auf das Entzündungsorgan, das vegetative Nervensystem. Die Folge ist deshalb auch nicht die zielstrebige reaktive Entzündung, sondern der direkte Reiz erzwingt gewalttätig einen sympathischen Reizzustand, der in seinen Folgen zunächst der zielstrebigen Heilreaktion gleicht, in kurzer Zeit aber (bereits nach 2—3 Wochen) regelmäßig infolge verschiedener Ausfalls- und Reizwirkungen der dystrophischen Degeneration anheimfällt. Die neuritische Heilentzündungsphase ist vergleichbar einer durch einen dauernden elektrischen Strom erzwungenen Muskeltetanisierung, der die Zielstrebigkeit der koordinierten Bewegung fehlt... Daß die neuritische Dystrophie einen kurzen, der Heilentzündung ähnlichen Zustand durchgemacht hat, ist nicht nur eine Forderung der Theorie, sondern ist auch an der anfänglichen fleckigen Aufhellung des Röntgenfilms sowie an anfänglichen klinischen Symptomen der Entzündung zu erkennen, überdies auch von Remé in seiner experimentellen Arbeit dargestellt."

Remé schränkt seine an einer Stelle gegebene Ansicht, daß der neurogene Sudeck dem reflektorischen klinisch und histologisch *völlig* gleicht, bei anderer Gelegenheit ein und schreibt: „Wir beobachten bekanntlich mit Regelmäßigkeit nach Verletzung oder Entzündung peripherer Nerven in der verletzten Gliedmaße einen klinischen Zustand, der dem der reflektorischen Entzündung und der Dystrophie *in vielem* gleicht." Einen gewissen Unterschied muß Remé dadurch erklären, daß (aufgrund seiner entsprechenden Tierversuche) er sagt: „In dem einen Fall ist der sich im Knochen abspielende Vorgang eine primäre Heilreaktion, im anderen eine zwangsläufige Begleitreaktion, die durch die Hyperämie bedingt ist." Das Verbindende dieser Zustände sieht er in einer „Zirkulationsveränderung, die unmittelbar die histologischen Veränderungen hervorruft." Anscheinend faßt Remé die Hyperämie als Sympathicuseffekt auf, da diese der entzündlichen Hyperämie gleiche?

Es wurde schon erwähnt, daß Oehlecker Abweichungen des Sudeck-Syndroms bei Gliedmaßentuberkulosen, aber auch bei der „neuritischen Erscheinungsform der Dystrophie" so erklärte, daß wir gewöhnlich den akuten Anfang nicht miterleben. Daß dies theoretisch durchaus vorstellbar ist, wenn man einen primär chronischen Sudeck anerkennt, wurde gesagt.

Rieder, der bereits früher davor gewarnt hatte jede Knochenatrophie im Röntgenbild als Sudeck zu bezeichnen, erklärte in seinem Vortrag 1952 in Oldenburg unter Bestätigung der Ansicht von Mascher und Hempel: „Auch bei der gewöhnlichen Nervendurchtrennung sehen wir nicht die typische fleckige, sondern eine gleichmäßige Atrophie des Knochens, wie etwa bei der Inaktivitätsatrophie. Dagegen findet sich bei den Nervendurchtrennungen mit einem kausalgieartigen Symptomenkomplex eine fleckige Knochenveränderung im Sinne eines Sudeck."

Das Sudeck-Syndrom allgemein und der neurogene Sudeck im besonderen haben in den letzten Jahren auch von neurologischer Seite vermehrte Aufmerksamkeit erfahren. Hierdurch ist eine wesentliche Befruchtung und Klärung bestimmter Probleme ermöglicht worden. Auf die Monographie von Hirschmann und die Arbeiten von Mascher und Hempel, Döring, Sprung, Jochheim, Trostdorf u.a. wird zwecks spezieller Information verwiesen.

Die meisten Neurologen erkennen heute als Ursache des Sudeck die auf Foerster zurückgehende Erklärung einer Unterbrechung oder Reizung *trophischer* Nerven nicht mehr an, überzeugt durch das chirurgische Schrifttum. Nach Hirschmann ist gerade am Beispiel des Sudeck-Syndroms, bei dem auch ohne Nervenveränderungen trophische Gewebsveränderungen vorkommen, die Theorie von der Existenz und der Wirkungsmöglichkeit trophischer Nervenelemente nicht mehr haltbar, derartige „trophische Fasern" seien bei einem nichtneurogenen Sudeck gar keiner Schädigung ausgesetzt.

Folgerichtig wird daher auch von den Neurologen die reflektorisch-vasomotorische Erklärung des nichtneurogenen und des neurogenen Sudeck-Syndroms nach Ricker-Schaefer-Schade übernommen.

Während über die Art der vasomotorisch-trophischen Gewebsveränderungen beim neurogenen Sudeck unter den Neurologen eine einheitliche Auffassung besteht, dreht sich das Problem um die beiden Fragen, unter welchen Bedingungen es bei Verletzungen peripherer Nerven zu einem Sudeck-Syndrom kommt und wie dieses zu erklären ist. Hier stehen sich zwei verschiedene Lager gegenüber. Sie werden auf der einen Seite von Hirschmann, auf der anderen Seite von Mascher vertreten.

Hirschmann legt den Begriff des neurogenen Sudeck, trotz einer scheinbaren pathogenetischen Einschränkung, weit aus. Hauptmerkmal seiner Auffassung ist eine Unterscheidung der trophischen Störungen bei einer *totalen* und einer *teilweisen* Durchtrennung eines peripheren Nerven. Bei beiden wird nach Art eines spinalen vasomotorischen Reflexes eine peristatische Hyperämie verschiedenen Grades erzeugt. Sie unterscheidet sich angeblich durch die Ausdehnung des dystrophischen Bezirkes, die Grundlage einer verschiedenen Erklärung ist. Nach Hirschmann wirkt sich bei einer totalen Nervendurchtrennung der Reiz zwar sowohl in fugaler wie auch in petaler Richtung aus. Infolge Unterbrechung des Reflexbogens könne sich aber die Durchblutungsänderung (und der dadurch bewirkte Gewebsumbau in der Peripherie) nur auf das Versorgungsgebiet des geschädigten Nerven erstrecken. Demgegenüber sei bei partiellen Nervenschäden, also bei teilweise erhaltener petaler Leitung, *oder* bei gleichzeitig bestehenden sensiblen Reizerscheinungen (Kausalgie) die lokale Kreislaufstörung dauerhaft. Auch greife die Sudecksche Dystrophie in diesem Fall über das Versorgungsgebiet des verletzten Nerven hinaus und könne die gesamte akrische Gliedmaße einbeziehen.

Im einzelnen sagt Hirschmann, daß nach totaler Durchtrennung des Nervenstamms das darin verlaufende Strombahnnervensystem, welches der zentralen Steuerung nicht mehr zugänglich ist, in einen bestimmten Grad pathologischer Erregung gerät. Die Erregung infolge der Durchtrennung soll sowohl Konstriktoren wie Dilatatoren betreffen. Die Entstehung trophischer Störungen müsse infolge der Totalunterbrechung ohne Vermittlung des Zentralnervensystems zustandekommen, die peristatische Hyperämie sei daher allein die Folge einer Reizung der Strombahnnerven durch die Unterbrechung. Daß diese nicht zu einer Lähmung führe, beweise die Tatsache des Vorhandenseins einer peristatischen Hyperämie, die ja auf der Reizung vasokontriktorischer und vasodilatatorischer Nervenelemente beruhe.

Diese trophischen Gewebsveränderungen nach Totalunterbrechung eines Nerven rechnet Hirschmann nicht *zum Sudeck-Syndrom, nicht, weil es sich um andere gewebliche Vorgänge handelt, sondern weil ihre Entstehung nicht zu der Erklärung des Sudeck-Syndroms als Ergebnis eines peripheren und zentralen Reflexvorganges paßt.*

Seine Ansicht soll wörtlich zitiert werden: „Obwohl hier Durchblutungsform und trophische Veränderungen im Effekt dem Sudeckschen Syndrom entsprechen, ist der Wirkungsmechanismus bei letzterem ein anderer. Die peristatische Hyperämie des Sudeckschen Vorgangs ist ein Reflexvorgang, der unter Mitwirkung des Zentralnervensystems zustandekommt.“

Man sieht hieraus, daß Hirschmann zwei verschiedene Erklärungen für die Entstehung der *formal gleichen* peristatischen Hyperämie schaffen muß, um die *gleiche periphere Endstrombahnreaktion* einmal ohne Beteiligung und einmal mit Beteiligung des Zentralnervensystems erklären zu können und um die Lehre, daß das Sudeck-Syndrom das Ergebnis eines peripheren und zentralen Reflexvorganges ist, nicht antasten zu müssen.

Seine Deutung der Vorgänge bei völliger Nervendurchtrennung in Form einer abnormen vasomotorischen Übererregbarkeit der vasomotorischen Fasern im peripheren Nervenstumpf ohne Vermittlung des Zentralnervensystems stützte HIRSCHMANN auf die Untersuchungsergebnisse DÖRINGS, der die Annahme einer Reizung des Strombahnnervensystems infolge Durchtrennung vasomotorischer Fasern mit einer anfänglichen Funktionssteigerung (Hyperämie und Überwärmung) und einer allmählichen Funktionsherabsetzung (Übergang in Cyanose und Hypothermie) erklärte. Weiter beruft sich HIRSCHMANN auf GOLTZ, EWALD und FRIEDENTHAL, die, im Gegensatz zu FOERSTER, die im peripheren Nerven befindlichen vegetativen Fasern noch längere Zeit nach ihrer Unterbrechung vom zentralen Nervensystem erregbar und einer vasomotorischen Wirkung durch Reizung fähig fanden. Auch führt er an, daß vasokonstriktorische und vasodilatatorische Fasern trotz Unterbrechung vom Zentralnervensystem ihre Erregbarkeit gegen örtliche Reize behalten.

Da nach HIRSCHMANN bei partiellen Nervenläsionen, „besonders solchen mit sensiblen Reizerscheinungen", die trophischen Störungen nicht auf das Versorgungsgebiet des betreffenden Nerven beschränkt sind, sondern auf die Nachbarschaft oder die gesamte akrische Gliedmaße übergreifen *können*, wo sie die gleichen Durchblutungsstörungen wie im Versorgungsbereich makroskopisch bieten und kapillarmikroskopisch (nach DÖRING) dieselben Bilder zeigen wie bei Totalunterbrechungen, so könne das Übergreifen der Reize auf die Nachbarbereiche nur reflektorisch durch Vermittlung des Rückenmarks oder vasomotorischer Zentren des Mittelhirns infolge der noch teilweise erhaltenen peripheren Reflexleitung zustandekommen.

Es fällt schwer, HIRSCHMANN hier zu folgen. Daß er das neurogene Sudeck-Syndrom klar zu umreißen bestrebt ist, ist wünschenswert. Das geschieht aber nur in pathogenetischen Vorstellungen ad hoc, nicht aber auch histologisch und physiologisch untermauert, wie es MASCHER und HEMPEL getan haben. Eine verschiedene Beurteilung der Pathogenese der peripheren Dystrophie *nur* aufgrund einer Beschränkung oder Nichtbeschränkung auf den sensiblen Versorgungsbereich eines Nerven erscheint kaum verständlich. Man kann die formal gleichen dystrophischen Vorgänge nicht auf der Grundlage ihrer räumlich-segmentalen Ausdehnung verschieden deuten, sondern eine Unterscheidung, ob es sich dabei um einen Sudeck-Vorgang handelt oder nicht, nur aufgrund der gesamten Symptomatologie treffen. Und das tut HIRSCHMANN nicht.

Aus den Ausführungen HIRSCHMANNS sollen noch einige Stellen gebracht werden, welche die Problematik des neurogenen Sudeck-Syndroms aufzeigen und seine Einordnung in den Formenkreis rechtfertigen.

So ist die Feststellung sehr bemerkenswert, daß der „stärkste Grad peristatischer Hyperämie, der als Dauererscheinung die Ausbildung von Granulationsgewebe bewirkt, bei den trophischen Gewebsveränderungen nach Nervenverletzungen nicht zu sehen ist, da die Durchblutungsänderung hier die extremsten Grade nicht oder nur ganz kurz erreicht."

Oder: „Die Dauer der akuten Phase erstreckt sich nach SUDECK, OEHLECKER, MAU, MAURER bei Extremitätenverletzungen ohne Nervenschädigung auf 3 bis 4 Monate. Die zahlreichen Nervenläsionen, die 2 bis 4 Monate nach erfolgter Verletzung in unsere Behandlung gelangten, zeigten Symptome der akuten Phase allein am Knochen. Die übrigen Gewebe befanden sich bereits in einem Zustand, der dem des Dystrophiestadiums entsprach. Daraus ist zu schließen, daß der Knochen den zerstörenden Einflüssen größeren Widerstand entgegensetzt. Diejenigen Nervenläsionen, die mit sensiblen Reizerscheinungen kombiniert waren, wiesen zwar die charakteristische Durchblutungsform der akuten Phase auf, während sämtliche Gewebe bereits ein sehr beträchtliches Maß von Umbau und

Abbau erreicht hatten. Dem stärksten Grad krankhafter Durchblutung sind Umbauvorgänge intensivster Art zugeordnet.“

Aufschlußreich ist auch folgender Hinweis: „Da in der Friedenspraxis Nervenverletzungen eine große Seltenheit darstellen, konnten die Untersuchungen nur an Schußverletzungen durchgeführt werden. Vorübergehend wurde auch bei rascher und komplikationsloser Wundheilung durch die Verletzung selbst eine Phase I des Sudeckschen Syndroms erzeugt. Diese ließ sich gegenüber den trophischen Veränderungen der Nervenschädigung sicher abgrenzen, da ihre Rückbildung in zeitlichem Zusammenhange mit der Wundheilung erfolgte.“ (Eine derartig rasche Rückbildung des Sudeck ist kaum vorstellbar, wenn die Wundheilung ungestört war. War das nicht der Fall, so ist m. E. eine Abgrenzung des traumatisch-infektiösen von einem nachfolgenden neurogenen Sudeck unmöglich, abgesehen davon, daß das neurogene Sudeck-Syndrom sich früher einstellt und auch rascher abläuft.)

Weiter hervorzuheben ist auch, daß HIRSCHMANN die abweichenden Auffassungen über den neurogenen Sudeck hinsichtlich der Symptomatik damit erklärt, daß die Neurologen meist erst später beim Menschen einen neurogenen Sudeck zu sehen bekommen, so daß sie das initiale Stadium kaum kennen.

Zu wesentlich anderen Ergebnissen kamen MASCHER und HEMPEL, die gemeinsam als Neurologe und Chirurg der Frage des neurogenen Sudeck an einem neurologischen Untersuchungsgut von 28 „möglichst reinen“, peripheren Schußverletzungen nachgingen, bei denen die Beurteilung nicht durch andere Mitverletzungen und Sudeck-Ursachen beeinträchtigt war. Zum Kriterium ihrer Untersuchung nahmen sie nicht die Entschattung des Skelets schlechthin, sondern die *Art* derselben.

MASCHER und HEMPEL weisen zunächst darauf hin, daß nicht nur theoretisch, sondern auch klinisch-empirisch die Angaben über Zusammenhänge zwischen Sudeck und peripheren Nervenschäden auffällige Widersprüche bieten. So hätten FLEISCHHAUER, FOERSTER, LEHMANN und STEINBERG so gut wie immer, THÖLE und NONNE dagegen geradezu selten, MALIVA nur bei gleichzeitiger Entzündung eine Knochenatrophie bei Nervenschäden gesehen. Die Knochenatrophie wäre von REZNICECK und FOERSTER im Versorgungsbereich der geschädigten Nerven, von allen anderen Autoren dagegen immer diffus im Bereich der ganzen Hand bzw. des ganzen Fußes beschrieben. Im Tierversuch konnte SCHILLER die Ansicht von MALIVA bestätigen.

Die Widersprüche sind nach den beiden Autoren zu einem wesentlichen Teil auf eine falsche Fallauswahl zurückzuführen. Weiter sei der Zeitpunkt der Röntgenaufnahmen wichtig. Auch sei keine Unterscheidung zwischen sensiblen Reizerscheinungen und Kausalgien bzw. Mischformen vorgenommen. Bei den Beobachtungen von FLEISCHHAUER und LEHMANN habe es sich um Kausalgien bzw. um Mischformen gehandelt, während bei den Fällen FOERSTERS die sensiblen Reizzustände im wesentlichen lokale neurale Symptome gewesen wären, bei denen er (genau wie MASCHER und HEMPEL) keine Verstärkung der Knochenatrophie fand. Auch MALIVA habe bei reinen Nervenverletzungen, ohne gleichzeitige entzündliche Erscheinungen, „Entschattungen gesehen, die denen bei Inaktivitätsatrophien entsprechen, ein Vergleich, den auch STEINBERG braucht.“

Aus ihren Untersuchungen zogen nun MASCHER und HEMPEL für die Entstehung des neurogenen Sudeck-Syndroms folgende wichtigen Schlüsse:

1. Die Dystrophie bei peripheren Nervenverletzungen entsteht nicht durch eine Traumatisierung des Nerven an sich, auch nicht durch einen zeitlich oder quantitativ überwertigen Reiz an der Verletzungsstelle. Das geradezu gesetzmäßige Fehlen von Dystrophie bei Partialschäden mit Irritation des Medianus und Tibialis bei 2 Beobachtungen wäre damit unvereinbar.

2. Die Dystrophie bei peripheren Nervenverletzungen entstehe vielmehr nur bei Eintritt eines ganz bestimmten Faktors, der mit dem Faktor der Kausalgie iden-

tisch oder zumindest eng gekoppelt sei. Für das Entstehen des Kausalgie-Syndroms könne der schmerzhafte sensible Reizzustand der peripheren Verletzungsstelle als solcher nicht verantwortlich gemacht werden, wie z. B. HIRSCHMANN und JUNG annehmen. Der reine sensible Reizzustand führe nämlich auch bei jahrelangem Bestehen nicht zur Kausalgie, auch dann nicht, wenn er so intensiv sei, daß er dem Schmerzreiz ausgesprochener Kausalgiker nicht nachstehe.

3. Die Sudecksche Dystrophie bei peripheren Nervenverletzungen entstehe nach ihren und auch SPRUNGS Beobachtungen nur bei Kausalgien, und bei ausgeprägten Kausalgien trete immer eine Dystrophie auf, allerdings drehe SPRUNG den Spieß um, indem er die Kausalgie als Folge der Dystrophie auffasse.

SPRUNG hatte schon betont, daß ein fleckiger Umbau nicht zum Bilde des neurogenen Sudeck gehört. Seine Annahme trifft aber nur bedingt und nur für die frühere weitgehende Anerkennung des neurogenen Sudeck zu, da beim echten neurogenen Sudeck-Syndrom auch die charakteristische Fleckform im Röntgenbild besteht.

MASCHER und HEMPEL unterscheiden nun aufgrund ihrer Untersuchungen drei Entschattungsformen, nämlich

1. den physiologisch-reaktiven Umbau des Knochens,
2. den neuralen Abschaltungsumbau des Knochens,
3. den dystrophischen Umbau des Knochens.

Da sie einen dystrophischen Knochenumbau nur bei Kausalgien fanden, wie auch schon SPRUNG, dagegen nie bei allen anderen Nervenverletzungen, bei denen nur die Entschattungsformen I und II vorkamen, stellten sich MASCHER und HEMPEL die Frage, ob man berechtigt ist, alle drei Entschattungsformen als Geschehen *einer* Krankheitseinheit „Sudeck-Syndrom" im Sinne RIEDERS und SUDECKS aufzufassen. Diese Frage beantworten sie dahin, daß es sich sehr wahrscheinlich *um drei genetisch grundsätzlich verschiedene Abläufe handelt, wenn auch röntgenologisch und histologisch am Knochen nur eine gradueller Unterschied sichtbar wird,* ein Gedanke, den DYES vom röntgenologischen Standpunkt in ähnlicher Form geäußert hatte.

An dieser Stelle kann man sich mit dem einfachen Hinweis begnügen, daß MASCHER und HEMPEL unter den Entschattungsformen I und II *eine diffuse gleichmäßige* Osteoporose verstehen und unter der Form III die typische *fleckförmige* Knochendystrophie. Auf ihre Beweisführung braucht hier nicht eingegangen zu werden, da sie in die Besprechung der Knochenatrophie gehört, der ein besonderer Abschnitt gewidmet wird.

Die Richtigkeit der Folgerung von MASCHER und HEMPEL, daß nur bei gleichzeitiger Kausalgie auch ein echtes Sudeck-Syndrom vorliegt, wird durch die Befunde von HIRSCHMANN bestätigt. Dieser schreibt: „So sehen wir bei den Kausalgien oft einen beträchtlichen Grad von Parenchymschwund. Sogar der Knochen, der bei Totalunterbrechungen und partiellen Läsionen (der peripheren Nerven) ohne sensible Reizerscheinungen nur geringfügige Veränderungen aufweist, verfällt hier der Auflösung seiner Spongiosastruktur und der Entkalkung (fleckige Entschattung im Röntgenbild)."

Im chirurgischen und neurologischen Schrifttum (LEHMANN, SPRUNG, MALIVA, HIRSCHMANN, MASCHER und HEMPEL u. a.) wird betont, daß bestimmte Nerven aufgrund eines vermehrten Gehaltes an trophisch-vasomotorischen Fasern besonders Sudeck-pathogen sind; so gelten der Medianus und der Armplexus als gefährdeter als der Speichen- und Ellennerv, der Ischiadicus und der Tibialis häufiger betroffen als der Fibularis. FOERSTER hatte schon beobachtet, daß gleichzeitige Verletzungen mehrerer Nerven zu stärkeren Entschattungsgraden führen. MASCHER und HEMPEL verneinen jeden Zusammenhang zwischen Entschattungsgrad und sensiblen Reizzuständen. Sie lehnen auch eine Abhängigkeit des Ausbreitungsgebietes der Entschattung vom Versorgungsbereich des verletzten Nerven, in Übereinstimmung mit FLEISCHHAUER, STEINBERG, LEHMANN und SPRUNG, ab, die HIRSCMANN bei totaler Nervendurchtrennung nicht nur annimmt, sondern auch zur umstrittenen Grundlage seiner Erklärung macht.

Den neurologischen Auffassungen über den neurogenen Sudeck ist hier ein breiterer Raum gegeben worden, weil sie jüngeren Datums, in den bisherigen allgemeinen Sudeck-Darstellungen daher noch nicht berücksichtigt und auch für die übrigen peripheren und zentralen Sudeck-Formen von Bedeutung sind.

MASCHER und HEMPEL haben die Annahme, daß das Sudeck-Syndrom nach peripheren Nervenverletzungen erheblich seltener ist als man glaubte, bestätigt, auch daß es falsch ist, jede Entschattung im Röntenbild als Beweis für einen Sudeck anzusehen. Ein Sudeck-Syndrom liegt auch bei Nervenverletzungen nur vor, wenn zu der charakteristischen Weichteildystrophie auch eine fleckförmige Knochenatrophie tritt. Und auch dann ist jeweils noch zu prüfen, ob die Dystrophie die unmittelbare Folge der peripheren Nervenläsionen oder durch andere Mitverletzungen, zumal durch gleichzeitige infektiös-toxische Komplikationen verursacht worden ist.

Folgt man MASCHER und HEMPEL weiter, und ich bin mit RIEDER von der Richtigkeit der Deutung ihrer Beobachtungen überzeugt, so bleibt nur die Kausalgie, welche mit einer Sudeckschen Dystrophie einhergeht und die man berechtigterweise aufgrund dieser Eigenheit zum Formenkreis des Sudeck zählen muß. Weitere Untersuchungen werden zeigen müssen, ob man in Zukunft überhaupt noch von einem neurogenen Sudeck sprechen darf oder diese Sudeck-Gruppe als „Sudecksche Dystrophie bei Kausalgie“ kennzeichnen muß, wobei aus der Angabe „*bei* Kausalgie“ lediglich hervorgehen soll, daß die periphere Nervenverletzung die auslösende Ursache für beide Komplikationen war. Es war also schon von SUDECK und RIEDER mit vollem Recht die neurotische oder neuritische Dystrophie als eigene ätiologische Gruppe von den traumatischen, entzündlichen usw. Formen abgegrenzt worden, weil sie sich „wesenhaft unterscheidet“, wie SUDECK sagte. Im übrigen liegt auch beim neurogenen Sudeck-Syndrom mit gleichzeitiger Kausalgie das gleiche Phaenomen der Unberechenbarkeit des Auftretens vor wie beim traumatischen Sudeck, so daß auch die Neurologen ohne die Zuhilfenahme einer Konstitution (HIRSCHMANN) oder eines besonderen krankheitsspezifischen zentralnervösen Faktors (MASCHER) nicht auskommen können. Ob dazu die Erklärung HACKETHALS ausreicht, der in folgerichtiger Weiterführung seiner Erklärung die Kausalgie als ein besonders schweres Sudeck-Syndrom und dafür als häufigste Ursache eine ungewöhnlich massive Nervenkompression im Wirbelwurzelkanal ansieht, ist zumindest in dieser Häufigkeitsannahme sehr unwahrscheinlich.

Bei der Besprechung des neurogenen Sudeck-Syndroms ist kurz auf das animale Nervensystem zurückzukommen, das auf S. 33 schon einmal berücksichtigt worden war.

Vonseiten der Neurologie wird heute eine gemeinsame Beteiligung von vegetativem und animalem Nervensystem angenommen, wie das ja auch aus der Wiedergabe der neurologischen Betrachtungsweise des neurogenen und nichtneurogenen Sudeck eben hervorging.

Wenn diese Frage nochmals hier gestreift wird, so geschieht das aus dem Grunde, weil FONTAINE, DANY, MÜLLER und SINGER in ihrer Arbeit über zwei traumatische Sudeck-Fälle berichtet haben, von denen sie je einen Fall als eine „rein lokale Sympathicus-Reflexneurose" und eine „so gut wie ausschließliche Affektion des cerebrospinalen Nervensystems" bezeichnen.

Endlich ist zu referieren über ein „weitgehend generalisiertes Sudeck-Syndrom" mit erheblicher Symmetrie an Händen, Füßen und Knien, beobachtet von SCHLOMKA und OPITZ kürzlich bei einer gleichzeitigen Polyneuritis, wobei sie beide Bilder auf eine Arsenüberempfindlichkeit zurückführten. Zum Vorkommen von Sudeckschen Dystrophien an mehreren Gliedmaßen wird auf S. 54 Stellung genommen.

Anhang: Sudeck-Syndrom und Kausalgie. Die Untersuchungsergebnisse von MASCHER und HEMPEL bilden Veranlassung, kurz auf die Frage Sudeck-Syndrom und Kausalgie einzugehen. Nach der bisherigen Meinung war ja die Kausalgie gewissermaßen als Folgeerscheinung einer Sudeckschen Dystrophie und zum Formenkreis des Sudeck gehörend aufgefaßt worden. Demgegenüber erscheint die Beweisführung von MASCHER und HEMPEL überzeugend, daß *beide Erscheinungen, Dystrophie und Kausalgie, koordiniert an einen übergeordneten Faktor gebunden sind,* der identisch oder doch wenigstens eng gekoppelt ist. Sie folgern daraus, daß *dieser Faktor auch bei allen anderen Sudeck-Fällen, also auch bei den traumatischen, entzündlichen und thrombotischen Formen* RIEDERS *nachweisbar sein muß, da diese Formen der Dystrophie denen bei Kausalgie in jeder Einzelheit so weitgehend gleichen, daß an ihrer pathogenetischen Identität gar kein Zweifel aufkommen kann.*" (S. auch S. 41/42.)

Ausgehend von der Kausalgie bei ihren Untersuchungen nach diesem speziellen Faktor vertreten MASCHER und HEMPEL die Ansicht, daß die ganze Breite der Symptomatik der Kausalgie nur unter der Annahme der Einbeziehung weitgreifender zentralnervöser Funktionsabläufe oder Schädigungen verstanden werden kann. Diese Vermutung habe sich nach den Erfahrungen des letzten Krieges weitgehend bestätigt (EWALD, EVANS, GROSCHE, ELDER, TROSTDORF u. a.). Die eingehenden Untersuchungen TROSTDORF's an 187 Kausalgikern haben ergeben, daß alle früheren Versuche, die Kausalgie durch periphere Durchblutungsstörungen, Reizerscheinungen, Axonreflexe, chemische Reizstoffe usw. zu erklären, wohl bei ihren einzelnen Teilsymptomen von wesentlicher Bedeutung sind, aber niemals den umfassenden Erscheinungen gerecht werden können, mit denen sie den Organismus im ganzen Bereich seiner physischen und psychischen Abläufe ergreift. Die Autoren schließen mit der folgenschweren Feststellung, die für das ganze Sudeck-Problem von entscheidender Bedeutung ist: „Demnach erscheint es also in der Tat wahrscheinlich, daß die Sudecksche Dystrophie in *jedem* Fall die Folge einer zentralnervösen Zustandsveränderung ist... Im Falle einer peripheren Auslösung muß dann angenommen werden, daß im Sinne der alten Anschauung CHARCOTS und im Gegensatz zu der Theorie SUDECKS und RIEDERS die periphere Gewebsläsion nicht die unmittelbare Ursache der Dystrophie darstellt, sondern daß sie eine Zustandsänderung des zentralen Nervensystems auslöst, die erst ihrerseits den Eintritt der Dystrophie herbeiführt. Genau wie im Falle der peripheren Nervenverletzung liegt also der entscheidende Faktor für das Eintreten oder Nichteintreten der Dystrophie nicht in der Traumatisierung des peripheren Gewebes an sich und auch in einem dadurch bedingten quantitativ oder zeitlich verstärkten Reiz an der peripheren Verletzungsstelle, sondern in einem besonderen krankheitsspezifischen Faktor, der im Zentralnervensystem gesucht werden muß. Es würde sich hier also um ganz ähnliche Vorgänge handeln, wie STURM sie für die Entstehung der Lungenatelektase annimmt und wie sie REHN für das Zustandekommen der postoperativen Pneumonien nach Magenresektionen heranzieht."

Anhang: Sudeck-Syndrom und Amputationsneurom — Narbenneurom. Im Rahmen der Besprechung des neurogenen Sudeck-Syndroms muß auch auf das *Amputations-* und das *Narbenneurom* eingegangen werden, denen Beziehungen zum Sudeck zugesprochen werden.

Schon FOERSTER hatte über Beobachtungen berichtet, daß trotz völliger Unterbrechung eines peripheren Nerven Reizerscheinungen am *zentralen* Stumpf, z. B. durch ein Neurom, ein Übergreifen trophischer Erscheinungen und Durchblutungsstörungen über das Versorgungsgebiet des betreffenden Nerven hinaus vorkamen, die zudem oft mit vegetativen Reizerscheinungen oder trophischen Geschwüren verbunden waren. Und LERICHE konnte zeigen, daß auch in einfachen Weichteilnarben, also ohne Gliedmaßenamputation, Narbenneurome vorkommen und vegetative Durchblutungsstörungen zu erzeugen vermögen. Er erbrachte auch als erster den Nachweis, daß durch Novokaininjektion diese Irritationszentren ausgeschaltet werden können. Später haben besonders D. GROSS und NONNENBRUCH bei der Erklärung peripherer Durchblutungsstörungen auf die Bedeutung derartiger Weichteilnarbenneurome hingewiesen.

Es ist daher naheliegend, daß derartige Stumpf- und Narbenneurome von einigen Autoren auch als gelegentliche *Ursache* eines Sudeck-Syndroms angenommen und umgekehrt Stumpfbeschwerden mit schmerzhaftem Neurom als *Folge* eines Sudeck bezeichnet werden.

BING beschreibt 1932 in seinem Lehrbuch der Nervenkrankheiten Beobachtungen, die man wohl dem Sudeck-Syndrom zurechnen muß, obwohl BING dieses damals nicht nannte und er Röntgenbefunde nicht brachte. Das „traumatische Akrodystonie" genannte Krankheitsbild mit schmerzhaften Kontrakturen wurde durch reflektorische Reize über dem Hinterwurzelweg infolge luxierter oder in Narbengewebe eingebetteter Hautnervenäste nach LERICHE erklärt; es konnte durch operative Entfernung der Hautnarben beseitigt werden. BING weist daraufhin, daß BABINSKY, MARIE, FROMENT, FOIX *ähnliche* klinische Bilder nach Kriegsverletzungen beschrieben haben.

Wir konnten kürzlich bei einem Sudeck-Fall nach Vorderarmquetschung mit primär verheilter Weichteilwunde, jedoch druckschmerzhafter Narbe eine rasche Heilung nach Narbenausscheidung beobachten.

RIECHERT und UMBACH, die in der 1955 erschienenen 2. Auflage des Handbuches der gesamten Unfallheilkunde den Abschnitt über Verletzungen und Erkrankungen peripherer Nerven verfaßt haben, erwähnen bei den *Stumpfneuromen* das Sudeck-Syndrom nicht. Sie schreiben, daß operationstechnische Maßnahmen bei der Versorgung der Nervenstümpfe oft nicht zu Schmerzfreiheit führen, da die posttraumatische Neuritis und Neuralgie ebenso wie die Kausalgie sich zu einer Krankheit sui generis entwickeln. Es komme außerdem zur erneuten Neurombildung. Durch wiederholte Neuromausschneidungen werden die Nerven immer weiter verkürzt, der Patient in erhöhtem Maße neurotisiert. Es sei nicht bekannt, warum es nur bei etwa 15—30% der Unfallverletzten zu derartigen Krankheitsfolgen kommt. Die Annahme eines bereits prämorbid abartigen Reaktionstypus befriedige nicht. Man könne eine mangelhafte dispositionelle Kompensationsfähigkeit in der Blutversorgung und Neigung zu allergisch-hyperergischen Reaktionen annehmen.

Aus der Wiedergabe der Ansicht RIECHERTS geht schon hervor, daß die Verbindung der unbeeinflußbaren Schmerzen bei *Stumpf*neuromen mit einer Sudeck-Reaktion durchaus kein Allgemeingut ist und daß entsprechende Beobachtungen mit einem eindeutigen Sudeck-Symptomenkreis erfahrenen Klinikern fehlen. Wahrscheinlich kann man diese abweichenden Ansichten ähnlich erklären wie die unterschiedlichen Meinungen über Art und Häufigkeit des Sudeck bei peripheren Nervenverletzungen. Das bedeutet, daß man in *gewissen, seltenen Fällen auch bei einem schmerzhaften Stumpfneurom ein Sudecksches Syndrom antreffen kann, das aber, genau wie bei der Kausalgie, nicht Ursache des schmerzhaften Neuroms ist und auch keine Folge desselben, sondern der Ausdruck einer gemeinsamen übergeordneten Ursache.*

In diesem Sinne wird man durch die Mitteilung einer einschlägigen Beobachtung bestärkt, die E. KAISER zu einer eingehenden Bearbeitung des Problems veranlaßt hat. KAISER betont zunächst, daß das *Amputationsneurom* die für einen durchtrennten Nerven *normale Form der narbigen Ausheilung* ist, so daß besondere Verhältnisse vorliegen müssen, wenn nur bei einem Teil von Nervendurchtrennungen Schmerzen entstehen.

Die häufige Erfahrung, daß die Neuromentfernung manchmal nicht den gewünschten Erfolg einer Schmerzbeseitigung bringt und sehr oft eine Enttäuschung für Patient und Operateur ist, ja, daß die Schmerzen bei diesen Rückfällen nach vorübergehendem Verschwinden noch stärker auftreten, dazu sich die Schmerzzone noch ausweitet, erklärt er durch einen circulus vitiosus. Die bei allen Verletzungen im Rahmen der allgemeinen Streß-Wirkung lokal sofort und mit aller Regelmäßigkeit (LERICHE und FONTAINE) auftretenden Störungen im Blutkreislauf hängen von der Intensität des Traumas ab. Aber auch ein kleines Trauma, das normalerweise zu einer Gefäßerweiterung führt, könne in einem stark mit Nerven durchsetzten Glied, wie Fingerspitzen, Gelenken usw. potenziert empfunden werden und so zu einer Gefäßzusammenziehung veranlassen. Das gleiche sei infolge heftiger Reiz-Perzeption zu erwarten. Endlich hänge nach LERICHE und FONTAINE die Reaktion auch ab von der Art und Menge der durch das Trauma zerstörten und in der Wunde frei werdenden Gewebseiweiße sowie von der Qualität der Vernarbung, d. h. ob sie irritativ verläuft oder nicht. Zur weiteren Pathogenese im Sinne einer Entgleisung führt KAISER die Erklärungen von RICKER, FONTAINE, ROTHLIN und BERDE, KISS, MACKENZIE, HESS u. a. an, wobei der „irritable focus“ im Rückenmark besonders betont wird. Das Amputationsneurom könne als derartiger Reizherd wirken, und zwar entweder infolge eines *mechanischen* Druckes (Prothesen- oder Exostosendruck auf das Neurom, Quetschung eines Neuroms zwischen einer straffen Narbe und Knochen, Strangulation des Nerven durch eine adhaerente Narbe), oder durch eine chemische Reizung (Hypoxie des Nerven bei Gefäßstörungen im Amputationsstumpf oder bei Übergreifen einer Entzündung aus der Nachbarschaft).

Nun, auch E. KAISER hebt hervor, daß man sich in allen diesen Fällen davor hüten muß, Ursache und Wirkung zu verwechseln. Gefäßstörung, Hautatrophie, Schmerzhaftigkeit könnten ebenso gut Folge einer anderweitig verursachten Dystrophie sein. Wegen der Wichtigkeit der Schlüsse, die E. KAISER aus dieser einen Beobachtung von „Amputationsneurom und posttraumatischer Dystrophie“ zieht, und der Gefahr einer Übertragung derselben auf ähnliche Fälle erscheint es im Interesse einer Abgrenzung des Sudeck-Syndroms und seiner Behandlung berechtigt, in kurzen Stichworten einige Einzelheiten aus der Krankengeschichte zu bringen, die eine 40jährige Frau betrifft.

20. XI. 47: Abstanzen der Fingerbeeren 2 und 3 rechts. Sofortige Exartikulation der Endglieder. Gute Heilung. Zurückbleiben von Stumpfschmerz und

volarer Hyperästhesie. Neurombildung verneint. Später Kühle und leichte Rötung der Stümpfe. — Januar 1948: erstmals Frage der Neurombildung. — Februar 1948: Stümpfe bläulich kühl, gespannte Glanzhaut, Hyperästhesie und -algesie. März 1948: Stumpfkorrektur mit Resektion der Köpfchen und volarer Lappenbildung. Dabei *keine Neurome.* Heilung p. p. — April 1948: Frühere Schmerzen im 2. und 3. rechten Finger verschwunden. — Juni 1948: Wieder Schmerzen, elektrisierend über Stumpf des 3. rechten Fingers. Volle Arbeit. — August 1948: Brennende Schmerzen bis Höhe Mittelgelenke. *Kausalgie ausgeschlossen.* Stümpfe cyanotisch kühl. Frage der Konstitution. — November 1949: Knochen sei überempfindlich, sei unsachgemäß behandelt. — Dezember 1949: 3. rechter Finger atrophisch, bläulichrotlivide Glanzhaut, hyperästhetisch, druckempfindlich, „weiß alles besser als die Ärzte"... Objektiver Erfolg nach Stellatumblockade . . . „Pat. gab selbstverständlich nur ungern Besserung zu." — Januar 1950: 3mal Stellatumblockade mit prompter Wirkung (normales Kolorit, Herabsetzung der Beschwerden, freie Beweglichkeit). „Die ängstliche und mißtrauische Pat. ist nur schwer in Behandlung zu halten." „*Gutachter: Es handelt sich nicht um eine Kausalgie.*" Seit der 3. Blockade Pat. Behauptung, daß diese nicht geringsten Erfolg ... nur mehr Schmerzen ... Vorwürfe gegen Behandlung ... — März 1950: Nur noch Schmerzen in den Stümpfen, seit keine Spritzen mehr. Wieder Vorwurf einer unsachgemäßen Behandlung. — Juni 1950: Operation am 3. Finger: Kürzung und Abrundung des spitzen Knochenstumpfes und (*erstmalige!*) *Ausscheidung von 2 Neuromknötchen. Gleiche Behandlung* und *gleicher Befund am 2. Finger.* Erwartung eines guten Ergebnisses. — Juli 1950: Wundheilung gut, Schmerz unverändert. — September 1950: Haut gering livid-glänzend. Mittelglieder 2 und 3 schmerzhaft. Druckschmerz sei Sympathicusstörung. — Dezember 1950: Exartikulation des 2. Fingers und — auf Wunsch der Pat., gegen ärztlichen Rat — auch des 3. Fingers im Mittelgelenk. — Januar 1951: Trophische Störung am Zeigefingerstumpf, dumpfe diffuse Schmerzen über Metacarpus III und 2. Fingerstumpf. — Mai 1951: Neuromrezidiv an Stumpfkuppe 2. Finger. — Ende Mai 1951: Nach vorübergehender Schmerzfreiheit rasende Schmerzen an Stumpfkuppe 2. Finger. — Juni 1951: Blaurote Glanzhaut, schmerzhafter, geschwollener Stumpf, Neurom. — September 1951: Zustand schlimmer. — Oktober 1951: Schmerz in rechter Hand bis auf Beugefläche Unterarm, besonders Hohlhand mit Schwellungen derselben. Objektiv unverändert, aber *Hypästhesie.* — 24. Oktober 1951: Entfernung von 3 Neuromen. — November 1951: Stumpf 2. Finger leicht bläulich-livid, statt Druckempfindlichkeit jetzt *Hypalgesie,* Stechen wie mit Nadeln. In Wärme Kribbeln. „*Beurteilung: Psychische Komponente, weil anatomische Ursache nicht zu finden.*" — Januar 1952: Seit 1. X. 51 sei sie voll auf. Seit Op. Schmerzen intensiver. Stumpf, Handfläche bis zum Unterarm sei alles ein Schmerz. „Droht mit Veröffentlichung des Falles usw." — Februar 1952: „*Begutachtung: Angioneurotischer Zustand des rechten Zeigefingerstumpfes. Vorschlag zur Operation*". — Ende Februar 1952: (anscheinend wieder operiert), da nach Op. der Nervengeschwulst zunächst besser, jetzt schlimmer denn je; sei nach jeder Op. wieder enttäuscht. — April 1952: Periarterielle Sympathectomie der A. brachialis und Arteriographie (letztere vor oder nach Sympathectomie ? In Leitungsanästhesie ?): Kontraktes Arteriennetz der rechten Hand. 2. Fingerstumpf seit Op. rosig, Schmerzen seien fast ebenso wie vorher. — Juni 1952: Nicht die geringste Besserung, nur bessere Form des Stumpfes, keine Ruhe vor Schmerzen, erträgt Wärme und Druck nicht. Verlangt Entfernung des Zeigefingerstumpfes, „bezeichnet sich als Versuchskaninchen." — Juli 1952: Zuerst Besserung, „bis Diskussion über Arbeitsfähigkeit begann. Auffallend war die Heftigkeit und die absolute Kontaktlosigkeit für eine Diskussion." Bis Ende Juli 1952 75%, bis 22. VIII. 52 50% arbeitsunfähig, danach 25%ige Rente. —

Zusammenfassung: „*Es kann kein Zweifel bestehen, daß sich aus einer harmlosen Verletzung zweier Fingerendglieder über verschiedene Stufen das Vollbild einer posttraumatischen Dystrophie entwickelt hat* (*gleichbedeutend mit Reflexdystrophie, Sudeckscher Dystrophie usw.*)".

Es war, wie gesagt, nicht zu vermeiden, die (an sich schon aufschlußreiche) Krankengeschichte ausführlich wiederzugeben, da eine kritiklose Hinnahme nicht im Interesse der Sudeck-Forschung liegt. Die Beurteilung des Falles ergibt sich bei Kenntnis *aller* Gegebenheiten von selbst. Natürlich kann sich im Laufe der Behandlung bei dieser Patientin auch ein Sudeck-Syndrom eingestellt haben, wenngleich der Beweis dafür nicht erbracht ist, denn in der langen Krankengeschichte vom November 1947 bis Juli 1952 ist kein Röntgen-Knochenbefund angegeben. Und ohne eine Beteiligung des Skelets vermag man nicht von einem Sudeck-Syndrom zu sprechen. Das angenommene Sudeck-Syndrom nun als Ursache der *schmerzhaften* Neurombildung bzw. umgekehrt als Folge derselben zu erklären, erscheint kaum angängig. Dafür fehlen bei der Menge der möglichen kausalen Faktoren jegliche Abgrenzungsmöglichkeiten. Auch der weitere Verlauf der Erkrankung läßt sich nicht mit den Erfahrungen in Einklang bringen, die man beim Sudeck-Syndrom hat. Wenn eine Kausalgie *wirklich* ausgeschlossen werden kann, bleibt nur übrig, zur Erklärung des Falles eine gleichzeitige Angiopathie heranzuziehen, wie das auch geschehen ist. Diese Beurteilung bedeutet keineswegs eine Verneinung, wie schon einmal betont, daß schmerzhafte Stumpfneurome einen dauernden Irritationsherd bilden und dadurch reflektorische Durchblutungsänderungen in der Nachbarschaft („Hof") verursachen *können*. Immerhin gehört auch zur Erklärung einer derartigen Schmerz-Wirkung die Einräumung einer übergeordneten Ursache.[1]

Die Annahme von KAISER, daß „in einem stark mit Nerven durchsetzten Glied, wie Fingerspitzen, ein Trauma potenziert empfunden werden kann", läßt sich aus der Sudeck-Statistik nicht bestätigen. So betonen BIERLING und REISCH, denen eine besonders sorgfältige statistische Auswertung eines großen Unfallmaterials zu verdanken ist, daß nach Frakturen der Endphalangen nur ausnahmsweise Sudeck-Syndrome zu beobachten waren. Dies ist an sich erstaunlich, da die Brüche der Endphalangen auf Grund der meist dabei vorhandenen erheblichen Weichteilquetschungen und des besonderen Reichtums an Neurorezeptoren theoretisch besonders Sudeck-gefährdet sein müßten.

Jeder Chirurg kennt im übrigen derartige Kranke mit schmerzhaften, durch örtliche konservative oder operative Maßnahmen unbeeinflußbaren Stumpfneuromen. Trotz großer Erfahrungen auf diesem Gebiet ist mir bisher aber kein Fall bekannt geworden, dessen Verlauf auch nur annähernd als Parallele zu der Beobachtung von E. KAISER in Betracht kommt. Auch kenne ich dabei kein Vorkommen von gleichzeitigem, vorausgegangenem oder nachfolgendem Sudeck-Syndrom, obwohl wir naturgemäß gerade darauf unser Augenmerk richten. Dagegen bieten fast sämtliche Kranke, die wegen kausalgiformen Stumpfbeschwerden mit wiederholten Ausschneidungen von Neuromen (die histologisch-morphologisch bestätigt wurden) erfolglos hier behandelt wurden, Zeichen einer psychopathischen Grundlage, die durch die, aus der gleichen Wurzel ja erklärte, Suchtneigung derartiger Fälle noch bestätigt wird.

Nebenbei: Der Folgerung, Amputationsneurome im allgemeinen nicht zu entfernen oder in jenen Ausnahmefällen, wo ein örtlicher mechanischer oder chemischer Reiz auf das Neurom angenommen werden muß, sich auf einen einmaligen Eingriff zu beschränken (E. KAISER), kann man nicht voll zustimmen. Wir haben auch in unserem Krankengut Fälle, bei denen es erst nach mehrmaliger Ausschneidung gelang, Beschwerdefreiheit zu erzielen. Allerdings verbinden wir derartige Eingriffe mit einer konservativen, in Ausnahmefällen auch operativen Ausschaltung des über-

[1] Nach MASCHER erinnert der Fall KAISERS an ein Burning-feet-syndrom.

geordneten vegetativen Nervensystems. Nur bei ausgesprochenen Psychopathen ist eine Neuromentfernung u. E. tabu. Ich glaube, daß unsere zahlreichen Erfahrungen an Kriegsverwundeten uns die Indikationsstellung etwas anders sehen lassen, wie das für KAISER der Fall ist, der in der Schweiz über solche nicht in diesem Umfang verfügt.

Man kann also dieses Kapitel über Stumpfneurom und Sudeck-Syndrom mit der Feststellung beschließen, daß eine Auslösung des Sudeck-Syndroms durch Neurome möglich und vorstellbar ist. Dabei muß man aber, genau wie bei Kausalgie und Sudeck, eine gemeinsame übergeordnete Ursache für das koordinierte Auftreten beider Komplikationen verlangen. Das „Phänomen der Unberechenbarkeit" ist auch hier gegeben und anders nicht zu erklären. Dieses ist gerade beim Stumpfneurom erforderlich, da dabei eindeutige Sudeck-Beobachtungen noch nicht beschrieben sind. Man kann deshalb KAISER keinesfalls beipflichten, wenn er schließt: „Mit Ausnahme der relativ seltenen Fälle von mechanischem oder chemischem Reiz auf eine solche Nervenendigung, der genau ebenso schmerzt wie jeder mechanische Druck auf irgendeinen peripheren Nerven, handelt es sich meist aber um eine Erkrankung, die zum Formenkreis der posttraumatischen Dystrophie gehört."

Anhang: Sudeck-Syndrom und psychosomatische Medizin. Die Tatsache, daß man therapeutisch unbeeinflußbare Stumpfneurome nach unseren Erfahrungen fast nur bei Psychopathen antrifft, zeigt, daß dabei seelische Vorgänge ursächlich beteiligt sind. Sie gibt Veranlassung, auf die Beziehungen des Sudeck-Syndroms zur psychosomatischen Medizin einzugehen. (Daß dies an dieser Stelle, *scheinbar* in Verbindung mit dem neurogenen Sudeck-Syndrom, geschieht, bedeutet keine Zuordnung eines psychischen Faktors bei der Sudeck-Entstehung bzw. der psychosomatischen Medizin überhaupt zur Neurologie. Die psychosomatischen Gesetze gehören allen Fächern der Medizin.)

Psychogene Faktoren werden heute in den Lehren und Theorien über Regulationsstörungen als alleinige oder Mitursache anerkannt (SELYE, D. GROSS, NONNENBRUCH, STURM, HESS, FONTAINE u. a.). Auch beim Sudeck-Syndrom sind psychische Einflüsse tätig; sie sind daher im ätiologischen Einteilungsschema aufgenommen (S. 9 und 21). Mit Recht hat auch E. KAISER psychischen Fehlsteuerungen eine große Bedeutung beigemessen, die weitaus den größten Teil der Schmerzen bei Amputationsneuromen erklären. Er weist auf FONTAINE hin, der den Ablauf eines solchen Prozesses, ja schon seinen Start (ob es zum normalen oder pathologischen Verlauf kommt), vom sog. seelischen Klima des einzelnen Kranken abhängig macht.

Beim Sudeck-Syndrom kommen nun psychogene Einflüsse als *alleinige* Entstehungsursache, d. h. ohne einen vorausgehenden peripheren Insult, nicht vor. Auch gehören psychisch-hysterische Einflüsse bei Gelenkkontrakturen und Muskelatrophien nach Verletzungen, wenn sie ohne fleckige Skeletentschattung einhergehen, nicht zum Sudeck-Syndrom, wie FONTAINE und Mitarbeiter bei zwei einschlägigen Beobachtungen betont haben.

Unter den verschiedenen psychogenen Einflußmöglichkeiten bei der Entstehung eines Sudeck-Syndroms nach einer peripheren Ursache ist zunächst die Erklärung des Psychiaters zu dem Fall von KAISER anzuführen, der urteilte:

„Der Unfall bedeutet für die Patientin einen Einbruch in ihr seelisches Leben, der bis heute nicht überwachsen werden konnte. Dieser seelische Einbruch ist der Explorandin weitgehend unbewußt geblieben. Dafür wird der äußeren Wunde bzw. Narbe entsprechend vermehrte Aufmerksamkeit und seelische Energie zugeführt. Nach den Erfahrungen der psychosomatischen Medizin vermag die Narbe dadurch nicht zur Ruhe zu kommen und nicht schmerzfrei zu werden."

Im Gegensatz zu den Neurosen im weitesten Sinne mit typischem Begehrungscharakter und zusätzlicher eindeutiger querulatorischer Komponente kommen auch psychische Rückwirkungen bei einem Sudeck-Syndrom zustande, die ihren Ursprung in unbewußtem Begehren einer Rente, eines Wechsels eines unsympathischen bzw. auch gefährlichen Arbeitsplatzes usw., weiter in Sorgen um den Verlust eines Arbeitsplatzes oder der Arbeitsfähigkeit und dergleichen haben können.

Ob die von SCHEIBE und KARITZKY genannte Angst eine häufige Sudeck-Ursache ist, muß man dahingestellt sein lassen, da sie gewisse Fachkenntnisse voraussetzt. Sie schreiben nämlich: „Wie andere posttraumatische und postoperative Krankheiten, zum Beispiel die Thromboembolie, kann die Sudecksche Krankheit durch seelische Einflüsse ausgelöst werden. Sie befällt nach unseren Erfahrungen mit Vorliebe Frauen, die Angst haben, außer der Verletzung auch diese Komplikation noch zu bekommen".

Auf der 16. Tagung der Deutschen Gesellschaft für Unfallheilkunde, Versicherungs- und Versorgungsmedizin 1952 in Oldenburg ist ja eingehend und grundsätzlich dieses wichtige Gebiet von J. H. SCHULTZ, DELIUS, QUENSEL, MÜLLER-JENSEN, MEYERINGH, MAGENDANTZ, SHORTSLEEVE u. a. behandelt worden. Da die psychogene Beeinflussung über das autonome System beim Zustandekommen des Sudeck sich in keiner Weise von der Wirkungsweise bei anderen Regulationsstörungen unterscheidet, genügt ein Hinweis auf die genannten Referate und die Feststellung, daß man bei der Erklärung eines Sudeck nach einer Bagatellverletzung sich auch an die psychosomatischen Zusammenhänge erinnern muß.

Sehr beherzigenswerte Worte hat PINNER über die Bedeutung dieser für den Kranken und seinen Arzt gleich wichtigen Dinge gesagt: „Offensichtlich sind die unkontrollierten Angaben weniger wertvoll als registrierbare und meßbare Symptome und Laboratoriumsdaten. Mit Einschränkungen ist diese Tendenz wissenschaftlich gesund und fruchtbar. Sie muß jedoch durch eine gründliche Kenntnis des persönlichen Krankheitserlebens des Pat. ergänzt werden. Durch diese Kenntnis erweitert sich der bisher angewandte Begriff „Symptome" erheblich. Die Bedeutung dieser Erörterungen kann nur dann völlig verstanden werden, wenn man unter dem Begriff „Symptome" das gesamte subjektive Erleben des Kranken versteht. Zu den allgemein anerkannten Symptomen wie Schmerz, Ermattung und Übelkeit müssen jene subjektiven Erfahrungen hinzugefügt werden, die mit geistigen, gefühlsmäßigen, sozialen und wirtschaftlichen Gesichtspunkten zusammenhängen."

Die *psychosomatische Komponente stellt beim Sudeck-Syndrom* ein gewisses Neuland insofern dar, als sie dabei nur als allgemeiner Faktor oder in Form der eben genannten psychiatrischen Diagnose genannt ist. Eine Kasuistik fehlt bisher. Es erscheint daher angebracht, eine einschlägige Beobachtung mit einer *Selbstdarstellung* wiederzugeben.

Sie betrifft eine 65jährige, kerngesunde, wirtschaftlich gesicherte Witwe, die 9 Monate nach einem leichten, nicht entschädigungspflichtigen Unfall mit einem schwersten Sudeck-Syndrom der linken Hand in meine Behandlung kam. Der bisherige Krankheitsverlauf wurde von der Pat. auf meinen Wunsch angeblich für das Krankenblatt schriftlich dargestellt, so daß ihr die damit verbundene Absicht nicht bekannt war.

Diese Selbstdarstellung ist für die Sudeck-Kenntnis ungewöhnlich aufschlußreich. Sie vermittelt einmal die subjektiven Empfindungen im Bereich der dystrophischen Gliedmaße, sodann auch das allgemeine Krankheitsgefühl, über welches man bisher außer seiner Existenz (G. Brandt, später auch Scheibe und Karitzky) nichts Näheres kannte. Besonders wichtig ist aber der offensichtliche psychogene Anteil am Sudeck-Auftreten und -Verlauf, der nicht nur den Neurologen und Psychiater, sondern auch den Chirurgen interessieren wird, um die Notwendigkeit einer seelischen Behandlung (Aussprache, Aufklärung, Berufsfürsorge usw.) neben der somatischen zu verstehen. Ich habe es deshalb verantworten zu können geglaubt, den Fall ausführlich wiederzugeben. Ein Kommentar zu seinem psychosomatischen Teil erübrigt sich.

Der Bericht lautet:

„Am 16. 7. 1951 beim Spaziergang gestolpert und schräg auf die linke Hand gefallen, also hauptsächlich auf die Außenseite: 4. und 5. Finger und den darunter befindlichen Teil der Mittelhand. Keine, auch nicht die kleinste Wunde oder Schramme, ich konnte ohne Beschwerden mühelos die Hand zur Faust schließen und öffnen, tat es mehrmals und drehte auch das Handgelenk nach allen Seiten und war dankbar, daß, wie ich glaubte, nichts gebrochen war. ½ Stunde danach zog ich meinen Schmuckring vom 4. Finger, weil ich eine Anschwellung befürchtete, die auch schon ganz gering vorhanden war, so daß ich etwas „ziehen" mußte. Hierbei keinerlei Schmerz, wie ich überhaupt in den folgenden Wochen *niemals einen Schmerz* verspürt habe, *höchstens ab und zu ein allgemeines Brennen in der Hand.* Nach 2 Tagen beginnende Anschwellung und Buntfärbung; machte feuchte Umschläge, auch nachts. Nach etwa 3 bis 4 Wochen war die Hand wieder normal im Aussehen, nur der 4. und 5. Finger blieben geschwollen und daher nur halb biegungsfähig. Ich kühlte sie viel mit feuchtem Verband. Weil ich *nur* an Bluterguß und Prellung glaubte, keinen Arzt aufgesucht. 5 Wochen nach dem Unfall zum 1. Mal wieder bei meinem Sohn in X., dem ich bis dahin meinen Unfall verschwiegen hatte, obgleich oder vielmehr gerade weil sich der Unfall in X. auf einem alleinigen Spaziergang mit meinem damals 1¾ Jahre alten Enkel ereignet hatte, kurz vor meiner Rückfahrt nach H. Mein Sohn, der am Tag nach meiner Ankunft seine Urlaubsreise antrat, meldete mich für den 20. VIII. bei Chefarzt Dr. L. an. Die Röntgenaufnahme zeigte Brüche der Grundglieder des 4. und 5. Fingers; die Brüche standen glatt zueinander und waren in Abheilung begriffen; die Knochen zeigten keine Kalkverarmung. Herr Dr. L. schrieb u. a. an meinen Sohn, es läge kein Sudeck vor, obwohl ihn das äußere Bild der Hand daran erinnert hätte. Er verordnete warme Handbäder von 20 Minuten Dauer mit leichtem Schwammkneten, morgens und abends, und weitgehende Schonung der Hand. Die 2. Röntgenaufnahme vom 24. 9. ergab eine Kalkverarmung, so daß Dr. L. jetzt Sudecksche Atrophie feststellte. Weiter dieselben Handbäder und Schonung verordnet. Ich machte alles gewissenhaft, spürte aber im Laufe des Herbst ein Gefühl der Lähmung unterhalb des 4. und 5. Fingers, wenn ich die Finger streckte; ferner in diesem Teil der Mittelhand beim Darüberstreichen den geringen Schmerz einer Entzündung. Inzwischen konnte ich auch den 3. Finger nur noch bis zur Hälfte biegen, obgleich dieser Finger nicht gebrochen war. Etwa alle 4 bis 5 Wochen Dr. L. die Hand gezeigt; neue Röntgenaufnahmen. Im Oktober plötzliche Blauverfärbung der Hand, die anhielt bis etwa 3 bis 4 Wochen nach erfolgten Depot-Padutin-Einspritzungen. Mein Sohn, der sich als Internist nie mit „Sudeck" befaßt hatte, las bei Durchsicht von med. Zeitschriften, die er aus Sorge um meine Hand vornahm, Anfang Dezember 1951 in der Münchener Medizinischen Wochenschrift vom Juli 1950 einen Artikel aus der Prof. Freyschen chirurgischen Klinik, München, in welchem die günstige Wirkung von Depot-Padutin bei Sudeckscher Erkrankung behandelt wurde. Er zeigte den Artikel Dr. L., der daraufhin Depot-Padutin verordnete. Da dieses Mittel erst Ende Dezember in den Handel kam, schrieb mein Sohn an den Chef-Apotheker der Bayer-Werke und erhielt sofort zunächst 400 E., so daß am 17. 12. bei mir mit den Einspritzungen begonnen werden konnte, die, wie ich eben schon erwähnte, nach etwa 3 bis 4 Wochen, also gegen Mitte Januar 1952 zur „Entbräunung" der Hand führten. Eine Besserung in der Beweglichkeit der 3 kranken Finger führten sie aber nicht herbei. — Die Sudecksche Erkrankung, die meine Hand einwandfrei befallen hatte, bereitete mir im Laufe der Monate häufig, manchmal täglich, meistens gegen Abend, eigenartige Beschwerden. Diese „Sudeckschen Anfälle", wie ich sie mal nennen möchte, sind ein außerordentlich quälendes Gefühl, das von der erkrankten Hand aus beginnend, durch den Kopf und von da aus durch den ganzen Körper geht und eine solche allgemeine Unruhe bereitet, daß ich nicht sitzen bleiben kann, sondern hin und her gehen muß. Am besten hilft dann ein sofortiges lauwarmes Handbad, nach welchem sich die Nerven, wieder von der Hand ausgehend, beruhigen. Ich nenne dieses „Sudecksche Gefühl" „quälend", ein eigentlicher Schmerz ist es nicht, nur ein geringes Ziehen und Stechen ist in der Hand. Auch Kopf*schmerzen* habe ich dabei nicht, ich fühle nur, daß eine quälende Unruhe durch Kopf und Körper geht. Bemerken möchte ich hierzu noch, daß bei meinen fast 66 Jahren alle meine Organe gesund sind und es auch vorher immer waren. Ich habe starke Nerven und in meinem ganzen Leben noch keine Kopfschmerzen gehabt, auch nie eine Ohnmacht. Dies alles möge ein Beweis dafür sein, daß die oben geschilderten „Anfälle" *nur* durch die Sudecksche Erkrankung hervorgerufen werden. — Zum Schluß möchte ich noch meinen seelischen Zustand schildern in den ersten Wochen nach dem Unfall. Es bedrückte mich nachträglich über Gebühr der Gedanke, daß ich gestürzt war, als ich allein mit dem mir anvertrauten Enkel unterwegs war, und ich litt unter der Zwangsvorstellung, was dem Kind hätte geschehen können, wenn ich zum Beispiel bewußtlos geworden wäre usw. Auch belastete mich das Verschweigen meinem Sohn und meiner Schwiegertochter gegenüber, was aber nur geschah, um ihnen nachträglich Aufregungen zu ersparen. — Ferner wartete ich brennend auf eine Besserung meiner Hand wegen meines Berufes; der Klavierunterricht bereitete mir im Laufe der Monate seelische Qualen, weil ich meinen Schülern, die mir alle treu blieben, nicht vorspielen konnte, von dem Verzicht auf mein Solo-Spiel ganz zu schweigen. Nach mancher Klavierstunde und auch sonst habe ich verzweiflungsvoll geweint. — Ich möchte fragen: ist es möglich, daß all diese seelischen Bedrückungen zur Entwicklung des „Sudeck" beigetragen haben? Die Verletzung der Hand war doch gar nicht so schwer."

Ergänzungsbericht: „Einige Wochen nach dem Unfall begann ich ruhiger zu werden, nachdem ich, nach dem anfänglichen Verschweigen, meinem Sohn und meiner Schwiegertochter alles erzählt hatte und das Urteil von Herrn Dr. L. nach der ersten Untersuchung am 20. 8. 51, also 5 Wochen nach dem Unfall gelautet hatte: Sudeck liegt nicht vor. Ich hoffte fest auf eine baldige Besserung meiner Hand. Dann kam der 24. 9. 51, an welchem die zweite Röntgenaufnahme gemacht wurde; sie ergab einwandfrei Sudecksche Atrophie. Das versetzte mir einen Schock und nun begann Monate hindurch in seelischer Beziehung eine schwere Zeit für mich. Ich litt unbeschreiblich unter Selbstvorwürfen, weil ich mich nicht sofort nach dem Unfall in ärztliche Behandlung begeben hatte. Ich sagte mir wiederholt, daß ich in meinem Leben mit allen Pflichten und Aufgaben, mit aller Verantwortung, die seit fast 40 Jahren allein auf mir ruhte, sorgfältig und gewissenhaft umgegangen bin, und jetzt nur nicht mit dem beinahe Kostbarsten was ich habe: mit meinen Händen. Es erschien mir *jetzt* unverständlich, daß ich keinen Arzt aufgesucht hatte, aber ich begründete das schon in meinem vorigen Bericht, weshalb ich es nicht getan hatte. Gewiß hielt ich mir in meiner Verzweiflung diesen Grund immer wieder vor, aber er beruhigte mich nicht und mein seelischer Schmerz wurde immer schlimmer. Da ich von jeher alles, was das Leben bringt, sei es Freude oder Leid, leidenschaftlich tief empfinde, so auch jetzt mein Unglück. Ich verkroch mich all die Herbst- und Wintermonate 51/52 buchstäblich wie ein wundes Tier, ging keinen Abend aus, sondern starrte bei den abendlichen Handbädern todunglücklich auf meine Hand, deren Beweglichkeit und Aussehen sich ständig verschlechterte und die mich oft auch körperlich sehr quälte. Es war mir mehrfach geraten worden, die Sache „gelassen" zu tragen, nicht immer an die Hand zu denken. Das war leichter gesagt als getan. Ich *konnte* es nicht, wurde ich doch sozusagen auf Schritt und Tritt an die kranke Hand erinnert, deren Gebrauchsunfähigkeit mir eine *besondere* Qual war während des Klavierunterrichtes. Nicht das leichteste Kinderstück konnte ich mehr spielen und die Hoffnung, mein Solospiel nochmals ausüben zu können, schwand immer mehr dahin. Der Anblick meines Flügels bereitete mir täglich Schmerzen und es bohrte in mir die glühende Sehnsucht, noch einmal die Werke der geliebten Klassiker und Romantiker zu spielen, gerade jetzt im Alter, da ich selbst fühlte, nun in seelischer Beziehung, in der Ausschöpfung der Werke auf dem Zenit angelangt zu sein. Dazu gehören ja Lebensjahrzehnte ernster Arbeit und Vertiefung. Das Versenken in die wunderbare Gefühlswelt der Musik durch eigenes Spiel gab mir stets Trost und Stärke und ich erhoffte das besonders für meinen Lebensabend. Wehen Herzens muß ich nun endgültig darauf verzichten. — Daß sich die seelischen Erregungen und Belastungen ungünstig auf die kranke Hand auswirkten, ist eine Tatsache, die ich im Laufe der Monate oft beobachtet habe. War ich besonders unglücklich gewesen oder hatte ich zu anderen von der Hand erzählt oder dergleichen, veränderte sich fast schlagartig das Aussehen der Hand, sie wurde dunkler, glänzend, schwoll etwas an und es stellte sich in ihr das quälende „Sudeck-Gefühl" ein. Diese Veränderung fiel auch verschiedentlich den Menschen auf, die dann gerade bei mir waren. — Ich glaube, es ist mein Verhängnis, daß ich zu sehr unter dem Unfall der Hand gelitten habe — und noch leide." —

2. Das zentrale neurogene Sudeck-Syndrom. Die Möglichkeit einer zentralen Sudeck-Entstehung ist bei der Besprechung der allgemeinen Ätiologie und Pathogenese genannt worden (S. 9, 21, 30 und 34). Je nach dem anatomischen Sitz des „zentrogenen" Sudeck (die Wiedergabe dieser Bezeichnung geschieht nicht zum Zwecke einer Empfehlung) kann man eine cerebrale, eine medulläre und eine neurovertebrale Form unterscheiden.

Zentrale cerebrale Sudeck-Vorkommen ohne jede zusätzliche Verletzung oder Erkrankung der dystrophisch betroffenen Gliedmaßen gibt es. Sie sind von besonders erfahrenen Kennern des Sudeck mitgeteilt worden. Das cerebrale Grundleiden betraf bei den Beobachtungen von MASCHER und REMÉ einen Hirntumor; NONNE sah eine Sudecksche Dystrophie an Weichteilen und Knochen nach Apoplexien, MASCHER bei einem Tuberculom. Wie das dem Sitz des Herdes in der Hirnrinde entspricht, trat das Sudeck-Syndrom jeweils an der kontralateralen Extremität auf.

MASCHER hat „die Rolle des zentralen Nervensystems für die Entstehung eines Sudeck-Syndroms" ausführlich behandelt. Er kommt dabei zu dem Ergebnis, daß man der Lehre CHARCOTS von der „deuteropathischen spinalen oder besser der zentralen Affektion" mehr Raum und Gewicht zusprechen müsse, als das in der letzten Zeit geschehen sei.

MASCHER schließt aus dem Krankengut der Göttinger Nervenklinik, daß, neben der Möglichkeit des Vorkommens des *vollen* Sudeck-Bildes auch bei rein zentralnervösen Prozessen ohne jede periphere Schädigung, Sudeck-Fälle zur Beobachtung kamen, bei denen periphere und zentralnervöse Krankheitsbilder derart weitgehend miteinander verquickt sind, daß sie in ihrer pathogenetischen Deutung im einzelnen nicht voneinander abgegrenzt werden können. In anderen Fällen vermögen sichere primär peripher bedingte Sudeck-Prozesse unter zentralnervösen Begleiterscheinungen im Sinne bis zur Spastik gehender Steigerungen und Reflexdifferenzen beobachtet zu werden, die gar nicht anders zu erklären sind, als unter CHARCOTS Annahme einer mindestens über weite Strecken des Rückenmarks, wahrscheinlich auch noch höhere Zentren ergreifenden Beteiligung des Zentralnervensystems. MASCHER stellte aber weitgehende Korrekturen der alten Deutung entsprechend den zum Teil grundlegenden Veränderungen der neurologischen Vorstellungen durch die Entwicklung in den letzten Jahrzehnten in Aussicht.

Trotz der mitgeteilten Sudeck-Fälle ruft aber sowohl der rein zentrale Entstehungsgrund wie auch die Sudeck-Natur ihrer peripheren dystrophischen Auswirkung gewisse allgemeine Bedenken hervor.

Sie werden in erster Linie durch statistische Überlegungen erweckt. Die äußerst geringe Sudeck-Beteiligung, die sich nicht einmal in ein pro-mille-Verhältnis bringen läßt, erweckt an der Sudeck-pathogenen Bedeutung dieser verhältnismäßig häufigen Gehirnkrankheiten gewisse berechtigte Zweifel.

Sodann lassen die Beobachtungen im allgemeinen Beschreibungen der Weichteil- und Knochenbefunde vermissen. Es liegen also ähnliche Verhältnisse vor wie beim peripheren neurogenen Sudeck, wo sie von MASCHER hinsichtlich der Beurteilung der verschiedenen Entschattungsbilder eine Klärung dahin erfahren haben, daß nur die typische Fleckform zur Anerkennung eines Sudeck-Syndroms berechtigt. Eine Beschränkung der Angaben auf das Vorliegen einer Weichteildystrophie genügt gerade bei cerebralen und medullären Affektionen nicht. Ich erinnere nur an das Ödem der Beine und des Penis, sowie die trophischen Erscheinungen im unmittelbaren Anschluß an eine völlige Querschnittslähmung.

Unter den mitgeteilten Fällen von zentral entstandener Sudeckscher Dystrophie befinden sich einige, bei denen die Forderung des Fehlens einer peripheren Ursache nicht klar erfüllt ist. So kann man Sudeck-Fälle, die erst nach der Operation eines Hirntumors aufgetreten sind, nicht eindeutig als zentral entstanden ansehen.

Es wäre daher wünschenswert, wenn bei der Beobachtung rein zentral-cerebral (aber auch medullär) angenommener peripherer Sudeck-Vorkommen auf eine genauere Klärung der zentralen Ätiologie und der peripheren Sudeck-Natur besonderer Wert gelegt würde.

Die zentral-cerebrale Erklärung eines peripheren Sudeck-Syndroms beschränkt sich im allgemeinen auf die Tatsache der Feststellung des Grundleidens und des Fehlens einer örtlich-peripheren Sudeck-Ursache. Pathogenetische Einzelheiten dabei werden nicht angegeben. Sie entstehen durch eine unmittelbare Druckwirkung. Die Beschränkung des Sudeck dabei auf eine Extremität schließt eine Kompresssionsursache vegetativer *Zentren* aus. Man ist also veranlaßt, im *örtlichen* Druck auf die sensiblen Zentren die Ursache zu erblicken und gleichzeitig eine unmittelbare oder mittelbare *topische* Beeinflussung auch vegetativer Stellen zu postulieren.

Bemerkenswert in dieser Hinsicht ist aber eine Beobachtung von BOLLIGER, die nach seiner Ansicht mit Recht vielleicht geeignet ist, noch bestehende Unklarheiten aufzuhellen.

BOLLIGER, der O_2-Untersuchungen bei Sudeck-Fällen vorgenommen hat (S. 89f), untersuchte das Blut aus beiden Oberschenkelvenen bei einem Manne, der 5 Tage zuvor eine Schädelfraktur links mit Erweiterung der linken Pupille und deutlicher Steigerung des PSR rechts erlitten hatte. Der Sauerstoffwert im Blut der rechten Oberschenkelvene war mit 63% unverändert (Normalwerte zwischen 60—65%). Links betrug er 47%. Der Unterschied entspricht nach den Erfahrungen BOLLIGERS der Größenordnung, wie er ihn bei Sudeck-Fällen ermittelt hatte. Er hält es daher für möglich, daß, ähnlich den Fällen von kontralateralem Sudeck bei Hirntumoren, die ohne Zweifel links im Gehirn stattgehabte Blutung zu einer Kompression der Rinde mit Reizung des vegetativen Nervensystems geführt hat, wobei es zu einem Sympathicotonus (Mydriasis) gekommen ist, der sehr wahrscheinlich auch auf die Peripherie überging. Damit sei im rechten Bein ein Reizzustand mit Arteriolenkontraktion und deren Folgen, wie Eröffnung von arteriovenösen Anastomosen und erhöhter O_2-Sättigung des venösen Blutes, entstanden. Und da sich eine solche Blutung nach einigen Tagen zu resorbieren pflege, könne der kurz dauernde Reizzustand nicht zu einem Sudeck führen, aber offenbar ein länger dauernder, wie der von einem Tumor ausgeübte.

Die Beobachtung von BOLLIGER verdient zweifellos eine Beachtung, zumal sie die Erfahrungen von SOLLMANN und REISS über eine erhöhte Blutviskosität beim Sudeck ergänzen kann (S. 32 u. 58).

Ähnlich liegen die Dinge hinsichtlich Häufigkeit, Diagnose und Erklärung von Sudeck-Fällen bei Affektionen des Rückenmarks.

Hierunter sind nicht peripher entstandene Sudeck-Fälle verstanden, die lediglich im Rückenmark eine Reflex-Umschaltung erfahren oder peripher *und* zentral erklärt werden. Auch die Sudeck-Fälle, die mit Irritationen von Rückenmarkswurzeln in Verbindung gebracht werden, gehören nicht hierher; sie werden gleich als neurovertebrale Ursache besprochen.

Die spärliche Kasuistik enthält Sudecksche Dystrophien ohne periphere Ursache bei Myelitis, Tabes, Syringomyelie, Querschnittslähmungen. Sie stoßen auf die gleichen Bedenken, die für die zentral-cerebralen Sudeck-Beobachtungen geäußert wurden. Dabei wurde auch schon auf das Vorkommen trophischer Störungen bei Querschnittslähmungen hingewiesen, die nicht mit einem Sudeck-Syndrom verwechselt werden dürfen.

Wir konnten an unserem Verletzungsgut mit etwa 6—10 teilweisen oder völligen Querschnittslähmungen im Jahr (und einer langen Beobachtungszeit dabei) niemals ein Sudeck-Syndrom finden. Die diffusen Entschattungen des Skelets waren inaktivitätsatrophischer Ursache, das schon sofort nach der Lähmung auftretende starke Ödem der unteren Gliedmaßen und des Penis sind ebenso trophisch zu erklären wie entsprechende Erscheinungen an der Haut. Eine Durchblutungsänderung (Cyanose) kommt dabei nie vor.

Die verwandtschaftlichen Skeletbeziehungen bei diesen Erkrankungen zu dem Sudeck sind ja bekannt und bedeuten daher eine differentialdiagnostische Fehlermöglichkeit.

Mascher hat u. a. für die (heute unumstrittene) Mitbeteiligung des Zentralnervensystems das „Übergehen" des Sudeck auf *alle vier Gliedmaßen* angeführt. Es soll hier kurz berücksichtigt werden, da es vorwiegend medullär erklärt wird.

Bisher sind 3 Fälle von Beteiligung aller vier Gliedmaßen an der Sudeckschen Dystrophie bekannt. Die Zahl ist also verschwindend gegenüber dem Sudeck-Vorkommen an einer Gliedmaße.

Die dritte Beobachtung, die von Schlomka und Opitz mitgeteilt wurde, ist bereits beim peripher-neurogenen Sudeck zitiert worden, da sie trotz ihrer auch medullären Erklärung, als „generalisiertes" Syndrom und Folge einer Arsen-Polyneuritis m. E. ganz überwiegend peripher entstanden anzusehen ist.

Der erste Fall stammt von Sauer und betrifft eine Schußverletzung des linken Unterarmes mit leichter Beteiligung von Ellen- und Medianusnerv, nachfolgender starker Kausalgie an beiden Händen, geringerer an den Füßen, und vorherrschenden Erscheinungen im Bereich der linken Hand. Das Guillain-Barré-Syndrom, das m. E. bei derartigen Fällen eher in Frage kommt, ist differential-diagnostisch nicht berücksichtigt.

Bei der zweiten Beobachtung, die von Mascher stammt, wurde ein Sudeck-Syndrom im Bereich der distalen Abschnitte der vier Gliedmaßen nach einer Rückenmarkverletzung angenommen. Dies ist m. W. der einzige Fall nach einer derartigen Ursache. Ich verweise dazu auf unsere Erfahrungen bei Querschnittslähmungen und die differential-diagnostischen Gegegebenheiten dabei.

In Verbindung mit den allgemeinen Bedenken ist es berechtigt, das Vorkommen eines Sudeck an allen vier Gliedmaßen zunächst mit einer gewissen Zurückhaltung zu betrachten.

Eine gewisse Ausnahme beim medullär-neurogenen Sudeck-Vorkommen macht die *Poliomyelitis*. Die Berichte von Nonne, Pette, v. Muralt, Jenny und Mascher, besonders aber von Lindemann, der wohl über die meisten Erfahrungen dabei verfügt, lassen keinen Zweifel an dem gelegentlichen Sudeck-Vorkommen bei dieser Rückenmarkserkrankung zu.

Es ist verständlich, daß in Anbetracht der erheblichen trophischen Störungen, die zum eigentlichen Bild der Poliomyelitis gehören, die differential-diagnostische Abgrenzung zusätzlicher Sudeck-dystrophischer Veränderungen ungewöhnliche Schwierigkeiten macht. Vielleicht ist das ein Grund für die geringe Zahl von Autoren, die einen Sudeck bei der Poliomyelitis beobachtet haben, und der mitgeteilten Fälle.

LINDEMANN zeigte nun, daß der Nachweis eines Sudeck im *Rückbildungsstadium* seiner Poliomyelitisfälle nicht nur röntgenologisch in Form der typischen fleckförmigen Entschattung möglich ist, sondern auch durch den Weichteilbefund.

So unterscheidet LINDEMANN „schmerzhafte Kontrakturen an den Gliedmaßen, die offenbar nicht denen zur Seite zu stellen sind, welche im Gefolge der Poliomyelitis allmählich mit bleibendem Ausfall der zugehörigen Antagonisten aufzutreten pflegen und die in der Regel nicht schmerzhaft sind". Er beschreibt weiter eindringliche und schmerzhafte Fälle mit Finger-Handgelenk- und Schulterkontrakturen bei zwei Erwachsenen zwischen 30 und 40 Jahren (wie überhaupt anscheinend das Syndrom auch bei der Poliomyelitis vorzugsweise Erwachsene betrifft), die beide als sensible Menschen bezeichnet werden.

Hervorzuheben ist der Hinweis LINDEMANNS, daß er die Lehrmeinung der Orthopädie nicht teile, wonach die Kontrakturen einfach als Verkürzung infolge dauernder Annäherung ihrer Sehnenansatzpunkte anzusehen sind; er hält noch besondere zusätzliche Umstände beteiligt, die am ehesten pathogenetisch durch eine gestörte Trophik zu erklären seien. Und auch bei der Poliomyelitis seien trophische Störungen eine Voraussetzung zum Auftreten von *echten* Kontrakturen, zum Unterschied von solchen durch Lähmung einer Antagonistengruppe.

Auch die Erklärung des Sudeck bei Poliomyelitis geht auf LINDEMANN zurück.

Er weist auf die Annahme von PETTE und DÖRING hin, die die Beteiligung der *vegetativen* Zellelemente der Intermediärzone der grauen Rückenmarksubstanz hervorheben und die trophischen Störungen bei der akuten Poliomyelitis hierauf zurückführen. LINDEMANN ist der Ansicht, daß die deutlichen trophischen Störungen im Rückbildungsstadium der Poliomyelitis im Zusammenhang mit der akuten Entzündung des Rückenmarks und bei nachgewiesener Schädigung der Vorderhornganglienzellen nicht allein mit dem Ausfall der Vorderhornganglienzellen zusammenhängen, sondern er glaubt, daß es im Frühstadium der Poliomyelitis *zusätzlich* zu einer *Alteration* der *vegetativen Ganglienzellen* in der Intermediärzone des Rückenmarks mit Auswirkung auf das Nervensystem der *peripheren Strombahn* kommt, wobei dieser Auswirkunsgbezirk von der Lokalisation der Poliomyelitis an entsprechenden Abschnitten des Hals- und Lendenmarks abhängt. Demgegenüber hält er die Ausfallerscheinungen der Muskulatur für eine unmittelbare Schädigung der Vorderhornganglienzellen durch die Poliomyelitis. Die im Rückbildungsstadium beobachteten Störungen der Trophik werden von LINDEMANN als dem 2. Stadium des Sudeck-Syndroms gleichwertig bezeichnet. Man kann daraus wohl schließen, daß es bei der Poliomyelitis entweder nicht zu den akuten Erscheinungen des Sudeck kommt oder daß diese gegenüber den Symptomen der Poliomyelitis nicht hervortreten.

LINDEMANN, der schon früher zum Zusammenhang von Kontrakturen bei Poliomyelitis mit dem Sudeck-Syndrom Stellung genommen hatte, zieht aus seinen weiteren Erfahrungen bei der Poliomyelitis auch einen Rückschluß auf die allgemeine Sudeck-Entstehung. Er stellt die Frage zur Erörterung, ob es von einem peripher gelegenen, traumatischen oder entzündlichen, Reiz zu einer *Alteration* im Rückenmark gelegener vegetativer Zellelemente kommt, die dann den bekannten Sudeck-Ablauf in Erscheinung treten lassen.

An dieser Stelle möchte ich die *Sudeck Erklärungen* abhandeln, die sich mit mehr oder weniger Berechtigung *neurovertebral* nennen.

Über den Platz dieser Besprechung bestehen zweifellos und mit Recht ebenso verschiedene Ansichten wie über die Benennung. Denn ein Sudeck, an dessen Zustandekommen auch ein vertebraler Kompressionseffekt beteiligt ist, ist ebensowenig rein medullärzentral wie eine in gleicher Weise entstandene Periarthritis humeroscapularis. Und auf der anderen Seite kann man diese Leiden auch nicht rein vegetativ-sympathicogen bezeichnen, da sie ja unter den genannten Umständen tatsächlich auch mit einer radikulären Kompcnente verbunden sind. Um eine sonst erforderliche Wiederholung zu ersparen, erschien die Besprechung an dieser Stelle, trotz berechtigter Bedenken, zweckmäßig.

Es ist naheliegend, daß die guten *therapeutischen* Ergebnisse mit der sog. Wirbelsäulen-Behandlung beim Sudeck-Syndrom, über die BLUMENSAAT 1953 erstmals berichtet und SOLLMANN auf dem letzten Rheumatologen-Kongreß ausführlich gesprochen hat, auch zu ätiologischen und pathogenetischen Rückschlüssen anregt.

GUTZEIT, SOLLMANN, HACKETHAL und ARNOLD nehmen eine neurovertebrale Sudeck-Entstehung an.

Kürzlich hat auch F. BECKER, anläßlich seiner schon zitierten Äußerung über eine Überschätzung der Rolle des Sympathicus bei der Sudeck-Entstehung, gesagt, daß eher eine Wurzelkompression anzunehmen sei, wie beim Dupuytren, der öfter zusammen mit dem Sudeck vorkomme.

GUTZEIT rechnet zu den „ganz typischen Krankheitsbildern, die mit absoluter Sicherheit schon aus Anamnese und Befund die vertebrale Genese erkennen lassen, auch Durchblutungs- und trophische Störungen der Arme und Hände (Sudeck-Syndrom)". Er beschreibt einen Fall, der durch Dehnungs- und Repositionsbehandlung der Halswirbelsäule *ohne* Stillstellung der betroffenen Hand geheilt und auf „eine trophische Störung cervicaler Genese bei einem Mikrotrauma" zurückgeführt wurde. Sudeck-Fälle an den unteren Gliedmaßen werden in seinem Schema vertebraler Krankheiten nicht erwähnt.

Während GUTZEIT in der Störung des „Vertebron" beim Sudeck nur *eine* Ursache im komplexen Krankheitsgeschehen sieht und daher nur von einem „vertebralen Faktor" spricht, hält HACKETHAL sie im allgemeinen für die Hauptsache.

Er bezeichnet die spondylogene Nervenwurzelirritation durch Strangulation, vor allem im eingeengten Wirbelloch, als den häufigsten „Realisationsfaktor" und als Hauptursache. HACKETHAL möchte aber seine „areflektorische neurodystrophische Theorie" der Sudeck-Entstehung *neben* die alten Theorien setzen, da weder die reflektorische (VULPIAN-CHARCOT) noch die peripher-humorale (RIEDER) ganz befriedigten und u. a. das Phänomen der Unberechenbarkeit offen ließen. Er nimmt eine *rein* vertebrale Sudeck-Entstehung bei den Fällen an, die neben charakteristischen Sudeck-Zeichen und -Beschwerden auch ein spinales Wurzelirritations-Syndrom haben. Von 27 Fällen hatten 21 gleichzeitig ein solches, wurden also als vertebral und nur 6 Fälle als im Sinne der „bisherigen Sudeck-Entstehungsweisen" entstanden erklärt. Auch er führt kein vertebrales Sudeck-Syndrom an den unteren Gliedmaßen an.

Die Sudeck-Entstehung durch eine „areflektorische neurodystrophische cervicale Nervenwurzelstrangulations-Irritation" ist nach HACKETHAL auf *drei Wegen* möglich:

Weg I: Eine Primärnoxe bewirkt über eine direkte oder indirekte Nervenzerrung eine Dislokation der Nervenwurzel, die infolge Bestehens einer relativen Wirbellochstenose mechanisch irritiert wird.

Weg II: Durch eine Primärnoxe und unter der Einwirkung von sekundären Noxen, zu denen auch die unsachgemäße Behandlung von Verletzungen gehöre, kommt es bei Überschreitung einer bestimmten — durch die Reizbarkeit des neuralen Gewebes präterminierten — Reizschwelle zu einer lokalen Irritation der Nervenendigungen. Die lokale Nervenirritation pflanzt sich zentralwärts fort und führt über Durchblutungsstörungen der Vasa nervorum zur Nervenschwellung, die gleichfalls aufsteigend weiterschreitet und schließlich auch die Nervenwurzel betrifft, ein Geschehen, das als (latente) ascendierende „Neuritis" definiert wird. „Dieser Weg soll zur Diskussion gestellt werden als ein pathogenetischer Entwicklungsmodus für die Fälle von Sudeck-Syndrom, deren Genese weder durch den Weg I noch III erklärbar ist." Diese Fälle überwiegen. Es sind besonders jene, bei denen sich nach geringfügigen Verletzungen und Entzündungen ein Sudeck-Syndrom entwickelt.

Weg III: „Falls unsere Vorstellungen richtig sind, daß Nervenwurzel-Strangulationen zum Sudeck-Syndrom führen, müßte es auch ohne eine Primärnoxe zum Sudeck-Syndrom kommen können, wenn aus der relativen Wirbellochstenose durch Fortschreiten der degenerativen Veränderungen eine absolute wird oder auch, wenn ein Wirbelsäulen-Trauma zu einer absoluten Wirbellochstenose führt."

Die Vorstellungen Hackethals sind ausführlicher wiedergegeben worden, um jeden Beitrag zu berücksichtigen, der theoretisch in der Lage ist, die noch bestehenden Lücken in unserer Kenntnis des Sudeck-Syndroms zu schließen. Das gilt besonders für die Fälle, die bei der ätiologischen Einteilung (S. 9) in der 2. Gruppe zusammengefaßt wurden. Im übrigen ist darauf hinzuweisen, daß m. E. ein Teil dieser Fälle zu dem Sudeck-Syndrom bei Periarthritis humeroscapularis gehört.

Ganz allgemein ist zur neurovertebralen Erklärung des Sudeck-Syndroms zu sagen, daß sie natürlich in gewissen Fällen möglich ist. Man hat aber bei vielen „vertebralen Krankheitsbildern" den Eindruck, daß zu ihrer pathogenetischen Begründung und Erklärung, neben einer Überwertung des Röntgenbefundes, therapeutische Erfolge Paten gewesen sind, mit anderen Worten, daß aus einem post ein propter hoc geworden ist. Wenn man sieht, daß die „Wirbelsäulen-Therapie" nicht nur bei den vertebrogenen Sudeck-Fällen hilft, sondern auch bei denjenigen, die sich aus schweren peripheren Verletzungen entwickelt haben, so weiß man, daß dieser therapeutische Erfolg die Bedeutung der Wirbelsäule an der Sudeck-Entstehung zumindest auf einen Anteil, einen gelegentlichen Mitfaktor reduziert (s. S. 21).

Die Rolle der Wirbelsäule beim Zustandekommen des Sudeck-Syndroms erfährt eine Klärung durch Sollmann, der über große, wissenschaftliche und therapeutische, Erfahrungen auf dem Gebiet der Wirbelsäulen-Therapie verfügt.

Er schreibt in seiner letzten Arbeit, daß beim traumatischen Sudeck, bei insuffizienter Statik und Dynamik der Wirbelsäule, der Dornfortsatz des in Frage kommenden Wirbels kontralateral, zur Seite des erlittenen peripheren Traumas, gerichtet steht; es komme dabei zu einem lokalen Spasmus und muskulären Gegenausschlag im betreffenden zugehörigen Wirbelsegment und im zugehörigen vegetativen Funktionskreis, wie Hoff es ausdrücke. Bei einem nichttraumatischen Sudeck weiche der betreffende Dornfortsatz zur erkrankten Seite hin ab. Erst eine „Segment-Blockierung" durch einen solchen Wirbel mache eine Entgleisung des vegetativen Gleichgewichtes möglich.

Die Erklärung Sollmanns geht noch weiter. Schon seine Beobachtung, daß ein Sudeck der *unteren Gliedmaßen* auch durch Redression der beiden oberen Halswirbel beseitigt werden kann, was ja nicht durch eine örtliche segmentäre Entlastung, sondern nur durch eine zentrale Reflexunterbrechung erklärt werden kann, hatte auf den cerebralen Sitz der Entstehungsursache hingewiesen. REISS hatte nun bei Männern mit anderen, vertebral bedingten Krankheiten erhöhte Blutviskositätswerte von z. B. 6,2 μ gefunden, die innerhalb von 10 Min. nach der Redression auf die normale Höhe von 5,1 μ gesunken waren. SOLLMANN führte dieses Phänomen bei seinen Sudeck-Fällen folgerichtig auf eine zentral-vegetative Entstehung im Zwischenhirn zurück und nahm an, daß durch ein manuelles Redressement des 2. Halswirbels ein *neuromuskulärer Spasmus der A. vertebralis* gelöst und so das Zwischenhirn wieder normal durchblutet werde. Der vertebrale Erfolg hat somit die vertebrale „Genese" in das übergeordnete Zwischenhirn verlegt.

Es scheint, daß meine obige Beurteilung einer Beteiligung vertebraler Faktoren beim Sudeck durch die Arbeiten SOLLMANNs sich weitgehend bestätigen läßt (s. auch S. 182).

b) Das Sudeck-Syndrom an der Wirbelsäule

Die Frage, ob das Sudeck-Syndrom auch *an* der Wirbelsäule und den zugehörigen Weichteilen vorkommt, ist noch nicht geklärt. Sie wird in einigen Arbeiten bejaht, in anderen offen gelassen. Neuerdings wird die Spondylitis posttraumatica Kümmell auf eine Sudecksche Dystrophie zurückgeführt.

F. BECKER, der 1943 das Sudeck-Vorkommen an der Wirbelsäule in einem Vortrag behandelte, nannte diese Frage 10 Jahre später noch nicht entschieden. Der gleichen Ansicht sind ISELIN und JUNGHANNS.

Alle Untersucher sind sich darin einig, daß man aus theoretischen Erwägungen gleichartige dystrophische Geschehnisse auch an der Wirbelsäule für möglich halten muß, daß ihre Erkennung und Deutung aber schwierig sind.

Die Erkennungsschwierigkeiten sind physikalischer Art. In Wirbelkörpern entziehen sich ja Einschmelzungsherde von unterhalb Erbsgröße dem röntgenologischen Nachweis. Der von GRASHEY u. a. angegebene prozentuale Mindestentkalkungsgrad von 10% bei dünnen peripheren Knochen zur Röntgendarstellung einer Atrophie liegt an der Wirbelsäule erheblich höher. Selbst in nur 1 cm dicken Scheiben eines mazerierten Wirbelkörpers, bei dem also die normale Dicke des Wirbels und der Weichteile fehlt, ließen sich bei Entkalkungsversuchen von BABAÏANTZ mit 0,5%iger Salpetersäure röntgenologisch schwach sichtbare Unterschiede gegenüber nichtentkalkten Scheiben erst bei einem Kalkverlust von 30% nachweisen, während deutliche Unterschiede bei einer Entkalkung von 50% sich ergaben. Es wäre also vorstellbar, daß aus „röntgenoptischen" (REISCH und BIERLING) Gründen der Nachweis einer fleckförmigen Entschattung im Röntgenbild der Wirbelsäule bei einem Sudeck nicht möglich ist. Dem kann man aber entgegenhalten, daß die kleinfleckige Entkalkung bei der Osteoporose anderer Ursache an der Wirbelsäule sehr gut zur Darstellung kommt, wie überhaupt die Wirbelsäule ein Lieblingssitz derartiger Osteoporosen ist.

Im Zusammenhang hiermit ist eine Beobachtung bei einem 55jährigen Mann mit einer endokrinen präsenilen Wirbelosteoporose bemerkenswert, bei dem wir trotz mehrjähriger Röntgenkontrolle keine Zunahme der Osteoporose durch einen traumatischen Lendenwirbelkörperbruch feststellen konnten.

JUNGHANNS erwog die Möglichkeit, daß die der Endosteoporose vorausgehenden fleckförmigen Zustandsbilder an der Wirbelsäule vielleicht rascher durchlaufen werden als an den Gliedmaßen, weil die Wirbelsäule trotz Bettruhe nie eine solche Entlastungsmöglichkeit habe wie ruhiggestellte Gliedmaßenknochen. Würde diese Möglichkeit zutreffen, so müßte man das, schon bei der Gliedmaßentuberkulose hypothetisch-konditionell genannte, primär chronische Sudeck-Syndrom anerkennen. Im übrigen wird die bei Wirbelbrüchen — vielleicht — bestehende geringere Entlastungsmöglichkeit durch bessere Durchblutungsverhältnisse infolge fehlender venös-statischer Abflußerschwerungen wohl wettgemacht.

Ähnliches gilt auch für die Annahme, daß Weichteildystrophien bei einem angenommenen Wirbel-Sudeck sich nur schlecht nachweisen ließen. Denn nach Wirbelbrüchen sind Versteifungen der Wirbelgelenke, statisch oder segmentärnerval gedeutete Schmerzen, Muskelatrophien und Muskelhärten leicht zu erkennen. Sie ließen sich zudem sogar zwangloser als Sudeck-Syndrom deuten.

Man kann also die Frage, ob es ein Sudeck-Syndrom an der Wirbelsäule gibt, vorläufig nur mit der zusammenfassenden Feststellung von JUNGHANNS beantworten, daß noch nie ein wirklich echter Sudeck an der Wirbelsäule mit den typischen fleckförmigen Aufhellungen und dem Endausgang in Osteoporose beschrieben worden ist.

Ein besonderes Problem stellt die *Gleichstellung von Sudeck-Syndrom und Kümmellscher Krankheit* dar. Da sie von einigen namhaften Autoren angenommen wird, ist auch eine Auseinandersetzung mit dieser Frage erforderlich. Sie betrifft die Spondylitis posttraumatica an sich und ihre Erklärung als Folge einer Sudeckschen Dystrophie.

MATTI äußerte als erster die Ansicht einer Übereinstimmung von Kümmellscher und Sudeckscher Krankheit. F. BECKER fand verhältnismäßig häufig bei späteren Röntgenkontrollen nach Wirbelbrüchen, meist parallel gehend mit klinischen Sudeck-Zeichen, eine Formveränderung der Wirbelkörper, die von anderen Erkrankungen her unter der Bezeichnung eines Fischwirbels oder der Sanduhrwirbelform bekannt ist, und glaubt sie, trotz Nichtbeobachtung einer kleinfleckigen Entschattung, in Verbindung mit dem Sudeck-Syndrom bringen zu können. Weiter beobachtete er, daß die Fälle, die eine schwerere Kompression eines Wirbelkörpers hatten, mittels Reposition aufgerichtet sowie fixiert worden waren, später keine Sudeck-Zeichen und auch keine Fischwirbelbildung aufwiesen, im Gegensatz zu den leichten Kompressionsbrüchen. Die Deutung MATTIS als Kümmellsche Malacie lehnte BECKER ab, da diese nach den Untersuchungen von HELLY eine posttraumatische Ernährungsstörung *mit Gewebsschwund* darstelle und auf den traumatisch geschädigten Wirbelkörper beschränkt sei. Auch habe er „beim Sudeck der Wirbelsäule die Fischwirbelform nicht oder jedenfalls nicht in erster Linie“ am verletzten Wirbel, sondern in den benachbarten Wirbelkörpern gesehen.

Diese Beobachtungen von BECKER haben verständlicherweise keine Bestätigung gefunden.

1952 teilte PITZEN auf der Unfallmedizinischen Tagung in Köln mit, daß der *bisher ausstehende histologische Beweis der Sudeck-Natur der Kümmellschen Krankheit bei einem seiner Fälle nunmehr erbracht sei.*

Er erwähnte bei dieser Gelegenheit, daß im Schrifttum bis zum Jahre 1947 über histologische Befunde von 4 Wirbelsäulen mit den posttraumatischen Veränderungen KÜMMELLS berichtet ist; obwohl in allen Fällen darauf aufmerksam gemacht wurde, daß ein atrophierender bzw. nekrobiotischer Prozeß zu stärksten Osteoporosen und Rarefikationen der Wirbelkörperspongiosa und schließlich zum Zusammenbruch des Wirbelkörpers führte, wäre niemand auf den Gedanken gekommen, diesen Befund im Sinne eines Sudeckschen Syndroms zu deuten.

Aus der Darstellung und der Bearbeitung des Problems in der Dissertation von OTTE ergibt sich nun, daß weder das Vorliegen eines Sudeck-Syndroms an der Wirbelsäule noch die Verbindung eines solchen mit einer Kümmellschen Krankheit noch endlich die Existenz der Spondylitis posttraumatica überhaupt auch nur annähernd als erwiesen angesehen werden können.

Wegen der *entscheidenden Bedeutung, die diesem Fall für die Frage des Vorkommens sowohl eines Sudeck wie auch eines Kümmell an der*

Wirbelsäule zukommt, ist es unerläßlich, eine ausführliche Wiedergabe desselben vorzunehmen, um dem Leser selbst die Möglichkeit einer Beurteilung zu geben.

Vorgeschichte und Verlauf (aus der Dissertation von OTTE): Am 12. XI. 41 hatte der bis dahin körperlich gesund gewesene, 52jährige Arbeiter J. den *1. Unfall.* Er fiel aus einem 7 m hohen Baum auf eine Rasenfläche, konnte mit leichter Unterstützung danach selbst gehen und hatte starke Ekchymosen im Bereich der Kniekehlen und über dem rechten Hüftgelenk. Im Krankenhaus wurde eine Stauchung der Wirbelsäule, des Beckens und des linken Fußgelenkes angenommen. Die am 16. XI. 41 hergestellte *Röntgenaufnahme* ließ keinen Bruch im Bereich der Wirbelsäule erkennen. Nach 7 Tagen Entlassung aus dem Krankenhaus. *Danach immer Schmerzen* im Rücken und in der Hüftgelenkgegend.

Am 10. VII. 42 Röntgenuntersuchung in einer orthopädischen Univ. Klinik: „*Arthropathia deformans beider Hüftgelenke, ausgesprochene Arthropathia deformans der Wirbelsäule.*" (Keine Beschreibung.) Am 26. V. 43 Befund der gleichen Klinik: „Pat. klagt noch über Schmerzen in der Kreuzbeingegend, besonders wenn er länger als 2 Stunden gegangen ist, und nach längerem Bücken (10 min). Auch habe er ausstrahlende Schmerzen von der re. Schulter in den Oberarm, sowie auch vom re. Hüftgelenk in den re. Oberschenkel und das re. Knie. Außerdem habe er ab und zu Krampfzustände in den Fingern der re. Hand... Leichte Skoliose, geringer Druckschmerz in der Gegend des 3. und 4. LW. Die Beweglichkeit der WS ist im ganzen konzentrisch eingeschränkt. Die Muskelhärten in den langen Rückenstreckern sind noch in einer geringen Anzahl vorhanden. Röntgenbefund: Arthropathia deformans der WS, ferner *Keilform des 3. LW nach Stauchungsbruch.*

Pat. verrichtete dann wieder leichte Arbeit in der Landwirtschaft. Am 25. VI. 1945 erlitt er einen *zweiten Unfall*, indem er aus 3 m Höhe aus einem Kirschbaum fiel. Konnte zunächst Beine noch etwas bewegen. Wasserlassen sei sofort nicht mehr möglich gewesen. Verspürte stärkste Schmerzen in der Lendengegend. Mußte im Krankenhaus ständig katheterisiert werden. Die Motilität in den Beinen stellte sich nach einiger Zeit wieder her. In der ganzen unteren Körperhälfte taubes Gefühl. Die „Röntgenaufnahmen zeigten neben der alten *Kompressionsfraktur* eine weitere Fraktur des 1. Lendenwirbelkörpers". Exitus am 8. III. 1946 infolge Marasmus bei unvollständiger Querschnittslähmung und schwerer Cystopyelitis. Obduktionsbefund: „*Alte, konsolidierte Kompressionsfraktur des 1. und 3. Lendenwirbelkörpers mit mäßig starker Deformierung der Wirbelsäule und weitgehender Einengung des Wirbelkanals im Bereich beider Frakturstellen, besonders der unteren...*"

Aus der Beschreibung des *histologischen Befundes* werden nur einige Stellen wörtlich zitiert:

„Nekrosen und Osteoporose. Dazu Osteoklasten, aber *keine* Osteoblasten." ... „Der feingewebliche Befund wurde an den erhaltenen Wirbeln erhoben, da sich an ihrer Struktur gerade der Prozeß abgespielt haben muß, der sich am 3. LKW vor seinem Zusammenbruch (vor 4½ Jahren! Ref.) abgespielt haben muß." ... „An allen Wirbeln imponiert die starke Atrophie. Allein der 3. LKW macht eine Ausnahme. An ihm zeigt sich im Gegensatz zu den anderen Wirbeln, die eine relative Kalkarmut aufweisen, eine *stärkere, wahrscheinlich dystrophische Verkalkung.*"

Diese Krankheitsgeschichte kommentiert sich selbst. Sie ist kein Beweis für, sondern gegen das Vorliegen einer Sudeckschen und Kümmellschen Krankheit bei dem betreffenden Patienten. Soweit darin eine Beweisführung unternommen wird, verlangt sie schwerwiegende Einwände:

1. Die Angabe, daß im Kriege in einem kleinen Krankenhaus der Ausschluß eines Wirbelbruchs auf *einer* Röntgenaufnahme (es wird in der Einzahl gesprochen), erfolgt ist, beweist nichts.

2. Pat. ist nach der am 7. Tag erfolgten Krankenhausbehandlung nie beschwerdefrei gewesen. Bei der Kümmellschen Krankheit soll ein beschwerdefreies Intervall bestehen.

3. Von der Kümmellschen Krankheit wird erstmals nach dem Tode des Pat. gesprochen. Vorher heißt es in allen Diagnosen, auch im Sektionsprotokoll: „*Kompressionsfraktur*“, eine klare, unmißverständliche und für den vorliegenden Fall richtige Bezeichnung, die durch eine weitere Angabe „Keilform des 3. LKW nach Stauchungsbruch“ noch bestätigt wird.

4. Das Schicksal hat in diesem Fall geradezu Regie geführt, indem es bei ein und demselben Patienten zu zwei, zeitlich $3\frac{1}{2}$ Jahre auseinanderliegenden, Kompressionsbrüchen an zwei Wirbelkörpern gekommen ist. Man kann wohl kaum die Meinung vertreten, daß die (auch pathologisch-anatomisch sehr ähnlichen!) Kompressionsfrakturen beim ersten Mal durch eine schleichende Malacie, beim zweiten Mal dagegen durch eine echte, primäre Fraktur entstanden sind. Um eine derartige Möglichkeit zu begründen, bedarf es klarerer Nachweise im unmittelbaren Anschluß an den ersten Unfall und eines entsprechenden klinischen Bildes.

5. Pat. hat die klinischen Zeichen einer teilweisen Querschnittslähmung gehabt. Sie wurde bei der Sektion durch „weitgehende Einengung des Wirbelkanals im Bereich *beider* Frakturstellen, besonders der *unteren*“ (also des 3. LKW-Bruches vom Jahre 1941!) erklärt. Bei der Kümmellschen Fraktur gibt es diese Komplikation nicht, sie kommt nur bei echten oder bei spontanen Frakturen vor. Da Pat. bereits 1943 ein Schulter-Hand-Syndrom mit gelegentlichen Krampfzuständen in den Fingern der rechten Hand hatte, ist die Annahme einer generalisierten Wirbelerkrankung mit Spontanfrakturen naheliegend.

6. Die Möglichkeit, daß die Spontanbrüche auf dem Boden einer *präsenilen, vorbestehenden Osteoporose* der Wirbelsäule entstanden sind, ergibt sich aus dem histologischen Befund an den „erhaltenen“ Wirbeln; derselbe wurde aufgrund von „Nekrosen, Osteoporose, dazu Osteoklasten, aber keine Osteoblasten“ fälschlich als Sudecksche Dystrophie gedeutet. Beim Sudeck gibt es aber keine Nekrosen und kein Fehlen von Osteoblasten (siehe S. 122 und 126). Fehlen der Osteoblasten ist aber für eine endokrine usw. Osteoporose charakteristisch.

7. Eine „wahrscheinlich dystrophische Verkalkung“ gibt es beim Sudeck ebenfalls nicht. Findet sich eine solche in einem osteoporotischen Wirbel nach alter Fraktur, so handelt es sich um eine Knochennarbe, d. h. die übliche Ausheilungsform eines Knochenbruchs.

8. Nekrobiosen kommen beim Sudeck nicht vor, wohl bei einem Wirbelbruch. Infolgedessen gibt es bei einem Sudeck-dystrophischen Knochen keine Deformierung, Verbiegung oder Fraktur, und mag die Dystrophie noch so schwer gewesen sein. (Deshalb läßt sich die von BECKER als Sudeck-gedeutete Fischwirbelbildung nicht anerkennen.)

9. Für die Art der Beurteilung des Falles ist es erforderlich, einen Teil der „klinischen Epikrise“ zu zitieren, der lautet: „Besonders die Trennung von der Wirbeltbc. ist oft deswegen besonders schwierig, weil sich gerne auf traumatische Schädigungen der Wirbelstruktur, wie Blutungen und Nekrosen, die im mikroskopischen Größenbereich liegen, eine Spondylitis tbc. sekundär aufpfropft.“

Nachdem also auch dieser Beweis für ein Sudeck- oder Kümmell-Vorkommen an der Wirbelsäule sowie für eine pathogenetische Erklärung der Spondylitis posttraumatica mit der Sudeckschen Dystrophie klinisch, röntgenologisch, autoptisch und mikrospkopisch versagt hat, kann man das Kapitel mit folgenden Feststellungen schließen:

a) Das Vorkommen eines Sudeck-Syndroms an der Wirbelsäule ist möglich, bisher jedoch noch nicht erwiesen.

b) Auch bei einer Unterstellung eines Sudeck an der Wirbelsäule käme er zur Erklärung einer Kümmellschen Fraktur nicht in Betracht, da zum Sudeck-dystrophischen Knochenbild Deformierungen oder Frakturen nicht gehören.

c) Eine Spondylitis posttraumatica Kümmell gibt es nicht mehr. Man sollte unter diesen Abschnitt der Wirbelsäulen-Pathologie nunmehr einen Schlußstrich ziehen.

Die Annahme einer posttraumatischen Wirbelmalacie beruhte auf einem Nichterkennen oder einer Nichtdarstellbarkeit einer Fraktur eines gesunden oder osteoporotisch vorerkrankten Wirbels. Sämtliche Beobachtungen von Kümmellscher Krankheit stammen aus einer Zeit, da die Röntgentechnik noch nicht entwickelt oder nicht überall hingelangt war. Auch OTTE mußte, um das Wesen derselben „klar heraus zu kristallisieren", 4 Krankengeschichten von Kümmell-Fällen aus der Literatur anführen, von denen der jüngste fast 20 Jahre zurückliegt. Bei den ersten beiden Fällen war anscheinend zunächst keine Röntgenaufnahme gemacht worden. Beim dritten war die Wirbelsäule überhaupt nicht vom Unfall betroffen. Der vierte Fall (HELLY) läßt keine klare Abgrenzung von entzündlichen Wirbelprozessen zu. Kenner der Wirbelsäule (JUNGHANNS, LOB, SIMON u. a.), sowie erfahrene Unfallärzte (BÜRKLE DE LA CAMP, ZUR VERTH u. a.) haben keine eigenen Beobachtungen von Kümmellscher Krankheit gemacht. Das gilt besonders für Bergbaugegenden, wo Wirbelsäulenprellungen eine häufige Verletzungsart sind, bei der man gelernt hat, durch ausgiebige Anwendung der Röntgentechnik eine richtige Verletzungsdiagnose zu stellen.

c) Sudeck-Syndrom und Osteolysen-Osteonekrosen

Die reflektorisch-ischaemische Erklärungsweise aseptischer Knochennekrosen und Osteolysen hat einige Autoren veranlaßt, diese Bilder zum Sudeck-Kreis zu rechnen.

VICTOR SCHAEFER, der die Rickerschen Grundgesetze auf die Erklärung des Sudeck-Syndroms übertragen hat, nimmt eine *gewebliche Übereinstimmung zahlreicher Knochen- und Gelenkkrankheiten* an und sagt: „In der Knochenpathologie können in Bestätigung des Stufengesetzes eine Reihe von Knochenkrankheiten verschiedener Ätiologie gegenübergestellt werden, die unter gewissen Voraussetzungen übereinstimmende Gewebsbefunde aufweisen, Übereinstimmung auch mit den „neuropathisch" genannten Krankheiten. Gleicher Gewebsumbau kann sich z.B. zeigen in schweren Fällen von Rachitis und Osteomalacie, bei Osteodystrophia fibrosa, nach Nervenschußverletzung, beim Knochenbruch, bei der Sudeckschen Krankheit usw. Alle diese Krankheiten zeigen einen Umbau, der auf eine nerval bedingte peristatische Hyperämie zurückzuführen ist, entsprechend den festgestellten Vorgängen an den Weichteilen, z.B. nach Unterbindung des Pankreasganges. Diese Deduktion muß erlaubt sein, da ihr Naturgesetze zugrundeliegen." SCHAEFER bezieht folgerichtig auch die geweblichen Reaktionen und die Gewebsschäden, welche durch Arbeit mit Preßluftwerkzeugen in Weichteilen und Knochen entstehen können, in diese pathogenetische Betrachtungsweise ein. Die Beschränkung von Preßluftschäden auf einen kleinen Teil der Arbeiter erklärt er durch eine anlagebedingte, abnorm starke Reizbarkeit des vegetativen Nervensystems der Strombahn.

Diese Ausführungen SCHAEFERS sind hier wiedergegeben, weil sie die relationspathologische Begründung für die Verbindung des Sudeck mit umschriebenen aseptischen Ernährungsstörungen des Skelets bilden.

Wie verhält es sich nun mit dem Zusammenhang Sudeck und Osteonekrosen-Osteolysen?

Zur Beantwortung dieser Frage ist die Vorwegnahme gewisser histopathologischer Knochenveränderungen beim Sudeck erforderlich, die auf S. 81 ff zur Besprechung kommen.

Allgemein ist zu betonen, daß heute die Gleichartigkeit histopathologischer Reaktionen des Knochengewebes anerkannt ist, nicht aber eine quantitative Abhängigkeit von der Reizstärke mehr. Die verschiedenen Knochenkrankheiten unterscheiden sich vielmehr auch durch wesentliche, wenn manchmal auch nur geringfügige, qualitative Entstehungsursachen. Das Stufengesetz ist verlassen (S. 104).

Betrachtet man nun das Verhältnis der Sudeckschen Dystrophie zu Osteonekrosen, so ergeben sich folgende Feststellungen. Bei der aseptischen Nekrose findet sich ein *makroskopisch* wahrnehmbares, umschriebenes, charakteristisches (sequesterähnliches) Bild. Beim Sudeck werden gelegentlich auch Nekrosen beschrieben; sie sind dann aber nur *mikroskopisch* nachzuweisen. Im Röntgenbild treten sie — im Gegensatz zu den Osteonekrosen — nicht hervor. Die fleckförmigen Entschattungen des Sudeck sind nicht durch nekrotische, sondern durch atrophische und durch osteoide Herde zu erklären.

Unterstellt man einmal, daß die Knochendystrophie beim Sudeck und die Osteonekrose, z.B. bei der Lunatum-„Malacie", Folgen des gleichen vegetativ nervalen Vorgangs im Bereich der Endblutstrombahn wären, unterschieden lediglich durch Auswirkungen des Stufengesetzes, so müßte man auch beim Sudeck-Syndrom wenigstens gelegentlich *makroskopische* Nekrosen des Knochengewebes finden. Denn auch beim Sudeck gibt es Fälle „stärkster Reizung" mit entsprechender statischer Hyperämie, d. h. völligem Stillstand von Blutstrombahn und Stoffwechselaustausch. Es gibt aber keine Lunatumnekrose im Rahmen eines Sudeck-Syndroms. Bei der Nekrose des Lunatum wiederum ist das betreffende Mondbein isoliert von der Ernährung ausgeschlossen. Die benachbarten Handwurzelknochen, an sich Praedilektionsstellen eines Sudeck, lassen jegliche Beteiligung in Form einer kollateralen oder Hofreaktion vermissen. In gleicher Weise fehlen kollaterale Weichteildystrophien. Der Unterschied des Bildes einer Lunatumnekrose gegenüber einem Sudeck ist ein so deutlicher, wesensmäßiger, daß eine Deutung der Lunatumnekrose als Sudeck-Reaktion nicht infrage kommt und nicht zu verstehen ist, warum es bei stärkster peristatischer oder statischer Hyperämie einmal zu einer Lunatumnekrose *mit* Sudeck-dystrophischen Reaktionen in der Umgebung, ein anderes Mal trotz gleicher Erregungsstärke zu einer ganz isolierten Knochennekrose kommen soll. Verständlich ist das nur, wenn man weiß, daß bei der Osteonekrose eine völlige Abschaltung von der Blutversorgung besteht.

Die gewebliche und pathogenetische Verschiedenheit beider Krankheitsbilder läßt sich besonders gut veranschaulichen an den Fällen, bei denen Sudecksche Dystrophie und Osteonekrose als Folge einer gemeinsamen Ursache zusammen vorkommen.

Hagen bringt in seiner Monographie über Preßluftkrankheiten Röntgenbilder aus einer Arbeit von Wette mit „Sudeckscher Atrophie bei relativer Kalkspeicherung im Mondbein" nach schwerer Phlegmone der ganzen Hand. Er sieht das „Eigenartige des Bildes darin, daß das Mondbein allein inmitten der hochgradig kalkarmen Nachbarknochen normales Knochengewebe zeigt. Der für diesen Zustand gewissermaßen physiologische Abtransport der Kalksubstanz hat am Mondbein offenbar nicht stattgefunden. Ob die gegenüber den Nachbarknochen in Erscheinung tretende relative Kalkspeicherung des Mondbeins als röntgenologischer Ausdruck einer anatomisch ausgebildeten Nekrose anzusehen ist, läßt sich natürlich nicht mit Sicherheit entscheiden. Es wäre jedoch möglich, daß es sich um ein Frühstadium der Mondbeinnekrose handelt."

Diese Erklärung, daß ein osteonekrotischer Herd an der Sudeck-Dystrophie scheinbar nicht teilnimmt, weil er von der Blutversorgung und damit vom Abtransport der Kalksalze ausgeschlossen ist, stimmt. Oehlecker und Dyes beschreiben ähnliche Bilder. Wir konnten die gleiche Feststellung bei Frakturen des Mond- und Kahnbeins treffen und 1944 auch eine sequesterartige Nekrose eines abgebrochenen Kniescheibenstückes bei gleichzeitigem Sudeck veröffentlichen. Sie wird hier in Abb. 2 und 3 wiedergegeben.

Den Gegensatz von Sudeckscher Dystrophie und dem Krankheitsbild der Osteonekrose zeigt auch die mechanische Unbeeinflußbarkeit des Sudeck-Knochens.

Während osteolytische und osteonekrotische Skeletabschnitte sich deformieren, zusammensintern oder brechen können, wird die Festigkeit des Sudeck-Knochens, auch bei stärksten Dystrophiegraden, nicht beeinträchtigt. Es gibt beim Sudeck keine Spontanfrakturen, auch keine Verbiegungen, die z.B. bei Osteoporosen anderer Ursache und bei der Osteomalacie vorkommen,.

BÜTTNER nimmt in seiner ausführlichen Darstellung über Refrakturen im Kindesalter keine Sudecksche Dystrophie als Ursache an, wie er mir bestätigt hat.

Die Nichtberechtigung einer pathogenetischen oder wesensmäßigen Gleichstellung geht auch aus der Tatsache hervor, daß es bei Preßluftschäden im Bergbau kein Sudeck-Vorkommen gibt (S. 213).

Die Kasuistik von Osteonekrosen, die als Sudeck-Form angesprochen sind, ist verschwindend klein. Soweit eine Deutung möglich ist, handelt es sich dabei um sog. Mischfälle.

So hat BADE Perthes-artige Veränderungen an Oberschenkelköpfen bei Kindern nach Reposition einer angeborenen Hüftgelenksluxation als eine „reine Osteoporose, analog dem Sudeck" erklärt.

Mischfälle von Osteonekrose und Sudeck stellen wahrscheinlich die Schenkelkopfnekrosen nach traumatischen Hüftgelenksverrenkungen dar, die ich 1936 noch als alleinige Ischaemiefolge betrachtet hatte.

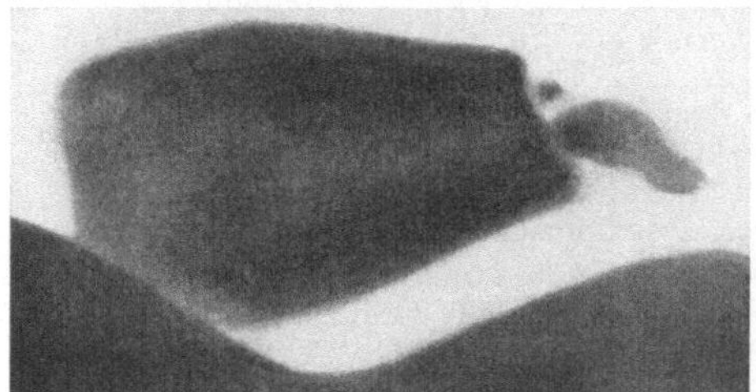

Abb. 2.

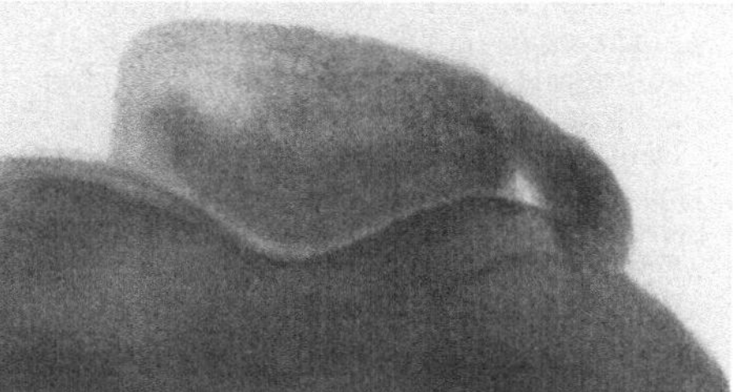

Abb. 3.

Abb. 2. P. A. ♂ 22 J. Abbruch vom oberen inneren Kniescheibenrand am Verletzungstag.

Abb. 3. Derselbe Pat. 8 Wochen später: Sudecksche Dystrophie der Patella (klein- bis grobfleckige Entschattung, konzentrische Atrophie) mit *Ausnahme* des abgebrochenen Stückes, das eine sequesterartige Verdichtung aufweist.
(Abb. 2 und 3. Aus BLUMENSAAT: Fortschr. Röntgenstr. **40**, 69 [1944]).

FRANZ SCHMITZ, der durch Beobachtungen HACKENBROCHS von „isolierter Entkalkung an der Hüfte wie bei der Sudeckschen Atrophie" zu histologischen Gefäß- und Muskeluntersuchungen beim Hüftschmerz veranlaßt wurde, fand Durchblutungsstörungen im Endstromgebiet und eine Wucherung des interstitiellen Bindegewebes mit Degenerationserscheinungen an der Muskulatur, sowie eine schmerzhafte Muskelsteife. Klinisch lagen Schmerzen, Herabsetzung der Hauttemperatur und Durchblutungsstörungen vor. Leider erwähnt er keine Röntgenbefunde. In einigen Fällen nimmt SCHMITZ eine neurale Ursache im Bereich der Lendenwirbelsäule an. Vergleicht man die ähnlichen Verhältnisse bei der cervicalen Periarthritis humeroscapularis und ihre gelegentlichen Beziehungen zum Sudeck-Syndrom, so kann man sie sich auf die Periarthritis coxae mit dem weiteren Bild einer Arthrosis deformans als scheinbarer selbständiger Erkrankung übertragen vorstellen.

Ähnlich liegen die Dinge auch bei der angenommenen Verbindung von Sudeck und aseptischen Osteolysen.

Auch beim Sudeck handelt es sich um eine Osteolyse. Denn die Resorption von Knochengewebe ist ein osteolytischer Vorgang. Er ist beim Sudeck aber winzig klein, röntgenologisch nur als kleine Flecken erkennbar. Die fleckige Entschattung im Röntgenbild ist kein Ergebnis der Osteolyse allein, sondern vorwiegend durch strahlendurchlässiges osteoides Gewebe verursacht. Demgegenüber handelt es sich bei dem Krankheitsbild der Osteolyse um einen ganz anderen Vorgang. Er ist durch einen totalen und begrenzten Schwund des Knochengewebes charakterisiert, der sich im Röntgenbild als Defekt darstellt. Und diese Osteolyse ist nicht die Folge einer Durchblutungsänderung wie bei der Sudeckschen *Dys*trophie, sondern einer Ischaemie, genau wie die Osteonekrose, von der sie sich aber wiederum grundsätzlich durch eine totale Resorption, unterscheidet.

Man sollte daher Bezeichnungen wie Osteolyse, Osteonekrose, die sowohl einen Vorgang wie auch einen Zustand bedeuten, vermeiden.

Es bedarf keines Hinweises, daß die im Schrifttum beschriebenen, an sich ziemlich seltenen Fälle von Osteolyse nach Nervenverletzungen, besonders solchen des Ischiadikus, ebenfalls mit dem Sudeck-Syndrom nichts zu tun haben. Auch die sog. Akroosteolyse, Trophopathia myelodysplastica, Arthritis mutilans, die Osteolysen bei Tabes, Syringomyelie, Lepra usw. gehören nicht dazu. Dasselbe trifft für die toxische Osteolyse, z.B. bei Gliedmaßentuberkulose, zu (S. 15ff).

Wenn man nun berücksichtigt, daß es beim Sudeck keine grobe, gleichmäßige Osteolyse gibt, und daß dem Krankheitsbild Osteolyse die charakteristischen Knochen- und Weichteilsymptome des Sudeck fehlen, so bedarf es keiner weiteren Ausführung, daß eine wesensmäßige oder pathogenetische Gleichsetzung dieser beiden verschiedenen Bilder nicht berechtigt ist, auch nicht im Rahmen des eine etwas weitere Auslegung zulassenden Formenkreises.

Diese Feststellung schließt nicht das gelegentliche *gemeinsame* Vorkommen eines Sudeck und einer Osteolyse aus, was bei einer *traumatischen* Entstehungsursache möglich ist. Als Beispiel hierfür kann eine von mir 1944 beschriebene Beobachtung an der Kniescheibe dienen.

Sie betrifft einen 45jährigen Mann mit einem am Unfalltage röntgenolcgisch nachgewiesenen Abbruch der Spitze der Kniescheibe bei gleichzeitigem Spaltbruch des Schienbeinkopfes (Abb. 4). 7 Wochen nach dem Unfall läßt das Kontrollbild (Abb. 5) eine Osteolyse der abgebrochenen Spitze, aber auch eines Saumes des anderen „Fragmentes" erkennen. Gleichzeitig besteht jetzt eine deutliche Sudecksche fleckige Dystrophie des Hauptteils der Patella und der benachbarten Femurknorren. Sie kommt deshalb auf der Abbildung nicht so stark zum Vorschein, weil der Röntgenfilm in dem Bestreben, die sich nicht zeigende Kniescheibenspitze darzustellen, länger entwickelt worden war.

Die Frage, ob der Faktor, der die Bilder der Osteolyse und der Osteonekrose so deutlich unterscheidet, Sudeck-dystrophischer Art ist, drängt sich durch einige Fälle von traumatischer Osteolyse auf, die in den letzten Jahren veröffentlicht sind (Kuehne, Werder).

Kühne berichtete 1953 von einer Oberarmkopfnekrose bei einem 17jährigen Transportarbeiter, die 6½ Jahre nach einem Sturz auf die linke Schulter mit ausgedehntem Hämatom, starker schmerzhafter Bewegungseinschränkung und fehlendem Röntgenbefund röntgenologisch festgestellt worden ist. 4 Wochen nach dem Unfall Wiederaufnahme der alten Arbeit (als Transportarbeiter!), 6 Monate danach erstmals erneute Schmerzen mit Notwendigkeit eines Arbeitsplatzwechsels. In den nächsten Jahren zunehmende Bewegungseinschränkung.

Kühne nennt bei der Erklärung die von U. Ritter zusammengefaßten Entstehungsursachen aseptischer Nekrosen, erörtert aber die Sudeck-Möglichkeit nicht. Er führt seine Beobachtung auf eine direkte Verletzung ernährender Knochengefäße oder auf eine Drosselung der Durchblutung im Oberarmkopf durch das Hämatom zurück. Dadurch sei es zu einer Ischaemie gekommen, die im Sinne der Vorstellungen von H. KIND eine Osteolyse der Knochenzellen ausgelöst habe.

Die Osteolyse-Theorie von KIND, die KÜHNE neben den Erklärungen von BONOME, F. KÖNIG, AXTHAUSEN, HERTZ, BART, SAEGESSER u. a. benutzt, ist insofern bemerkenswert, als die gelegentlich auch für die Sudeck-Erklärung angegeben wird. Man muß dazu sagen, daß sie entsprechenden Versuche und Untersuchungen am *Knochenbruchspalt* vorgenommen wurden, so daß sie keine restlose Übertragung auf einen geprellten Oberarmkopf oder auf bruchspaltferne Teile eines gebrochenen Schaftes erlauben. Ein weiteres Eingehen darauf zum Zwecke der Sudeck-Erklärung ist daher nicht erforderlich.

Neuerdings sind 3 Beobachtungen von „posttraumatischer Osteolyse des akromialen Schlüsselbeinendes" beschrieben (WERDER, NELL, ALNOR). Nur WERDER brachte seine Beobachtung in Beziehung zur Sudeckschen Dystrophie.

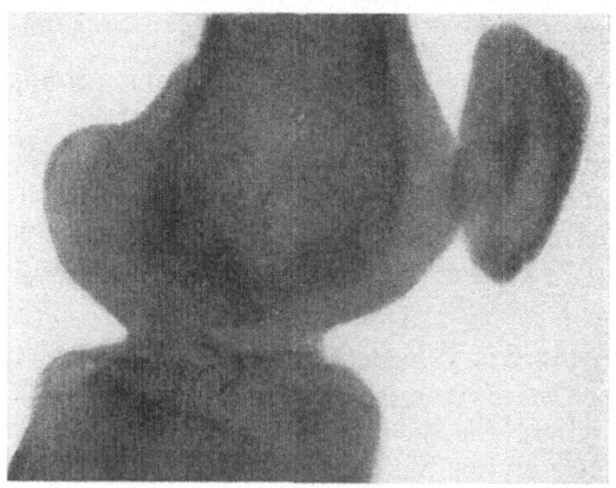

Abb. 4.

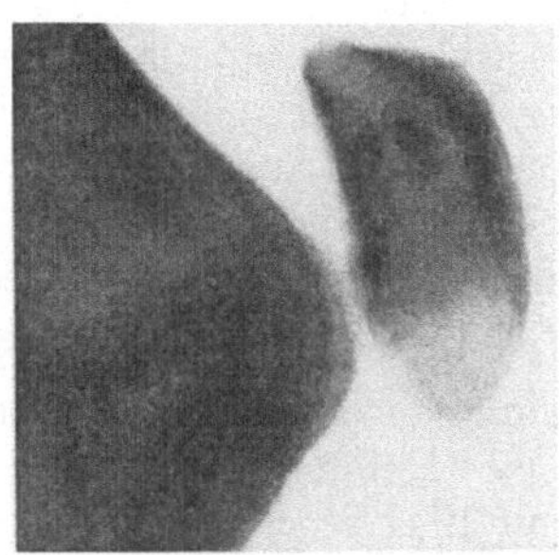

Abb. 5.

Abb. 4. A. B. ♂ 45 J. Schienbeinkopfbruch mit Abbruch der Kniescheibenspitze (sofort nach dem Unfall).

Abb. 5. Derselbe Pat. nach 7 Wochen: kleinfleckige Dystrophie der Kniescheibe und Kniegelenksknochen, osteolytische Aufhellung der Kniescheibenspitze.
Röntgenstr. 40, 69 [1944]). (Abb. 4 und 5. Aus BLUMENSAAT: Fortschr.)

NELL hat dieser Ansicht widersprochen und geltend gemacht, daß die scharfe Abgrenzung des Krankheitsherdes sowohl der Erklärung nach RICKER wie einer trophoneurotischen Störung und einer Ernährungsstörung durch Gefäßverletzung entgegenstehe.

Eine Bestätigung der von WERDER für seine Beobachtung gegebenen Erklärung als posttraumatische kryptogenetische trophoneurotische Störung mit Beziehung zum Sudeck-Syndrom könnte die eben angeführte Beobachtung an der Kniescheibe bilden. (Abb. 4 und 5).

Man kann somit zur Frage Sudeck-Syndrom und Osteolysen-Osteonekrosen feststellen, daß eine Gleichsetzung bzw. eine Deutung osteolytischer oder osteonekrotischer aseptischer Knochenveränderungen als Sudeck-Bild nicht berechtigt ist. Wohl können gelegentlich beide Krankheitsbilder als Folge einer gemeinsamen traumatischen Ursache gleichzeitig vorkommen. Und in dieser Form ist auch ihre Aufnahme in den Sudeck-Formenkreis unbedingt gerechtfertigt.

d) Postoperatives Sudeck-Syndrom am Becken (Ostitis pubis)

Im Sudeck-Formenkreis hat sich das postoperative Sudeck-Syndrom am Becken, auch als Ostitis pubis seu pubica, Osteochondritis pelvis, Panostitis pelvis, Periostitis pubis, Osteoporosis pelvis, Osteoporosis dolorosa pubis, Obturatoriusneuralgie bekannt, einen gesicherten Platz erworben.

Das Krankheitsbild wurde von E. Beer erstmals beschrieben. Nach Boeminghaus haben aber Legueu und Rochet schon vorher über dasselbe berichtet. Weitere Arbeiten stammen von Hock und Kurtz, Cohen, Mortenson, Peirson, Lazarus, Silver, Donahague, Henderson, D'Alo, Muschat, Pearlman, Kirz, Rosenberg und Vest, Riches, Moore, Bruskewitz und Ewell, Aschner, Millin, Golden, Beach, Lavalle und Hamm, Wachs, W. H. Becker, Michalzik, Stutter u. a.

Neuere eingehende Darstellungen im deutschsprachigen Schrifttum, auf die hinsichtlich von Einzelheiten verwiesen werden kann, stammen von Jesserer und Scholda, Götzen und Boeminghaus, Fröhlich und Farkas, Hencz.

Die Zahl der mitgeteilten Fälle ist nicht groß, wie das gelegentlich der Fall bei Krankheiten ist, die als Komplikationen nach Operationen auftreten.

Die postoperative Sudecksche Dystrophie des Beckens wurde vorwiegend nach Operationen mit Eröffnung der Harnblase, besonders nach suprapubischen transvesikalen und retropubischen sog. extravesikalen Prostatektomien, beobachtet. Sie kommt aber auch vor nach transurethraler Elektroresektion der Vorsteherdrüse, Harnröhrenoperationen, operativer Entfernung tiefer Harnleitersteine, Mastdarmresektion, gynaekologischen Operationen, Zangenentbindung (Michalzik), ja nach spontaner Geburt (Golden). Auch nach einer Leistenbruchoperation soll das Syndrom beobachtet sein.

Bei der Erklärung der postoperativen Becken-Dystrophie stehen sich eine infektiöse und eine traumatische Theorie gegenüber. Wheeler hat das Wesen dieser Erkrankung als Sudeck-Reaktion gedeutet. Ihm folgen die meisten späteren Autoren, wenn auch über die Ätiologie abweichende Auffassungen bestehen.

Zur *infektiösen Erklärung* ist zu sagen, daß man eine leichte, blande Infektion durch Urin, der bei einer Operation in das perivesikale Gewebe ausgetreten ist, annimmt, die dann *ohne osteomyelitische Beteiligung* von Beckenknochen entzündlich-reflektorisch ein Sudeck-Syndrom als selbständiges Krankheitsbild auslöst. Offensichtlich halten aber einige Vertreter der infektiösen Erklärung des postoperativen Sudeck-Syndroms am Becken ätiologische und pathogenetische Gesichtspunkte nicht auseinander, indem sie die Vorgänge als Osteomyelitis mit oder ohne gleichzeitige Sudecksche Dystrophie bezeichnen. Es kann bei einer postoperativen Osteomyelitis auch zu einem Sudeck kommen, der dann aber nicht zum Formenkreis gehört.

Die *traumatische Erklärung* geht davon aus, daß unvermeidbare Op.-Insulte des Periosts, Knorpels oder Knochens, besonders der Schambeine, zu vasomotorisch-dystrophischen Reaktionen führen.

Eine dritte Entstehungserklärung, nämlich ein operativ-traumatischer Reiz auf die Obturatoriusnerven, wird heute nur noch wenig genannt.

Die Anhänger einer traumatischen Entstehung weisen daraufhin, daß das Syndrom auch nach Operationen im kleinen Becken vorkommen kann, bei denen die Blase gar nicht eröffnet worden ist und daher eine Infektionsquelle fehlt. Und Riaboff konnte histologisch bei einem verstorbenen Fall von Ostitis pubis keine entzündlichen Veränderungen feststellen, sondern nur einen ziemlich gleichmäßigen

Verlust der Knochensubstanz (Lamellen). Das Syndrom kann also sicher auch ohne Infektion entstehen. Die ungleich größere Häufigkeit nach Operationen mit Blaseneröffnung läßt aber eine entzündliche Mitursache verständlich erscheinen.

Nimmt man die Ätiologie des allgemeinen Sudeck-Syndroms zur Kenntnis, so ergibt sich von selbst, daß es für die Erklärung ihrer Lokalisation am Becken nach Operationen kein entweder — oder gibt. Das bedeutet, daß sowohl ein interoperatives Trauma wie auch eine *chronische* bakteriell-toxische Entzündung eine Sudeck-Reaktion im Bereich des Beckens, und zwar der Knochen und Weichteile, verursachen kann.

Götzen und Boeminghaus vertreten die Ansicht, daß das ungewöhnliche Krankheitsbild der sog. Ostitis pubis nur zustandekommen kann, wenn Trauma, Infektion und vasoneurotrophische Störungen zusammentreffen.

Daß Auftreten und Schweregrad des postoperativen Becken-Sudeck unabhängig von der Art und Stärke der auslösenden inter- oder postoperativen Ursache sind, geht aus den Ausführungen über die Geringfügigkeit der infektiösen Entzündung schon hervor, die fast nie auf die Beckenknochen übergreift. Dasselbe gilt aber auch für die sog. Operationstraumen. Sicher wird das hintere Schambeinperiost häufig mit der Nadel angestochen, besonders bei der Methode nach Millin, wenn man sie, wie wir, fast ausschließlich, auch bei dicken Patienten, anwendet. Und dennoch haben wir bei 240 Operationen (1950—54) nach van Stockum-Millin, an denen fünf Operateure beteiligt sind, nur zweimal eine postoperative Sudecksche Beckendystrophie erlebt. Allerdings haben wir nicht den Ehrgeiz, den Wettbewerb um eine möglichst kurze Verweildauer des postoperativen Blasenkatheters mitzumachen, der mit bestem Ergebnis 9 Tage liegen bleibt. Fröhlich und Farkas haben damit aufgrund eines gleichen Verhaltens mit Recht ihre sehr niedrige Ziffer an sog. Ostitis pubis begründet.

Relative Seltenheit des postoperativen Sudeck-Syndroms am Becken einerseits und Geringfügigkeit der auslösenden Ursache andererseits weisen wieder auf eine erhebliche individuelle Disposition als entscheidende Grundlage für das Auftreten hin. Es ergibt sich also auch für diese Sudeck-Form wieder das Phänomen der Unberechenbarkeit. Die Möglichkeit einer Verbindung mit hormonalen Einflüssen, besonders mit etwaigen Osteoporosen seniler oder endokriner Ursache, ist bisher bei der Pathogenese dieses Krankheitsbildes nicht erörtert worden.

Hinsichtlich der Diagnose des postoperativen Sudeck-Syndroms am Becken ist zu sagen, daß sie, genau wie beim Gliedmaßen-Sudeck, in erster Linie aufgrund der klinischen Erscheinungen, besonders der charakteristischen Schmerzangaben an den Ansatzstellen der geraden Bauchmuskeln oder der Adduktoren erfolgen muß. Der Röntgenbefund hinkt nicht nur nach, sondern aufgrund der physikalischen Bedingungen am Becken ist er auch an einen stärkeren Grad von Dystrophie gebunden. Abweichend von den Sudeck-Röntgenbildern an Gliedmaßenknochen sieht man beim postoperativen Becken-Sudeck nicht selten auch ausgedehnte osteophytäre Reaktionen, die in Verbindung mit den Entschattungen manchmal die Abgrenzung von einer eitrigen Osteomyelitis mit Periostitis sehr schwer machen. Sie wird, wie das in einem unserer Fälle notwendig war, erst durch eine Probefreilegung und histologische Untersuchung ermöglicht. Die Abbildungen 21 bis 23 zeigen derartige Röntgenaufnahmen einer sog. Ostitis pubis. Sie lassen ohne weiteres auch die Annahme einer Osteomyelitis oder Periostitis zu.

Das Wesen dieser Sudeck-Form verlangt, alle Namengebungen abzulehnen, die irreführende oder einseitige Schlüsse über Ätiologie und Pathogenese zulassen, so besonders Bezeichnungen wie Ostitis, Periostitis und Osteoporose, die für andere Vorgänge richtig und gebräuchlich sind. Es ist daher in dieser Darstellung die Bezeichnung „postoperative Sudecksche Dystrophie des Beckens" angewendet worden. Sie gibt die Zugehörigkeit zum Sudeck sowie zu seinem Formenkreis wieder und umfaßt nicht nur die Vorgänge am Beckenknochen, sondern auch an den Weichteilen. Auch der Zusatz „postoperativ" erscheint wichtig, um das zum Formenkreis gehörende Krankheitsbild von den Sudeck-Fällen zu unterscheiden, die nach äußeren Traumen entstehen und daher zum peripheren traumatischen Sudeck-Syndrom gehören.

Aus diesem Grunde sollte man in die Besprechung der postoperativen Sudeckschen Dystrophie des Beckens nicht traumatische Fälle aufnehmen, wie das von JESSERER und SCHOLDA in Form der Wiedergabe einer Beobachtung KLINEFELTERS bei einem 16jährigen Burschen mit einer „typischen Ostitis pubis" nach einem einmaligen Schlag auf die Symphysengegend geschehen ist. Auch die von VEST im gleichen Zusammenhang angeführten zwei Fälle gehören nicht zum Formenkreis; sie waren ohne nachweisbare Ursache aufgetreten. Da es sich beide Male um Fußballspieler handelte, die Traumen oft gar nicht registrieren können und, selbst im Falle einer momentanen Feststellung, diese nach dem mehrere Wochen bis Monate später erfolgenden Auftreten des Sudeck längst vergessen haben, geht man nicht fehl, wenn man sie zum traumatischen Sudeck-Syndrom rechnet.

Aufgrund der Entstehungsursache, der auch histologisch bestätigten pathogenetischen Vorgänge, der Entwicklungszeit, des klinischen und röntgenologischen Befundes, der Schmerzart, der Verlaufsform und Therapie kann man die postoperative sog. Ostitis pubis mit vollem Recht als Sudeck-Reaktion anerkennen. Obwohl sie hinsichtlich ihrer Entstehungsweise in nichts von dem Sudeck-Geschehen an den Gliedmaßen zu unterscheiden ist, ist ihre Abgrenzung als besonderes Krankheitsbild im Rahmen des Sudeck-Formenkreises wegen der Gleichheit der Erscheinungen und des Verlaufs berechtigt.

e) Sudeck-Syndrom und Periarthritis humeroscapularis

Zum Formenkreis werden seit einigen Jahren Fälle von Nacken–Schulter–Handschmerz mit Muskelatrophie und Schultergelenkskontraktur gerechnet, wenn sie mit einem Sudeck-dystrophischen Skeletbefund einhergehen. Es handelt sich dabei um Fälle aus der als Sammelbezeichnung aufzufassenden Gruppe der Periarthritis humeroscapularis.

OEHLECKER hat schon 1942 darauf aufmerksam gemacht, daß „bei erheblichen Schulterverletzungen man gelegentlich Umkreissymptome an der Hand — mit einem (scheinbaren) Überspringen einer Mittelstrecke — beobachten kann". REISCHAUER hat in seinem bekannten Buch 1949 bei der Beschreibung eines Falles von Periarthritis humeroscapularis durch einen cervicalen Bandscheibenvorfall bei einer 41jährigen Frau eine beginnende Osteoporose des Humeruskopfes, bei einer 61 Jahre alten Frau eine starke Osteoporose des Oberarmkopfes und des Handskelets beschrieben und damit eine Verbindung bestimmter Fälle zum Sudeck gefunden, wenn er darauf auch nicht ausdrücklich eingegangen ist. Über ein Sudeck-Syndrom bei schmerzhafter Schultersteife ist auch von JENNY, OLSSEN, MUNCH-PETERSEN, STEINBROCKER, IDELBERGER u. a. berichtet worden.

Von neurologischer Seite haben sich besonders MASCHER und JOCHHEIM mit dem Sudeck-Syndrom beschäftigt. Beide beziehen sich auf ältere Beobachtungen von NONNE und BING.

Sudeck-Syndrom und Periarthritis haben eine weitgehende Übereinstimmung in ihrer Symptomatik; Ätiologie und Pathogenese scheinen ohne Unterschied zu sein. Aus diesem Grunde braucht auf die Pathogenese hier nur kurz eingegangen zu werden, zumal sie bereits besprochen worden ist.

Man kann 3 Entstehungsweisen des Sudeck bei der Periarthritis humeroscapularis unterscheiden, 1. eine exogene durch periphere Traumen oder Entzündungen, 2. eine zentrale (medulläre oder neurovertebrale) und 3. eine endogene durch spastische Erkrankungen innerer Organe. Es sind also, mit Ausnahme der letzten, dieselben Ursachen, die sowohl für den peripheren Sudeck wie auch die Periarthritis humeroscapularis zutreffen.

Allgemein ist nur zu sagen, daß die Abgrenzung exogener oder endogener Entstehung von der zentralen Ursache bei dem Sudeck im Rahmen einer Periarthritis humeroscapularis besonders erschwert ist, da hier der Einfluß einer cercivalen (Mit-) Beteiligung häufiger gegeben ist. Darauf hat ja besonders REISCHAUER wiederholt hingewiesen.

Über die Entstehung eines Sudeck-Syndroms nach oft harmlos erscheinenden Unfällen im Bereich der Schulter hat WERNER BECK vom unfallchirurgischen Standpunkt aus Stellung genommen und die Erfahrungen des „Bergmannsheil“ Bochum zugrundegelegt. Er nimmt im Anschluß an derartige leichte Prellungen als schwerste Folgen 4 Bilder an: 1. die Ruhesteife, 2. die Periarthritis humeroscapularis, 3. das traumatische Handrückenödem und 4. den von Sudeck beschriebenen Formenkreis.

Als Gemeinsames nennt BECK bei diesen vier Verletzungsfolgen eine Reizung des sympathisch-vegetativen Nervensystems mit Schmerzsteigerung und Drosselung des Blutstroms sowie des Lymphabflusses, als Folge Schonung und damit Muskelschwund, Ödembildung und infolgedessen Säuerung des Gewebes sowie Störung der Eukolloidität. Eine fokale Mitursache wird verneint.

MASCHER, der über eigene Fälle berichtete und sich bei ihrer Erklärung auf CHARCOT und VULPIAN bezog, benutzte einen Fall mit Sudeck-Syndrom der Schulter im Anschluß an einen „traumatischen“ Prozeß in einem Humeruskopf, bei dem, zeitlich mit dem Sudeck kommend und mit diesem innerhalb eines halben Jahres verschwindend, eine heftige Hyperästhesie mit streng segmentärer Begrenzung im Bereich von C 3 und C 4, also oberhalb der Wurzelbezüge des Armplexus, bestand, um zu zeigen, daß in ihrer Anordnung so charakteristische Sensibilitätsstörung gar nicht anders erklärbar erscheint als durch einen vegetativen Reizzustand mit einer Mitbeteiligung des (nicht selbständig erkrankt gewesenen) Halsmarks.

In ähnlicher Weise hob JOCHHEIM die „fast untrennbare Bedeutung nervöser und mechanischer Einflüsse bei der Entstehung der Gelenkkontrakturen“ hervor. Man ersieht, daß pathogenetisch die Sudeck-Form der Periarthritis humeroscapularis sich in nichts von der anderer reflektorischer Gelenkkontrakturen beim Sudeck-Syndrom allgemein unterscheidet. Drei Beobachtungen von Periarthritis humeroscapularis im unmittelbaren Anschluß an einen zentralen Gefäßprozeß mit zentralen Lähmungserscheinungen JOCHHEIMS hatten aber anscheinend nur zum Teil einen positiven Knochen-Röntgenbefund.

Neurovertebrale Entstehungsmöglichkeiten des Sudeck sind bereits unter Hinweis auf GUTZEIT, SOLLMANN und HACKETHAL besprochen (S. 56ff). Sie gelten auch für die Verbindung mit Periarthritis humeroscapularis, so daß sich eine Wiederholung erübrigt.

Von differenzierteren neurologischen Vorstellungen gehen Autoren aus, die sich mit der Erklärung des Nacken–Schulter–Handschmerzes befassen, welche ohne Abänderung auf das Sudeck-Syndrom übertragen werden kann, so besonders REISCHAUER, KUHLENDAHL u. a.

Ohne auf Einzelheiten einzugehen, dazu wird auf das einschlägige Schrifttum verwiesen, soll hier nur gesagt werden, daß REISCHAUER, der ja als erster auf die Bedeutung cervicaler Bandscheibenvorfälle oder ihres knöchernen Denkmals, der Randwülste für die Enstehung des Nacken–Schulter–Armschmerzes hingewiesen hat, das Fehlen eines Nervenweges als Vermittler der Verkoppelung spinaler und sympathisch-neuraler Erscheinungen dadurch erklärte, daß der Weg der Reizvermittlung von der primär betroffenen Spinalwurzel auf den Sympathicus im Abschnitt seines Sterngeflechtes ein *humoraler* ist. Damit hat REISCHAUER, wenn auch ohne Bezugnahme auf die Lehre SELYEs, bereits eine Erklärung für die Verbindung nervaler und humoral-hormonaler Vorgänge angedeutet. KUHLENDAHL, der die pathologisch-anatomischen und die funktions-pathologischen Veränderungen im Bereich der Halswirbelsäule schematisiert prüfte und dabei eine genaue Unterscheidung des Schmerzcharakters forderte, weist darauf hin, daß bei der relativ seltenen echten Prolapsbildung an der HWS nur eine monoradikuläre Wurzelkompression erfolgen kann. Nur bei einer chronischen Einschnürung im Zwischenwirbelloch infolge Exostosenbildung an der sog. Unkovertebralverbindung („Spondylosis unkovertebralis") könne es „unter weiterem vorwiegend funktionsmechanischen Einfluß" zum wechselvollen Bild der Nacken–Armschmerzen mit chronisch-latenter Fehlhaltung der HWS kommen. Hierbei sei auch eine Mitbeteiligung der Arteria vertebralis möglich.

Überträgt man diese Hinweise auf die Entstehung des Sudeck-Syndroms beim Nacken–Schulter–Arm–Handschmerz, so kommt man zu dem Ergebnis, daß es über afferente Impulse bei Verletzungen im Bereich des Schultergelenkes zu einer Erregung cervical-spinaler Rückenmarkszentren kommt, die auf efferenten animal- und sympathico-nervalen Bahnen im segmentalen, aber auch darüber hinausgehend im ganzen Nacken–Schulter–Armbereich Sudeck-dystrophische Reaktionen in allen Geweben mit Beteiligung sensibler, jedoch vorwiegend vegetativer Symptome veranlassen. Das Phänomen der Unberechenbarkeit könnte dann nach HACKETHAL durch einen cervical-vertebralen Faktor erklärt werden, dessen Bedeutung, je nach Lage des Falles, von einer bloßen Mitursache bis zum Hauptfaktor werden kann. Damit ist aber nicht viel gewonnen, da es sich auch für das Auftreten des Cervicalsyndroms, das ja nur ein Teil der „Osteochondrotiker" bekommt, ja für die Osteochondrose selbst stellt, bei der man ohne Disposition als Erklärung nicht auskommt.

Wesentlich für unsere Fragestellung ist das Problem, warum bei der Mehrzahl der Fälle von Nacken–Schulter–Arm–Handschmerz ein „einfaches" cervical-vertebrales Syndrom vorliegt und das gleiche Krankheitsbild in einer wesentlich kleineren Zahl der Fälle durch einen Sudeck, vielleicht *nur* durch eine *zusätzliche* Skeletdystrophie kompliziert ist. Das Vorkommen beider Formen von Nacken–Schulter–Hand-Syndrom ohne und mit einer Sudeckschen Knochendystrophie beweist ja, daß trotz sehr weitgehender ätiologisch-pathogenetischer Übereinstimmung doch ein Unterschied bestehen muß. Der ursächliche Faktor ist noch nicht bekannt. Wahrscheinlich wäre das Geheimnis des Sudeck-Syndroms entschleiert, wenn es gelänge, die Ursache der akuten osteoporotischen Knochenkomponente, die es von anderen Reflexdystrophien unterscheidet, zu finden.

Vielleicht trifft auch hierfür die Erklärung zu, die MASCHER und HEMPEL beim Sudeck-Syndrom und Kausalgie nach Nervenverletzungen in einem besonderen, übergeordneten zentralen Faktor erblickt haben.

Einen etwas breiteren Raum im Schrifttum nehmen die Arbeiten ein, die sich mit *Periarthritis humeroscapularis und Sudeck-Syndrom als reflexdystrophische Erscheinungen bei Erkrankungen innerer Organe* beschäftigen.

Das Bild der schmerzhaften Funktionsbehinderung von Schulter und Hand nach spastischen Erkrankungen innerer Organe *ohne* Sudeck-Komponente ist seit langem durch MITCHELL und OSLER bekannt. OBERGASSNER weist darauf hin, daß es besonders im angloamerikanischen Schrifttum seit 1930 mehrfach beschrieben worden ist, so von BOAS und LEVY, EDEIKEN und WOLFERT, ERNSTENE und KINELL, HOWARD, LEECH, LIBMAN u. a.; HOCHREIN erwähnte es vor 10 Jahren.

1952 wurde von JOCHHEIM, HELMUT SCHMIDT und ARMBRUST, SCHLEGEL u. a. unter Anführung entsprechender Beobachtungen die Verbindung zum Sudeck-Syndrom angenommen.

OBERGASSNER machte in einem Sammelreferat über „das cardial bedingte Schulter-Handsyndrom" auf die zunehmende klinische Beachtung aufmerksam. Es handelt sich nach seiner Darstellung um ein sehr variables neurotrophisches Irritations-Syndrom, das bei primär cardialen Erkrankungen auf dem Wege über das sympathische Herzgeflecht, die Herznerven, das Cervicalganglion und die Rami communicantes verläuft, die motorischen Vorderhornzellen und die sympathischen Seitenhornzellen vorwiegend des 1.—4. Thorakalsegments betrifft und sehr schmerzhafte Funktionsstörungen an Schulter, Arm und Hand hervorrufen kann, die in ihrer Intensität von Schwere und Dauer des cardialen Organreizes abhängig sind (ASKEY, HANSEN und v. STAA, HILKER, STEINBROCKER, SPITZER und FRIEDMAN, NEUSTADT und LAPIN u. a.). Vorkommen und Fehlen eines Sudeck-Syndroms ist dabei verständlich, wenn man liest, daß die dystrophischen Veränderungen sämtliche Gewebe *„einzeln oder in unterschiedlichen Kombinationsformen"* befallen können.

Auch die Wiedergabe der nach OBERGASSNER sehr reichhaltigen Symptomatologie erscheint im Hinblick auf die Bilder beim allgemeinen Sudeck-Syndrom von Wichtigkeit. Danach ist die erste Krankheitsphase durch schmerzhafte Bewegungseinschränkung, besonders der kleinen Gelenke, und durch vorwiegend akut entzündliche vasomotorische Störungen wie Gewebsödem, Rötung, erhöhte Hauttemperatur und beginnende Akrocyanose gekennzeichnet. In der 2., subakuten Phase finden sich beginnende Atrophieerscheinungen an Haut, Muskulatur und Knochen mit zunehmender Cyanose, während die 3. Phase durch fortgeschrittene Gewebsstörungen, ausgedehnte Osteoporose und Gelenkversteifungen und teilweise mit irreversiblen Atrophien ausgezeichnet ist (CARRERAS-BAYES und AMATTLER-TRIAS, HANSEN, STEINBROCKER und Mitarbeiter).

Geht schon aus dieser Symptomatologie eine Übereinstimmung mit dem klinischen Bild der allgemeinen Sudeckschen Dystrophie hervor, so erfährt die Annahme auch durch die weiteren Ausführungen OBERGASSNERS eine Bestätigung, wenn er zusammenfaßt: „Erythromelalgieartige oder sklerodaktylieartige Bilder können hierbei, ebenso wie eine Periarthritis humeroscapularis, eine Dupuytrensche Kontraktur oder *Sudecksche Atrophie — welch letztere häufig das Terminalstadium der dystrophischen Prozesse darstellt* und öfters das Übergreifen auf das Handskelet vermissen lassen soll (SCHLEGEL) — die klinischen Erscheinungen des Schulter–Hand-Syndroms darstellen (COVENTRY, JÄRVINEN, JOCHHEIM, JOHNSEN, KEHL KEY, SCHMIDT und ARMBRUST)."

Es besteht also kein Zweifel, daß es ein schmerzhaftes Schulter–Hand-Syndrom mit Sudeckscher Dystrophie nach Herzerkrankungen gibt.

Die Periarthritis humeroscapularis bei cardialer Ursache, die ursprünglich als Folge einer Inaktivität, dann als eine cardial aktivierte Arthritis aufgefaßt worden war (ERNSTENE und KINELL, LIBMANN, MALAMUD, SOCOLINSKKYE und ROSENFELD, SCHANZ und MAU), wurde später von HOCHREIN und SCHLEICHER, GUTZEIT, JOCHHEIM, VOIT u. a.

als ein durch die Herzinsuffizienz ausgelöster vegetativer Reizzustand erklärt, der zu paradoxen, segmental-dystrophischen Reflexmechanismen führt. Daß neuerdings auch dabei ein vertebraler Faktor angenommen wird (GUTZEIT), ist verständlich.

JOCHHEIM, der die Sudeck-Entstehung bei Erkrankungen innerer Organe nach MACKENZIE, HEAD, HANSEN und v. STAA durch eine reflektorische Mitbeteiligung entsprechender Rückenmarksabschnitte im Sinne viscero-motorischer und viscerosensibler Reizvorgänge erklärt, schreibt: „Daß letztlich auch ein solcher Reizzustand, der zu Periarthritis humeroscapularis und schließlich zum Sudeck-Syndrom führen kann, durch Veränderungen im Bereich der Halswirbelsäule hervorgerufen wird, wurde schon von REISCHAUER unterstellt. Von BÄRTSCHI-ROCHAIX konnten für diese Annahme schlüssige experimentelle Beweise geliefert werden."

Eine reflexdystrophische Sudeck-Entstehung im Sinne eines Schulter–Hand-Syndroms ist aber auch bei anderen Organerkrankungen beschrieben. So berichtet JOCHHEIM über einschlägige Fälle durch einen Mittelfeldprozeß der rechten Lunge, eine Herzmetastase eines Bronchialkarzinoms rechts und eine chronische Gallenblasenaffektion.

Diese cervical-vertebrale Beteiligung in Verbindung mit der neurotrophischen Irritationserklärung und der Tatsache, daß heute eine Reihe von Erkrankungen innerer Organe vertebral erklärt werden, die hier als Ursache für die reflektorisch-sekundäre Periarthritis humeroscapularis angegeben werden, läßt mit Recht die Frage stellen, ob die betreffende Erkrankung innerer Organe und das schmerzhafte Schulter–Hand-Syndrom nicht *koordinierte*, wenn auch zeitlich nicht immer zusammenfallende Folgen *eines* Geschehens sind, an dessen Zustandekommen ein vertebraler Faktor mehr oder weniger beteiligt ist.

Zu den gleichen Überlegungen müssen auch die Beobachtungen von HOCHREIN und SCHLEICHER, KIBLER, MOUNSEY führen, die gewisse Irritationserscheinungen im Bereich der oberen Gliedmaßen einige Wochen oder Monate *vor* dem Herzinfarkt fanden und als „Prodromalerscheinungen" ansahen. Auch der mit einem pectanginösen Anfall usw. verbundene „ausstrahlende" Schmerz in eine Schulter weist ja auf enge reflektorische Verbindungen vertebralen Weges hin. Bedenken über die Abhängigkeit einer Reflexdystrophie im Schulter-Armbereich von Organerkrankungen kommen ferner, wenn man die Angaben über die Seite der Periarthritis betrachtet. In seinem Sammelreferat teilt OBERGASSNER mit, daß „die Seitenlokalisation der dystrophischen Veränderungen beim Schulter–Hand-Syndrom im Gegensatz zur Schmerzlokalisation im akuten Herzanfall *keine Bevorzugung einer Körperseite*" und auch „*keine bestimmte Relation zu dem erkrankten Herzabschnitt* erkennen läßt". Endlich kann man sagen, daß die zeitlichen Beziehungen nicht unbedingt für eine kausale Abhängigkeit beweisend zu sein brauchen. Entsteht z. B. ein pectanginöser Anfall mit ausstrahlenden Schmerzen in die linke Schulter, so ist es klar, daß das Dystrophie-Bild um Wochen und Monate nachhinkt, obwohl es — theoretisch — durch denselben neuralen vertebralen „Schuß" verursacht sein kann.

Aufgrund dieser Bedenken und gestützt auf Beobachtungen, die eindeutige Rückschlüsse erlauben, hat BLUMENSAAT 1954 die Ansicht vertreten, daß zwar für eine Reihe von Fällen eine ursächliche Abhängigkeit der Periarthritis humeroscapularis mit Sudeck-Syndrom von Erkrankungen innerer Organe, zumal solchen des Herzens, angenommen werden kann, daß es aber auf der anderen Seite viele *sichere Fälle* gibt, bei denen *beide Krankheitsbilder gleichzeitig, aber unabhängig voneinander* vorkommen; sie sind dann entweder koordinierte, also gleichartige und in etwa gleichzeitige Folgen derselben übergeordneten Ursache in Verbindung mit einem vertebralen Faktor, oder, seltener, sie treten bei dem gleichen Kranken unabhängig voneinander auf, wobei die vertebrale Grundlage bei Bestehen anderer auslösender Ursachen gemeinsame, aber auch nur für ein Syndrom Ursache sein kann.

Diese Feststellung ist das Ergebnis klinischer Erfahrungen. Hierbei finden sich Kranke, die rezidivierende pectanginöse und Nacken-Schulter-Hand-Syndrom-Erscheinungen hatten, die zeitlich immer gekoppelt auftraten, andere, bei denen beide Zustände gemeinsam durch bestimmte Kopfhaltungen, z. B. im Liegen, hervorgerufen werden konnten.

f) Sudeck-Syndrom bei entzündlichem Plattfuß

Daß auch der entzündliche oder kontrakte Plattfuß mit einem Sudeck-Syndrom einhergehen kann, wurde erstmals von RIEDER erwähnt. Diese Komplikation ist keineswegs selten. Sie wird nur oft nicht erkannt. Die Einweisung erfolgt meist unter dem naheliegenden Verdacht einer Fußwurzeltuberkulose. Häufig fehlt dabei auch die Anschuldigung einer traumatischen Entstehung nicht, die gelegentlich aus Unkenntnis der Ätiologie in den Kranken hineingefragt ist. Ein lehrreiches Beispiel findet sich in der Gutachten-Kasuistik (S. 207).

Außer dem kurzen ätiologischen Hinweis von RIEDER sind m. E. im Schrifttum keine weiteren Angaben über den Sudeck beim entzündlichen Plattfuß enthalten. Dies trifft namentlich für die orthopädische Literatur zu.

Im Gegensatz zu dem bevorzugten Auftreten des entzündlichen Plattfußes im Adoleszentenalter ist eine Sudeck-Beteiligung vorwiegend an das 4. bis 6. Lebensjahrzehnt gebunden. Bei Jugendlichen stellt es eine Ausnahme dar.

Beim einfachen Plattfuß werden die Beschwerden durch eine Überdehnung der Bänder, zum Teil durch einen unphysiologischen Druck der Knochen gegeneinander infolge ihrer Fehlstellung und durch arthropathische Schmerzen bei bestehender Arthrosis deformans erklärt (PITZEN).

Den entzündlich-kontrakten Plattfuß führt PITZEN auf einen Muskelkrampf im Sinne einer défense musculaire bei plötzlich und stark aufgetretenen Schmerzen, R. G. TAYLOR neuerdings auf multiple kleine Blutungen zurück; aus seiner therapeutisch betonten Notwendigkeit einer Herdsanierung kann man schon auf die Beteiligung noch weiterer Faktoren schließen. Diese Erklärungen für die Entstehung eines Plattfußes reichen nicht aus. Vielleicht sind sie sogar eine Umkehrung von Ursache und Wirkung. Das gilt besonders für die Schmerzdeutung, da auch dieses Bild das Ergebnis eines komplexen Geschehens ist.

Schon die Feststellung, daß 70% der Europäer einen Plattfuß hat, von denen nur ein kleiner Hundertsatz trotz gleicher Voraussetzungen in bezug auf Fehlstellung und Form der Fußwurzelknochen Beschwerden macht oder gar entzündlich wird, daß die Schmerzen oft bis in die Wirbelsäule „ausstrahlen", daß Beschwerden und örtliche Symptome des entzündlichen Plattfußes neben örtlicher Ruhigstellung durch therapeutische Maßnahmen im Bereich übergeordneter vegetativer Zentren beseitigt werden können usw., weist nicht nur auf eine periphere *und* zentrale Pathogenese hin, sondern läßt in Verbindung mit der örtlichen Symptomatik auch eine weitgehende Ähnlichkeit mit dem Sudeck-Syndrom annehmen.

Es ist daher sehr aufschlußreich, daß HABERLER und WINKLER bei 28% ihrer Fälle von entzündlich-kontraktem Plattfuß einen bemerkenswert übereinstimmenden Symptomenkomplex nachwiesen, den sie mit bestimmten psychischen und körperlichen degenerativen Stigmen in Form einer Störung innerhalb des Pyramidenbahn-Systems erklärten. IMHÄUSER konnte diese Zeichen in einigen Fällen bestätigen. Er fand mit auffallender Häufigkeit Erscheinungen von vegetativer Störung mit Verminderung der Hauttemperatur und mangelnder Durchblutung bei fehlendem Dorsalis-Puls; letzterer war auf der gesunden Seite schlecht, auf der kranken nur selten fühlbar.

Fügt man die weiteren Symptome mit Spontan-, starkem Belastungs- und Bewegungsschmerz, Kontraktur fast aller Gelenke des Fußes, Cyanose und Ödem, Atrophie der Beinmuskulatur usw. hinzu, so fehlt *nur* noch das Symptom der fleckförmigen Knochenentschattung, um das Vollbild eines Sudeck zu haben. Die Knochendystrophie wird nur selten beim entzündlichen Plattfuß angegeben. Man muß es dahingestellt sein lassen, ob dies auf Unterlassung von Röntgenkontrollen beruht oder ob es infolge einer Frühbehandlung des entzündlichen Plattfußes nur selten zu einer Sudeck-Komplikation kommt.

Die Übereinstimmung der Symptomatologie des entzündlichen Plattfußes mit dem Sudeck-Syndrom, auf die IMHÄUSER nicht eingeht, (seine Abbildungen scheinen aber Entschattungen erkennen zu lassen), wird auch durch seinen therapeutischen Hinweis bestätigt, daß nach Redression, Gips und Nachbehandlung „sowohl die Form als auch die Funktion des Fußes um so besser werden, je schneller man mit dem Fuß fertig wird. *Jedes weitere Redressement bedingt nur Störungen in Form und Funktion.*" IMHÄUSER betont daher, daß „*der muskulär kontrakte Plattfuß kein typisches Stadium des gewöhnlichen Senkfußgeschehens darstellt, sondern einem völlig selbständigen Krankheitsbild zu entsprechen scheint.*"

Eine Bestätigung hierfür ist die Annahme von C. R. H. RABL, der *schon das Auftreten eines Plattfußes* zum Teil in vertebralen Entwicklungsfehlern bei der Bildung der sakrolumbalen Übergangszone in Form von Störungen entsprechender Nervenzentren sieht. Auch hormonale Einflüsse werden von ihm damit begründet, daß Menschen mit hypophysärem Hochwuchs meist Plattfüße haben und daß Hunde, bei denen ein solcher experimentell hervorgerufen ist, die gleiche Plattfußbildung aufweisen.

Die früher geübte Bezeichnung eines *entzündlichen* Plattfußes ist heute durch den *kontrakten* Plattfuß abgelöst worden, offenbar wegen der Befürchtung einer ätiologischen Fehldeutung als infektiöses Geschehen. Die Beteiligung aller Gewebe und die komplexe Entstehung des entzündlichen Plattfußes, einerlei, ob ohne oder mit einem zusätzlichen Sudeck-Syndrom, wird aber durch die Bezeichnung entzündlicher Plattfuß richtiger wiedergegeben, während durch die Benennung kontrakt nur ein Symptom und der Vorgang in einem Gewebe berücksichtigt wird. Dasselbe gilt für den Zusatz muskulär-kontrakt.

Der entzündlich reflektorische Plattfuß ist also kein örtliches Geschehen, sondern ein neuro-hormonaler dystrophischer Reflexvorgang, an dem periphere und zentrale Stellen beteiligt sind. Die Pathogenese entspricht weitgehend der des Sudeck-Syndroms, ist also bekannt. Die Verbindung entzündlicher Plattfuß-Sudeck-Syndrom ist nicht nur durch Beobachtungen bestätigt, sondern auch ätiologisch und pathogenetisch erklärt.

g) Sudeck-Syndrom bei Kälte-, Hitze-, Strahlenschäden

Soweit ein Sudeck-Syndrom bei Kälte-, Hitze-, Strom- und Blitzschäden vorkommt, und das ist nicht häufig der Fall (S. 17), gehört es wegen gewisser differentialdiagnostischer Beurteilungsschwierigkeiten und Ungeklärtheiten in den Formenkreis.

Oehlecker hat „die Sudecksche Krankheit, insbesondere nach Erfrierungen" ausführlich, wenn auch unter beabsichtigter Beschränkung auf die Knochenveränderungen, behandelt.

Er weist darauf hin, daß Winternitz 1917 die Knochenveränderungen für unmittelbare Folgen der Kälteeinwirkung, Weidenfeld und Pulay für regressive Ernährungsstörungen und Hitchman und Wachtel erstmals und mit Recht für Zeichen der Sudeckschen Knochenatrophie gehalten hätten. Herfarth fand unter 12 500 Röntgenaufnahmen der Breslauer Klinik fünfmal „deutliche verwertbare Befunde von Sudeck" naeh Erfrierungen und Verbrennungen.

Die Kasuistik ist also klein in bezug auf die Zahl der Autoren und Fälle. Die Sudeck-Diagnose dabei ist ausschließlich und lediglich aufgrund des Röntgenbildes gestellt worden. Wir konnten keine Sudeck-Fälle nach Erfrierungen beobachten, auch im Rußlandkrieg nicht.

Der Sudeck-Nachweis nach Erfrierungen ist wegen der notwendigen Abgrenzung eigentlicher Kälteschäden von Sudeck-dystrophischen Weichteilerscheinungen und Skeletatrophien schwierig.

Oehlecker geht daher in seiner Arbeit auf die richtige Unterscheidung direkter und sekundärer Folgen der Kältezirkulationsstörungen am *Knochen* ein. Erstere betreffen einen Knochentod, den man infolge völlig erhaltener Struktur im Röntgenbild gar nicht nachweisen und durch die Weichteilnekrose oder -gangrän feststellen könne. Die sekundären Folgen am Knochen kommen erst 2 bis 3 Monate nach der Erfrierung proximalwärts von den eigentlichen Erfrierungsschäden vor. Von diesen Bildern, die auch mikroskopisch eingehend besprochen werden, trennt Oehlecker *Umkreiserscheinungen* ab. Sie werden von Erfrierungen I. oder II. Grades, welche echte Entzündungen darstellen, oder von dem entzündlichen Demarkationsbezirk bei der Erfrierung III. Grades als Reizzentrum auf vegetative Bahnen ausgelöst. *Bei diesen handele es sich um die akute Knochenatrophie nach Sudeck.* Es werden einige Röntgenbilder mit einer fleckigen Entschattung gebracht, wobei zum Teil auf die allerdings sehr feinfleckige Aufhellung hingewiesen wird. So weit die Röntgenaufnahmen in der Abbildung erkennen lassen, sind die Entschattungsbezirke ziemlich klar. Endlich sagt Oehlecker: „Sehr viel stärker und nachhaltiger sind diese Veränderungen im Sinne des Sudeckschen Syndroms, wenn bei stärkeren Erfrierungen III. Grades längere Zeit in der Demarkationszone Wund- und Granulationsflächen als Reizzentrale bestehen." Histologische Befunde von dem eigentlichen Sudeck-Gebiet liegen anscheinend nicht vor. Dasselbe gilt für eine Beteiligung der Weichteile.

Hiernach erscheint es nicht ganz klar, ob es sich bei den Veränderungen nach Erfrierungen um ein Sudeck-Syndrom handelt. Wie fast immer, ist die Deutung vorwiegend und ausschlaggebend von den Veränderungen am *Knochen* ausgegangen. Sie hat zudem nur die nächste Nachbarschaft der Erfrierungsbezirke einbezogen, zumindest in die Darstellung. Man kann Röntgenaufnahmen in Abbildungen nicht beurteilen. Stammen die Beschreibungen von besonders erfahrenen Sudeck-Kennern, so wäre es vermessen, Befunde auch nur in etwa antasten zu wollen. Ihre Deutung kann natürlich diskutiert werden, da wir heute ja wissen, daß nicht jede Knochenentschattung, zumal, wenn sie nur die Epiphysen kleiner Knochen (Hand- sowie Fußwurzelknochen) betrifft, und wenn sie klar, ohne Verwischung der Struktur usw. ist, wie bei Nervenverletzungen, atrophischer Art, also eine unmittelbare Kälteschädigung sein kann.

Diese Folgerung drängt sich auch auf, wenn man bei Hitchman und Wachtel liest, daß sie ihre Sudeck-Diagnose bei 300 Fällen von vorwiegend leichteren Erfrierungen schon 2 bis 3 Wochen später mit 80% ausgedehnten Knochenveränderungen und mit den Merkmalen der Sudeckschen Atrophie in den distal vom Erfrierungsherd gelegenen Knochen sahen.

Die Deutung von Entschattungen im Röntgenbild würde durch vorhandene dystrophische Weichteilveränderungen erleichtert. Für Erfrierungen — das gleiche gilt für Verbrennungen — ist aber die Beurteilung auch der Weichteilveränderungen mit Schwierigkeiten verbunden, da sich, setzt man jetzt einmal in den betreffenden Fällen das gleichzeitige Bestehen eines Sudeck-Syndroms voraus, die Erscheinungen des eigentlichen und *direkten Kälteschadens* viel früher einstellen, zudem anfangs gewisse Ähnlichkeiten mit dem Sudeck-Syndrom haben, auf der anderen Seite aber wegen der echten Durchblutungsstörungen bei Erfrierungen vielleicht nicht in typischer Weise zum Ausdruck kommen können.

Auf S. 17 wurde bereits auf die Untersuchungen von P. Fuchsig hingewiesen, der mittels Oszillographie, Rheoangiographie und Prüfung der reaktiven Hyperämie feststellen konnte, daß bei Erfrierungen III. Grades die reaktive Hyperämie, insbesondere die Rekapillarisation auf Fingerdruck meist sehr verlangsamt, die Schweißsekretion bei etwa 50% deutlich vermehrt und bei 10% eine Ödemneigung vorhanden waren. Diese Symptome, die bei Erfrierungen I. und II. Grades fehlen, rechtfertigen die Annahme, daß die Folgen der Frostgangrän weniger die großen Gefäße als vielmehr die Kapillaren betreffen und vor allem in einer Störung der peripheren Regulation gelegen sind, wofür die Bezeichnung *Kältedystonie* vorgeschlagen wird.

Aus diesen Untersuchungen kann man schließen, daß im Rahmen einer Störung der peripheren Kapillarreaktion auch ein Sudeck-Syndrom zur Entwicklung kommen kann. Mit dieser Feststellung ist nicht gesagt, wie weit es sich beim ,,Kälte-Sudeck“ um die unmittelbare Folge einer Kältedystonie oder um eine alleinige oder mitwirkende Folge der bakteriellen Infektion handelt. Gerade an der Demarkationszone bestehen länger anhaltende Wund- und Granulationsflächen. Fuchsig sprach daher von den Folgen der Frost*gangrän*, und Oehlecker hob die stärkere Sudeck-Reaktion bei längerem Bestehen von Wundflächen hervor.

Ähnliche Unklarheiten bestehen in etwa auch für die Beobachtungen von Sudeck-Dystrophie nach Verbrennungen durch Hitze, elektrischen Strom und Blitzschlag. Ihre Kasuistik ist klein. Vorherrschend dabei ist wieder die Sudeck-Deutung aufgrund der Röntgenbilder. Bei den wenigen Beobachtungen ist nicht zu unterscheiden, ob das Sudeck-Syndrom eine unmittelbare Wärmeschädigung oder eine chronisch-bakterielle Weichteil-Knochenentzündung ist.

Sudeck-Fälle sind von Hitchman und Wachtel, Herfarth, Dubs, Weidenfeld und Palugay sowie Beck beschrieben. Dubs betont bei seinen 7 Beobachtungen, daß der fleckförmige Umbau mehr oder weniger weit vom Ort der Schädlichkeit entfernt nach Verbrennungen, die ohne Komplikationen, insbesondere ohne stärkere Entzündungserscheinungen oder Wundeiterungen abgeheilt waren, entstanden sind.

Weichteilveränderungen sind in der Sudeck-Kasuistik nach Verbrennungen nicht berücksichtigt. Auch die Pathogenese erfährt keine Darstellung.

Nur F. Becker, der 1947 die Knochenveränderungen beim traumatischen Sudeck auf eine passive Hyperämie zurückführte, schrieb, daß der Sudeck-Knochenbefund bei Verbrennungen nicht konstant ist. Bestehe eine arterielle Zirkulationsstörung, so trete kein Sudeck auf. Handele es sich dagegen um Stauungszustände, so sei ein Sudeck zu erwarten. Da die Weichteilveränderungen hiermit nicht erklärt werden können, vermag man die Annahme Becker's kaum anzuerkennen.

Dystrophien nach Kälte- oder Wärmeschäden sind am ehesten durch eine Kapillarschädigung vorstellbar.

Das Studium etwaiger Sudeck-Vorgänge bei Verbrennungen *ohne* sekundäre entzündliche Faktoren wäre auch für die allgemeine Sudeck-Forschung wichtig, wenn man die (im Abschnitt B IV 5 zu behandelnde) Sudeck-Erklärung im Sinne einer nervalen und hormonalen Regulationsstörung mit Einbeziehung der Erkenntnisse von SELYE betrachtet. Zumal die Untersuchungsergebnisse TONUTTIS bei Verbrennungen haben für die verwandten Sudeck-Vorgänge eine besondere Bedeutung. W. MÜLLER hat daher vermutet, daß die Sudecksche Dystrophie nach lang anhaltenden Verbrennungskrankheiten auf eine Erschöpfung im hormonalen Geschehen der HVL-NNR-Reaktion zurückzuführen ist.

Nach Verletzungen durch den elektrischen Strom ist die Zahl der Sudeck-Fälle noch kleiner. E. KELLER gibt an, im Schrifttum nur 2 Fälle von PALUGAY gefunden zu haben.

Bei dem einen Fall (11jähriger Schüler) zeigten die Handknochen am 19. Tage, bei dem anderen schon am 15. Tage eine fleckige Strukturaufhellung. KELLER erklärt die Sudeck-Entstehung durch die starke Wärmeentwicklung infolge des Hautwiderstandes gegen den Stromeintritt. Der frühe Beginn der Entschattung läßt m. E. eine unmittelbare Wärmeschädigung des Knochens verständlicher erscheinen als eine mittelbare über einen Sudeck-Vorgang.

Bemerkenswert ist, daß JENNY, der am Sudeck-Syndrom sehr interessiert war, in seinem Referat über chirurgische Folgen elektrischer Unfälle auf dem Unfallkongreß 1952 in Oldenburg ein Sudeck-Syndrom nicht erwähnt hat.

PIETRUSKY erklärt die Dystrophie nach elektrischen Unfällen mit einer dabei verursachten Vasomotorenstörung. Diese konnte er durch den COENEN-MOSKOWICZschen Versuch und auch mittels Prüfung der Kälte- und Wärmereaktion nachweisen. Man geht aber nicht fehl, die Störung der Vasomotoren nicht, wie beim Sudeck, indirekt, durch eine Erregung von einer Reizquelle aus, zu erklären, sondern als direkte Beeinflussung. Die von JELLINECK nach elektrischen Verletzungen beschriebenen Veränderungen im vegetativen Nervensystem in Form von Hypertrichosis, Nagelwachstumsstörungen usw., auf die E. KELLER verweist, können für die Annahme einer Sudeck-Ursache sprechen.

E. KELLER teilte endlich eine Beobachtung von Sudeck am Arm nach Blitzschlag ohne Weichteilwunde mit. Es hat sich um einen Umbau gehandelt; zu einer voll ausgebildeten Dystrophie sei es nicht gekommen. Nach der Beschreibung kann man aber, gerade aufgrund der Weichteilbefunde und der Schmerzart, doch wohl ein volles Syndrom in diesem Fall anerkennen.

Es bedarf also noch weiterer Erfahrungen, ehe man die Beteiligung eines Sudeck-Syndroms bei Kälte- und Hitzeschäden hinsichtlich Vorkommen und Pathogenese ausreichend gesichert ansehen kann.

h) Seltenere Sudeck-Vorkommen im Formenkreis

Zum Abschluß sind noch einige Krankheitsbilder anzuführen, die gelegentlich mit einem Begleit-Sudeck vorkommen.

Zu nennen ist die *Pelipathia spastica* (GAUSS) seu vegetativa (SCHULTZE und GOETZKE), so weit sie mit einer (Pseudo-)Malacie der Beckenknochen einhergeht.

Hinsichtlich der Einzelheiten dieses Krankheitsbildes, das, ebenso wie die klinisch und pathogenetisch verwandte postoperative Sudecksche Dystrophie des

Beckens, unter einer Reihe von verschiedenen Bezeichnungen durch das gynaekologische Schrifttum geht, ist auf die Arbeiten von GAUSS, BURCKHARDT-SOCIN, KLOTZ, ANTOINE, v. JASCHKE, KLINIK, HEIZER, BUNKA, SCHULTZE und GOETZKE zu verweisen.

Die Ätiologie der Pelipathia spastica enthält Angaben über körperliche oder seelische Überlastung, im Rahmen der letzteren häufig umwelt- und situationsbedingt, Entzündungen vom Genitale oder Darm aus, Vitamin-, Hormon- oder Mineralsalzmangel usw., durch die eine Störung der neurovegetativen und hormonalen Steuerung angenommen wird. SCHULTZE und GOETZKE sehen in der Streß-Situation das Entscheidende.

Das gleichzeitig damit häufig verbundene Vorkommen einer scheinbaren Osteomalazie der Beckenknochen, bei der es sich tatsächlich aber um eine Osteoporose handelt, läßt in Verbindung mit dem klinischen Befund (Vielzahl funktioneller Beschwerden im Unterbauch, Druck- und Bewegungsempfindlichkeit der Genitalorgane und der *Beckenknochen*, sowie der cervicalen Hypersekretion), den komplexen Entstehungsursachen und den anatomischen Veränderungen es als sehr berechtigt erscheinen, die „Pelipathia spastica seu vegetativa pseudomalacica“ in den Formenkreis des Sudeck-Syndroms einzureihen.

In diesem Zusammenhang mit dem Sudeck-Syndrom ist der Hinweis bemerkenswert, daß das Krankheitsbild erstmals unter dem Namen „Initialstadien der Osteomalacie“ von BURCKHARDT-SOCIN und der „Osteopathia ovarica“ beschrieben worden ist, weiter, daß TAYLOR die Bezeichnung eines „Kongestions-Fibrosis-Syndroms“ gewählt hat. MARTIUS, der eine chronische Infektion mit Ausgang vom Genitale oder Darm zugrundelegt, spricht von einem schmerzhaften, spastischen Verkürzungsphänomen des Parametriums infolge von rein affektiv bedingten sympathicotonischen Zustandsveränderungen.

GAUSS fand bei der Pelipathia spastica nur in einem Fall eine manifeste Osteomalazie, während Röntgenkontrollen an den Handwurzelknochen fast immer eine mehr oder weniger starke „Kalkarmut“ ergaben. Es besteht natürlich aufgrund der hormonalen Komponente bei dem Krankheitsbild durchaus die Wahrscheinlichkeit, daß Beziehungen zu der generalisierten endokrinen oder präsenilen Osteoporose vorliegen. Das Bild der Pelipathia spastica gehört aber an sich nicht dazu, so daß man zu den Beobachtungen von GAUSS ohne Kenntnis näherer Einzelheiten nichts sagen kann.

Bei einzelnen anderen Bildern, die gelegentlich mit dem Sudeck-Formenkreis in Berührung kommen, zumal sie die gleichen Ursachen und die gleiche Entstehungsweise, dazu viele Gemeinsamkeiten im klinischen Verlauf haben, kann man sich kurz fassen.

Das Krankheitsbild der Erythromelalgie, dem Beziehungen zum Sudeck-Syndrom nachgesagt werden, ist schon lange vor SUDECK 1872 von MITCHELL als „rare vasomotor neurosis of the extremities“ beschrieben und gedeutet worden.

Die Erscheinungen beginnen anfallsweise mit einer schmerzhaften, brennenden Überempfindlichkeit in den distalen Teilen der Gliedmaßen, meist der Finger, Überempfindlichkeit schcn gegen leiseste Berührung, Überwärmung und Rötung. Sie werden von ERICH SCHNEIDER als reinster Typ der vasodilatatorischen Extremitätenneurose und als der Kausalgie verwandt bezeichnet. Mit der Zeit stellt sich eine chronische Verdickung mit Gelenkbehinderung und Cyanose ein, so daß das asphyktische Bild an einen Raynaud erinnert. Liest man aber die Krankengeschichten, so drängt sich der Eindruck auf, daß sich hinter mehreren Fällen von angeblicher Erythromelalgie nach einem Trauma ein Sudeck-Syndrom verbirgt.

Auch das Handrückenödem kann Beziehungen zum Sudeck-Syndrom haben, wenn es mit einer entsprechenden Knochenbeteiligung einhergeht.

Die Beteiligung cervicaler Faktoren ist von Reischauer, Werner Beck u. a. gezeigt worden. Es liegen also die gleichen Vorgänge vor wie bei der Entstehung des Sudeck-Syndroms in Verbindung mit einem Nacken-Schulter-Arm-Hand-Syndrom.

Remé hat klar gestellt, daß die Patéllite posttraumatique und das Klippel-Trenaunay-Syndrom nichts anderes wie ein Sudeck-Syndrom darstellen. Zumindest für die posttraumatische Patellitis gilt daher, daß für ihre Herausnahme aus der Gruppe des traumatischen Sudeck-Syndroms und ihre Einbeziehung in den Formenkreis kein Grund besteht, zumal auch klinisch kein besonderes, charakteristisches Krankheitsbild vorliegt.

Daß nach den Erfahrungen Fürmaiers die Sudeck-Dystrophie eine häufige Ursache für eine Chondropathia patellae ist, ist eine wichtige Feststellung; Veranlassung zur Aufnahme in den Formenkreis besteht jedoch nicht, da es sich um einen Folgezustand, nicht aber um ein gleichzeitiges Vorkommen beider Bilder handelt.

Die Wahrscheinlichkeit, daß auch bei der ischaemischen Muskelkontraktur und beim „Reisebein" (Blumensaat) Sudeck-dystrophische Reaktionen beteiligt sind, ist gegeben. Beweisende Fälle liegen aber nicht vor. Die Seltenheit dieser Bilder heute erlaubt wohl keine Klärung mehr.

Überhaupt besteht durchaus die Möglichkeit, daß zahlreiche reflektorisch-dystrophische Krankheitsbilder wie die Tendovaginitis, die Apophysitis, die Epicondylitis usw., deren Entstehungsursache und -weise zweifelsohne den Vorgängen beim Sudeck-Syndrom ähnlich sind, zumal sie einen Sudeck verursachen können, nur „verhinderte" Sudeck-Fälle sind, sei es, daß sie nicht in ein Stadium gelangen, in dem auch die Beteiligung der zugehörigen Skeletabschnitte manifest wird, sei es, daß die entsprechenden dystrophischen Vorgänge zu gering sind, um „röntgenoptisch" (Reisch und Bierling) in Erscheinung zu treten, sei es endlich, daß diese ossären Reaktionen so langsam erfolgen, daß sie nicht als deutliche Entschattung imponieren.

Unwahrscheinlich ist es aber, daß die von Makowsky vorgewiesenen umschriebenen Knochenentschattungen in der unmittelbaren Nachbarschaft einer Periostose den dystrophischen Knochenbefunden beim Sudeck entsprechen.

Man kann vielleicht damit rechnen, daß der Sudeck-Formenkreis in absehbarer Zeit aufgrund neuer Erkenntnisse eine erhebliche Zunahme seiner Bilder und eine Ausweitung seiner Begriffsbestimmung erfahren wird.

4. Histopathologie und Physiologie

Das Wesen des Sudeck-Syndroms als einer Regulationsstörung, an der viele Faktoren beteiligt und alle Gewebe einer Extremität einbezogen sind, bedingt eine entsprechende Vielseitigkeit pathologisch-anatomischer und pathologisch-physiologischer Bilder.

Aus den auf S. 23/24 gegebenen Gründen werden die histologischen Befunde und ihre physiologischen Erklärungen in einem besonderen Abschnitt besprochen.

Trotz gewisser Schwierigkeiten soll, soweit das möglich ist, bei der Darstellung eine getrennte Besprechung der histologischen Befunde und der physiologischen Vorgänge versucht werden.

Da meine 1952 vertretene Annahme, daß es keine physiologische Phase gibt, sondern daß das Sudeck-Syndrom von Anfang an als pathologisch angesehen werden muß, in fast allen Sudeck-Arbeiten geteilt wird (näheres s. Abschnitt B IV), so werden nur pathologische Gegebenheiten berücksichtigt.

Auch auf das Problem „Herd-Hof" braucht an dieser Stelle nicht eingegangen werden, da man zwischen den Sudeck-Reaktionen im Herd und im Hof keine Unterschiede anerkennen kann.

Die Beurteilung der histologischen und physiologischen Untersuchungsergebnisse ist durch abweichende Ergebnisse, unzureichende Fallzahlen sowie fehlende oder unklare Angaben der Sudeck-Phase usw. erschwert.

a) Histologie

Bei der Wiedergabe der histologischen Sudeck-Befunde wird auffallen, daß die Zahl der vorgenommenen Untersuchungen an sich nicht groß ist und daß unter den Veröffentlichungen die morphologischen Knochenveränderungen zahlenmäßig weitaus im Vordergrund stehen. Damit kommt wieder zum Ausdruck, daß der Sudeck jahrzehntelang als Krankheit des Knochens Wissenschaft und Praxis bestimmt hat.

Die ersten histologischen Untersuchungen stammen von Pommer, Chiari, Herfahrt, Friedl und Schinz, Roux, Exner u. a.

Einen entscheidenden Wandel brachten aber erst die feingeweblichen Knochenbefunde an 16 Sudeck-Fällen vom 9. Tag bis zu 39 Wochen und an Tierversuchen, über die Rieder 1936 berichtete. Er widerlegte damit die bisherige Annahme, daß eine Inaktivitätsatrophie den Röntgenbildern des Sudeck zugrunde lag, eine Meinung, die Sudeck 1931 vermutungsweise ausgesprochen hatte. Rieders Befunde wurden dann von Sudeck, Remé, Becker, Maurer, Freudiger u. a. bestätigt und ergänzt.

Danach ergibt sich folgende feingewebliche Entwicklung im Knochengewebe.

Schon eine Woche nach Eintritt der zum Sudeck-Syndrom Veranlassung gebenden Ursache findet sich bei einer starken Blutüberfüllung der Knochen- und Periostgefäße eine beginnende Verschmälerung der Knochenbälkchen und eine Erweiterung der Markräume infolge vaskulärer Resorption durch „protoplasmatisch angeschwollene Wandelemente blutüberfüllter Kapillaren, die in flachen Resorptionsmulden liegen", sowie durch Osteoklastentätigkeit. Infolgedessen sieht man eine Erweiterung der Haversschen Kanälchen und der Markräume. Gleichzeitig setzt eine mesenchymale Zellreaktion ein. Die zunächst spindelförmigen schmalen Osteoklasten werden zum Teil durch osteoklastische Riesenzellen unterstützt. Neben flüssigem Exsudat füllt Granulationsgewebe die entstandenen Zerfallsräume aus. Die Kambiumschicht des Periostes, das Bindegewebe der Haversschen Kanäle und das Retikulum der Markräume zeigen Wucherungserscheinungen. Der Abbau verstärkt sich nach etwa 2 Wochen. Zu den weiter sich abspielenden Abbauerscheinungen kommen nach 2 bis 4 Wochen auch Anbauvorgänge durch Osteoblastenneubildung, die osteoide Säume mit geringer oder fehlender Verkalkungsneigung bilden.

Wesentlich ist, daß der Abbau an Stärke den Anbau erheblich überwiegt. Daß die kalklosen osteoiden Säume röntgenologisch nicht in Erscheinung treten, soll die Entschattung erklären (und die Röntgenstrahlensuggestion der Knochenatrophie — SUDECK — bewirken). Auch das spongiöse Mark zeigt die gleichen Vorgänge wie die Rindenschicht. Durch fibröses Granulationsgewebe werden das Fettmark verdrängt und die Knochenbälkchen ungleichmäßig abgebaut. Gleichzeitig finden sich auch in der Spongiosa neugebildete Knochenbälkchen, als solche durch den Osteoblastensaum um osteoides Gewebe und häufig mit einem verkalkten Zentrum ausgewiesen. Mehr oder weniger resorbierte, also verdünnte, oder ganz aufgelöste Spongiosabälkchen bedingen in Verbindung mit erhaltenen den fleckigen Entschattungstypus im Röntgenbild.

LANDOFF erklärt die Resorption als lakunär, und zwar besonders von den Markräumen und Gefäßen ausgehend, während die lakunäre Osteoklastenresorption zurücktrete; osteoklastische Riesenzellen sah er nicht, Knochenanbau nur in geringem Maße. ALICE FREUDIGER bestätigte die Befunde RIEDERS bei ihren Tierversuchen in Form eines Abbaues nach 8 Tagen durch zellreiche Gewebsbündel und osteoklastische Riesenzellen neben einem zellreichen, mit serösem Exsudat gefüllten Knochenmark. Nach 21 Tagen, der untersten Grenze der röntgenologischen Erkennbarkeit des Knochenumbaus, ist der Abbau sehr lebhaft und wird auch durch kleine, spindelförmige Osteoklasten bewirkt. Die Haversschen Kanälchen sind jetzt deutlich erweitert und enthalten neben den Gefäßen ein zellreiches, gegen den Knochen vordringendes Gewebe. Der Abbau ist besonders in den subchondralen Zonen ausgeprägt. FREUDIGER fand aber erst nach *7 bis 11 Wochen* neben Abbau *auch* die Anzeichen eines *Anbaus* mit osteoiden Säumen und Osteoblastenreihen. Sie hebt hervor, daß von der Knochenresorption auch das neugebildete Osteoid betroffen werde.

FREUDIGER bestätigt weiter die bereits von RIEDER gemachte Beobachtung, daß zwischen dem Knochenumbau bei infiziertem und nicht infiziertem Material quantitative Unterschiede bestehen, indem der Knochenabbau bei infektiösen Prozessen intensiver und in noch stärkerem Ausmaß vor sich geht; auch wurden die osteoklastischen Riesenzellen vor allem bei den infizierten tierexperimentellen Fällen gefunden. Da auch RIEDER einen schnelleren und vorwiegend osteoklastischen Riesenzellen-Abbau bei entzündlichen Prozessen gefunden hat, wird die abweichende Darstellung durch LANDOFF vielleicht verständlich.

Schon hier hervorzuheben ist, daß ALICE FREUDIGER auch in der *akuten* Phase feingeweblich einen deutlichen Unterschied zwischen dem physiologischen Knochenumbau und dem pathologischen feststellen konnte, während RIEDER ja die Vorgänge in derselben mit dem physiologischen Umbau bei Frakturen oder dem Knochenwachstum gleichsetzt.

Die dystrophische Phase ist charakterisiert durch eine Verdünnung der Rindenschicht und der spongiösen Knochenbälkchen, besonders aber durch reichlich osteoides Gewebe ohne jede oder mit nur geringer Verkalkungsneigung, fehlendes oder nur geringes Granulationsgewebe, Vermehrung des Fettmarks mit noch starker Beimengung von kleinen Zellen und Exsudat, und durch zahlreiche Kapillaren, die anstelle von Erythrozyten eine homogene, manchmal etwas körnige Gerinnungsmasse enthalten. SUDECK sagt, daß diese „plasmahaltigen, aus der Zirkulation ausgeschalteten Kapillaren“ den Knochenbälkchen oft dicht anliegen und sogar das neugebildete osteoide Gewebe zerstören, ein Befund, den

FREUDIGER am Kaninchen schon zeitlich in einer früheren Phase beobachtet hat. Auch erwähnt SUDECK eine unregelmäßige Störung der Osteoblastenketten bei andauernder Osteoklastentätigkeit. Die Knochenlamellen und Kittlinien zeigen jetzt eine mehr oder weniger starke Mosaikstruktur.

Im sog. Stadium der Endatrophie, also richtiger der anatomischen Defektheilung, werden die Markräume weit, die Knochenbälkchen verschmälert, die Rindenschicht als im ganzen schmaler, dünner, das Mark wieder als Fettmark geschildert. Die Zeichen der Zelltätigkeit sind vermindert, die Umbauprozesse sind zur Ruhe gekommen. Dem muß man aber wohl entgegen halten, daß die Spongiosabälkchen zwar zahlenmäßig vermindert, jedoch durchaus nicht immer verschmälert sind; sehr häufig findet man sie deutlich verbreitert („hypertrophische Atrophie“). Im übrigen läßt sich weder histologisch noch röntgenologisch die sog. Endatrophie beim Sudeck von einer Osteoporose durch Inaktivität, endokrine Störungen usw. unterscheiden.

Histologische Untersuchungen an *Weichteilen* sind in sehr geringer Zahl vorgenommen worden. Die Angaben darüber enthalten nur ganz allgemeine Hinweise.

Auch die größeren Sudeck-Arbeiten und Monographien beschränken sich auf die Wiedergabe der feingeweblichen Knochenbefunde. Man kann aber oft Darstellungen über Granulationsgewebe, Bindegewebe usw. in den Weichteilen lesen, die, durch die Arbeiten RICKERS und seiner Schüler am Pancreas und an der Leber gewonnen, aufgrund der relationspathologischen sowie stufengesetzlichen Erklärung an diesen Organen auf die Sudeck-Pathogenese und auf die geweblichen Veränderungen dabei *übertragen* wurden.

Ein Teil der Angaben über Weichteilveränderungen geht auf eine Deutung klinischer Erscheinungen zurück, so des Ödems, der Muskelatrophie, der Cyanose usw. („Und endlich, daß die oft besprochenen, mit derselben Regelmäßigkeit wie der Knochenumbau auftretenden, aber wohl nie richtig gedeuteten *Muskelsymptome* [Muskelschwund, lähmungsartige Schwäche, starke Herabsetzung der elektrischen Erregbarkeit] entzündliche Vorgänge sind, sind wir nicht nur durch Analogieschluß genötigt anzunehmen; es ist auch die einzig annehmbare Hypothese, die uns das Verhalten der Muskulatur plausibel machen kann. Wie sich die histologischen und physiologischen Untersuchungsbefunde zu dieser Vermutung stellen werden, muß abgewartet werden. Vorläufig läßt sich nicht verkennen, daß diese Unkenntnis der Tatsachen ein Mangel der Theorie ist.“ SUDECK 1942). Und zum dystrophischen Stadium sagt SUDECK bei der gleichen Gelegenheit: „Was in der Haut und Muskulatur vor sich gegangen ist, wissen wir noch nicht.“

Soweit feingewebliche Weichteilveränderungen beim Sudeck beschrieben sind, ist das im wesentlichen durch RIEDER geschehen. Er geht davon aus, daß der dys- und atrophische Prozeß auch auf die Weichteile übergreift. „Die Gelenkkapsel und die -bänder schrumpfen. Im Gelenk zeigt sich zunächst ein feiner Pannus, der sich allmählich verbreitert und schließlich größere Gelenkflächen auskleidet. Am Gelenkknorpel kommt es zu umschriebenen Ernährungsstörungen des Knorpelbelages. Das Endstadium bildet dann oft eine bindegewebige Ankylose bei noch partiell offenem Gelenkspalt.“

MAU ergänzt diese Darstellung dahin, daß die Zellen im Unterhautfettgewebe ihr Fett verlieren und eine lebhafte Bindegewebsvermehrung, eine Sklerosierung des Unterhautfettgewebes auftritt. Die Haut zeigt eine Verdünnung des Oberflächenepithels, eine Abflachung der Hautpapillen mit Zugrundegehen der Talgdrüsen. Untersuchungen über Muskelbefunde lägen nur spärlich vor.

In seinem letzten größeren Sudeck-Vortrag 1952 in Oldenburg hat RIEDER zwar die feingeweblichen Knochenveränderungen dargestellt, die Weichteilveränderungen aber nur in ihren klinischen Erscheinungen besprochen.

Histologische Untersuchungen am Gelenkknorpel sind anscheinend nicht vorgenommen worden. Entsprechende Erklärungen sind aufgrund der allgemeinen Untersuchungen von SCHADE auf den Sudeck übertragen worden.

Damit ist bereits alles gesagt, was über die Weichteil-Histologie beim Sudeck bekannt ist. Es ist verständlich, daß unsere Kenntnisse der geweblichen Veränderungen beim Menschen spärlich sind, da man eine zusätzliche Traumatisierung bei einem bestehenden dystrophischen Syndrom durch eine Probeausscheidung nicht verantworten will. Dieses gilt besonders für die akute Phase. Und im Tierversuch lassen sich wegen der bekannten Schwierigkeiten bei der Erzeugung vegetativer Reaktionen ebenfalls keine eindeutigen Bilder gewinnen.

Wir konnten jetzt bei einigen Fällen von postoperativem oder traumatischem Sudeck eines Kniegelenkes Probeausschneidungen vornehmen, so daß wir über feingewebliche Befunde an der Gelenkkapsel verfügen; sie wurden von HUSTEN erhoben. Ein derartiger Befund lautet:

„Es handelt sich um ödematöses Bindegewebe der Kniegelenkskapsel in mehreren Lagen, zum Teil mit Hyalinisierung, zum Teil von fibrösem Charakter. Das Endothel der Gelenkauskleidung erscheint als eine mehrschichtige bindegewebige Zellage. Das unmittelbare anschließende Bindegewebe läßt betonte Quellungserscheinungen erkennen. Darüber hinaus habe ich keine pathologischen Veränderungen gesehen, namentlich keine zelligen Infiltrate. Man kann die vorliegenden Bilder auf einen chronischen Reizzustand zurückführen mit Quellungserscheinungen.“

In anderen Fällen fiel eine Vermehrung periadventitieller Spindelzellen auf.

b) Physiologie

Zur Darstellung der peripheren pathologisch-physiologischen Vorgänge wird eine Aufteilung des Stoffes vorgenommen.

Aus Gründen, die in den besonderen physikalischen Verhältnissen des Skelets liegen, ist es zweckmäßig, dieses gesondert und im Anschluß an die im Vordergrund stehenden Weichteilvorgänge abzuhandeln.

Entsprechend der Sudeck-Erklärung als einer reflektorischen Veränderung der terminalen Durchblutung und des örtlichen Stoffwechsels, an der vasomotorische, hormonale und akzessorische Faktoren beteiligt sind, ergibt sich folgende *Disposition:*

1. *Weichteile.*
   a) Blutgefäße und Durchblutung
   b) Muskulatur, Bindegewebe, Haut
   c) Sympathicus
   d) Neurotrophik
   e) Schmerz
   f) akzessorische Ursachen
2. *Skelet.*

Diese pathophysiologischen Vorgänge greifen oft ineinander über. Infolgedessen ist eine Besprechung der Durchblutung ohne Berücksichtigung der Vasomotoren genau so wenig möglich, wie Auswirkungen des Schmerzes ohne Eingehen auf davon abhängige Gefäßreaktionen zu behandeln sind. Dennoch ist auch die abstrakte Besprechung dieser Einzelvorgänge von grundsätzlicher Bedeutung. Die Nachteile derselben werden durch jeweiliges Eingehen auf die Zusammenhänge so weit wie möglich vermieden.

1. Weichteile. *a) Blutgefäße und Durchblutung.* Im Vordergrund der Sudeck-Pathogenese steht die Durchblutungsstörung. Ihre Besprechung beginnt mit der Wiedergabe der örtlichen Gefäßbefunde und ihrer Erklärung. Ihnen schließt sich die Darstellung der Durchblutungsveränderung beim Sudeck an, gefolgt von einer abwägenden Stellungnahme unter Berücksichtigung allgemeiner Erkenntnisse der peripheren Gefäßphysiologie.

Die zur Verfügung stehenden histologischen und physiologischen Quellen sind gering. Die deskriptiven Gefäß- und Durchblutungsangaben sagen nichts über die Art des Zustandekommens aus. In vielen feingeweblichen Berichten werden die Gefäße gar nicht erwähnt. Die meisten Bearbeiter übernehmen zudem die Sudeck-Pathogenese nach RICKER-SCHAEFER (S. 27), ohne sie einer eigenen Beurteilung zu unterziehen. Endlich ist, bis auf vereinzelte jüngere Arbeiten, auch hinsichtlich der Durchblutung nur der Knochen berücksichtigt.

In seinen letzten Arbeiten sagt SUDECK, daß bei der akuten Phase eine lokale, entzündliche Hyperämie besteht, „charakterisiert durch die mehr oder weniger ausgesprochenen Symptome und histologisch durch die Kriterien der Hyperämie mit Emigration, Exsudation und Proliferation". Das Stadium der Dystrophie sei durch eine Kollabierung, eine Lähmung des terminalen Kreislaufs gekennzeichnet. RIEDER hatte beim Sudeck I eine auffallende Hyperämie und starke Erweiterung der Gefäße im Knochenbinnenraum und Periost gefunden; die Gefäße waren oft prall gefüllt und enthielten an manchen Stellen bis zur Stase zusammengedrängte Erythrocyten. Auf die Gefäßbilder in der II. Phase geht RIEDER nicht ein. Für das III. Stadium nennt er eine Einstellung der Zirkulation und Ernährung auf ein Mindestmaß.

REMÉ erwähnt bei seinen wichtigen tierexperimentellen Knochenbefunden keine neuen Gefäßbefunde.

ALICE FREUDIGER stellte Kaninchenversuche zur Klärung der Bedeutung der „pathologischen mechanischen Konstellation nach Frakturen" für die Sudeck-Entstehung an; sie beschränkt sich auf die Feststellung einer Hyperämie und spricht von ziemlich starker Vascularisation, hyperämischen Gefäßen, weit und stark mit Blut gefüllten Gefäßen, stark vascularisiertem Knochenmark, an einigen Stellen erfolgtem Einsprossen der Gefäße auch in die Knochenbälkchen.

Die Deutung der bisher wiedergegebenen histologischen Gefäßbefunde geschieht durch FREUDIGER, anscheinend auch durch RIEDER, nach RICKER-SCHAEFER. Eine Anpassung der Gefäßbilder an die Lehre RICKERs im Sinne einer Erweiterung der Kapillaren und Venulae sowie einer Verengerung der Arteriolen wird aber nicht vorgenommen, sondern allgemein nur von einer Hyperämie und Erweiterung gesprochen.

SUDECK, der wie REMÉ die Gefäßveränderungen als Entzündungsreaktion deutete, erklärte die Knochendystrophie in etwa nach Art einer Nekrobiose, indem er schrieb: „Die in Regeneration begriffenen Zellen finden nicht die richtige Ernährung und nicht die ihrem jeweiligen Entwicklungszustand zukommende kolloidchemische Beschaffenheit der Gewebssäfte; sie kümmern und verfallen endlich." Diese Erklärung hat aber nur noch geschichtliches Interesse.

Nach der Wiedergabe der histologischen Befunde über Gefäße und Durchblutung folgen nun die Untersuchungen, die zur Erklärung der Durchblutungsstörungen beim Sudeck vorgenommen worden sind.

Haldbo hat 1949 eine Darstellung der gemachten vegetativen Funktionsprüfungen beim Sudeck gegeben, auf die verwiesen wird.

Über Prüfungen der *Hautreaktion* und *Hauttemperatur* beim Sudeck berichteten Rieder, Maurer, Braeucker, Ipsen, Metz und Leonhardt.

Rieder sah bei der Prüfung der Hautreaktion durch Auflegen von Eisstückchen einen mehr bräunlich-roten Farbton von längerer Dauer als das Rot der gesunden Seite, Maurer eine Verzögerung der reaktiven Hyperämie auf der kranken Seite.

Maurer stellte bei Hauttemperaturmessungen an 32 geschlossenen Unterschenkelbrüchen eine Erhöhung auf der verletzten Seite fest, die zwischen dem 8. und 10. Tag ihren Höhepunkt erreichte; die Werte lagen besonders bei den Fällen wesentlich höher, die eine stärkere Spongiosaaufhellung aufwiesen. Braeucker gab ein Auf- und Abgehen der Hauttemperatur um mehr als 10° durch vasomotorische Reaktionen beim „traumatischen, schmerzhaften Ödem im Anschluß an ein geringes Trauma der Hand oder des Fußes mit Schwellung und Sensiblitätsstörung“ an. Ipsen benutzte die vergleichende Hautthermometrie an symmetrischen Gliedmaßenabschnitten, besonders bei „Schlagaderkrämpfen“ (Spasmen) nach Verletzungen unter Zuhilfenahme der Kälteprobe. Nach 10 min langem Eintauchen des verletzten Gliedes in Wasser von 15° erfolgte die Wärmemessung. Bei traumatischen Gefäßspasmen blieb die Temperatur abnorm lange niedrig im Gegensatz zu Entzündungen, wo sie auf der kranken Seite schneller als auf der gesunden anstieg. Bei Knochenbrüchen sah er in der ersten Zeit eine Neigung zu Gefäßkrämpfen, der später eine Hyperämie folgte. Leonhardt konnte mit der Hautthermometrie beim Sudeck keine überzeugenden Ergebnisse ermitteln, eine Feststellung, der wir aufgrund unserer Erfahrungen zustimmen müssen. Auch Metz teilte mir mit, daß er mit Hautthermometrie und Phlethysmographie nur wenig faßbare Veränderungen bekommen hat.

Von der *Oszillometrie* hatte Leriche schon frühzeitig Gebrauch gemacht und 1924 damit eine Vasodilatation bei der traumatischen Osteoporose festgestellt. Weitere Ergebnisse sind von Rauber, Braeucker, Huet und Huguier, Timmer und Leonhardt mitgeteilt.

Die Ergebnisse mit der Oszillometrie schwanken nicht nur unter den verschiedenen Autoren, sondern auch bei den Beobachtungen des einzelnen Untersuchers. Das ist verständlich, da der oszillometrische Index vcn verschiedenen Faktoren (Wärme, Kälte, Einstellungszeit, abnorme Arterienweite, Behandlung, Arbeitsbeanspruchung usw.) abhängt, so daß Timmer hinsichtlich der Beurteilung zur Vorsicht mahnt. Es scheint aber, daß beim Sudeck häufig der oszillometrische Index erhöht ist (Rauber, Leonhardt). Eine derartige Erhöhung ist aber nur bei Verengerung der Arteriolen zu erwarten und zu begründen.

Leonhardt teilte mir mit, daß er mit der Oszillometrie beim Sudeck nicht weiter komme, da sich die Durchblutung der größeren Gefäße als nicht beeinträchtigt erwiesen hat. Anscheinend sind aber nur beginnende Fälle untersucht.

Auch die Kapillarmikroskopie ist schon frühzeitig und, „nach einem mehrjährigen Dornröschenschlaf“ (Michel), kürzlich erneut in den Dienst der Sudeck-Forschung gestellt worden.

Maurer, der 14 Patienten mit Frakturen im Bereich des Unterarmes (es sind anscheinend überhaupt *nur* die oberen Gliedmaßen bei der Kapillarmikroskopie berücksichtigt worden) untersucht hat, von denen aber nur 8 Fälle einen „heftigen physiologischen Umbau“ hatten, fand dennoch in *allen* Fällen zwischen dem 15.

und 18. Tag eine deutliche Erweiterung der Haargefäße gegenüber der gesunden Seite und häufig eine Vermehrung der Zahl der Schlingen im Gesichtsfeld.

Zu ganz anderen Ergebnissen kamen SCHEIBE und KARITZKY. Sie stellten mit Hilfe der Kapillarmikroskopie in der akuten Sudeck-Phase eine peristatische Hyperämie fest, der häufig ein Kapillarspasmus vorausgeht. Ihre Untersuchungen sind, zumal bei der Spärlichkeit kreislaufphysiologischer Untersuchungen beim Sudeck, wichtig, so daß eine Wiedergabe erforderlich ist.

Die Untersuchungen betrafen das Verhalten der Kapillaren am *Nagelfalz* mittels Zeissschen Kapillarmikroskops mit eingebauter Kamera, wenn die klinischen und röntgenologischen Zeichen des Sudeck-Syndroms in seinen 3 Stadien einwandfrei vorhanden waren, wobei stets die gesunde kontralaterale Extremität mit untersucht wurde. Sie erfolgten an 34 Frauen im Alter von 30 bis 75 Jahren mit typischer Radiusfraktur, so daß eine (eingeschränkte) Vergleichsmöglichkeit besteht.

In der *akuten Phase* nun fanden SCHEIBE und KARITZKY bei 21 Frauen an der kranken Gliedmaße eine auffallende *Weite* und *Blutfülle* der Gefäße, häufig rasche *Schwankungen* in der Weite des Arterienlumens als Zeichen der Dysregulation in der Sauerstoffversorgung (O. MÜLLER), eine deutliche Erweiterung des subpapillären Plexus, in 12 Fällen eine *verlangsamte*, in den übrigen Fällen eine *wechselnde Strömungsgeschwindigkeit*, wobei Stase von jagender Durchströmung gefolgt war. Klinisch bestanden in diesen Fällen eine geringgradig gesteigerte Hauttemperatur, rotblaue Cyanose und Ödem der kranken Extremität. In 7 akuten Sudeck-Fällen wurde im Vergleich zur gesunden Seite ein ausgesprochen *spastisches* Bild gefunden. Meistens war die Füllung der *Kapillaren* hier nur *schwach angedeutet*, die *venösen Schenkel* erschienen jedoch in *einigen* Fällen *erweitert*. Die Strömung war, soweit beurteilbar, weder verlangsamt noch stärker beschleunigt. Bei diesem zu *Kapillarspasmen* neigenden Personenkreis fanden sich klinisch ein besonders starkes Ödem und blasse oder livide Hautfarbe. Auf der gesunden Seite konnten die Spasmen gar nicht oder nur in ganz unbedeutendem Maße beobachtet werden.

Im *dystrophischen Stadium* war das Bild wesentlich einheitlicher. Von den 34 Frauen kamen 18 in dieses Stadium, darunter 8 der 11 Frauen, die eine *allgemeine vegetative Dystrophie schweren Grades* aufwiesen. 3 Frauen waren wegen schmerzhafter Kontraktur nicht zu kapillarmikroskopieren. Von den restlichen 15 Frauen fiel bei 12 gegenüber der gesunden Seite eine *geringere Anzahl* von sichtbaren *Kapillaren* auf, 7mal bestand ein regelrechter *Kapillarschwund*. Die wenigen noch in Tätigkeit befindlichen Gefäße zeigten bei schwacher Füllung eine *geringe Strömungsgeschwindigkeit*, in einigen Fällen *stagnierte*, soweit erkennbar, das *Kapillarblut*. Bei den übrigen kontrollierten Frauen aus dem 1. Stadium, die schon in Heilung oder Besserung übergegangen waren, wurde ein der Norm angenähertes Kapillarbild beobachtet.

17 Frauen wurden im *Stadium der Endatrophie* noch beobachtet. Bei 8 von ihnen war das Kapillarbild gegenüber der unverletzten Seite unverändert, in 9 Fällen war die Zahl der Gefäßschlingen auf der kranken Seite bei Engerstellung vermehrt, die Strömungsgeschwindigkeit verlangsamt.

Auf die Deutung der kapillarmikroskopischen Untersuchungsergebnisse ist sowohl an dieser Stelle wie auch bei der Besprechung der Sudeck-Phasen-Deutung einzugehen.

Es bedarf keines Hinweises, daß die Beurteilung kapillarmikroskopischer Bilder nur mit Zurückhaltung erfolgen darf. Das gilt besonders für den neuromyoarteriellen Glomus. Er ist nach P. MASSON nichts anderes als ein System speziell differenzierter arterio-venöser Anastomosen. Die Glomusgefäße erweitern und kontrahieren sich in einem eigenen Rhythmus, der verschieden von dem der Arteriolen ist. Eine relative Bedeutung haben die Untersuchungen aber zweifellos, wenn sie unter Kontrolle der anderen Seite, Wiederholungen in den verschiedenen Phasen und an einem einheitlichen Krankengut geschehen, wie SCHEIBE und KARITZKY das getan haben.

Hervorzuheben ist zunächst, daß SCHEIBE und KARITZKY die früheren Untersuchungen von MAU und MAURER nicht bestätigen zu können erklärten, die an einer kleineren Zahl von Patienten in der akuten Phase durchgehend eine Vermehrung der Schlingen im Gesichtsfeld und aktive Hyperämie, im Stadium der Dystrophie gegenüber der gesunden Seite keine eindeutigen Unterschiede gefunden hatten. Sie *lehnen daher das Bestehen einer entzündlichen aktiven Hyperämie in der akuten Sudeck-Phase ab und erklären ihre Befunde dabei als pathologische Folgezustände* komplexer Reize, womit sie die Phasendeutung BLUMENSAATS bestätigen.

SCHEIBE und KARITZKY erklären nun die Durchblutung in der akuten Sudeck-Phase bei ihren Befunden als *peristatische Hyperämie* (RICKER), der häufig ein Kapillarspasmus vorausgehe.

Man muß es dahingestellt sein lassen, wie weit der von SCHEIBE und KARITZKY beschriebene kapillarmikroskopische Befund in der akuten Sudeck-Phase tatsächlich mit den Bildern übereinstimmt, die von RICKER, KALBFLEISCH, SCHEID u.a. als peristatische Hyperämie beschrieben werden. Die zuerst leicht erweiterten Arteriolen sind ein Befund, der sich, ebenfalls wie die wechselnden Strömungsgeschwindigkeiten (bei 22 von 34 Fällen), nicht ohne weiteres m. E. mit den Darstellungen RICKERS decken. Es wird sodann von SCHEIBE und KARITZKY eine beginnende Kapillarparalyse angenommen, wobei die beobachteten Schwankungen der Kapillarlichtungen als Zeichen der Acidose anzusehen seien, so daß schon im Stadium I eine lokale Hypoxämie besteht. Gegen die Deutung als peristatische Hyperämie muß auch der Einwand erhoben werden, daß, im Gegensatz zu LERICHE, RICKER, SCHAEFER und allen Autoren, die im Sudeck-Geschehen eine vermehrte Sympathicuserregbarkeit sehen, eine *Vasokonstriktion*, SCHEIBE und KARITZKY im akuten Sudeck-Stadium „vorwiegend eine Erregung des *Vasodilatatorenzentrums* in der Medulla oblongata annehmen. Sauerstoffmangel, verbunden mit der Wirkung von vasoaktiven Stoffen (Acetylcholin, Histamin, Adenylsäure und Adenosintriphosphorsäure), führe zu einer unmittelbaren Erweiterung der Kapillaren, die Arteriolen seien durch Axonreflexe reflektorisch entsprechend weitergestellt.

Diese Erklärung der *akuten* Sudeck-Phase durch SCHEIBE und KARITZKY zeigt, daß man ihre wichtigen kapillarmikroskopischen Befunde nicht oder zu einem erheblichen Teil nicht als Praestase deuten kann. Weder die von ihnen beobachteten Gefäßbefunde noch ihre Deutung entsprechen der Lehre RICKERS.

Man kann auch nicht im Stadium I des Sudeck *zwei verschiedene* Vorgänge annehmen, wie das der Fall ist, wenn bei den 7 Fällen mit einem ausgesprochenen spastischen Kapillarbild dieses mit einer über die Norm hinausgehenden Reizung des *Vasomotorenzentrums* erklärt wird. Sicher kann der Schmerz zu einem reflektorischen Kapillarspasmus führen. Und es ist auch natürlich, daß die Art der Verletzung verschiedene Schmerzgrade bedingt. Man darf dann aber nur quantitative Unterschiede der Erregung des Vasodilatatorenzentrums *oder* des Vasomotorenzentrums erwarten, nicht aber einmal dieses und einmal jenes Zentrum beteiligt erklären. Auch der kapillarmikroskopische Befund, daß trotz des ausgesprochenen Kapillarspasmus die Strömung, soweit beurteilbar, weder verlangsamt noch stärker beschleunigt war, läßt sich mit den RICKERschen Befunden und seiner Erklärung derselben nicht gut vereinbaren.

Entsprechend ihren beiden verschiedenen Reizgruppen führen SCHEIBE und KARITZKY die Fälle mit ausgesprochen spastischem Kapillarbild auf schmerzreflektorische Gefäßspasmen im Schmerzgebiet mit konstriktorischer Wirkung im Terminalrektikulum nach RICKER zurück, die nach dem Stufengesetz einen stärkeren Reiz voraussetzt, während bei den übrigen Fällen die Neigung zu Kapillarspasmen offenbar in einer abnormen Reizbarkeit des vegetativen Nervensystems infolge allgemein vegetativer Dystonie oder in Vasolabilität im Klimakterium gesehen wird.

Man muß auch diese Erklärung dahingestellt sein lassen; es erscheint zumindest fraglich, ob bei gleichartigen Traumen und der schweren gradmäßigen Erfaßbarkeit der vegetativen Dystonie derartige Deutungen möglich sind.

Haben SCHEIBE und KARITZKY schon in der *Phase I* des Sudeck-Syndroms Kapillarbilder gesehen, die sich mit den bisherigen Beschreibungen nur zum Teil decken, so konnten sie in der *Phase II* die Autoren, die deduktiv die RICKERsche Lehre auf die Vorgänge gerade bei der dystrophischen Sudeck-Phase übertragen haben, klar widerlegen: An Stelle der zu erwartenden Arteriolenenge und der Weite der Kapillaren sowie der Venulae fanden SCHEIBE und KARITZKY das Gegenteil, nämlich bereits *normale Weite der Arteriolen bei Kapillarverödung.* Das kann man wohl nur so erklären, daß in dem Sudeck-Stadium, das man als dystrophisches abgeteilt hat, die Gefäßreaktionen bereits im allgemeinen abgeklungen sind, so daß die geweblichen Erscheinungen in dieser Phase nur als Folgeerscheinungen und Folgereaktionen der in der Phase I stattgehabten funktionellen und chemischen Gefäßstörungen angesehen werden können. Schon jetzt kann gesagt werden, daß die in der Mehrzahl der Sudeck-Fälle eintretende *Reversibilität* gar nicht anders zu erklären ist, als daß in der Phase, die man fälschlich die entgleiste pathologisch-dystrophische nennt, die Gefäßstörung mit ihren dystrophischen Folgen sich überhaupt nicht mehr auswirkt. Sie ist bereits reparatorisch-regenerativ geworden. Und nur in denjenigen Fällen, wo die Gefäßvorgänge noch nicht zur Ruhe gelangt sind, kommt es zu einer Endatrophie mit bleibenden morphologischen Veränderungen. Auch das Fehlen einer echten Atrophie bzw. einer Nekrose, wie schon bei der Abgrenzung von umschriebenen Osteomalazien, Osteonekrosen und Osteolysen gegen die Sudeck-dystrophischen Bilder am Knochen angeführt, läßt sich nur durch die Annahme erklären, daß die Gefäßreaktionen beim Sudeck sich schon bald wieder normalisieren.

Unter den wenigen Arbeiten, die sich mit der Klärung der pathophysiologischen Durchblutungsfragen beim Sudeck befassen, sind die Untersuchungen von BOLLIGER besonders hervorzuheben. Er untersuchte die Gefäßreaktionen und ihre Beeinflussung bei Sudeck-Patienten mit dem Cold-pressor-Test und dem Drosselungsversuch, die beide eine direkte Beeinflussung der Arteriolen als der Hahnen im peripheren Gefäßsystem (HERZOG, IPSEN) erlauben, sowie mittels Sauerstoffuntersuchungen im Blut.

Den Untersuchungen lag die *Fragestellung* zugrunde: 1. Besteht bei Sudeck-Patienten ein Unterschied in der Reaktion der Blutgefäße im kranken und gesunden Bein? — 2. Reagiert auch diese gesunde Extremität überhaupt? (Wobei zum Vergleich die gesunden Gliedmaßen von Patienten mit „normalen“, d. h. Sudeck-freien Frakturen dienten.) — 3. Unterscheidet sich eine Extremität mit einem Sudeck von einer solchen mit Fraktur ohne Sudeck? — 4. Wie ist die O_2-Sättigung und damit indirekt die O_2-Ausnützung nach Fraktur und in Sudeck-Fällen?

Nach BOLLIGER versetzt z. B. die Verletzung einer Gliedmaße das vegetative Nervensystem in einen Reizzustand, dessen Hauptauswirkung sich an den Gefäßen in Form eines Schocks mit Arteriolenkontraktion und Kapillardilatation bemerkbar macht. Dieses Geschehen trete bei jeder Fraktur auf. Durch die Arteriolenkontraktion kommt in der betroffenen Extremität es zu einer beträchtlichen Erhöhung des peripheren Widerstandes, die sich durch Hyperpulsation bzw. durch erhöhte oszillometrische Ausschläge in der proximal davon gelegenen Arterie kund tue.

Bolliger erklärt die nun folgende Peristase durch ein Versacken des Blutes in den weiten Kapillaren, wobei er auf die Erklärung von Ricker und Schaefer als Folge stärkster nervaler Reizung hinweist. Nach Graubard und Mitarbeitern bewirke der nervöse Reflex eine Kontraktion der präkapillaren Sphinkter, d. h. der letzten mit glatter Muskulatur versehenen Arteriolenstücke, aus denen direkt die Kapillaren entspringen. Infolge dieser Kontraktion sei das Blut gezwungen, durch arteriovenöse Anastomosen abzufließen unter Umgehung des erhöhten Widerstandes in der Peripherie.

Bolliger fand nun bei seinen Sudeck-Untersuchungen eine Erhöhung der Sauerstoffsättigung des venösen Blutes um etwa 20%, dieselbe Höhe, wie sie am Kaninchenohr von Bucher und Hürlimann nach Erweiterung der arteriovenösen Anastomosen mit kleinen Histamin-Dosen festgestellt wurde.

Theoretisch gebe es für eine erhöhte O_2-Sättigung des venösen Blutes drei Möglichkeiten: 1. beschleunigte Zirkulation und daher ungenügende O_2-Ausnützungsmöglichkeit; 2. Eröffnung der arteriovenösen Anastomosen, damit direkter Abfluß des arteriellen Blutes in das venöse Gefäßsystem und Unmöglichkeit einer O_2-Ausnützung durch die Zellen; 3. die Unfähigkeit der Zellen, den Sauerstoff des Blutes auszunützen, weil sie atrophisch oder toxisch geschädigt sind, so daß ihr Stoffwechsel daniederliegt. Die 1. Möglichkeit schließt Bolliger für den Sudeck aus, da sie wohl nie zu einem Ödem und zu Hyperthermie mit livider Rötung führen würde.

Die erhöhte O_2-Sättigung des venösen Blutes beim Sudeck erklärt Bolliger nun mit der 2. Möglichkeit. Das klinische Bild lasse sich mit dieser theoretischen Erklärung in Einklang bringen. Die wichtigste Folge dieses arteriovenösen Shunts sei nämlich die O_2-Verarmung der von der Fraktur betroffenen Gegend.

Die O_2-Verarmung ist gleichbedeutend mit einer Anoxie. Diese verursache eine Schädigung der wegen der Peristase nicht mehr genügend durchbluteten Kapillaren, die in der Folge eine Permeabilitätszunahme bedinge mit entsprechender seröser Exsudation ins umliegende Gewebe und Acidose in den Geweben, wie sie bei jeder Verletzung oder Infektion auftritt. Bei längerem Andauern der Gewebsanoxie wird die Kapillarschädigung so intensiv, daß nicht nur seröse Exsudation, sondern auch Diapedese eintrete. Um jede peristatische Kapillare trete ein Leukocytenkranz auf. Bolliger fand bei seinen Untersuchungen über die *O_2-Sättigung nach Frakturen*, daß *in normalen Fällen nur in den ersten Tagen und in geringem Ausmaße ein arteriovenöser Kurzschluß* besteht. Nachher kommt es bald zur Lösung der Arteriolen-Kontraktion und damit zu annähernd normalen Zirkulationsverhältnissen, so daß es hier bei seröser Exsudation durch die nur schwach geschädigten Kapillaren bleibe und der fleckförmige Knochenumbau ausbleibe. Den entscheidenden Punkt, ob ein normaler Frakturreiz zu einem Sudeck führt oder nicht, sieht Bolliger in der Intensität und Dauer der Anoxie und damit der Acidose des Gewebes, da die H-Ionen-Konzentration ja durch die CO_2-Spannung gegeben ist. Und die Anoxie scheine durch die bei vegetativ Labilen auftretende intensive und langanhaltende Arteriolenkontraktion und damit durch das Bestehenbleiben des arteriovenösen Kurzschlusses genügend geklärt.

Man sieht, daß die Sudeck-Erklärung Bolligers auf dem Boden einer vegetativen Labilität sich von der Schaefers nur dadurch unterscheidet, daß letzterer entsprechend den Lehren Rickers von der Relationspathologie und dem Stufengesetz die Permeabilitätsänderung als Folge der nervalen Reaktion im vegetativen Endretikulum erklärt, während Bolliger die entscheidende Acidose auf eine Anoxämie infolge Nichtdurchblutung der Ernährungsgefäße durch Abfluß des Blutes in die geöffneten arteriovenösen Anastomosen zurückführt.

Bei Anwendung des Cold-pressor-Tests nach HINES und BROWN zeigten die Gefäße einer Sudeck-Extremität eine verlangsamte Verstärkung und vor allem ein langes Bestehenbleiben der Kontraktion, als fixierter Kontraktionszustand der Arteriolen gedeutet, nach der Drosselung (Versuch nach GROSSE-BROCKHOFF, modiziert nach BLAICH und GERLACH) eine fixierte Kontraktionsstellung, d. h. eine im Gegensatz zu den ihnen entsprechenden gesunden Gefäßen nur geringe Erweiterungsfähigkeit. Bei einer Extremitätenfraktur ohne Sudeck geht die Gefäßreaktion im Cold-pressor-Test parallel der gesunden, nur etwas schwächer; diese Gefäße bieten beim Drosselungsversuch eine noch intensivere Dilatation als die entsprechend gesundseitigen. Sie befinden sich somit in der 5. bis 8. Woche bereits in leichter Dilatationsstellung, während die Gefäße der Sudeck-Extremität noch in fixierter Kontraktion verharren. Aus der Beobachtung, daß die gesunde Gliedmaße eines Sudeck-Patienten im Cold-pressor-Test rasche Arteriolenkontraktion mit nachfolgender übers Ziel hinausschießender Dilatation, im Drosselungsversuch eine übermäßig starke und lange bestehen bleibende Dilatation als Reaktion auf die Drosselung bietet, was als Zeichen einer vegetativen Gefäßlabilität gilt, schließt BOLLIGER, daß es offenbar zum Sudeck-Prädisponierte gibt.

Beim Cold-pressor-Test nach HINES und BROWN, bei dem durch minütliche Blutdruckmessungen die Dauer der Wiedererreichung des ursprünglichen oder eines anderen konstanten Druckniveau gemessen wird, nachdem bei dem Patienten nach 20 Minuten langer Ruhelage durch mehrmaliges Messen basale Blutdruckwerte festgestellt und dann nach 1 Minute langem Eintauchen der zu untersuchenden Gliedmaße in eisgekühltes Wasser von 4° bei liegengelassener Blutdruckmanschette mit Messen des Blutdrucks nach 30 und 60 Sekunden ermittelt worden war, wird die Blutdruckerhöhung auf eine *neurogen bedingte Vasokonstriktion zurückgeführt, wobei Adrenalin und lokal gebildete pressorische Substanzen ausgeschlossen werden.*

Bei dem von BLAICH und GERLACH modifizierten Drosselungsversuch von GROSSE-BROCKHOFF lag der Patient mit abgedeckten Extremitäten 20 bis 30 Minuten lang in einem warmen Zimmer, bis mehrmaliges Messen mit Thermoelementen basale Werte ergab. Hierauf vollständige Unterbindung des Kreislaufs an einer Extremität mittels einer Blutdruckmanschette bei hypersystolischem Druck, wonach die Haupttemperatur 1 bis 3° C sank. Das Absinken wurde alle 2 Minuten gemessen. Nach 10 Minuten rasche Lösung der Sperre und Bestimmung des Wiederansteigens der Hauttemperatur durch minütliche Messung. Dem voraus ging eine reaktive Hyperämie, die nach 5 bis 30 Sekunden einzutreten pflegte und nach 2 bis 5 Minuten wieder verschwand. Die Arteriolen Sudeck-kranker Extremitäten vermögen sich nach der Drosselung nicht stark zu erweitern, erreichen daher im Vergleich zur Reaktion der anderen Extremitäten viel geringere Wiedererwärmungswerte, bewiesen auch durch das längere Bestehenbleiben der Druckerhöhung im Cold-pressor-Test, während die geringere Wiedererwärmung umgekehrt durch das Ausbleiben der Dilatation zu erklären ist. Beide Versuche ergänzen sich daher. Die normale (Sudeck-freie) Fraktur-Extremität zeigt dagegen eine eher noch intensivere Wiedererwärmung als ihre entsprechenden gesundseitigen Partner, was auf eine zur Heilung gehörende Dilatationsstellung zurückgeführt wird. Die Hyperämie beim Drosselungsversuch wird durch Stoffwechselprodukte erklärt, die sich in den Geweben während der Stauung bilden und zur Erweiterung der Hautkapillaren führen. Da die Temperatur der Haut nur von der in der Zeiteinheit durch sie strömenden Blutmenge abhängt, und diese direkt von der Weite der Arteriolen nach EBBECKE bestimmt wird, die genaue Messung der Hyperämie aber sehr schwierig ist und nur die Arteriolenreaktionen interessieren, wurde von BOLLIGER nur die Temperaturmessung ausgewertet. Er bezieht sich auf F. HERZOG, der dargelegt hat, daß die reaktive Hyperämie ein direktes Maß für die Reaktionsfähigkeit der Arteriolen ist.

Bolliger weist bei der zusammenfassenden Besprechung seiner Ergebnisse daraufhin, daß sie zwar nur an wenigen Patienten (9 Sudeck-Fälle, dabei *nie in der akuten Phase*) ausgeführt wurden, jedoch eine auffällige Übereinstimmung der Resultate hatten, so daß er seine Schlußfolgerungen eher als Wegweiser für weitere Forschung denn als endgültige Beweise ansehe. Diese erscheint gerade bei *akuten* Sudeck-Fällen erforderlich.

Therapeutische Kreislauferfahrungen beim Sudeck, die Hausammann ermittelte, sind auch von einer gewissen pathogenetischen bzw. pathophysiologischen Bedeutung.

Hausammann, der davon ausgeht, daß im *Stadium der Dystrophie* die klinischen Erscheinungen durch eine peristatische Hyperämie bedingt sind, indem als Folge einer nervösen Dysregulation der Vasomotoren eine Verengerung der Arteriolen und eine Erweiterung der Kapillaren besteht, beobachtete — rein klinisch — bei der therapeutischen Anwendung von Nikotinsäure zwecks Normalisierung der gestörten Durchblutung eine Reaktion, die „möglicherweise Licht in die im einzelnen noch unklaren pathogenetischen Mechanismen der sog. posttraumatischen Reaktionen bringen könnte". Bei einem Mann mit einer schwersten Sudeck-Dystrophie einer Hand, die monatelang verkannt war, führte auch die doppelte Dosis Niconacid zu keiner Hyperämie. Diesen „negativen Niconacideffekt" erklärt Hausammann so, daß *Nikotinsäure den Spasmus der Arteriolen im dystropischen Stadium des Sudeck nicht zu lösen vermag.*

Wenn Hausammann nun bei dem gleichen Patienten das rechte Ganglion stellatum mit Novokain blockierte, kam es zu einer mäßigen Erhöhung der Hauttemperatur. Die kranke Hand war jedoch immer noch kühler als die Vergleichsseite. Auch die Cyanose schwand nicht völlig. Erst eine *anschließende i. v. Niconacidinjektion während der Stellatumblockade durchbrach den Arteriolenspasmus* und führte zu einer Erwärmung und Rötung der rechten Hand, die sich nur wenig von der Reaktion auf der linken Seite unterschied. Einen ähnlichen Effekt wie durch die Ganglienblockade bei demselben Patienten konnte Hausammann auch durch *synkardiale Massage* erreichen; vor Anwendung derselben war der Niconacideffekt negativ, nachher eindeutig positiv.

In der *akuten Phase* des Sudeck ist der Niconacideffekt positiv und bleibt es auch, wenn aus dieser Phase eine Heilung erfolgt.

„Geht jedoch die ‚Heilentzündung' allmählich in Dystrophie über, so wird der Einfluß des Niconacid auf die Arteriolen immer geringer. Die Differenzierung der Gefäßreaktion mit der Nikotinsäure läßt ein drohendes Abgleiten in die Dystrophie erkennen, bevor die klinischen Symptome manifest werden."

Die klinischen Beobachtungen von Hausammann können erhebliche Bedeutung haben, nicht nur in therapeutischer Hinsicht, so daß weitere Überprüfungen, besonders mit exakten Laboratoriumsmethoden, erwünscht sind.

Ohne eine derartige Überprüfung ist die Frage, ob der zugrundegelegte Arteriolenspasmus besteht, offen.

Wichtiger jedoch und gewisse Bedenken erweckend ist der aus dem eben zitierten prognostischen Niconacidhinweis sich stellende Schluß, daß es, trotz Anwendung von Nikotinsäure bei einigen Patienten vom Tage des Unfalls an, zu einem Übergang in die dystrophische Sudeck-Phase kommen kann, obwohl man annehmen sollte, daß die „regelmäßige Überprüfung des Niconacideffektes", die doch in der akuten Phase gleichbedeutend mit einer Niconacidtherapie ist, eine Besserung oder Prophylaxe bedeuten müßte. Auch Hausammann hält die Frage der Klärung für nötig, ob die *konsequente* Anwendung der Nikotinsäure eine „Entgleisung" verhindern kann.

Auch einer Überprüfung bedarf die Annahme, daß es nur der Erfolg der Nikotinsäure ist, wenn eine vorübergehende Erwärmung einer Sudeck-Hand eintritt. Selbst wenn man einräumen würde, daß die Stellatumblockade ebenfalls nicht allein ausgereicht hätte, so muß man doch feststellen, daß auch Niconacid allein nicht genügt hat. Es muß also etwas geben, was beide Maßnahmen ergänzt. Dasselbe gilt natürlich für die synkardinale Massage.

HAUSAMMANN, der die intraarterielle Anwendung an den unteren Extremitäten kurz beschreibt, erwähnt nichts von einem Erfolg an diesen. KOTHE und SCHOGER sowie meine Mitarbeiter BRECKLINGHAUS und MUSSGNUG stellten eine therapeutische Beschränkung der Nikotinsäurewirkung auf die oberen Gliedmaßen fest.

SIEBER und MEISSNER haben beim Sudeck-Syndrom an der *Muskulatur* Untersuchungen angestellt, die Erwähnung finden müssen, wenngleich ihre Ergebnisse hinsichtlich Deutung und Vollständigkeit nicht abgeschlossen genannt werden können.

Die Versuche werden in der Hauptsache bei der Besprechung der Muskelphysiologie berücksichtigt. An dieser Stelle sollen die *Gefäßbefunde* wiedergegeben werden: „*Gefäße*. — An Gefäßveränderungen fanden wir vornehmlich in Fall 2 und 3 die Zeichen der aktiven Hyperämie mit Weitstellung der pheripheren Strombahn, und zwar sowohl der Arteriolen als auch des venösen Abflußgebietes. An einzelnen Präparaten sind perivaskuläre Zellansammlungen zu beobachten. In anderen Schnitten (7, 9, 11) fällt die Konstriktion der Arteriolen auf bei dilatierten Venen entsprechend der Rickerschen Hyperämie." (In dem abgebildeten Fall wird gleichzeitig eine „strotzende Blutfülle der venösen Abflußbahn" angegeben.)

Man kann aus dieser Darstellung von SIEBER und MEISSNER schon entnehmen, daß sie nur in der Hälfte der Fälle Gefäßbilder fanden, die man als *prästatische* Hyperämie nach RICKER bezeichnen kann. Bei der anderen Hälfte sahen sie Befunde, die als *aktive* Hyperämie gedeutet wurden.

Wenn man ihre Übersichtstabelle über den Gesamtbefund betrachtet, so sieht man, daß von den 11 untersuchten Fällen die Fälle 1 bis 4 in der Sparte histologischer Befund nur mit der Diagnose „aktive Hyperämie" gekennzeichnet sind (davon gehören 2 Fälle der Phase II und je 1 Fall der Phase I bis II bzw. I an!). 4 weitere Fälle führten als Diagnose Hyperämie (ohne nähere Bezeichnung ihrer Art) und Degeneration. Sie gehörten der Phase II an. Die restlichen 3 Fälle waren ohne Hinweis auf die Durchblutung als Fibrose bzw. Degeneration gekennzeichnet (2mal Gruppe II, 1mal Gruppe III).

Aus den Ergebnissen ihrer übrigen Muskeluntersuchungen (S. 95) und der hier angeführten Gefäßbilder glauben SIEBER und MEISSNER zu der Annahme berechtigt zu sein, daß die Sudeck-Erkrankung von vornherein in zwei verschiedenen Richtungen verlaufen kann.

Es soll einmal ein physiologischer, zum anderen ein primär pathologischer Ablauf möglich sein, womit die gegensätzliche klinische Phasendeutung erklärt werden könne. Man wird mir aber zustimmen müssen, daß an 11 Fällen, von denen nur *einer* der so wichtigen *akuten* Phase angehörte, derartige Folgerungen nicht möglich sind, abgesehen davon, daß die Ergebnisse auch mit anderen Erfahrungen nicht übereinstimmen.

Wesentliche Untersuchungsmethoden, die in der Kreislaufphysiologie schon lange üblich sind, sind *bisher beim Sudeck-Syndrom noch nicht angewendet* worden. Das liegt offensichtlich daran, daß der Sudeck, trotz seiner erheblichen wissenschaftlichen und praktischen Bedeutung, bisher noch nicht Arbeitsgebiet der Physiologen und Pathologen gewesen ist.

Zu den Untersuchungsmethoden, die für die *Sudeck-Forschung wünschenswert sind,* gehören die Prüfung der Gefäßreflexe im Abkühlungs-Wiedererwärmungsversuch mit mehreren Meßpunkten nach RATSCHOW, die Oszillographie an den kleinsten Arterien der Finger und Zehen mit dem Infraton-Mikrofin-Oszillographen nach BRECHT und BOUCKE, die Hautthermometrie mit Erfassung auch der tieferen Schichten und gleichzeitiger photoelektrischer Plethysmographie zur Bestimmung der Pulswellengeschwindigkeit, die Sphygmographie, die Bestimmung des Gesamtwiderstandes, der Durchströmungsgeschwindigkeit, der Blutdruckamplitude, das Verhalten der arteriovenösen Anastomosen, die Prüfung der Gefäßdurchlässigkeit mittels endoarterieller Injektion von 5% Fluoreszin-Natrium-Lösung bei ultraviolettem Lichtstrahl, Durchblutungsprüfungen mit Anwendung radioaktiver Substanzen (radioaktive Clearence-Methoden) usw., wobei Vergleichsuntersuchungen nach temporärer Sympathicusausschaltung bedeutungsvoll wären.

Es ist erfreulich, daß es nunmehr auch gelungen ist, die terminale Strombahn, besonders auch die arteriovenösen Anastomosen, in die *angiographischen Darstellungsmöglichkeiten* einzubeziehen, wie aus den Arbeiten von LEB, E. VOGLER, SEYSS u. a. hervorgeht.

Da, wie ich aus dem Schrifttum und durch Rückfragen feststellen konnte, Arteriographien beim Sudeck-Syndrom bisher nicht vorgenommen sind, hat mein röntgenologischer Mitarbeiter ELINGSHAUSEN solche mittels perkutaner Injektion von Per-Abrodil „M“ 45% und von Urografin 60% durchgeführt. Er erzielte folgende Ergebnisse, die demnächst veröffentlicht werden sollen:

Bei den in Lokalanästhesie geschalteten Aufnahmeserien zeigte sich eine Verlangsamung der Strömungsgeschwindigkeit und eine Verengerung des Gefäßkalibers bis zu Nähnadeldicke. Die Gliedmaßen erscheinen ausgesprochen gefäßarm. Im Gegensatz dazu lassen unter den gleichen Bedingungen in *Periduralblockade* hergestellte Serienaufnahmen eine deutliche Weitstellung der Gefäße, besonders der A. tibialis ant. und post. erkennen, sowie eine starke Auffüllung der arteriellen Kollateralkreisläufe. Das Bild ist hier auffallend gefäßreich.

ELINGSHAUSEN kommt zu dem Ergebnis, daß die bisherigen *Serien-Arteriogramme keine Veränderungen bieten, die für das Sudeck-Syndrom als typisch anzusprechen wären,* da die gefundenen Gefäßdarstellungen auch bei anderen Ursachen in auffallend gleicher Weise beobachtet werden.

Hierzu gehören auch die Befunde, die SEYSS zur Erklärung der Gefäßeinwirkung von Sklerodermie, Psoriasis und Syringomyelie auf das Skelet an der oberen Extremität bekannt gegeben hat.

Die Wiedergabe der Untersuchungen, die zur Klärung der Durchblutungsstörungen beim Sudeck-Syndrom vorgenommen sind, ist damit beendet. Man sieht, daß sie sowohl ihrer Zahl wie auch ihrer Mannigfaltigkeit nach nicht ausreichen. Die Menge betrifft nicht nur die absolute Zahl der Untersuchungen, sondern auch die jeweils zugrundegelegte geringe Fallzahl, endlich auch die Vernachlässigung der wichtigen akuten Phase.

b) Muskulatur, Bindegewebe, Haut. Die wenigen feingeweblichen Weichteilbefunde sind auf S. 83/84 angegeben. Ihre dyskolloidale acidotische Erklärung findet sich auf S. 24/25. Es wurde dabei dargestellt, daß die feingeweblichen Reaktionen stets in gleicher Weise sich abspielen, wenn auch gewisse gewebsspezifische Abstufungen vorkommen. Diese Gemeinsamkeit der Entstehungsursache und der Reaktion berechtigt in

Verbindung mit Erfahrungen bei anderen, verwandten Krankheiten zu der Annahme, daß es im wesentlichen die mesenchymalen Gewebe sind, die am Sudeck teilhaben. (Die Begründung erfolgt im Abschnitt B III 5.)

Es bleibt hier die Aufgabe, auf *pathophysiologische Weichteilerscheinungen* einzugehen, soweit sie beim Sudeck bekannt sind.

Das gilt im wesentlichen nur für die *Muskulatur*. Die Untersuchungen betreffen Fragen der Ursache der Muskelatrophie, der elektrischen Erregbarkeit, der Durchblutung, der Kreatinausscheidung, der Atemfunktion.

Auf S. 12 ist, unter Hinweis auf eine Arbeit von JAKOVLJEVIC und LINDENSCHMIDT, hervorgehoben worden, daß bei Prüfung der Muskelreaktionen im Gefolge eines Sudeck bisher nie der Anteil bzw. Einfluß einer primären Mitverletzung der Muskulatur berücksichtigt worden ist.

Nach OEHLECKER hat bereits STRÜMPELL die Annahme von CHARCOT und BROWN-SÉQUARD geteilt, daß es sich bei „artikulogenen Muskelatrophien" nicht um eine reflektorische, vom Rückenmark ausgehende Ursache und auch nicht um eine Inaktivitätsatrophie handelt, da sie sich von diesen und von der hysterischen Form unterscheiden. Er war der Ansicht, daß die Muskelatrophie auf eine Mitbeteiligung am *örtlichen* Krankheitsprozeß zurückzuführen ist. SCHAEFER erklärt die Muskelatrophie als Umbau infolge der prästatischen Hyperämie und der Acidose.

HIRSCHMANN nennt das Auftreten eines akuten und raschen Muskelschwundes in der akuten Sudeck-Phase eine besondere, für den Neurologen bemerkenswerte Tatsache, weil dabei keine Schädigung motorischer Nervenbahnen vorliegt. Sie sei mit einer Änderung der Durchblutung in Zusammenhang zu bringen. Die im Schrifttum angegebenen Entartungsreaktionen konnte HIRSCHMANN in keinem Falle bestätigen. Eine Erhöhung der Erregbarkeitsschwelle für galvanischen und faradischen Strom bei direkter Reizung könnte zwar häufig nachgewiesen werden, doch müsse man diese Erscheinung mit Vorbehalt aufnehmen, da sie die Folge einer durch die Umbauvorgänge hervorgerufenen veränderten Leitfähigkeit der Gewebe für den elektrischen Strom sei.

Die *Muskelatrophie* beim Sudeck ist eine gesicherte klinische Feststellung. Histologisch ist darüber nichts mitgeteilt worden, bis auf einige, nicht ganz eindeutige, Feststellungen von SIEBER und MEISSNER, die gleich Erwähnung finden. Ihre Erklärung ist nicht ganz einheitlich.

Mein neurologischer Mitarbeiter MESSMER hat bei 30 posttraumatischen, *nichtneurogenen* Sudeck-Fällen an den oberen und unteren Gliedmaßen in verschiedenen Krankheitsstadien niemals Zeichen einer neurogenen Muskelschädigung in Form einer Entartungsreaktion feststellen können. Je nach Ausmaß der diffusen Muskelabmagerung war beim Vergleich mit der gesunden Seite lediglich eine quantitative Abschwächung der direkten faradischen Erregbarkeit zu beobachten. Auch bei Chronaxiemessungen fand sich kein Hinweis auf eine Muskeldegeneration.

Auch der *Tonusverlust* der Sudeck-Muskulatur ist nicht eindeutig erklärt. SCHEIBE und KARITZKY sprechen von einem atonischen Muskelschwund, der zur degenerativen Muskelveränderung führe. Anerkannt wird, daß eine Inaktivitätsatrophie mitbeteiligt ist, zumal sie heute reflektorisch erklärt wird.

SIEBER und MEISSNER, deren gefäßhistologischen Befunde im Muskel eben angeführt sind, haben auch *Stoffwechsel-*, *Muskelatmungs-* und *feingewebliche Untersuchungen* beim Sudeck vorgenommen.

Sie fanden bei der Messung der *Kreatinurie* bei 11 Sudeck-Fällen während der I. und II. Sudeck-Phase mit Regelmäßigkeit eine Kreatinausscheidung, wobei sie auf die allerdings fehlende Kenntnis der Kreatinkoeffizienten vor der Erkrankung hinweisen. Aus dem Ergebnis wird geschlossen, daß beim Sudeck gesteigerte Umsetzungen des Kreatin-Kreatinin-Stoffwechsels vorliegen. Da sich sinnfällige Abweichungen vom Normalwert des Grundumsatzes nur in 3 Fällen nachweisen ließen, glauben SIEBER und MEISSNER, die Kreatinurie beim Sudeck nicht auf eine generelle Steigerung des Stoffwechsels, sondern auf eine in der Muskulatur des Krankheitsortes verankerte schließen zu können. (Es handelt sich bei 10 der Fälle um Frakturen, deren unmittelbare traumatische Muskelschäden von den Autoren nicht in die Überlegungen eingeschlossen wurden. Hinzuweisen ist auch darauf, daß 1 Fall dem Stadium I, ein weiterer dem Stadium I bis II, 7 Fälle dem Stadium II, 1 dem Stadium II bis III und der letzte dem Stadium III angehörten.)

Bei der Prüfung der *Muskelatmung* mit der Warburg-Apparatur an Muskelstückchen aus der kranken und gesunden Seite war nach SIEBER und MEISSNER ein entscheidender Einblick zu erhalten. Die erkrankte Muskulatur bot nämlich in der Mehrzahl der Fälle einen verminderten O_2-Umsatz, dem 2 Patienten mit erhöhtem und im Rahmen der Fehlergrenze normalem Sauerstoffverbrauch gegenüberstehen. Die Tatsache, daß der erhöhte O_2-Verbrauch Fälle der Stadien I bis II und II betrafen, nehmen die Autoren in Verbindung mit den Durchblutungsbildern zum Anlaß, „vielleicht die Überzeugung gewinnen zu können, daß zwei verschiedene Verlaufsformen der Erkrankung sich von vornherein abzuzeichnen vermögen, die in ihrem Ursprung mit klinischen Untersuchungsmethoden nicht näher zu differenzieren sind".

Die *histologischen Muskelergebnisse* werden von SIEBER und MEISSNER nicht beschrieben, sondern nur zusammengefaßt dargestellt:

„*Ödem.* — In den Fällen 5, 6, 9 ist die Auflockerung des Muskelgewebes infolge eines interstitiellen Ödems besonders deutlich.

Muskeldegeneration. Hierunter fassen wir die Veränderungen zusammen, die sich auszeichnen durch Verlust der Querstreifung, scholligen Zerfall der Muskelbündel, granuläre Einlagerungen in das Sarkolemm und zum Teil auch Vakuolenbildung. Diese Beobachtung konnten wir in unterschiedlichem Ausmaß in den Fällen 5 bis 11 machen.

Fibrose. In einem Teil der Präparate kommt im van Gieson-Schnitt eine Vermehrung des bindegewebigen Anteils zum Ausdruck, die in den Vergleichsstücken nicht nachweisbar ist. Da solche Umgestaltungen nur in den schwersten Fällen vorliegen, liegt die Vermutung nahe, daß es sich hier um den Endzustand der Sudeckschen Dystrophie handelt."

Der Befund wäre mißverständlich, wenn man nicht eine abschließende Erklärung der Autoren anführen würde: „Wenn wir das bisherige Ergebnis überblicken, kann festgestellt werden, daß es *histologisch* naturgemäß *keine Strukturen gibt, die für die Erkrankung charakteristisch sind.* Jedoch lassen die Unterschiede, die von Fall zu Fall bestehen, gewisse Rückschlüsse zu. In keinem Präparat der Patienten 1 bis 4 sind degenerative Vorgänge faßbar, augenscheinlich sind dagegen die Gefäßveränderungen im Sinne der aktiven Hyperämie. Abweichend von der normalen Histologie kann Ödembildung beobachtet werden." (Auf S. 93 wurde bereits darauf aufmerksam gemacht, daß die Fälle 1 bis 4 je 1mal das Stadium I und I—II und 2mal das Stadium II betrafen!).

Die histologischen und physiologischen Untersuchungen von SIEBER und MEISSNER sind bemerkenswert, da sie ein gewisses Neuland in der Sudeck-Forschung darstellen. Aus den kurzen Anmerkungen, die ich dazu gegeben habe, ist aber zu ersehen, daß den Ergebnissen noch keine verallgemeinernde Bedeutung zukommt. Hierzu reicht die Zahl von 11 Fällen nicht aus, unter denen die wichtigste Sudeck-Phase nur einmal vertreten ist; und die Ergebnisse sind sowohl untereinander wie auch beim Vergleich mit bekannten Sudeck-Erfahrungen zu abweichend, um mehr als eine Arbeitshypothese darzustellen. Brauchbar sind in etwa die histologischen Durchblutungsbeobachtungen.

Über die Pathogenese der übrigen Weichteilgewebe liegen keine besonderen Untersuchungen vor. Ihre Erklärung stützt sich daher nur auf die Übertragung theoretischer Vorstellungen und auf Rückschlüsse aus klinischen Symptomen.

HARFF beobachtete Spannungsvermehrungen im Unterhautbindegewebe. Das verstärkte Wachstum der Haare und die Wachstumsstörung der Nägel führten SCHEIBE und KARITZKY auf die peristatische Hyperämie zurück. Es erscheint aber nicht ganz vorstellbar, daß die gleiche Ursache einmal wachstumsfördernd, einmal -hemmend sich auswirkt, da Nägel und Haare sonst ziemlich übereinstimmend reagieren. Auch können ja in der akuten Phase häufig nicht die Zeichen einer prästatischen Hyperämie gefunden werden, wie auch die Erscheinungen an Haaren und Nägeln beim akuten Sudeck nicht konstant sind. Andere nehmen daher für diese Erscheinungen beim Sudeck eine Wirkung des erhöhten Sympathicustonus an. Wir möchten eher an sekundäre Einflüsse durch die Gefäß- und Bindegewebsreaktion denken (S. 149).

c) Sympathicus. Die Sudecksche Dystrophie ist durch LERICHE 1924 zum ersten Mal theoretisch und durch die von RIEDER dabei vorgenommene Sympathektomie auch praktisch in die engste pathogenetische und therapeutische Beziehung zum vegetativen Nervensystem gebracht worden. Es gibt heute kaum eine Sudeck-Arbeit, in der dem Sympathicus nicht entscheidende Bedeutung zuerkannt wird.

Die vasomotorische Rolle des Sympathicus wird bei der Besprechung der Durchblutungsvorgänge berücksichtigt. Bestimmte Fragen der Sympathicusbeteiligung beim Sudeck sollen gesondert gestreift werden.

Hierbei ist zunächst der *Hyperhidrosis* beim Sudeck-Syndrom Erwähnung zu tun, die schon von SUDECK beschrieben ist. Sie wird allgemein als Folge des Sympathicushypertonus erklärt. Nach MAURER ist eine Hypohidrosis beim Sudeck nur in Ausnahmefällen bekannt; bei der sog. Phase III ist sie fast die Regel.

Meine Mitarbeiter RODECK und MUSSGNUG haben bei 40 Fällen mit einem ausgeprägten Sudeck-Syndrom Schweißversuche mittels der Jodglyzerin-Stärkepuderschicht-Methode von MINOR vorgenommen. Sie bestätigten die von FOERSTER und GUTTMANN schon beschriebene Beobachtung, daß die Hyperhidrosis, genau wie die Hyperpathie, über den Bezirk der betreffenden sensiblen Nerven hinausgeht. Für die Beurteilung des Sudeck kommt nicht die pharmakodynamische Prüfung bzw. das pharmakodynamische Verhalten der Schweißsekretion in Frage, sondern das hypothalomogene und durch thermische Einwirkung auftretende Schwitzen. Es fanden sich in allen Fällen von Sudeckscher Dystrophie an der verletzten unteren Gliedmaße die Zeichen einer deutlichen Hyperhidrosis gegenüber der gesunden Seite, die auch höher gelegene Hautabschnitte betraf, was auf eine Mitbeteiligung afferenter Schweißdrüsenfasern bei der Irritation der im wesentlichen betroffenen efferenten Schweißfasern zurückgeführt wird. Die Hyperhidrosis war auffallend intensiv in den Bereichen der Frakturen und in den gelenknahen Bezirken, konkordant mit den trophischen, zirkulatorischen und hypersekretorischen Dysfunktionen. HALDBO hebt hervor, daß das thermal bedingte Schwitzen unabhängig vom Blutumlauf ist.

Zum Beweis einer zentralen und peripheren Sympathicusbeteiligung beim Sudeck wird häufig auf das Vorkommen eines „*kontralateralen Sudeck*" hingewiesen (SUDECK, WANKE, OEHLECKER, SPRUNG, REMÉ u.a.)

Schon BROWN-SÉQUARD hatte 1851 eine kontralaterale Erregung der Blutgefäße beobachtet und als konsensuelle nervale Reaktion gedeutet.

Nach Durchschneidung eines Ischiadikus bei Kaninchen stellte REMÉ an beiden Gliedmaßen einen Knochenumbau fest, den er mit einem spinalen gefäßerweiternden

Reflex erklärte. Mittels Kapillarmikroskopie fand DÖRING sowohl beim traumatischen Sudeck wie auch beim neurogenen nach teilweisen Nervendurchtrennungen mit sensiblen Reizerscheinungen fast immer auf der Gegenseite „eine schwächere, *noch physiologische* Erregung der Blutbahn". SCHEIBE und KARITZKY bestätigen bei ihren kapillarmikroskopischen Sudeck-Untersuchungen in einzelnen Fällen, besonders an der unteren Extremität, ein Überspringen des Sudeck von der kranken auf die gesunde Seite.

Wir haben der Frage des kontralateralen Sudeck-Vorkommens eine besondere Beachtung geschenkt und bisher in unserem großen Krankengut keinen Fall gefunden, bei dem *klinisch* ein Sudeck-Syndrom in Form von nachweisbaren Weichteilveränderungen, Schmerzen usw. bestanden hätte. Auch *röntgenologisch* kennen wir keinen Fall mit einer *fleckförmigen Entschattung der gegenseitigen Skeletteile.* Wohl kann man an den kontralateralen *unteren* Gliedmaßen eine *geringe diffuse* Entschattung nicht selten antreffen. Wir sind daher der Ansicht, daß es sich bei den Vorgängen an der kontralateralen Extremität, soweit sie den Knochen betreffen, um den Ausdruck einer reflektorischen Inaktivitätsatrophie handelt. Art der Entkalkung, Fehlen entsprechender dystrophischer Weichteilveränderungen und Beschränkung auf die *unteren* Gliedmaßen lassen gar keine andere Deutung zu.

Was die kapillarmikroskopisch nachgewiesene Erregung der Blutbahn auf der anderen Seite anbetrifft, so kann sie natürlich ohne weiteres durch eine Ausbreitung der reflektorischen Erregung über das Rückenmark oder das Gehirn erfolgen. Liest man aber bei DÖRING, daß die Erregung auf der Gegenseite noch physiologisch war, bzw. bei SCHEIBE und KARITZKY, daß sie nur in einzelnen Fällen bestand, so kann man sie mit gewissen Recht auch als Ausdruck einer allgemeinen vegetativnervalen Erregung des Gefäßnervensystems ansehen. Bemerkenswert ist daher, daß die erste Beobachtung einer kontralateralen Dystrophie durch SUDECK bei einer jungen Frau $7\frac{1}{2}$ *Monate nach Beginn* einer einseitigen Coxitis in Form einer starken, an Intensität annähernd seitengleichen *Atrophie* an *beiden* Fußskeleten gemacht wurde. Es geht daraus also nichts über die Ursache dieser Knochen-„Atrophie" hervor; insbesondere steht nicht fest, ob sie die Endphase des Sudeck nach durchgemachter fleckiger Dystrophie ist. —

Im Rahmen dieses Abschnitts ist es angebracht, auch auf die Folgerungen einzugehen, die aus der Wirkung der *Sympathicusausschaltung* für den Sudeck gezogen worden sind und werden können. Sie betreffen einmal die unterschiedliche Durchblutungssteigerung der Haut und Unterhaut sowie der Muskulatur, die auch beim Sudeck nach Sympathicusblockaden zu bestätigen ist. Die sich hieraus ergebenden Kreislauffragen werden auf S. 108 ff behandelt.

Andere Forschungsergebnisse nach Sympathicusausschaltung, die ebenfalls von wichtiger Bedeutung für die terminale Gefäß- und Stoffwechselregulation sind, sollen hier nur angedeutet werden; ihre Übertragung auf die Erklärung der Vorgänge im Endstrombereich beim Sudeck würde ihre an sich schon problemreiche Fragestellung zu stark ausweiten.

Zu nennen ist hier die Angabe von CAITHAML, daß „die Sympathektomie nicht imstande ist, das Terminalretikulum, d. h. also den peripheren Teil des autonomen Nervensystems im Bereich der Gefäße auszuschalten, so daß diese auch nach der Sympathektomie eine weitgehende Empfindlichkeit gegenüber adrenergischen und sympathergischen Reizen besitzen." Damit vielleicht in Verbindung steht der Hinweis von M. SCHNEIDER bei der Erklärung der sogenannten Paradox-Reaktionen (W. BLOCK) nach Sympathicusausschaltung auf die Untersuchungsergebnisse von BURN und ROBINSON, wonach das Gewebe nach Sympathicusausschaltung an Aminooxydasen verarmt, Fermente, die eine Zerstörung von Adrenalin und Arterenol bewirken. Da Adrenalin und Arterenol das Gewebe auf dem Blutwege erreichen oder von Fasern abgegeben werden, die nach EHRLICH und ALEXANDER; FULTON; KUNTZ und ALEXANDER; RANDALL, ALEXANDER, HERTZMANN, COX und HENDERSON; M. WILSON auf Nebenwegen zur Peripherie ziehen, so bleiben sie länger wirksam im Sinne einer Vasokonstriktion. Demgegenüber kann durch Entnervung des Gefäßsystems die Schwellendosis gegen Adrenalin und Noradrenalin nach HOLTZ und SCHÜMANN, ELLIOT über die Hälfte, sogar bis auf ein Viertel herabgesetzt sein.

Zu erklären bleibt noch, wie die Eröffnung arteriovenöser Anastomosen durch Sympathicusausschaltung mit den Angaben von CAITHAML und M. SCHNEIDER in Übereinstimmung gebracht werden kann. Die Annahme von HARFF in seiner Sudeck-Arbeit, der in der Grenzstrangblockade auch eine teilweise Umstimmung der vegetativen Reaktionslage mit einem länger andauernden Überwiegen des Parasympathicus sieht, bedarf einer näheren Begründung. Endlich sind anzudeuten die Fragen der Erhöhung der Kapillarresistenz und einer Verminderung der Kapillarpermeabilität durch Abdichtung der Endothelien, die durch Blockierung der regionären Nerven erklärt wird, der Motilitätssteigerung von Novokain und Impletol zum Zwecke einer Vasokonstriktion und damit zu einer Abkürzung der prästatischen Durchblutungsstörung (PLESTER), der schädigenden Wirkung der Sympathicusausschaltung auf den Stoffwechsel des durchblutungsgestörten Muskels (GRIESSMANN und HEUCK), weiter die von KEYSSLER ausführlich behandelte Frage des postoperativen Tonus der Extremitätengefäße nach Sympathectomien mit der Feststellung eines unabhängigen Verhaltens der sympathischen Innervation und Durchblutung usw.

d) Neurotrophik. Nach HIRSCHMANN haben die Chirurgen wesentlich früher als die Neurologen den Glauben an die Existenz trophischer Nerven aufgegeben, so daß auch sie alle trophischen Störungen als vasomotorische Vorgänge erklären. Dabei wird der Ablauf nach RICKER zugrundegelegt. Auch durch die allgemein heute anerkannte Überträgerrolle von Noradrenalin, Histamin usw. wird der vasomotorische Charakter der Gefäßreaktionen nicht berührt, wenn es vielleicht auch nicht mehr berechtigt ist, von einer nervalen oder sympathischen Vasomotorik zu sprechen. Da Adrenalin und Noradrenalin nach P. HOLTZ u. a. die Kriterien eines echten Hormons besitzen, muß man folgerichtig die Regulierung des Stoffwechsels neurohormonal nennen. Dies trifft auch für das Geschehen beim Sudeck zu.

In jüngster Zeit scheint aber ein erneuter Wechsel der Auffassung einzutreten, da moderne Forscher auch einen echten trophischen Einfluß wieder annehmen, und zwar auch der *sensiblen* Nerven. So ist M. SCHNEIDER der Ansicht, daß die Frage der Trophik ein ganz neues Gesicht durch Untersuchungen von EULER und FELDBERG u. a. erhalten hat. Diese konnten nachweisen, daß ein dauernder Saftstrom über den Nerven läuft, und zwar nicht nur von kleinmolekularen Produkten, wie Adrenalin und Arterenol (Noradrenalin), die bei der Erregung an der Nervenendigung in Freiheit gesetzt werden, sondern auch von hochmolekularen Produkten und ganzen Fermentkomplexen. Die Dinge sind noch zu sehr im Fluß, um für die Erklärung gewisser Vorgänge beim Sudeck schon diskutiert werden zu können.

e) Schmerz. Eine Besprechung der Pathophysiologie der Sudeck-Vorgänge kann nicht an dem Schmerzproblem vorübergehen. Fast alle Autoren messen dem Schmerz eine wesentliche Bedeutung für die Entstehung oder Verschlimmerung des Sudeck-Syndroms bei. Zu erwähnen sind besonders LERICHE, FONTAINE, V. SCHAEFER, MAU, PITZEN, HOHMANN, G. BRANDT, KARITZKY, HIRSCHMANN, KAISER u. a. KRÖMER spricht geradezu von einer Schmerzdystrophie. Umgekehrt kann man aus der Art der Schmerzen auch gewisse Rückschlüsse auf die pathophysiologischen Vorgänge ziehen (s. S. 147).

Es ist nicht möglich, auf die Schmerzphysiologie einzugehen. Ich beschränke mich daher auf die kurze Feststellung, daß das vegetative Nervensystem durch Schmerzreize örtlich und allgemein in Mitleidenschaft gezogen werden kann. Als Folge wird eine Vasokonstriktion angenommen, die eine Asphyxie und damit Schmerzen bewirkt. Neben dieser Ursache kommen Schmerzen auch durch Stoffwechselprodukte im Gewebe zustande (Histamin, Acetylcholin, Katabolite, Verschiebung der Ca- und K-Ionen usw.).

Nach G. BRANDT handelt es sich beim Sudeck zum Teil um Muskel-, vorwiegend aber um Gelenkschmerzen. Wichtig erscheint, daß die Schmerzen oft als brennend geklagt und als kausalgiform bezeichnet werden.

Klinische Erfahrungen beim Sudeck-Syndrom scheinen nun eine Abhängigkeit von Schmerzreizen zu beweisen. Es ist auch eindeutig, daß bei therapeutischen Maßnahmen durch Überschreiten der Schmerzgrenze offensichtlich eine Verschlimmerung des Sudeck bewirkt werden kann. Diese Tatsache ist im Abschnitt Ätiologie berücksichtigt worden (S. 11 ff).

Auf der anderen Seite ist es aber erforderlich, den Schmerz als Symptom des Sudeck von dem pathogenen Schmerz zu trennen der durch exogene Faktoren erzeugt wird. Ein Symptom ist meist kein ursächlicher Faktor. Man muß auch Ursache und Wirkung unterscheiden. Unsere Aufgabe ist es daher, beim Sudeck diese beiden Rollen des Schmerzes zu differenzieren und auszuwerten.

Die Erfahrungstatsachen, daß auch beim Sudeck ein Schmerz eine Verschlimmerung bedeuten, auf der anderen Seite aber trotz Vermeidung derartiger Verschlimmerungsmöglichkeiten ein stürmischer Verlauf erfolgen kann, weiter, daß ein erheblicher Dystrophiegrad trotz fehlenden Symptom-Schmerzes möglich ist (für das letzte Beispiel spricht die Selbstdarstellung auf S. 49 ff), während bei unbehandelten Knochenbrüchen ein Sudeck ausbleiben kann, zwingen zu bestimmten Folgerungen. Man muß annehmen, daß es nicht der Schmerz an sich ist, der eine Verschlimmerung auslöst, sondern daß er es nur in den Fällen ist, wo er gleichzeitig Ausdruck einer individuellen besonderen Schmerzbereitschaft und als solcher einer der Faktoren ist, die das Auftreten eines Sudeck im Rahmen des Phänomens der Unberechenbarkeit überhaupt bewirken.

Es ist also weniger der Schmerz, der einen Sudeck verschlimmern kann, als vielmehr die individuelle abnorme Bereitschaft, die sowohl in einer Hyperpathie wie auch in einer gesteigerten peripheren und zentralen Erregbarkeit auf normalerweise folgenlos bleibende Erregungen (Reize) sich manifestiert. Wir verstehen hierdurch erst die scheinbar widersinnige Tatsache, daß der Schmerz, der, wie M. SCHNEIDER sagt, unter physiologischen Bedingungen zu einer Abwehr, zu einer Anpassung führt, im pathologischen Fall zu einer Verstärkung des Primärprozesses und somit zur Auslösung einer Art von circulus vitiosus veranlaßt. Und dieser „pathologische Fall" ist beim Sudeck-Syndrom eben eine krankhafte, gesteigerte Erregbarkeit auf periphere Insulte, einschließlich dem Schmerz. G. Brandt hat daher mit Recht betont, daß der von H. Schaefer geprägte Begriff von der Sensibilität als Krankheitsfaktor auch beim Sudeck-Syndrom eine besondere Bedeutung hat. Diese Feststellungen berechtigen nicht zu der Annahme, daß eine Schmerzvermeidung zur relativen Sudeck-Prophylaxe nicht erforderlich wäre, im Gegenteil sind sie ein Beweis für die Notwendigkeit einer solchen.

Ob eine Schmerzdystrophie auch ohne individuelle Übererregbarkeit verursacht werden kann, also z. B. durch schwere Frakturen, erscheint zumindest fraglich. Wäre das der Fall, so müßte man bei der Mehrzahl der Frakturen einen Sudeck erwarten; er kommt aber nur in etwa 19% vor.

Der Schmerz als Mitfaktor bei der Sudeck-Entstehung erfährt auch dadurch eine erhebliche Einschränkung, daß Mascher und Hempel die „sensiblen Reizerscheinungen" als Ursache eines neurogenen Sudeck klar ausschließen konnten.

f) Akzessorische Ursachen. Die pathophysiologische Bedeutung zusätzlicher Sudeck-Ursachen ist eben behandelt worden, soweit sie in einem Schmerzreiz besteht. Im einzelnen handelt es sich um Ursachen, die in Verbindung mit der Behandlung des Grundleidens oder des Sudeck-Syndroms aufgeführt sind, wie wiederholte oder schwere Repositionsversuche einer Fraktur, fehlerhafte Stellung der Fragmente, mangelnde Ruhigstellung, zu frühe Belastung, unsachgemäße Nachbehandlung usw. (S. 11 ff). Ihre Auswirkung auf die Sudeck-Verschlimmerung geschieht aber nicht nur über Schmerzreize, sondern die wiederholten oder anhaltenden mechanischen Erregungen vermögen auch ohne Schmerzreflexe eine Irritierung zu bewirken.

Hierher gehören gewisse endogene Faktoren, die sich im Einzelfalle in ihrer Einflußnahme auf die physiologischen Reaktionen nicht immer beurteilen lassen. Eine Ausnahme bildet die sog. *angiopathische Reaktionslage*, die heute durch zahlreiche klinische Erfahrungen und besonders durch experimentelle Ergebnisse in ihrer Bedeutung für abnorme Durchblutungsreaktionen weitgehend gesichert ist. Es spricht viel dafür, daß dieser angiopathischen Reaktionslage bei dem Auftreten eines Sudeck-Syndroms ein besonderer Platz zukommt.

Diese abnorme Reaktion in einem peripheren Gefäßgebiet ist nicht nur über einen Schmerzreflex möglich, wie es bei den bekannten Kaninchenohrversuchen von M. Schneider im Rahmen einer Kältesensibilisierung oder bei den Untersuchungen von Leriche, Nonnenbruch, D. Gross und Mitarbeitern bei Narbenirritationen der Fall ist.

Für die Sudeck-Pathogenese sind auch Versuche wichtig, die Calvi mittels Unterbindung der Oberschenkelarterie an zwei Stellen mit 2 cm Abstand und Adrenalininjektion in das unterbundene Segment bei weiblichen Kaninchen, mit und ohne vorhergehende, gleichseitige Sympathectomie sowie mit und ohne vorhergehende Diät nach Selye machte. Er hält es für erwiesen, daß ein peripherer Gefäßreiz, also auch eine *einfache Venenentzündung*, eine Hyperaktivität der ganzen Nebenniere zur Folge hat, und diese wieder, bei fortdauerndem Reiz, einen peripheren Gefäßschaden, z. B. im Sinne der Bürgerschen Erkrankung setzen kann. Nur die baldmögliche Entfernung des peripheren Gefäßreizes könne diesem circulus vitiosus vorbeugen.

Besonders wichtig in ihrer wahrscheinlichen Bedeutung auch für die pathophysiologischen Vorgänge bei der Sudeck-Durchblutung sind die Sensibilisierungsversuche von RATSCHOW, die ihn zu der Feststellung veranlaßten, daß alle Formen der Durchblutungsstörungen an eine angiopathische Reaktionslage gebunden sind. Diese kann angeboren-konstitutionell, aber auch erworben sein, besonders durch rezidivierende Infekte. Jedes in seinem Wandgefüge geschädigte Gefäß reagiert auf adäquate Verengerungs- und Erweiterungsreize abnorm. Die Bedeutung eines sensibilisierenden Faktors bei Gefäßreaktionen geht auch aus den Pyriferstudien von DIEZEL hervor. Hinzuweisen ist auf die Untersuchungsergebnisse von BICK und JUNGMANN über die Disposition zu Endangitis, Arteriosklerose usw., die eine spezifische Reaktionslage bei sensiblen, kälteempfindlichen und leicht erregbaren Menschen, meist vom leptosomen Typ, ergaben. Bedeutungsvoll für die vegetative Gefäßbeeinflussung und für eine Überprüfung beim Sudeck ist auch die Feststellung von FRANK, HAMM und METZ, die bei Kranken mit Magengeschwür *auch* ein peripheres (Extremitäten-) *Gefäßsyndrom* mit Änderung der Amplituden und der Form der plethysmographischen Kurven fanden, die den bei *organischen* Gefäßstenosen entsprechen, jedoch *rückbildungsfähig* sind. Endlich ist noch M. NORDMANN als führender Vertreter der Relationspathologie anzuführen, der in einer Stellungnahme zu ILLIG schrieb:

„Eine weitere Quelle von schier unübersehbaren, offensichtlich motorischen Kreislaufphänomenen kommt durch eine veränderte Reaktionslage des Organismus zum Vorschein. Durch Eiweißgaben sensibilisierte oder mit Röntgenstrahlen behandelte Tiere zeigen eine hochgradige Erregung der Arterienwände, so daß peristaltikartige Kontraktionswellen über die Gefäße hinweggehen — und doch sind die terminalen Strombahnen solcher Tiere in der Erregbarkeit ihrer Strombahn geschädigt, wie beim Test mit Reizen bestimmter Wirkungsgrade festgestellt werden kann ...“

SCHEIBE und KARITZKY führen für eine Beteiligung *hormonaler* Faktoren bei der angiopathischen Reaktionslage u. a. SELMANN und HAUPT an, die bei Frauen weitaus mehr temporäre Stillstände der Blutsäule im feinsten Gewebsabschnitt feststellten. STEINER berichtete über Verbesserung der Durchblutung nach Zufuhr von Ovarialhormonen. HEIDELMANN teilte seine Patienten in Vasodilatatoren-, Vasokonstriktoren- und Normaltypen ein, wobei die pathologischen Typen vorwiegend bei endokrin Gestörten vorkommen. BOCK wies bei Fehlen eines oder mehrerer Hormone eine Atypie im feinsten Gefäßabschnitt nach, die sich in gewissem Grade ausgleicht, wenn man das fehlende Hormon der Blutbahn wieder zusetzt.

Aus der Wiedergabe der histologischen und physiologischen Untersuchungsergebnisse und aus kurzen Stellungnahmen dazu ist das Fazit zu ziehen, daß wir von einer auch nur einigermaßen gesicherten wissenschaftlichen Bestätigung der bisherigen, vorwiegend theoretischen, Erklärungen des Sudeck-Syndroms noch weit entfernt sind. Die Einzelbefunde sind unzureichend und nicht einheitlich. Es ist daher naheliegend, daß auch die Folgerungen und Erklärungen über die Pathogenese des Sudeck nicht übereinstimmen.

Letzteres trifft allerdings mehr für untergeordnete Probleme zu. Denn trotz abweichender Deutung der Reaktionen und Bilder erkennen die meisten Autoren, nicht nur die, welche sich theoretisch zur Sudeck-Erklärung geäußert haben, sondern auch jene, die über eigene histologische oder physiologische Untersuchungsergebnisse verfügen, eine *Prästase* oder *Stase* an, d. h. mit anderen Worten, sie erklären die Ursache der trophischen Gewebsveränderungen im Sinne der Relationspathologie und des Stufengesetzes von RICKER.

Ist aber die Frage, ob das Wesen des Sudeck-Syndroms in einer Durchblutungsstörung im allgemeinen und in einer im Sinne von RICKER im besonderen besteht, ausreichend beantwortet? Es handelt sich ja hierbei um *das* Problem beim Sudeck schlechthin. Daher muß der *Schwerpunkt der Sudeck-Erklärung auch in dieser Darstellung auf die Frage der Durchblutung gelegt werden.* Dieses soll mit folgender *Fragestellung* geschehen:

1. Worin bestehen die bisherigen Durchblutungsbefunde beim Sudeck?

2. Lassen sich diese Befunde mit der Erklärung nach RICKER-SCHAEFER vereinbaren?

a) aufgrund der bisherigen Kenntnisse beim Sudeck, b) aufgrund der heutigen Beurteilung der Lehren RICKERS und der neueren physiologischen Forschungsergebnisse über die Endblutstrombahn?

1. Diese Frage ist durch eine stichwortartige Zusammenfassung der eben gegebenen Darstellung der histologischen und physiologischen Untersuchungsergebnisse beim Sudeck zu beantworten:

SUDECK und REMÉ erklären die Durchblutung in der akuten Phase als aktive, entzündliche Hyperämie.

RIEDER (1952) faßt die Vorgänge am Herd nicht als relationspathologische Einheit auf, sondern unterscheidet zwischen lokalen Stoffwechselstörungen durch Acidose und nervalreflektorischen Vorgängen, die parallel gehen. Die beschriebenen histologischen Gefäßbilder sind mit dieser Erklärung nicht in Übereinstimmung gebracht worden.

LERICHE nimmt eine primäre vasokonstriktorische oder eine vasodilatatorische Gefäßreaktion, je nach Stärke des Traumas, an; der Gefäßeinschnürung folgt durch Sympathicuslähmung eine bleibende Vasodilatation.

HUET und HUGUIER sprechen von einem traumatischen örtlichen Gefäßschock mit Vasokonstriktion.

Alle anderen Autoren erklären die Durchblutungsstörung nach RICKER, obwohl ihre Befunde, soweit solche angeführt werden, sowohl unter sich wie auch im Vergleich zu denen anderer Darsteller nicht unwesentlich variieren. Zu verweisen ist besonders auf die uneinheitlichen kapillarmikroskopischen Bilder von SCHEIBE und KARITZKY und auf die in etwa der Hälfte der Fälle angenommene aktive Hyperämie bei SIEBER und MEISSNER, die nicht nur den Sudeck I, sondern auch die II. Phase betreffen.

Die Durchblutungsbefunde beim Sudeck im Schrifttum sind also uneinheitlich nach Form und Deutung. Sie entsprechen *nur zu einem Teil* den Bildern einer prästatischen und statischen Hyperämie; zum anderen Teil sind Fälle beschrieben, die gleichzeitig eine Arteriolenkontraktion mit verengten Kapillaren und Venen oder eine Hyperämie aller Gefäße aufweisen.

2. Damit kommen wir zu der 2. Frage, die in zwei Unterfragen aufgeteilt ist, ob sich die Durchblutungsbefunde beim Sudeck mit der Erklärung nach RICKER vereinbaren lassen.

a) Die erste Teilfrage ist aufgrund der unter 1. gegebenen Zusammenfassung zu verneinen. Die Bilder einer prästatischen und statischen Hyperämie sind nicht die Norm beim Sudeck.

Daß grundsätzliche Unterschiede zwischen dem Sudeck-Syndrom und den Lehren RICKERS bestehen, ist auch daran zu ersehen, daß beim Sudeck die stärksten Grade einer statischen Hyperämie, die Stase, nicht vorkommen. Denn es gibt beim Sudeck keine Gewebsnekrosen, worauf bereits bei der Besprechung der Osteonekrosen und Osteolysen hingewiesen worden ist (S. 62 ff).

SCHAEFER sagt: „Der Überblick über die pathologische Trophik würde unvollständig sein, wenn nicht wenigstens kurz gezeigt würde, daß selbst der Gewebstod, die Nekrose, auf dem gleichen Wege, nämlich über Nervensystem, Blutbahn und Blut zustande kommt, und zwar durch die Stase, den Stillstand des Blutes in gelähmten Kapillaren hinter verschlossenen Arteriolen. Es handelt sich dabei um eine Steigerung der prästatischen Hyperämie, um die stärkste Strombahnreizung, die es gibt." Es ist nicht einzusehen, warum es beim Sudeck zu dieser graduellen Steigerung nicht kommen kann, wenn sie nur von dem Grade der Erregung und Erregbarkeit abhängt, der beim Sudeck sowohl vonseiten exogener wie endogener Momente durchaus zu bejahen ist.

Mit einer dritten Lehre RICKERS, der von der *organspezifischen Durchblutung* kann man diesen graduellen Unterschied nicht beweisen. Nach SCHAEFER besteht die organspezifische Durchblutung darin, daß die prästatische Hyperämie nach Unterbindung des Pankreasganges eine pathologische Durchblutung ist, weil sie dieses Organ in Bindegewebe umwandelt; in der Leber und in der Haut sei die prästatische Hyperämie „schwächer prästatisch", da sonst auch diese Organe in Bindegewebe umgewandelt würden. „Da sie (die prästatische Hyperämie) das Organ in Bindegewebe umwandelt, ist es leicht einzusehen, daß die prästatische Hyperämie im Bindegewebe einen pathologischen Charakter nicht hat, sondern als physiologisch anzusehen ist!" Offensichtlich werden hier formal gleiche Bindegewebsreaktionen pathogenetisch verschieden erklärt.

Diese angeblichen Unterschiede zwischen den Dystrophiegraden mit Einschränkung beim Sudeck werfen die Frage auf, ob die Gewebsveränderungen beim Sudeck überhaupt bzw. nur die Folge einer Durchblutungsänderung sind. Diese Frage stellt sich nachher nochmals, wobei sich zeigen wird, daß man wahrscheinlich auch eine unmittelbare primäre Störung des Zellstoffwechsels annehmen kann.

Zusammenfassend stelle ich fest, daß weder die bisherigen Befunde beim Sudeck noch allgemeine Rückschlüsse das Vorliegen einer Peristase und eine Abhängigkeit vom Stufengesetz annehmen lassen.

b) Zu den gleichen Ergebnissen kommt man auch, wenn man die Stellung der heutigen Forschung zu dem Stufengesetz oder zu der Relationspathologie anführt.

So wird das Stufengesetz heute auch von den Schülern RICKERS nicht mehr anerkannt. M. NORDMANN bezeichnete es sogar als „in der Tat fragwürdig" und als eine „an Irrtümern reiche Stufe in der Erforschung lokaler Kreislaufstörungen".

Etwas anderes ist es mit der Relationspathologie. Sie wird als solche nach wie vor gewürdigt, wenngleich sie durch den Fortfall des Stufengesetzes eine wichtige Stütze verloren hat. Stärker ist aber ihre Bedeutung eingeschränkt durch den Einwand, daß die Relationspathologie heute nicht mehr eine allen Anforderungen entsprechende Beziehungspathologie ist.

Die Annahme einer Einseitigkeit der Relationspathologie leitet sich ab aus ihrer grundsätzlichen Begriffsbestimmung mit Begrenzung auf ein Teilsystem, aus der fraglichen Berechtigung einer Übertragung von Organbefunden auf Gliedmaßengewebe und aus der uniformen Erklärung der Vorgänge bei der Trophik, die nicht mehr ausreicht.

Diese Einseitigkeit hat TONUTTI in würdiger Weise durch folgenden Ausspruch gekennzeichnet: „Von den VIRCHOW-RICKER-SPERANSKYschen Theorien vermag keine in vollem Umfange das Wesen der örtlichen Krankheitsentstehung zu erklären. Sie bedürfen alle drei wesentlicher Änderungen bzw. Erweiterungen, letztere den genialen Begriff der „Relationspathologie" GUSTAV RICKERS unterstreichend."

Es ist verständlich, daß gegen die Übertragung experimenteller Gefäßbefunde von RICKER und seiner Schüler, die ausschließlich am Mesenterium bzw. am Pancreas und an der Leber gewonnen worden sind, auf die Extremitäten starke Bedenken erhoben werden.

Ricker und Regendanz haben zwar auch am Säugetiermuskel eine prästatische Hyperämie mit Erweiterung der Kapillaren, Verlangsamung der Blutströmung und Verengerung der vorgeschalteten Arteriolen beschrieben. Da sie von einem entnervten Muskel stammt, ist eine Übertragung nicht möglich.

Im Sudeck-Schrifttum ist eine kritische Stellungnahme zur Relationspathologie oder gar eine Ablehnung derselben als Sudeck-Erklärung nicht enthalten.

Auf Anfrage teilten Illig und M. Schneider unter einschränkendem Hinweis darauf, daß sie über die Vorgänge beim Sudeck-Syndrom keine eigenen Erfahrungen haben, ihre Ansicht mit.

Illig schrieb, daß sich örtliche Kreislaufstörungen vom Mesenterium bzw. Pankreas, d. h. einem relativ *gleichmäßig* durchbluteten Bereich, nicht ohne weiteres auf die Extremitäten übertragen lassen, die zumindest an der Oberfläche einen starken Durchblutungswechsel zeigen. Besonders große Unterschiede seien in diesen beiden Organbezirken in bezug auf die *nervliche* Beeinflussung der örtlichen Durchblutung zu erwarten. „Dieser Einwand kann jedoch nicht geltend gemacht werden, wenn Sie unsere Untersuchungen über die Stase vom Pankreasmesenterium auf die Sudecksche Atrophie bzw. ihre Deutung durch Schaefer anwenden wollen. Denn Schaefer bezieht sich ausschließlich auf die Rickersche Darstellung von der Genese örtlicher Kreislaufstörungen. Diese Darstellung ist aber auch dann, wenn man von der Frage des Gefäßnervensystems ganz absieht, unrichtig und entspricht nicht den von Tannenberg, Saathoff und Weber und uns erhobenen Beobachtungstatsachen. Der Fehler liegt also schon bei den einfachsten Grundvorgängen der terminalen Strombahn, welche — insbesondere bezüglich der Prästase und Stase — in allen Organbereichen identisch sein dürften. Nachdem sich herausgestellt hat, daß vasomotorische Einflüsse die Stasebildung nur begünstigen, jedoch nicht hervorrufen können, ist die Frage ihres nervösen Zustandekommens solange indiskutabel, bis neue experimentelle Beobachtungen vorliegen, die darauf hindeuten, daß die Stase auch *ohne* motorische Gefäßvorgänge auf dem Nervenwege auszulösen ist."

M. Schneider äußert sich dahin, daß seine Versuche am Kaninchenohr keine Bestätigung der Lehren Rickers erbrachten. Er müßte es offen lassen, wie weit sein Kaninchenohrmodell auf die Verhältnisse beim Sudeck übertragen werden könnte; soweit er diese zu beurteilen vermöchte, seien die ausgezeichneten Arbeiten Illigs eine wesentlich bessere Erklärungsgrundlage dafür.

Damit kommen wir zu speziellen Einwänden, die sich aufgrund der neueren physiologischen Erkenntnisse über periphere Kreislauf-Stoffwechselregulationen und gewisser Gegebenheiten beim Sudeck gegen die ausschließliche Erklärung der Dystrophie durch eine prästatische oder statische Hyperämie erheben lassen.

Das Problem beginnt mit der Frage, ob die Auslösung von Weitenänderungen in der terminalen Strombahn nur nerval-reflektorisch geschieht, eine Frage, die für die Erklärung der Strömungsänderungen, besonders der Stase und der Permeabilität, von theoretischer und praktisch-therapeutischer Bedeutung ist.

Die alleinige vasomotorische Regulierung der Weitenreaktionen in der Endblutstrombahn und damit der Trophik nach Ricker ist zu verneinen.

Es steht heute fest, daß Weitenreaktionen der terminalen Strombahn nerval oder stofflich bedingt sein können (Ratschow). Illig, der sich in mehreren Arbeiten mit diesem Teil der Relationspathologie beschäftigt hat, konnte überzeugend beweisen, daß eine Stase nicht nur durch vorgeschaltete Angiospasmen hervorgerufen werden kann, sondern auch durch eine lokale Erhöhung der Durchlässigkeit der Kapillarwand mit folgender Bluteindickung. Er führt weiter aus, daß die Schwelle für Reize erniedrigt sein kann bei Erhöhung des Effektes, so daß es zu einem völligen Gefäßverschluß kommen kann, ohne daß dieser, wie das normalerweise der Fall ist, durch angehäufte Stoffwechselprodukte wieder gelöst werden kann.

Von allgemeiner Wichtigkeit, und auch für die Sudeck-Erklärung, ist die Beobachtung M. SCHNEIDERS am Kaninchenohr bei entsprechenden Versuchsbedingungen, daß es neben einem Randspasmus an der Schadenstelle selbst, der unter den gleichen experimentellen Bedingungen auch an der *nervenlosen* Plazenta gefunden wird, einen ausgebreiteten Spasmus gibt, der das gesunde Gewebe betrifft und an der Plazenta vermißt wird. Wird aber vorher der Halsgrenzstrang durchschnitten, so findet sich nur noch der Randspasmus, nicht aber der ausgebreitete Gefäßspasmus.

Aus diesen Ausführungen geht hervor, daß die rein nerval gedeutete Relation Blutendstrombahn-Gewebe durch RICKER eine eingeschränkte Bedeutung erfahren hat. Es trifft daher auch für den Sudeck die Feststellung zu, die M. NORDMANN bereits für andere Kreislaufstörungen herausgestellt hat, daß es eine Reihe von Problemen gibt, die sich nicht in die Relation Nervensystem-Blutbahngewebe eingliedern lassen.

Die dominierende Rolle des Gefäßnervensystems bei Weitenänderungen der einzelnen Abschnitte der Endstrombahn bei der relationspathologischen Erklärung der Trophik ist schon durch ihre Begrenzung auf die Vasokonstriktion geschmälert.

G. BRANDT hatte daher anläßlich der Zitierung einer Erklärung SCHAEFERS zum Sudeck, daß das sympathische Nervensystem vasokonstriktorische Aufgaben hat, während die Dilatation durch Nachlassen des sympathischen Tonus und durch vasoaktive Stoffe (Katabolite) erfolgt, welche die Gefäßwand direkt zum Erschlaffen bringen, auf die sich daraus ergebende Folgerung aufmerksam gemacht, daß „also ein *Antagonismus zwischen dem sympathischen Nervensystem und dem Stoffwechsel besteht.*“

ILLIG teilt die lokalen Kreislaufstörungen in 2 große Gruppen ein: in die vasomotorisch (genauer: motorisch) bedingten Formen und in die nichtvasomotorischen („nichtmotorischen“) Formen. Zur ersten Gruppe rechnet er auch die Adrenalin- und Histaminreaktion. Sie kann einen Ausgang bis zum arteriellen Verschluß mit Blutstillstand nehmen. Zur zweiten Gruppe gehört in erster Linie die Strömungsverlangsamung durch Viskositätserhöhung des Blutes (Prästase), die in der Stase mit Verlegung der Strombahn gipfelt. Auch Ödem, Eiterung und Blutung seien wahrscheinlich in diese zweite Gruppe einzuordnen.

Während nun ILLIG aufgrund seiner Untersuchungen über kapilläre Strömungsverlangsamungen, über Stase und Leukodiapedese, ähnlich wie angeblich auch TANNENBERG, SAATHOFF und WEBER, der Ansicht ist, daß die weitere Anwendung der Theorie RICKERS und seiner experimentellen Grundlagen in der Pathologie und in der Klinik — wie sie zur Zeit geübt werde — bedenklich sei, hält M. NORDMANN an der Kontraktilität der Kapillaren grundsätzlich fest. Der von ILLIG aufgezeigte Mechanismus der Kapillarstase wird von ihm als 2. Gruppe bestätigt; auch wird anerkannt, daß die Durchlässigkeit des Gefäßsystems noch weitere ursächliche Faktoren in sich schließt, die über den Niedergang der Erregbarkeit des Gefäßnervensystems hinausgehen. Deshalb hat M. NORDMANN in einer Arbeit mit KOCH einen Unterschied zwischen einem *paralytischen* und einem *dysergetischen* Zustand der Strombahn des Bauchfells gemacht. Die ihrer zentralen nervalen Steuerung beraubte Strombahn ist paralytisch, die Stromgeschwindigkeit in ihr hängt vom Blutdruck ab, während die durch kurzfristige Aortenabklemmung erzielte Dysergie der Strombahn von NORDMANN und KOCH in Wandschäden erblickt wird, die man nicht näher erkennen kann, sich aber in Exsudationen und Stasen kundtun.

Mit Experimentergebnissen bestätigen also NORDMANN und KOCH praktisch die beiden Gruppen von örtlichen Kreislaufstörungen, die ILLIG gefunden und unterschieden hat.

Illig geht mit seinen Folgerungen weit, indem er ausführt: „Diese neue Einteilung der örtlichen Kreislaufstörungen bringt zum Ausdruck, daß gerade für die allgemeinpathologisch wichtigen Formen, *Ödem, Eiterung, Blutung und Stase, die Auslösbarkeit über das Gefäßnervensystem als fraglich und unbewiesen* anzusehen ist, nachdem ihre motorische Genese sich als unhaltbar erwiesen hat. Ob also der Komplex von Gefäßstörungen, welcher mit bestimmten Veränderungen des Blutes und Austritt von Blutbestandteilen ins Gewebe verbunden ist, und den Ricker unter dem Begriff der ‚peristatischen Hyperämie' zusammengefaßt hat, allein auf dem Nervengewebe zustandekommen *kann*, bleibt offen. Sicher geht dieser Weg nicht über eine Erregung oder Lähmung der motorischen Gefäßwandelemente."

Zu den Problemen, die sich ebenfalls in die einseitig nerval ausgerichtete Trophik Rickers nicht eingliedern lassen, gehören die Beziehungen chemischer, hormonaler und vegetativ-nervaler Faktoren zueinander und ihr Anteil an den Gefäßreaktionen.

Es soll hier die Beteiligung trophischer Nerven unberücksichtigt bleiben, zumal Probleme ihrer Existenz bereits auf S. 99 genannt worden sind.

Soweit Hormone wie Noradrenalin (Arterenol), Acetylcholin und Histamin nur eine Überträgerrolle im Rahmen des vegetativen Nervensystems ausüben, bedeutet das keine Änderung der Auffassung einer vasomotorischen Gefäßregulierung, wenngleich man sie richtiger als neurohormonale Reaktion kennzeichnen sollte. Es ist heute aber auch eine unmittelbare hormonale Beteiligung beim Stoffwechselaustausch anerkannt, die eine Berücksichtigung in der Relationspathologie erfordert. Hingewiesen soll nur werden auf die hämatogene Wirkung von Adrenalin im Gegensatz zu der nervalen des Noradrenalins (P. Holtz), die Wirkung der Hormone nach Engel, Ingle, Sayers u. a., welche die eigentliche Aufgabe der Nebennierenrinde im Organismus in der Bewahrung des jeweiligen Stoffwechselgleichgewichtes gegenüber exogenen und endogenen Einflüssen sehen, also in der Aufrechterhaltung der *Homöostase* im breitesten Sinne.

Hinsichtlich der Histamin-Bedeutung, einerlei, ob man seine Wirkung als nervalen Vermittler oder als Hormon auffaßt, — wahrscheinlich ist beides der Fall — ist darauf aufmerksam zu machen, daß Kl. Speckmann einen nervösen hyperämischen und hyperalgetischen Abwehrmechanismus in der Peripherie in Form einer axonreflexartigen Histaminfreisetzung annimmt, mit dem Headsche Zonen, Kausalgie, Hyperämie und Hyperalgesie in der Umgebung von Verletzungen und Entzündungen der Haut in Verbindung stehen sollen. In gleicher Richtung liegen die wichtigen Untersuchungen von Koslowski über die Bedeutung des Histamins beim Crush-Syndrom und der dabei erbrachte Nachweis, daß es histaminempfindliche Tiere gibt, die gleichzeitig auch zu einem traumatischen Schock neigen, und Tiere, bei denen Histaminunempfindlichkeit mit Schockarmut gekoppelt ist.

Der Einfluß nichtnervaler Ursachen bei der Durchblutung, besonders für die Aufgaben des Stoffwechsels, geht auch aus der Wirkungsweise der Enzyms *Hyaluronidase* hervor.

Ein schwerwiegender Einwand gegen die Erklärung einer Dystrophie nach Ricker betrifft die Nichtberücksichtigung *arterio-venöser Anastomosen,* ohne welche eine Gefäßphysiologie heute nicht mehr vorstellbar ist.

Es ist mir nicht möglich gewesen, in den Schriften Rickers oder Kalbfleischs etwas darüber zu finden; auch Scheid erwähnt in der „Algemeinen Relationspathologie von H. H. Kalbfleisch" keine arteriovenösen Anastomosen, Kurzschlüsse, Pförtnerzellen usw.

Erst Rickers Schüler M. Nordmann spricht von Anastomosen und derivatorischen Strömungen im Gebiet des freien Mesenteriums, einem Randgebiet, das in dieser Eigenschaft manchen Hinweis auf die Hautkapillaren enthalte. Liest man seine Anastomosenbefunde, so wird man unwillkürlich an die Beschreibung der kapillarmikroskopischen Bilder von SCHEIBE und KARITZKY mit den Angaben eines plötzlichen Wechsels von jagendem Blutstrom und Stase erinnert. Und man versteht auch, warum es einerseits unter den Angaben verschiedener Untersucher Abweichungen über die Durchblutungsbefunde gibt, die bis zu gegensätzlicher Beurteilung des Vorliegens einer aktiven oder peristatischen Hyperämie gehen, und andererseits bei demselben Untersuchungsbefund an verschiedenen Schnitten wechselnde Gefäß-, Blutgehalt- und Blutstrombilder vorkommen.

Auf S. 89 bzw. 95 wurden die Untersuchungsergebnisse von BOLLIGER sowie von SIEBER und MEISSNER mit ihrer Annahme einer Beteiligung arteriovenöser Anastomosen beim Sudeck angeführt.

Auf das Problem arteriovenöser Anastomosen kann hier nicht näher eingegangen werden. Für Sudeck-Belange genügt der Hinweis, daß nach M. NORDMANN „*Anastomosenströme* sich sowohl in den Arterien wie auch in den Venen — man möchte fast sagen — *an beliebiger Stelle einstellen können*". Diese Feststellung wird durch die Beobachtung *traumatischer Kurzschlüsse* durch CLARK in *ihrer Bedeutung gerade für den Sudeck unterstrichen.* SCHOEDEL teilte mir darüber mit, daß CLARK bei seinen Experimenten am Kaninchenohr *immer gehäuft an denjenigen Stellen das Auftreten neuer* arteriovenöser Anastomosen beobachten konnte, an denen er seine durchsichtigen Fenster in die Kaninchenohren einbaute. Er glaubt danach, daß *mechanische Einflüsse zur Entwicklung von neuen arteriovenösen Anastomosen führen.*

Die (auf S. 98) angedeutete Erklärung der Hyperämie nach Sympathicusausschaltung in Form einer Eröffnung arterio-venöser Anastomosen hat eine besondere Bearbeitung erfahren. Wegen gleicher Gegebenheiten beim Sudeck bedarf sie einer kurzen Besprechung.

Die temporäre Sympathicusausschaltung beim Sudeck erfolgt im allgemeinen unter der Vorstellung, die Durchblutung der Sudeck-Extremität zu bessern. Daß die erste Anwendung der (operativen) Sympathicusausschaltung beim Sudeck durch die Absicht einer Schmerzlinderung bestimmt war, hat nur geschichtliches Interesse.

Nach neueren Ansichten geschieht nun die „Hyperämisierung" nach Sympathicusblockaden durch Eröffnung der arteriovenösen Anastomosen der Haut und Unterhaut, nicht aber durch eine Kapillarisierung des Gewebes (BOSTROEM und SCHOEDEL, BURN u. a.). Und die Annahme, daß die Muskeldurchblutung nach Sympathicusausschaltung weniger beeinflußt wird als die Hautdurchblutung, gilt auch für den Sudeck. EICHLER, LINDER und SCHMEISSER konnten die geringe Einwirkung einer Stellatumblockade auf die Muskeldurchblutung durch ihre Untersuchungen mit intramuskulär deponiertem radioaktiven Natrium belegen. Dasselbe stellten STEIN und Mitarbeiter mittels Plethysmographie fest, so daß sie sich die Regelung der *Muskeldurchblutung örtlich-chemisch* vorstellten.

Die Beobachtungen scheinen sich nun in einem gewissen Widerspruch mit der Tatsache zu befinden, daß es auch in der Muskulatur arteriovenöse Anastomosen gibt.

Der Nachweis derselben wurde von PIIPER, SCHNEIDER und SCHOEDEL am tierischen Skeletmuskel mit Carnauba-Wachskügelchen von verschiedenem Mikrodurchmesser erbracht; nach Entnervung passierten 20% der 20μ-Kügelchen die Gefäßperipherie des Skeletmuskels, die vorher nicht durchgetreten waren, was für arteriovenöse Gefäßverbindungen größeren Durchmessers im Muskel spricht.

Wenn dennoch beim Menschen nach Sympathicusblockaden die Zunahme der Durchblutung der Muskulatur gegenüber der der Haut und Unterhaut zurückbleibt, so ist das, auch beim Sudeck-Syndrom, ein Zeichen, daß es *nicht allein die Gefäßnerven* sind, die an der Minderdurchblutung vor der Sympathicusblockade und an der relativen Muskelminderdurchblutung nach derselben ursächlich beteiligt sind. Die Erklärung von STEIN und Mitarbeitern durch eine örtlich chemische Regelung ist daher naheliegend.

In diesem Zusammenhang ist auf die stärkere Zunahme der Durchblutung bei Anwendung *chemischer* Sympathicusblockaden aufmerksam zu machen, die von LINDER mit radioaktiven Indikatoren auch für die *Muskulatur* gezeigt werden konnte, und das sogar bei Fällen von Durchblutungsstörungen, bei denen eine Novokainausschaltung versagt hatte. Dasselbe konnte von HENSEL, RUEF und GOLENHOFEN mit vasoaktiven Stoffen und anderen Nachweismethoden bestätigt werden. Derartige Untersuchungen sind an Sudeck-Fällen noch nicht gemacht worden; soweit man aus den klinischen Beobachtungen aber sagen kann, scheint es durch Verbindung von ganglienblockierenden und übergeordneten Hormonen zu gelingen, eine gleichmäßige Durchblutung aller Gewebe zu erzielen.

Die Zunahme der Mehrdurchblutung durch eine Sympathicusblockade ist also durch die drei dafür genannten Ursachen (M. SCHNEIDER) der Herabsetzung des Tonus der Arterienwand, der Verminderung des Erregungszuflusses und der Ausschaltung von sensiblen Fasern und damit der Unterbrechung von Reflexbögen bei Durchblutungsstörungen nicht in allen Fällen ausreichend erklärt. Nach der Annahme von WÖLZ liegt das daran, daß hierbei nur der nervale Teil berücksichtigt ist, nicht aber der hormonale, zumal die haematogene Adrenalinwirkung.

Die Erfahrungen mit der Sympathicusausschaltung ergeben also, daß beim Sudeck die rein nervale Regulierung der Endstrombahn als Erklärung nicht zutrifft bzw. nicht ausreicht. Auf weitere Probleme, die mit der eingeschränkten *nervalen* Wirkung der Sympythicusausschaltung zusammenhängen, soll nicht eingegangen werden. Sie sind auf S. 98 angedeutet worden.

Dagegen erscheint es erforderlich, bei der Frage noch zu verweilen, ob beim Sudeck überhaupt eine arteriovenöse Anastomosenöffnung besteht, wie sie von BOLLIGER sowie SIEBER und MEISSNER angenommen wird.

Es wurde schon gesagt, daß eine derartige Annahme an sich naheliegend ist; nicht nur aus Gründen einer Übertragung bei anderen Durchblutungsstörungen erscheint sie berechtigt, sondern auch mit Rücksicht auf die weitgehende Reversibilität der doch manchmal bedrohlich und irreparabel aussehenden Dystrophie zu Beginn vieler Sudeck-Fälle.

Vergleicht man aber die „Hyperämie“ durch Eröffnung arteriovenöser Kurzschlüsse nach Sympathicusausschaltungen mit dem Zustand einer Cyanose beim Sudeck, so fällt es schwer, letztere als Ergebnis eines Shunts zu erklären, abgesehen davon, daß es mit der Novokain- oder mit einer chemischen Blockade gar nicht gelingt, eine sofortige erhebliche Mehrdurchblutung zu bewirken. Das Ergebnis ist vielmehr eine leichte Abnahme der Cyanose und eine geringe Zunahme der Wärme. Das klinische Bild des Sudeck entspricht mehr einer Stauung (wobei die Art derselben hier nicht interessiert).

Wenn die Annahme stimmen würde, daß beim Sudeck eine Eröffnung arteriovenöser Kurzschlüsse besteht, so würde das bedeuten, daß ein Sympathicushypertonus nicht vorliegt, da die Eröffnung der Anastomosen nur bei einer Ausschaltung bzw. einem Sympathicushypotonus möglich ist, es sei denn, daß man hypothetisch auch *örtliche Stoffwechselvorgänge als Ursache arteriovenöser Kurzschlüsse* unterstellt.

Bedeutungsvolle anatomische und physiologische Ergebnisse haben die Arbeiten von LENOX, GIBBS, FORBES und CORBES gezeitigt, die von SAEGESSER bei der Erklärung seiner experimentell mit Hypophysenvorderlappenextrakt erzeugten Magengeschwüre angeführt werden. Die Unterscheidung eines *metaarteriolären* und eines *präkapillären Sphinkters beim arteriolovenulösen Shunt-Weg* ist in der Lage, scheinbare Widersprüche beim Sudeck aufzuhellen. Es zeichnen sich damit wichtige Erklärungsmöglichkeiten des Sudeck ab, so daß eine kurze Darstellung nach SAEGESSER anhand seiner Abbildungen und ihrer Erläuterungen gebracht (Abb. 6 und 7) wird.

Aus dieser Wiedergabe ersieht man, daß damit die Gefäßbefunde beim Sudeck sowohl hinsichtlich der Hyperämie (strotzende Blutfülle mit Erweiterung der Gefäße) wie auch bezüglich der gelegentlichen unterschied-

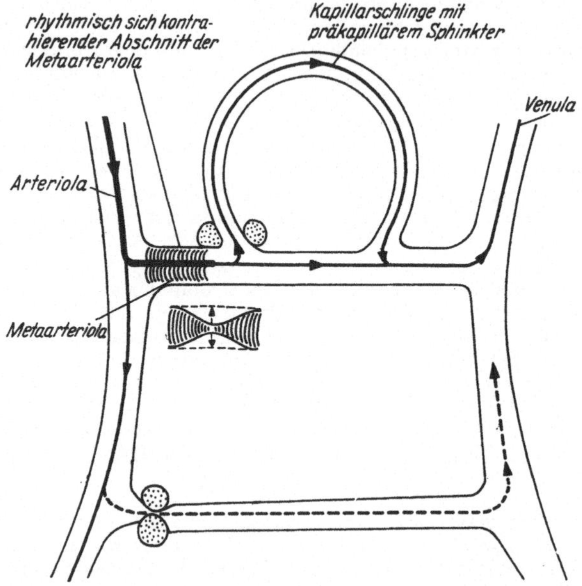

Abb. 6. Das arteriolokapilläre Gefäßsystem (aus: SAEGESSER, Schweiz. med. Wschr. **1955**, 200). Unter normalen Verhältnissen geht das meiste Blut von der Arteriola durch die Metaarteriole in die Venula. Der präkapilläre und der arteriovenulöse Shunt-Sphinkter sind geschlossen. Schließt sich der metaarteriole Wandsphinkter, so kommt es im nachfolgenden Abschnitt der Metaarteriola zu einer Saugwirkung und damit zu einem Übergang von Gewebswasser in die Metaarteriole. Öffnet sich dagegen der Sphinkter der Metaarteriole, so geht nach dem hydrostatischen Gesetz von STARLING Plasma in das Gewebe über.

lichen Beteiligung der einzelnen Gefäßabschnitte im Telerheithron, darüber hinaus aber auch die Ergebnisse der physiologischen und chemischen Untersuchungen beim Sudeck-Syndrom durch BOLLIGER, SIEBER und MEISSNER, die therapeutischen Erfahrungen von HAUSAMMANN (negativer Nikotinsäureeffekt) ebenso wie das Verhalten der Durchblutung nach Sympathicusausschaltungen erklärt werden können. Ohne die Annahme einer gewissen venösen retrograden Überfüllung lassen sich alle diese, scheinbar unvereinbaren, Gegebenheiten nicht erklären.

Eine derartige Rückstauung hatte auch PIRTKIEN bei seinen kapillarmikroskopischen Untersuchungen an 24 Kranken mit primär chronischer Polyarthritis beschrieben. Er fand dabei zwei verschiedene Kapillarbilder. In einem Teil der Fälle bestand eine starke Verengerung der Kapillaren mit Stasen und deutlichem Hervortreten des basalen Netzwerkes, im anderen, etwas selteneren, eine starke Erweiterung mit ektatischen Schlingen und derivatorischen Kanälchen auch im venösen Anteil, bei denen es zu Endophlebitiden und Rückstauung in die Kapillaren kommen kann. Hervorzuheben ist auch, daß PIRTKIEN in 50% seiner Fälle eine Senkung des Kapillardrucks auf die Hälfte des Normalwertes feststellen, ferner durch Fluoreszenzuntersuchungen mit Trypaflavin eine stark verlängerte Ausflußzeit ermitteln konnte, was für eine verlangsamte Blutströmung und eine verspätete Rückresorptionszeit spreche.

Die eben erwähnte Unterscheidung ILLIG's von zwei Formen umschriebener kapillärer Strömungsverlangsamung erlaubt im übrigen auch, die nur geringe Beeinflussung der Durchblutung beim Sudeck durch Sympathicusblockaden zu verstehen, da sie wahrscheinlich nicht oder nicht nur vasomotorischer Art ist. ILLIG sagt, daß die 1. Form, also die vasomotorische Form, mit arterieller *Zustrombehinderung* durch Spasmen bei oftmals gleichzeitiger Erweiterung der Kapillaren und kleinsten Venen in einem einfachen Blut*stillstand* gipfelt, der von RICKER mit Unrecht Stase genannt werde, und *pharmakologisch aufgehoben werden könne;* er habe nichts mit der 2. Form, der Zustandsänderung der Gefäßwand, Viskositätserhöhung des Blutfadens und damit *Durchstrombehinderung* im Bereich des Kapillarbettes zu tun, die bis zur eigentlichen *Stase* gehen, durch arterielle Spasmen verstärkt werden, jedoch *pharmakologisch nicht beeinflußt* werden können.

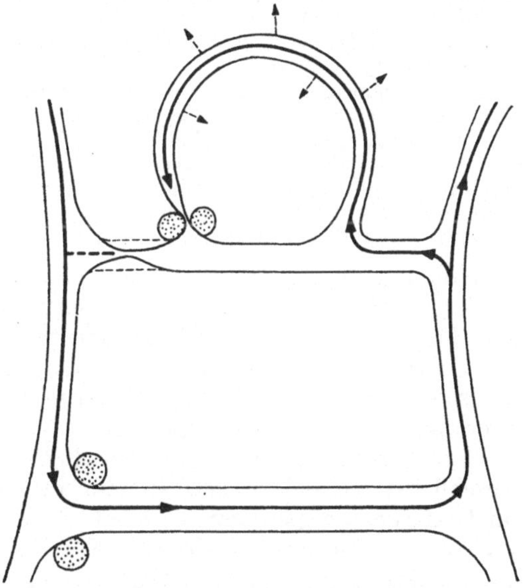

Abb. 7. Stadium der Vasokonstriktion (aus: SAEGESSER, Schweiz. med. Wschr. **1955**, 200).

Auf einem Streß reagiert das arteriolokapilläre System zunächst mit einer allgemeinen Vasodilatation. Anschließend kommt es zu einer reaktiven Vasokonstriktion: Metaarterioler und präkapillärer Sphinkter sind verschlossen. Gleichzeitig öffnet sich aber der arteriolovenulöse Shunt-Weg. Das venöse Blut wird jetzt stärker arterialisiert, gleichzeitig führt dieser Shunt zu einer Ausschaltung weiter peripherer Kapillargebiete, um die Sauerstoffversorgung des Zentrums zu sichern. Die Kapillaren dieses Gebietes bleiben offen (LENOX, GIBBS, FORBES und CORBES). Eine weitere Folge ist die retrograde Überfüllung der Kapillaren und Metaarteriolen von der venösen Seite her, weil hier ein Sphinkter fehlt und in der Folge zu einem stärkeren Austritt von Plasmaflüssigkeit und Blut führt (Exhämie, Infarkt, Ödem, Pepsin-Nekrose).

Die Erklärung eines venösen Rückflusses in die erweiterten Kapillaren beim arteriovenösen Shunt durch Stress ergibt in Verbindung mit der gelegentlichen venösen Sudeck-Entstehung (S. 28 ff) die Notwendigkeit, auf die Beobachtungen eines Agglutinationsthrombus durch M. SCHNEIDER im paralytischen Gefäßbezirk des schon erwähnten Kaninchenohrversuches bei Ausschaltung des Halssympathicus aufmerksam zu machen; er entspricht möglicherweise der von ILLIG beschriebenen Aggregatneigung der Erythrocyten mit Farbumschlag, Homogenisierung des Blutfadens und Verschwinden der Blutflüssigkeit (durch Plasmaaustritt in das Gewebe), Verstopfung und rückläufiger Ausdehnung der Stasesäule, entgegen der Stromrichtung, die bereits im *strömenden* Blut, *ohne* jeden vasomotorischen Vorgang bzw. ohne jede Kaliberveränderung des betroffenen Strombahnabschnittes, auftritt. ILLIG bringt daher diese *prästatische* Bluteindickung in den meisten Fällen als Viskositätserhöhung in weiten Kapillaren und Venen in eine unmittelbare Beziehung zu einer allerdings unsichtbaren, umschriebenen Zustandsänderung bestimmter Gefäßwandabschnitte. Er lehnt die Annahme RICKERS, daß der Stillstand die *Folge* der Prästase ist, ab und hält eine strenge Unterscheidung zwischen einfachem Blutstillstand und Stase nicht nur für berechtigt, sondern für notwendig. Wichtig ist auch, daß nach ILLIG schwache Reize nur dann eine ins Gewicht fallende Bluteindickung —

gegebenenfalls bis zur manifesten Stase — bewirken, wenn die Ausgangsströmung von vornherein verlangsamt war. Aus diesem Grunde könne eine schwächere Noxe eine prästatische Strömungsverlangsamung verursachen, ohne daß es bis zur völligen Verstopfung kommt, oder eine noch leichtere Gefäßschädigung überhaupt erst wirksam werden, wenn gleichzeitig arterielle Spasmen hinzutreten und die Strömungsgeschwindigkeit zusätzlich herabmindern. In solchen Fällen habe die arterielle Kontraktion mit Strömungsverlangsamung aber nur die Bedeutung eines begünstigenden bzw. auslösenden Faktors. Ein allgemeiner Blutdruckabfall hätte den gleichen Effekt.

Es ist vorstellbar, daß die von ILLIG angenommene Aggregatänderung mit prästatischer Verstopfung ohne nervale Beteiligung eine zusätzliche Erklärung und Bestätigung durch die venöse retrograde Überfüllung bei Verschluß des metaarteriolen und des präkapillären Sphinkters mit Eröffnung des arteriolo-venulösen Kurzschlußweges erfährt.

Im Zusammenhang hiermit ist auf Untersuchungsergebnisse von KONCZ und MARGGRAF u. a. hinzuweisen, die nach Sympathicusausschaltung nicht nur eine Vasodilatation, sondern auch eine Verlängerung der Blutgerinnungszeit sahen und das gleiche Verhalten nach Antikoagulantien (Heparin) beobachteten. Durch die Erfahrungen mit Heparin als Heilmittel für mesenchymale Gewebe, als Mittel gegen Hyaluronidasewirkung, seine Verbindung zu Mastzellen (Heparinozyten) eröffnen sich noch weitere Perspektiven.

Nimmt man die Befunde von ILLIG, M. NORDMANN, M. SCHNEIDER, KONCZ und MARGGRAF u. a., die Darstellung von LENOX, GIBBS, FORBES und CORBES mit venösem Rückfluß beim arteriolovenulösen Kurzschluß mit Austritt von Plasma und Blutzellen, und verbindet man damit das klinische, pathohistologische und pathophysiologische Bild des Sudeck-Syndroms mit Stauungshyperämie, Cyanose, Diapedese, vermehrtem O_2-Gehalt in Venen bei verhältnismäßig weitgehender Reversibilität der geweblichen Veränderungen, so kann man nicht umhin, hier einen Weg zur Erklärung des peripheren Sudeck-Geschehens zu sehen, der aussichtsreicher erscheint als die bisherigen Erklärungen.

Diese Erklärung erlaubt das gleichzeitige Verständnis einer venösen Beteiligung an der Sudeck-Entstehung ohne die auf S. 17 und 28 ausgedrückte Verneinung einer ursächlichen primären Thrombose oder Thrombophlebitis.

Faßt man die Ergebnisse der Prüfung, ob sich die Sudeck-Erklärung nach RICKER-SCHAEFER mit den Befunden beim Sudeck und den heutigen Kenntnissen der peripheren Kreislaufphysiologie vereinbaren läßt, zusammen, so kommt man zu einer Verneinung dieser Frage. Die *relationspathologische Erklärung der Sudeckschen Dystrophie durch eine prästatische oder statische Hyperämie kann aus mehreren Gründen nicht aufrechterhalten bzw. als ausreichend angesehen werden:*

1. Die Übertragung des Verhaltens der Endblutstrombahn, das an bestimmten Organen und Geweben der Bauchhöhle unter speziellen Versuchsbedingungen festgestellt worden ist, auf die wesentlich anderen Durchblutungs- und Gewebsverhältnisse der Gliedmaßen im allgemeinen und beim Sudeck-Syndrom im besonderen erscheint nicht berechtigt. Eine „sinngemäße Deduktion" reicht dazu ohne entsprechende Untersuchungen nicht aus.

2. Durch den Fortfall des Stufengesetzes ist die Relationspathologie einer wesentlichen Stütze beraubt. Hinzu kommt, daß die Relationspathologie ohne Einbeziehung anderer Regulationsmechanismen, ins-

besondere des endokrinen Systems, und ohne Aufgabe der alleinigen nervalen (vasomotorischen) Erklärung der Durchblutung im Telerheithron zu einseitig ist, um örtliche Krankheitsvorgänge zu erklären.

3. Für die Sudeck-Erklärung im besonderen gilt, daß die rein nervale Pathogenese nicht alle Erscheinungen verstehen läßt. Es gibt eine Reihe von Überlegungen und Gegebenheiten beim Sudeck, die man nicht allein auf eine Durchblutungsänderung, sondern nur auf eine gleichzeitige, unmittelbare, örtliche zelluläre Stoffwechselstörung zurückführen kann. So spricht das Fehlen von Nekrosen beim Sudeck (Osteonekrosen, Ulcus cruris usw.) gegen eine alleinige Durchblutungsstörung, die bei längerer oder stärkerer Ischaemie zu erwarten wären. Im gleichen Sinne ist die verhältnismäßig weitgehende Reversibilität zu nennen, die in einem Gegensatz zur Stärke der anfänglichen trophischen Störungen beim Sudeck sich befindet.

Es bedarf keines Hinweises, daß durch diese Folgerungen weder die großen Verdienste Rickers noch die Befruchtung, die gerade das Sudeck-Syndrom durch seine Lehren erfahren hat, geschmälert werden können. Die gleiche Feststellung trifft auch für Victor Schaefer zu, dem, neben Rieder, die Sudeck-Forschung durch die Übertragung der Grundgesetze Rickers besonders viel zu verdanken hat.

2. Skelet. Obwohl das klinische Denken und Handeln beim Sudeck seit langem schon von der Erkenntnis einer Beteiligung *aller* Gewebe bestimmt wird, und das Skelet hinsichtlich seiner Bedeutung dabei an letzter Stelle steht, repräsentiert die *Knochendystrophie* immer noch das Sudeck-Syndrom.

Diese Feststellung bezieht sich nicht nur auf die Praxis, sondern sie findet auch in der wissenschaftlichen Arbeit ihren Niederschlag. Soweit die Sudeck-Erklärung von eigenen Untersuchungen getragen wird, sind diese mit wenigen Ausnahmen am Skelet vorgenommen und auf das Weichteilgeschehen übertragen worden.

Eine Übertragung der Sudeck-Befunde und der Sudeck-Erklärung vom Skelet auf die Weichteile ist aber nicht berechtigt. Im Knochen spielen sich auch beim Sudeck aufgrund der besonderen physikalischen und anatomischen Verhältnisse andere Reaktionen ab, die nicht mit den Weichteilvorgängen gleichgesetzt werden können. Jede Erhöhung des Druckes in einem Knochen, sei es im Knochenmark, sei es in der Rindenschicht, z. B. durch eine vermehrte Blutfülle, muß infolge der Unmöglichkeit eines Ausweichens zu Druckerscheinungen führen, die in etwa verglichen werden können mit den Folgen eines geweblich gutartigen Blastoms im Rückenmarkskanal oder in der Schädelhöhle. Aus diesem Grund wird ja die Darstellung der Pathophysiologie des Knochens getrennt von der der Weichteile vorgenommen.

Die *Histopathologie des Skelets* einschließlich der *Gefäße* ist auf S. 80ff dargestellt. Durchblutungsversuche am Sudeck-Knochen liegen nicht vor.

Die Darstellung der *pathologischen Physiologie des Skelets* beim Sudeck gliedert sich in die Besprechung

1. der Durchblutung
2. der ossären Vorgänge
   a) Entstehungserklärungen
   b) Analyse der ossären Veränderungen.

1. Pathophysiologie der Skelet-Durchblutung. Im Gegensatz zu den sehr unterschiedlichen mikroskopischen Weichteil-Gefäßbefunden zeichnen sich die Gefäß- und Durchblutungsbilder im Knochen sowohl bei dem einzelnen Untersucher wie auch unter den verschiedenen Darstellern durch eine sehr weitgehende Übereinstimmung aus. Gegenüber der fast allein herrschenden Weichteil-Durchblutungserklärung nach RICKER werden die ossären Gefäßbilder aber unterschiedlicher beurteilt.

Auffallend ist zunächst, daß es keine Gefäßbeschreibung gibt, die in Form enger Arteriolen sowie weiter Kapillaren und Venulae einer prästatischen oder statischen Hyperämie auch nur annähernd ähnelt.

Die histologischen Gefäßbilder werden entweder als aktive Blutüberfüllung oder als passive Stauungshyperämie oder als prästatische Hyperämie erklärt.

Die Zahl der Anhänger einer aktiven, fluxionären Knochenhyperämieerklärung beim akuten Sudeck ist nicht groß. Zu nennen sind SUDECK und REMÉ, die eine entzündliche, über die Vasomotoren gehende Blutüberfüllung im Sinne der Heilhyperämie annehmen, ferner BAUMANN und GURD. DECKER spricht von einer reparatorischen Hyperämie.

Größer ist die Reihe derjenigen, die die Hyperämie im Sudeck-Knochen als passiv durch Stauung ansehen, so POMMER, F. BECKER, PASCHOUD, BLAIR, KARITZKY, BURDEAUX und HUTCHISON, DURODIER u. a.

HELLNER erklärt „örtliche schwere Entkalkungen bei der sog. Sudeckschen Knochenatrophie" durch eine venöse Stauung *oder* durch eine nervale Enger- oder Weiterstellung der Kapillaren.

In der Mehrzahl der Sudeck-Arbeiten findet sich die Anerkennung der nervalen Prästase nach RICKER als Ursache auch der Knochenhyperämie vertreten, obwohl *kein* Gefäßbefund derartige Bilder enthält. Eine Begründung für diese Anerkennung wird nicht gegeben, es sei denn, daß auf eine „sinngemäße Übertragung" der Versuchsergebnisse von RICKER und seiner Schüler (von Geweben der Bauchhöhle) hingewiesen wird.

RIEDER scheint die (Knochen-)Hyperämie mehr passiv im Sinne einer Peristase nach RICKER zu beurteilen, wenn er auch außer der rein nervalen Erklärung noch eine Stoffwechselstörung verlangt.

LANDOFF, JAFFE, HERFARTH, FREUDIGER u. a., die, vorwiegend bei Tierversuchen, eine Knochenhyperämie beschreiben, gehen auf die Art derselben nicht ein.

Anscheinend ist bei der Beurteilung der Durchblutung beim Sudeck die Ausnahmestellung des Knochengewebes nicht berücksichtigt, mit Ausnahme von REMÉ. Die anatomischen und physiologischen Durchblutungsverhältnisse des Skelets bedürfen daher einer kurzen Besprechung. Sie wird zeigen, daß auch über die normale Knochendurchblutung die Meinungen auseinander gehen.

SUNDER-PLASSMANN drückt die Ansicht der Anhänger einer schlechten Knochendurchblutung damit aus, daß er den Knochen zum bradytropen Gewebe rechnet.

Dieser Tatsache entspricht klinisch und experimentell die besondere Neigung des Knochens zu Nekrosen. AXTHAUSEN erwähnt in seiner kürzlich erschienenen Monographie hierüber eindrucksvolle Tierversuche BURCKHARDTS, bei denen nach 10 Stunden langer Abdrosselung der arteriellen Blutzufuhr zwar der Weichteilmantel lebendig blieb, während der Knochen ausgedehnte Nekrosen zeigte.

Auf der anderen Seite gibt es zweifellos Knochenbezirke, die als gut durchblutet zu bezeichnen sind. Schon LANGER und KALLIUS hatten gezeigt, daß die Meta- und Epiphysen die beste Gefäßversorgung besitzen, und LEXER erklärte diese Erscheinung damit, daß beim Erwachsenen die Gefäße der Diaphysen zu einem großen

Teil obliterieren. Nach SCHOEN und TISCHENDORF beweist die gute Durchblutung und Durchströmung des Knochens die wechselnde Bildungsfähigkeit dieses Gewebes, welches sich allen Anforderungen des Umbaus durch An- und Abbau anpaßt.

Für die Beurteilung einer Erklärung der Knochendurchblutung nach RICKER ist die Frage entscheidend, ob die Knochengefäße einer nervalen Weitenänderung fähig sind.

Soweit man im Schrifttum feststellen kann, ist eine nervale Regulation der Knochengefäße zwar häufig unterstellt, jedoch nirgends durch entsprechende Befunde bewiesen worden. Sie wird neuerdings in zunehmendem Maße verneint.

REMÉ nimmt eine nervale Regulation an, obwohl er die Knochengefäße als starr bezeichnet, so daß sie einem erhöhten Binnendruck nicht nachgeben können; über Kurzschlüsse und Variationsmöglichkeiten verfügten sie nicht. Überhaupt könnten sie nicht den Reaktionsformen und -möglichkeiten gleichgestellt werden, die an Weichteilgefäßen beobachtet und aus einer hypothetischen Konsequenz auf die Knochengefäße übertragen werden.

Soweit Gefäße des Blutmarkes in Frage kommen, nehmen Hämatologen eine trophisch gesteuerte Hyperämie an, nachdem es JUDINE gelungen ist, nach Durchschneidung sympathischer Fasern eine starke Hyperämisierung sowie eine beschleunigte und gesteigerte Leuko- und Erythropoese an Femur und Tibia zu erzielen. Nach A. G. BEER sind diese Vorgänge allerdings nur schwer zu analysieren, da den Vorstellungen einer aktiven Beteiligung der Gefäßwände, speziell der Sinusauskleidung, an den hämopoetischen Ausschwemmvorgängen allein schon die nach den Arbeiten von MAXIMOW, ASKANAZY und BARGMANN anzunehmende geschlossene Blutbahn im Knochenmark Schwierigkeiten bereite. TISCHENDORF und NAUMANN halten es in ihrer Arbeit über Skeletveränderungen bei Blutkrankheiten für möglich, daß die vermehrte Vaskularisierung des hyperplastisch-reaktiven Knochenmarks bei hyperaktiver Blutbildung usw. die Ursache der Osteoporose ist. Man kann vermuten, daß funktionelle Unterschiede zwischen den Gefäßen bestehen, die im Dienste der Hämatopoese sich befinden, und den nutritiven Gefäßen des eigentlichen Knochenstützgewebes.

Nach MAKOWSKY nehmen amerikanische Autoren eine physiologische oder therapeutische Erweiterungsmöglichkeit der Knochenarterien nicht mehr an. Durch den bogenförmigen Eintritt der A. nutritia sei die Ernährungszufuhr gedrosselt. Im Gegensatz zum Muskel kenne der Knochen keine vermehrte Beanspruchung, so daß er bei Ruhe und Belastung immer die gleiche Durchblutung aufweise. Die doppelte Aufgabe des Knochens als Stütze und Erzeuger von Blutzellen bedinge, daß der Knochen mit wenig Blut auskomme (?).

Die Beurteilung einer nervalen Mehrdurchblutung und damit einer Erweiterungsfähigkeit der Knochengefäße ist aber in indirekter Form möglich. Die allgemein heute anerkannte Erfahrung, daß es weder mit einer Sympathicusausschaltung noch mit vasoaktiven Mitteln oder mit Hormonen möglich ist, eine Beschleunigung der Frakturheilung zu erzielen, wird mit Unbeeinflußbarkeit der Knochengefäße und Unfähigkeit zu einer Mehrleistung erklärt (näheres siehe S. 118 und 124).

TRUETA vermochte im Tierversuch die Blutversorgung des Knochens als wichtigsten Faktor bei der Regeneration nach Trauma, Infektion und „einigen degenerativen Prozessen“ zu beweisen.

Aufgrund seiner Befunde kann man auch die *Gefäßbilder beim Sudeck vielleicht mit einer passiven Stauung und einer Gefäßproliferation erklären.*

Auch durch die Tierversuche von BURDEAUX und HUTCHISON, die auf S. 120 zitiert werden, läßt sich mit weitgehender Berechtigung die passive Form der Durchblutung bei Frakturen beweisen.

Dieser kurze Auszug über die heutigen Ansichten der Durchblutungsregelung im Knochen ergibt, daß eine nervale Regulierung der Durchblutung durch End- und Weitstellung der Gefäße nicht mehr mit ausreichender Wahrscheinlichkeit angenommen werden kann. Das bedeutet, daß die *RICKERsche Erklärung der Trophik für das Skelet im allgemeinen und die Sudeck-Dystrophie im besonderen nicht in Betracht kommt.*

2. Pathophysiologie der ossären Vorgänge. Die ossären Vorgänge beim Sudeck bestehen in einem Überwiegen des Knochenabbaues über den Knochenanbau und in einer Störung der Verkalkung des neugebildeten Knochens.

a) Entstehungserklärung. Als Grundlage aller Vorgänge im Knochen wird in ziemlich einhelliger Übereinstimmung eine Acidose angenommen, einerlei, ob die dabei vorausgegangene Hyperämie als aktiv, stauungspassiv oder prästatisch beurteilt wird. Die Acidose wird besonders für die Entkalkung verantwortlich gemacht; sie ist ihrerseits die Folge einer Anoxie.

Schon RIEDER hatte, in Übereinstimmung mit dem physiologischen Chemiker HOFMEISTER, bei Durchströmungsversuchen am überlebenden Knochen mit CO_2 gesättigtem Blut die kalklösende Fähigkeit der Acidose festgestellt.

Von BOLLIGER wurde mit Recht die Frage aufgeworfen, ob die Acidose beim Sudeck als alleinige Ursache der Kalkverarmung anzusehen ist.

BOLLIGER macht dazu folgende Ausführungen: Da nach der Formel von RONA-GYÖRGY bei höherer H-Ionen-Konzentration mehr Ca-Ionen in Lösung gehen, wäre diese allein bis heute als Grund einer Kalkausschwemmung und einer verhinderten neuen Kalkanlagerung in den Knochen angenommen worden. Nach HUET und HUGUIER bewirke aber die Anoxie eine Reizung der Knochenzellen, die in der Folge das Calcium schlecht retinieren. BOLLIGER läßt es daher offen, welche dieser beiden Ansichten zutrifft. Er scheint aber der anoxämischen Reizung der Knochenzellen die größere Bedeutung beizumessen. Denn er schreibt: „Dauert nun aus irgendeinem Grunde die Anoxie des Gewebes längere Zeit an, so wird die Kapillarschädigung so intensiv, daß es nicht nur zu seröser Exsudation, sondern auch zu Diapedese kommt. Um jede peristatische Kapillare tritt im Schnitt ein Leukocytenkranz auf, der im Knochengewebe zum Knochenabbau führt (HUET). Damit stimmen die Bilder REMÉS überein, der bei seinen künstlich gesetzten Pseudarthrosen deutlich eine zellige, von der Gefäßwand ausgehende Reaktion mit dem umliegenden Knochengewebe und im Exsudat Erythro- und Leukocyten fand. Durch diesen Knochenabbau im Bereich der Kapillaren kommt es zu einer fleckigen und nicht mehr homogenen Entschattung wie im Stadium der serösen Exsudation, und wir befinden uns im I. Stadium des Sudeck."

REMÉ hat allerdings nicht nur einen leukocytären Knochenabbau angenommen, sondern auch einen osteoklastischen. Er gibt an, daß ein beständiger erhöhter Druck durch die Hyperämie auf die Wand der Haversschen Kanälchen die Wandzellen derselben einen formativen Reiz erhalten, osteoklastisch zu werden, so daß die Kanälchen durch den erhöhten Binnendruck gleichsam von innen osteoklastisch aufgebrochen und zu Lakunen erweitert werden. Durch das Auftreten dieser Räume ändern sich nach REMÉ die physikalischen Strömungsverhältnisse in den Knochengefäßen grundsätzlich, die laminäre Strömung werde in den Lakunen zur Wirbelströmung; in den Räumen, die in die starrwandigen Rohre eingeschaltet sind, stagniere die Flüssigkeit. Durch diese Stagnation in den Lakunen komme es in ihnen zur Säuerung des Blutes, die den Abbau fördere, den Kalkniederschlag erschwere. Damit hat REMÉ weitgehend die alte Erklärung von POMMER anerkannt, der außer dem Knochenabbau durch Osteoklasten auch das Zustandekommen einer autophagen Wirkung der Gefäßwände selbst annimmt. Auch HELLNER sagte, daß „wir also wieder zu POMMERS altem Begriff der Phlegmasie kommen".

Neben der Resorption durch Osteoklasten und Leukocyten wird noch als dritte Osteolysenursache eine unmittelbare, mechanische in Form einer Drucknekrose angenommen. F. BECKER schuldigt hierbei nicht nur die Hyperämie an, sondern auch die erweiterten Gefäße. RATKOCZY hebt hervor, daß nach Ansicht einer Reihe von Autoren „Granulationsgewebe" osteolytische Eigenschaften habe und daher für Verdünnung und Entkalkung des Knochens ursächlich infrage komme.

Daß auch derartige druckmechanische Faktoren beteiligt sind, geht aus zahlreichen Tierversuchen hervor. POMMER, LOOSER u. a. weisen darauf hin, daß der Knochen ein sehr wandlungsfähiges Gewebe ist. Nach BRANDES u. a. genügt schon die Durchtrennung der Achillessehne, um beim Tier im Fersenbein Umbauprozesse zu erzeugen, oft auch, wenn die Sehne sofort wieder durch Naht vereinigt wird. LABHART und SCHÜPBACH bezeichnen Zug und Druck, d. h. jede körperliche Betätigung als einen Fundamentalreiz für die Osteoblasten, so daß Immobilisierung eines Körperteils durch Lähmung oder Gipsverband zwangsläufig die Osteoblastenaktivität zur Inaktivitätsosteoporose führt.

Auch LERICHE sieht den Hauptfaktor bei dem Knochenabbau in der Knochenhyperämie, indem jede Steigerung der örtlichen Durchblutung nervöser, traumatischer, infektiöser, blastomatöser usw. Art eine Knochenresorption (Osteolyse, Rarefikation) auslöst.

Die Bedeutung einer Hyperämie für die Osteoporose konnte LEB ausgezeichnet an Angiographien zeigen und gleichzeitig den Gegenbeweis bei Hypämien erbringen.

LEB unterscheidet *röntgenologisch* 2 Typen von Durchblutungsstörungen: 1. die *hyperämische,* die bei akuten und sekundär-chronischen Polyarthritiden, und 2. die *hypämische Durchblutungsstörung,* die bei der großen Mehrzahl der primär-chronischen Polyarthritis („rheumatische Polyarthrose") angetroffen wird. Im nativen Röntgenbild ist die erste Form durch osteoporotische Knochenveränderungen in der Nähe der betroffenen Gelenke gekennzeichnet. Bei der rheumatischen Polyarthrose wird keine Osteoporose gefunden, statt dessen infolge Knorpelatrophie Gelenkverschmälerung mit reaktiver Randwulstbildung am Knochen und infolge Schrumpfung des periartikulären Bindegewebes Gelenkdeformierung.

Auch aus der Erfahrungstatsache, daß die Sudecksche Dystrophie an den Stellen des Knochens beginnt und am stärksten ausgeprägt ist, die am besten durchblutet sind, wird allgemein auf eine Abhängigkeit der Entkalkung von der Hyperämie geschlossen.

Hiermit ist allerdings das angeblich häufige Vorkommen eines Sudeck bei Jugendlichen nicht zu begründen, wie es im Schrifttum zu lesen ist, da die Jugendlichen wesentlich seltener einen Sudeck bekommen als ältere Menschen.

Auch bei Erwachsenen wäre es näherliegend, in den schlechter durchbluteten Knochenbezirken einen Sudeck zu erwarten, wenn eine Durchblutungs*störung* eine entscheidende Sudeck-Ursache wäre.

Die Beantwortung der Frage, ob die Knochenresorption durch eine prästatische, aktive oder stauungspassive Hyperämie zu erklären ist, ist durch die Stellungsnahme zu der gleichen Frage bei der Besprechung der Art der Hyperämie schon erfolgt. Man kann daher sagen, daß die größere Wahrscheinlichkeit für eine passive Hyperämie mit zusätzlicher Venenerweiterung und proliferativer Kapillarisierung spricht. Eine prästatische nervale Hyperämie ist nicht anzunehmen, auch eine aktive Blutüberfüllung nicht.

Die Annahme einer passiven Stauungshyperämie kann auch durch die von DURODIER gefundene häufige Thrombenbildung nach Frakturen in Knochenvenen, die bis in die größeren Weichteilstämme reichen, eine Bestätigung finden. Die stärkere Beteiligung des Unterschenkels am Sudeck spricht in gleichem Sinne für eine venös-statische Mitursache.

F. BECKER, der, wie schon erwähnt, die Knochenresorption beim Sudeck vorvorwiegend mechanisch durch Behinderung des Blutabflusses infolge Weichteilverletzungen und -hämatomen erklärt, nimmt die gleiche Entstehung auch bei Phlegmonen, Verbrennungen usw. an. Die relative Seltenheit des Sudeck nach derartigen Weichteilerkrankungen und -verletzungen spricht aber gegen eine grundsätzliche venöse Erklärung. Sie gilt nur für die Dystrophie im Knochen. Da der Knochen beim Sudeck keine Vorzugsstellung genießt, so kann man in der Stauungshyperämie nur einen Mitfaktor sehen, der auch erst sekundär, im Laufe der Pathogenese, sich am Skelet auswirkt.

Auf die Bedeutung der Tierversuche von Burdeaux und Hutchison für die Annahme einer passiven Hyperämie-Ursache der Entkalkung ist auch hier wieder hinzuweisen (S. 115 und 120).

Es bleibt noch übrig, kurz zu der Frage der arteriovenösen Kurzschlüsse im Knochen Stellung zu nehmen.

Remé hatte schon das Vorkommen einer Regulierung der starren Knochengefäße und arteriovenöser Kurzschlüsse vereint. Untersuchungen darüber am Knochen liegen nicht vor. Eine Verneinung der nervalen Regulation der Knochengefäße schließt auch das Fehlen von Kurzschlußverbindungen ein, die dann überflüssig sind. Nur Bolliger nimmt auch im Knochen beim Sudeck Shunts an und sagt: „Die Anoxie scheint jedoch durch die bei vegetativ Labilen auftretende intensive und langanhaltende Arteriolenkontraktion und damit das Bestehenbleiben des arteriovenösen Kurzschlusses genügend erklärt".

Die Erklärung der Knochenvorgänge durch eine nervale peristatische Hyperämie wird am schlagendsten dadurch widerlegt, daß es beim Sudeck trotz der großen Neigung des Skelets zu Nekrosen bei Durchblutungsstörungen keine Osteonekrosen, Osteolysen, Verbiegungen oder Frakturen gibt.

Da die nervale Prästase bis zum höchsten Grade der Stase, dem vollständigen Stillstand der Durchblutung, gehen kann, müßten auch beim Sudeck makroskopisch erkennbare Folgen einer Ischämie zu erwarten sein, wenn tatsächlich eine echte Durchblutungsstörung dabei stattfände. (S. hierzu S. **61**, **63**, **126**).

b) Analyse der ossären Veränderungen. Die ossären Vorgänge, grob als Abbau, Anbau und Verkalkungsstörung bezeichnet, werden sowohl hinsichtlich der Phasen wie auch ihrer Art nach verschieden gedeutet.

Was zunächst die Phasendeutung anbetrifft, so wurde das Stadium I aufgrund der Untersuchungen Rieders als physiologisch bezeichnet, indem man die ossären Vorgänge als einen lediglich gradweise verstärkten Umbau ansah, der mit dem physiologischen Umbau des Knochens beim Wachstum und bei der Frakturheilung übereinstimmt.

Die Ansicht von einer physiologischen akuten Phase wird heute von der überwiegenden Mehrzahl der Autoren, die in den letzten Jahren über das Sudeck-Syndrom gearbeitet haben, nicht mehr geteilt. Auf die Begründung wird im Abschnitt B IV eingegangen (S. 140).

An dieser Stelle interessiert nur, ob man die Vorgänge beim normalen Knochenumbau artmäßig denen beim akuten Sudeck gleichsetzen kann. Diese Gleichsetzung ist nicht möglich. Blumensaat hat sie vom klinischen Standpunkt, Freudiger histologisch, Scheibe und Karitzky kapillarmikroskopisch und Bolliger mit dem Cold-pressor-Test, Drosselungsversuch und Sauerstoffuntersuchungen (S. 89, 140) widerlegt.

Was geht nun beim Sudeck in den beteiligten Knochen vor sich und wie sind diese Vorgänge zu erklären?

Diese Fragen lassen sich am besten dadurch beantworten, daß man die Erfahrungen aus der allgemeinen Knochenpathologie und -physiologie auf die Veränderungen beim Sudeck überträgt.

Zu diesem Zwecke ist eine kurze Darstellung der infrage kommenden Grundvorgänge unter Berücksichtigung der Belange des Sudeck-Syndroms erforderlich.

Da die Knochenveränderungen beim Sudeck ohne Zweifel zu der Gruppe der Osteoporosen, damit zu den Mineralstoffwechselstörungen des Skelets gehören, muß man von diesen ausgehen.

Theoretisch stellt sich zunächst die Frage, ob es sich beim Sudeck um eine Erkrankung handelt, soweit Knochen dabei beteiligt sind, deren Folge eine Mineralstoffwechselstörung ist, oder ob diese die Ursache der Knochenveränderungen sind. Es scheint alles dafür zu sprechen, daß beim Sudeck-Syndrom die letztere Entstehungsweise infrage kommt. HELLNER führt daher in seiner letzten Darstellung über Skeleterkrankung und Mineralstoffwechselstörung 1947 den Sudeck bei der 2. Gruppe an, und zwar als *örtliche schwere Entkalkung*.

Nach HELLNER kommen bei Mineralstoffwechselstörungen 3 große Gruppen infrage, nämlich 1. die Gruppe der Bioelemente selbst, der Calcium- und Phosphor-Stoffwechsel, 2. die Gruppe der Biokatalysatoren (Vitamine und Hormone) und 3. die Gruppe durch Störungen des Säurenbasengleichgewichtes.

Da die 1. und 2. Gruppe sich nur generalisiert auswirken kann, also mit einer *allgemeinen Knochenresorption* einhergehen muß, bleibt zur *Erklärung der Knochenveränderungen beim Sudeck-Syndrom nur die Gruppe 3, nämlich eine örtliche Störung des Säuren-Basen-Gleichgewichtes.* Mit dieser zwingenden Feststellung kommt man also auch vonseiten der allgemeinen pathologischen Physiologie des Skelets zu der gleichen Sudeck-Erklärung, die bereits aufgrund örtlicher Veränderungen bisher für die Deutung der Weichteil- und Knochenvorgänge angenommen worden war.

Von Bedeutung ist auch die Frage der Einordnung der Osteoporose bei der Sudeckschen Dystrophie in den Begriff der Knochenatrophie. Bei der Stellungnahme beziehe ich mich wieder auf HELLNER, der sich für klare und eindeutige Bezeichnungen in der Knochenpathologie eingesetzt hat.

Er schreibt unter Benutzung der „krankhaften Grundvorgänge am Knochengewebe", die zu röntgendiagnostischen Zwecken von SCHINZ-BAENSCH-FRIEDL unterschieden werden, aber auch für *klinisch-diagnostische* Belange wichtig seien, von der Osteoporose:

„Es handelt sich um eine Verringerung des Knochengewebes unter Erhaltensein der Gesamtform." Ihr liegt eine „Bilanzstörung" durch verminderten An- oder gesteigerten Abbau zugrunde, im Röntgenbild erkennbar am Spärlichwerden und Schwund von Spongiosa und Kompakta. Demgegenüber ist die *Osteolyse* eine örtliche Defektbildung. Unter einem „*pathologischen Knochenumbau*" wird ein Grundvorgang verstanden, der durch eine quantitative Störung des An- und Abbaues und einen qualitativ veränderten Knochenersatz gekennzeichnet ist; er findet sich nach HELLNER in Form der Mosaikstrukturen bei der Ostitis deformans Paget und der Tunnellierung der Knochenbälkchen bei der Ostitis fibrosa.

HELLNER hebt hervor, daß in der Reihe der krankhaften Grundvorgänge der „verschwommene Ausdruck *Atrophie* fehlt". Das, was anatomisch und klinisch als Atrophie des Knochens bezeichnet wird, sei ein unspezifischer, anatomisch und röntgenologisch gleich aussehender Symptomenkomplex auf der Grundlage verschiedenartiger Ursachen. „Den Grundvorgängen am Knochegewebe nach handelt es sich um eine Mischung von Osteoporose und Osteolyse. Pathologisch-anatomisch liegt ein gesteigerter osteoklastischer Abbau vor. Wahrscheinlich besteht auch in den meisten Fällen eine qualitativ mangelhafte Knochenneubildung (RIEDER)."

Hiermit stehen wir vor der Frage, ob es sich beim akuten Sudeck um eine Osteoporose und um eine Knochenatrophie handelt. Nach der eben gegebenen Begriffsbestimmung der Atrophie von RIEDER und HELLNER besteht *kein Zweifel, daß das Wesen der fleckigen Entschattung in der akuten Sudeck-Phase eine unspezifische Knochenatrophie darstellt, da eine Osteoporose und eine (mikroskopische) Osteolyse als Grundvorgänge vorliegen.*

Auch HELLNER behandelt in seiner 1940 erschienenen Monographie über die „Chirurgie des Knochens" im Kapitel über Knochenatrophie die „akute Knochenatrophie (Sudeck)".

Damit ist die spezielle Erklärung *eines* Symptoms, nämlich der Skeletentkalkung beim Sudeck wieder bei der Annahme einer Atrophie angelangt, die lange Jahre in ihrer Sonderform der Inaktivitätsatrophie die ursächliche Bezeichnung für das ganze Krankheitsbild gewesen ist. Man muß sich aber darüber klar sein, daß nur eine formale Übereinstimmung mit der Inaktivitätsatrophie besteht. Ursächlich hat die Sudecksche Atrophie nichts damit zu tun. Um nicht wieder eine falsche Ära einzuleiten, ist eine kurze Wiedergabe der heutigen Auffassung notwendig.

RIEDER hat folgende Begriffsbestimmung von der Inaktivitätsatrophie gegeben: „Eine Knochenatrophie durch Ausschaltung des funktionellen Reizes mit folgenden Stoffwechselstörungen. Bei der einfachen Ruhigstellung fehlen vasomotorische und trophische Störungen. Hierunter fällt die ‚Inaktivitätsatrophie'."

HELLNER, der die Inaktivitätsatrophie unter der Gruppe e) seiner Einteilung der akuten Knochenatrophie bringt und bei ihrer Begriffsbestimmung die Fassung von RIEDER anführt, hält es für notwendig, von vornherein eine *solche Atrophie* als *Folge* eines *sicher vorhandenen* krankhaften Kalk-Phosphor-Stoffwechsels abzugrenzen. Er lehnt aber eine *besondere*, also spezifische Form bei der Inaktivitätsatrophie genau so ab wie bei der neurotischen Atrophie, und erklärt beide als *„chronische" Formen der akuten Knochenatrophie.* Auch ihnen entspräche eine bestimmte Konstellation von Faktoren im Sinne von TENDELOO.

Einzuflechten ist hier, daß es im Röntgenbild ohne weiteres möglich ist, eine Inaktivitätsatrophie von einer Sudeckschen Atrophie zu unterscheiden.

Schon RIEDER hatte gesagt, daß man nicht jede Atrophie bei Knochenbrüchen als Sudeckschen Umbau bezeichnen könnte. ISELIN ist 1943 so weit gegangen, die röntgenologisch sichtbare Knochenentschattung nach Frakturen nicht zum Sudeck-Bild zu rechnen, sondern sie als eine „entwicklungsgeschichtlich bedingte Demineralisation und Auflockerung des Knochens" anzusehen, während er die Sudecksche Dystrophie als Akrodystonie und Akrodystrophie bezeichnete und als Folge einer Dysfunktion des sympathisch-spinalparasympathischen Systems auffaßte. Hinsichtlich dieser Fragen ist auf die Ausführungen auf S. 15, 42, 152ff zu verweisen. Die Deutung der Röntgenbilder hat zu erheblichen gegensätzlichen Auffassungen geführt. Besonders KONRAD WEISS hat noch in letzter Zeit das Vorliegen einer Entkalkung beim Sudeck in einer längeren Beweisführung verneint und eine wirkliche Atrophie als seltene Ausnahme infolge Übergangs aus einer Dystrophie genannt.

BURDEAUX und HUTCHISON, die, wie schon erwähnt, bei Ratten und Hunden bei der Frakturheilung eine in den distalen Fragmenten besonders deutlich auftretende Entkalkung erzeugten, konnten durch Vergleichsversuche mit Ruhigstellung im Gipsverband und mit einer passiven Hyperämie mittels Venenligatur einen deutlichen Unterschied nachweisen. Während Kalkverluste durch Inaktivität allein frühestens nach 30 Tagen zu beobachten waren, traten sie bei gleichzeitiger venöser Stase viel früher und stärker auf.

Gegenüber dem „unspezifischen, anatomisch und röntgenologisch gleich aussehenden Symtomenkomplex" der Knochenatrophie, zu der auch die Knochenveränderungen beim Sudeck gehören, unterscheiden sich die Röntgenbilder bei diesem aber in einem wesentlichen Punkt, und das ist die Fleckform in der akuten und die verwaschene, etwas diffusere Entschattung in der chronischen Phase. Erst die sog. 3. Sudeck-Phase, die Endatrophie, entspricht, wenn vorhanden, röntgenologisch dem Aussehen der Knochenatrophie, d. h. also der Osteoporose.

Wenn man die Deutung des Knochenbildes beim Sudeck als Atrophie anerkennt, und daran geht nach Lage der Dinge kein Weg vorbei, so führt das zu der Folgerung, *nur beim Sudeck eine akute* (Röntgen-) *Atrophieform* anzuerkennen. *Alle anderen Knochenatrophien*, also die endokrine, die marantische, die calciprive, die panreaticogene Osteoporose usw., auch die Inaktivitätsatrophie, sind dann *vom Röntgenstandpunkt aus primär chronische Osteoporosen.* Stimmt diese Annahme, so muß man ohne weiteres einräumen, daß auch beim Sudeck ein langsamer Verlauf möglich ist, mit anderen Worten, daß auch Atrophien bei Tuberkulosen usw., die röntgenologisch nicht typisch sind, als allmählich entstandene, primär chronische Sudeck-Bilder anzuerkennen wären. Diese Folgerung, die man heute erst andeuten kann, hat aber zur Voraussetzung, auch beim Sudeck nur dann von einem chronischen Stadium zu sprechen, wenn eine diffuse, gleichmäßige, klare Entschattung im Röntgenbild eingetreten ist. Das ist erst der Fall, wenn der Weichteil-Sudeck abgelaufen ist (die Röntgenbefunde hinken ja nach), also in einer Zeit, in der man schon nicht mehr von einer chronischen Phase sprechen kann, sondern von einem klinischen Ausheilungszustand. Daß dann auch die Unterteilung der bisherigen Phasen I und II sinnlos ist, ergibt sich von selbst.

Die Fleckform im Röntgenbild hat eine verschiedene Deutung erfahren. Sudeck erklärte die Flecken als neugebildete, kalklose Säume, die röntgenologisch nicht in Erscheinung treten, und sprach von einer durch Röntgenstrahlensuggestion vorgetäuschten Knochenatrophie. Nach Karitzky ist die akute fleckige Knochenatrophie eine Störung im An- und Abbau, nach Fontaine eine Veränderung der Knochenstruktur.

Als Ursache des verspäteten Sichtbarwerdens der akuten Entschattung gegenüber dem histologischen Nachweis wird häufig die Erklärung von Grashey, Pratsicas, Hellner, Babîantz u. a. angegeben, daß erst bei einem bestimmten prozentualen Kalkverlust die Atrophie im Röntgenbild erkennbar ist (S. 58 und 143).

Neuerdings ist, wohl mit Recht, gesagt worden, daß die fleckigen Herde beim akuten Sudeck den Stellen stärkster perivaskulärer Knochenresorption entsprechen, eine Erklärung, die wieder für die druckmechanische und osteolytische Bedeutung der Stauungshyperämie spricht.

Der Befund der Fleckform beim Sudeck ist artmäßig so charakteristisch und gradweise so intensiv, daß man den Ausführungen Hellners wohl histologisch, nicht aber röntgenologisch-klinisch zustimmen kann, wenn er schreibt: „Es erscheint nicht zweckmäßig, eine gleichmäßige und eine fleckige Atrophie, dem Röntgenbild nach, zu unterscheiden. Es bestehen hier nur gradmäßige Unterschiede; die Übergänge sind bekannt."

Bei der Erklärung der Knochenatrophien spielt die „Konstellation der Faktoren" (TENDELOO, HELLNER) im krankhaften Kalk–Phosphor-Stoffwechsel, die *jeder* Knochenatrophie und daher auch dem Knochengeschehen beim Sudeck-Syndrom zugrunde liegt, eine Rolle. Sie für den Sudeck zu bestimmen ist nicht versucht worden. Aufgrund der allgemeinen pathophysiologischen und pathohistologischen Kenntnisse und der Erfahrungen bei der normalen und gestörten Knochenbruchheilung, die dem Sudeck vielleicht in mancher Hinsicht entsprechen, kann aber die Faktoren-Konstellation bei der Sudeckschen akuten Knochenatrophie annähernd analysiert werden.

Auszugehen ist dabei von dem Punkt, der für den Sudeck gesichert erscheint, daß es sich dabei nämlich um eine *Atrophie infolge eines pathologischen Knochenumbaues handelt*, unter dem aber nur die pathologische Form der physiologischen Mauserung und nicht der Vorgang bei einer Fraktur verstanden werden darf.

Aus der allgemeinen Knochenphysiologie sind nun folgende physiologischen Erkenntnisse über Knochenatrophie zur Übertragung auf den Sudeck heranzuziehen.

Nach dem Schema von UEHLINGER, das auf den Arbeiten besonders von ASKANAZY und RUTISHAUSER fußt, kann man der Entstehung nach drei Formen von Osteoporose unterscheiden:

1. die *Osteoblasten-Osteoporose* durch herabgesetzte Tätigkeit der Osteoblasten,
2. die *Osteoid-Osteoporose,*
3. die *Osteoklasten-Osteoporose* infolge erhöhter Osteoklasie.

Der Lokalisation nach werden unterschieden:

1. die *Compacta-Osteoporose,* die infolge einer Osteolyse der Außenwand sich in einer Verdünnung des Knochens dartut, und
2. die *Spongiosa-Osteoporose* durch Verminderung der Knochenbälkchen.

Keine dieser drei Ursachen und der beiden Lokalisationsformen ist beim Sudeck allein gegeben, sondern sie sind sämtlich vertreten, und zwar sowohl in der Spongiosa wie in der Rinde. Hieraus ist zu schließen, daß beim Sudeck mehrere Ursachen beteiligt sind und daß im Knochen vorwiegend örtliche Faktoren im Vordergrund stehen, die sich auf alle drei Osteoporoseformen auswirken. Damit ist wieder die auf Seite 122 per exclusionem vorgenommene Feststellung gegeben, daß es sich beim Sudeck um eine örtliche Störung des Säure-Basengleichgewichts handeln muß, mit Ausnahme aber der Osteoblasten-Schädigung. Und man kann sie jetzt dahin ergänzen, daß im Gegensatz zu den drei eben angeführten Osteoporose-Gruppen osteoklastische, leukocytäre, vaskuläre und druckmechanische Resorption und Osteolyse neben einer Osteoblasteninsuffizienz beteiligt sind.

Da nach den Erfahrungen der allgemeinen Knochenphysiologie *Mangel an Kalksalzen* (Calcium) eine *Osteomalacie* verursacht, sofern die Fähigkeit zur Bildung osteoiden Gewebes erhalten ist, scheidet auch eine derartige Möglichkeit in der „Konstellation der Faktoren" beim Sudeck aus. Diese Feststellung ist nichts Neues; sie bestätigt die negativen therapeutischen Erfahrungen.

Es bleibt nun noch die Aufgabe, die Osteoblasten-Insuffizienz beim Sudeck zu berücksichtigen, die sich in einer temporär verminderten oder aufgehobenen Fähigkeit, Kalksalze im Osteoid anzulagern, dartut.

Die Anlagerung von Calcium-Phosphat-Carbonat (Hydroxylapatit) im osteoiden Gewebe wird durch die alkalische Phosphatase in den Osteoblasten durch Spaltung des Esters der Phosphorsäure bewirkt. Neuerdings sieht man die Rolle der Phosphatase nur noch in einer Beschleunigung des Verknöcherungsvorganges. Es wird daher zur Schaffung der osteoiden Matrix, die zur Aufnahme der komplizierten und komplexförmigen Verbindung des Hydroxylapatits geeignet ist, noch ein zweiter Vorgang für erforderlich gehalten, den McLean den örtlichen Calcifikationsfaktor nennt.

Wenn man weiß, daß das Osteoblasten-Versagen angeboren oder erworben sein kann, und daß die angeborene Form z. B. bei der Osteogenesis imperfecta auf eine *Hypoplasie des ganzen Mesenchyms* zurückgeführt wird, so ergeben sich wieder *wichtige Beziehungen zum Sudeck als einer vorwiegend mesenchymalen Reaktion* (S. 132 ff), *die ihren Ausdruck möglicherweise auch in einer zeitlichen Funktionsschwäche der Osteoblasten* findet. Denn dieses Osteoblastenversagen beim Sudeck läßt sich nicht mit Stauungshyperämie und ihren Folgen, besonders der Acidose, erklären. Der Kreis schließt sich noch weiter, wenn man berücksichtigt, daß eine gestörte Verkalkungsfunktion der Osteoblasten auch bei *Mangel an Eiweiß*, Vitamin D, bei der *Alarmreaktion* oder bei bestimmten Stoffwechselkrankheiten vorkommt. Demgegenüber tritt eine Hyperaktivität der Osteoklasten bei allgemeiner oder örtlicher Acidose ein.

Faßt man die Folgerungen zusammen, die sich aus einer Übertragung dieser Gegebenheiten auf die Erklärung der ossären Vorgänge beim Sudeck ziehen lassen, so ergeben sich folgende Feststellungen:

1. Die Knochenatrophie beim Sudeck ist eine Sonderform in der Gruppe der Knochenatrophien bzw. Osteoporosen, von denen sie sich durch charakteristische Merkmale unterscheidet.

2. Der Unterschied besteht darin, daß die Knochenatrophie beim Sudeck nicht eine generalisierte Erkrankung ist, wie die übrigen Osteoporosen, sondern ein begrenztes Geschehen; sie setzt sich zusammen aus einer *örtlich* entstandenen Verbindung von zellulärer Knochenresorption und chemischer sowie druckmechanischer Osteolyse infolge einer (wahrscheinlichen Stauungs-)Hyperämie mit dadurch bedingter Acidose *und* aus einer *zentral* (nerval- oder hormonal-dysregulatorisch) bedingten Funktionsschwäche der Osteoblasten.

3. Offen bleiben muß zunächst die Frage, ob die, die Sudecksche Knochenatrophie ebenfalls von allen anderen Atrophie-Ursachen und -formen unterscheidende, Fleckform als besonderes Characteristicum zu bewerten oder nur als Ausdruck einer (im wesentlichen nur dem Sudeck eigenen) *akuten* Atrophieform anzusehen ist. Hiermit ist möglicherweise auch die völlige oder meist partielle Reversibilität, die auch für die Knochenveränderungen beim Sudeck gilt, zu erklären.

4. Nicht nachweisbar beteiligt beim akuten Sudeck ist ein Mangel an Mineralien, insbesondere an Calcium.

5. Die Sudecksche Knochenatrophie geht auch nicht mit einer Änderung des alkalischen Serumphosphatase- oder des Blutcalcium-Spiegels einher.

6. Aufgrund dieser Besonderheiten der akuten Knochenatrophie im Rahmen des Sudeck-Syndroms erscheint es berechtigt, sie durch die bisherige Bezeichnung einer Knochen*dystrophie* kenntlich zu machen.

Hellner unterscheidet hinsichtlich der morphologischen Auswirkung der Entkalkungen am Skelet die reversiblen (?) Osteoporosen und die irreversiblen Osteomalacien von den unvollkommen oder gar nicht reservibIen Osteodystrophien. Er möchte den Ausdruck *Dystrophie* reservieren für einen völlig durcheinander geratenen Mineralstoffwechsel. Wegen der Sonderstellung der Sudeckschen Knochenatrophie gegenüber allen anderen Atrophieformen und unter Mitberücksichtigung der gleichzeitigen *Weichteil*dystrophie, die ebenfalls ein wesentliches Unterscheidungsmerkmal ist, erscheint es angebracht, die Bezeichnung Sudecksche Dystrophie auch für die Knochenveränderungen beizubehalten. HELLNER hat in späteren Arbeiten auch diese Bezeichnung verwendet.

Mit diesen Feststellungen ist die „Konstellation der Faktoren" beim Sudeck erheblich eingeengt.

Es bedarf eigentlich nicht mehr der Übertragung von Grundvorgängen bei der normalen und gestörten *Knochenbruchheilung* zur Erklärung der Sudeckschen Knochendystrophie. Da sie aber in der Praxis weitgehend auf den Sudeck bezogen worden sind und auch aus wissenschaftlichen Gründen Bedeutung haben, so muß wenigstens in abgekürzter Form darauf eingegangen werden.

MATZEN hat in umfassender Weise kürzlich die Angaben aus dem Schrifttum über Ursachen gestörter Bruchheilung und über Versuche zur Beschleunigung derselben behandelt, so daß auf seine Arbeiten auch für den Zweck des Sudeck-Verständnisses verwiesen werden kann. Weiter sind als Rückschlüsse auf Sudeck-Vorgänge wichtig die Arbeiten von KARCHER, FONTAINE, MANDEL und WIEST, SIEBER, FRANK und HEPPNER.

Die Erfahrungen aus der normalen und pathologischen Physiologie der Knochenbruchheilung kann man dahin zusammenfassen, daß eine nerval aktive Hyperämie durch erweiterte Funktion der vorhandenen Gefäße nicht anzunehmen ist, sondern mehr eine solche durch neugebildete. Auch wesentliche Änderungen des Mineralstoffwechsels sind nicht gegeben.

Die Angaben über eine Förderung der Durchblutung und damit eine Beschleunigung der normalen oder eine Beeinflussung der gestörten Bruchheilung schwanken. Während z. B. mit Sympathicusblockaden LEXER, LERICHE, BRÄUCKER, FLOTHOW u. a. über günstige Erfolge berichteten, konnten MATZEN, BÜRKLE DE LA CAMP und auch wir damit keine überzeugenden Ergebnisse sehen.

Eng zusammen mit diesem Problem hängt ja die Frage, ob die verzögerte oder die ausbleibende Bruchheilung beim Sudeck gehäuft vorkommt. Wäre das der Fall, so könnte man darin auch eine Durchblutungsursache erblicken. Tatsächlich besteht aber keine Gesetzmäßigkeit. Die Angaben darüber gehen sehr auseinander.

Man darf auch wohl nur die Pseudarthrosen als etwaigen Maßstab anlegen. Denn die Beurteilung einer verzögerten Bruchheilung hängt von zu vielen Bedingungen, auch subjektiver Art, ab, so daß man sie nicht zum Beweis heranziehen sollte.

Nach SUDECK verzögert die Dystrophie die Bruchheilung nicht, die Callusbildung setze aber erst ein, nachdem sich eine stärkere Atrophie entwickelt hätte. Diese Feststellung ist verständlich, da auch die normale Bruchheilung ohne Sudeck erst geschieht, wenn die Frakturacidose beseitigt ist. G. BRANDT spricht der Knochenatrophie einen für die Heilung günstigen Einfluß zu. Es liegt nahe, daß die frühere Vorstellung von einer physiologischen Phase und einer besonders kräftigen Heilreaktion, in Verbindung mit der wesensmäßigen Gleichsetzung mit dem Frakturumbau, sich auf diese Beurteilung ausgewirkt hat. DUBOIS hebt hervor, womit er wohl eine allgemeine Erfahrung zum Ausdruck bringt, daß trotz schwerster Atrophie eine normale Callusbildung eintreten kann.

Unserer Ansicht nach muß man bei der *Pseudarthrose zwei verschiedene Formen* unterscheiden, nämlich einmal die, bei der jede Callusbildung ausbleibt (areaktiv ist), und zum anderen jene mit einer überschüssigen Callusproduktion und einer als Pseudarthrose sich klinisch auswirkenden Umbauzone (schleichende Fraktur), sowie mit einer becherförmigen Ausladung der Callusränder im Röntgenbild. Es bleibt noch zu prüfen, ob nur die erste Form beim Sudeck vorkommt, wie man aufgrund noch nicht ausreichender Beobachtungszahlen vielleicht annehmen kann.

Grundsätzlich ist aber eine Verbindung von Pseudarthrose und Sudeck nicht gegeben. Eine Beobachtung zeigt besonders deutlich, daß auch hinsichtlich der geweblichen Reaktionen, einschließlich der Osteoblasten-Tätigkeit, eine Verbindung zwischen Frakturheilung und Sudeck nicht besteht.

Diese Beobachtung ist in der Abb. 8 wiedergegeben. Sie betrifft einen Mann mit einem erheblichen Sudeck nach direktem Biegungsbruch des rechten Unterschenkels. Abgesehen von einer mehr proximalwärts gerichteten erheblichen Sudeck-Dystrophie sieht man, daß die Frakturstelle nicht mehr an der Osteoporose teilhat, sondern im Gegenteil mit einer Osteosklerose ausgeheilt ist. Dies läßt nicht nur auf eine regelrechte Durchblutung, sondern auch auf einen anderen, unabhängigen physiologischen Vorgang bei der Frakturheilung schließen.

Auch mit anderen Mitteln, so mit Hormonen, Nikotinsäure, vasoaktiven Stoffen ist eine eindeutige Beeinflussung der Knochenbruchheilung nicht erreicht worden.

Matzen fand bei seinen ausgedehnten Versuchsreihen mit Thyroxin, im Gegensatz zu Fontaine und Mitarbeitern (S. 137), und mit Nikotinsäurepräparaten keine Beeinflußbarkeit der Bruchheilung. Bürkle de la Camp macht eine Ausnahme für Depot-Padutin.

Tira untersuchte den Einfluß der Hypoproteinämie auf die Osteogenese bei experimentellen Hunde-Frakturen, bei denen gleichzeitig eine Hypoproteinämie erzeugt wurde, mittels röntgenologischer und histologischer Prüfung. Gegenüber den Kontrolltieren hatten die hypoproteinisierten Hunde eine um das Dreifache verzögerte Kalkablagerung im Callusgebiet und eine geringe sowie unregelmäßige Osteoblastenbildung. Er nimmt an, daß die Kalkfällung im Frakturbild wahrscheinlich an das Vorhandensein der Proteine gebunden ist. Da der gestörte Knochenmetabolismus auch auf eine Acidose zurückgeführt werden kann, die die Folge der Hypoproteinämie sei, hat die Erklärung Tiras mehr therapeutische Bedeutung.

Nur zu erwähnen im Hinblick auf den neurogenen Sudeck ist, daß McMaster auch nach Durchtrennung spinaler Nerven keine Behinderung der physiologischen Heilungsvorgänge bei einer Fibulaosteotomie im Tierversuch gegenüber der anderen Seite fand, nachdem er mittels Gefäßunterbindungen bereits eine Unbeeinflußbarkeit festgestellt hatte. Bunin und Okonewsky teilen sogar mit, daß sie nach Durchtrennung des Nervenstammes der beschädigten Extremität nicht nur keine Hemmung der Frakturheilung sahen, sondern im Gegenteil eine noch intensivere Ausprägung der Knochenschwiele. Die Neuritis betrachten sie aber als einen der Faktoren, die zur Bildung einer Pseudarthrose führen, da die Arsenneuritis die Heilung der komplizierten Frakturen stark verlangsamte. In diesem Zusammenhang muß auf die Ausführung zu der Beobachtung von Schlomka und Opitz hingewiesen werden (S. 43, 54).

Sehr aufschlußreich sind Untersuchungsergebnisse, die Karcher bei der Untersuchung des Verhaltens von Calcium und Phosphor während der einzelnen Stadien der Bruchheilung durch Zusatz ihrer radioaktiven Isotopen Ca^{45} und P^{32} erzielen konnte, wenngleich Sudeck-Fälle anscheinend nicht geprüft sind. Im einzelnen konnte er feststellen, daß eine vermehrte Stoffwechselaktivität nicht nur den unmittelbaren Frakturbereich, sondern auch die übrigen Abschnitte des frakturierten Knochens und sogar die benachbarten Knochen betraf, diese allerdings nur für eine kurze Zeit. Das Gesamtskelet war dagegen nicht beteiligt. Bei der verzögerten

Bruchheilung bzw. bei auftretenden *Pseudarthrosen* wurde *stets eine bemerkenswerte Herabsetzung des Isotopengehaltes in den einzelnen Abschnitten des Frakturknochens gefunden, während die Aufnahme an den unmittelbaren Bruchenden sich nur wenig von dem Zustand bei der normalen Bruchheilung unterschied,* (eine Beobachtung, die unsere in der Abb. 8 wiedergegebene klinische Erfahrung bestätigt). KARCHER deutet diesen Befund so, daß für die Verzögerung der Bruchheilung bzw. das Auftreten der Pseudarthrose wohl weniger ein örtlicher Mangel an Knochenmineralien als vielmehr eine Störung in der Bildung der Matrix bzw. in ihrer Aufnahmefähigkeit für die Knochenmineralien verantwortlich ist. Bei der Prüfung von Substanzen endlich, die immer wieder zur Begünstigung der Frakturheilung empfohlen werden, konnte er in keinem Fall eine gesteigerte Anlagerung der Isotopen und damit eine Steigerung des Mineralstoffwechsels nachweisen.

Diese Feststellungen KARCHERS sind für die Sudeck-Erklärung wichtig. Sie beweisen, daß es sich auch beim Sudeck nicht um eine primäre örtliche Mineralstoffwechselstörung handelt, wie bereits angenommen war, sondern um eine Schädigung der örtlichen Matrix.

Endlich ist noch auf das bereits angedeutete Fehlen einer Änderung der Serumphosphatasewerte zurückzukommen.

Ebenso wie es unmöglich ist, aus dem histologischen Bild einer Osteoporose einen Schluß auf eine bestimmte Form und Ursache zu ziehen, haben auch die chemischen Untersuchungen bei der allgemeinen Osteoporose und der örtlichen des Sudeck bisher keine brauchbaren Ergebnisse gezeitigt. Dies trifft im besonderen für den Nachweis einer Hypophosphatämie oder einer Hypercalcinämie zu. Der Knochenabbau ist beim Sudeck wahrscheinlich zu gering, um sich chemisch nachweisen und so einen Schluß auf die Art einer vielleicht beteiligten Mineralstoffwechselstörung ziehen zu lassen.

Die gleiche Feststellung gilt auch für die Knochenbruchheilung. SIEBER, der bei 120 Kranken mit traumatischen Frakturen und Pseudarthrosen eine fortlaufende Bestimmung der Serumphosphatase zum Zwecke einer etwaigen prognostischen Beurteilung des Heilungsverlaufes vornahm, konnte keinen regelmäßigen Zusammenhang von alkalischem Serumphosphatasespiegel und Knochenbruchheilung beim knochengesunden Menschen finden; er vermochte daher der Ansicht von RAABE, BOTERELLI, KING, MITCHELL, SCHMIDT u. a. nicht zuzustimmen. Bemerkenswert ist aber, und zwar im Hinblick auf einige Beobachtungen von vermehrtem Sudeck-Vorkommen bei Marknagelungen und operativer Bruchversorgung, daß SIEBER bei diesen Osteosynthesen einen regelmäßigen Phosphataseanstieg fand. Er erklärte ihn mit einer mechanisch verstärkten Reizwirkung auf die fermenthaltigen Osteoblasten. In gleicher Weise deutete er die Befunde bei jugendlichen Frakturen. (SIEBER hat bei Sudeck-Fällen keine Untersuchungen angestellt, wie er mir mitteilte.)

Die „Konstellation der Faktoren" beim Knochensymptom des Sudeck ist also auch durch eine Übertragung der physiologischen und pathologischen Vorgänge bei der Knochenbruchheilung weiter eingeengt worden: gleichzeitig konnten dadurch auch schon angenommene Erklärungen bestätigt und gesichert werden.

Es ist nunmehr auch verständlich, daß es bei einem Sudeck nicht zu einer makroskopischen Osteolyse oder Osteonekrose (S. 61 ff, 118 ff), zu einer (malacischen) Verbiegung der Knochen, nicht zu einer Spontanfraktur oder Refraktur kommt. Trotz erheblicher Verwandtschaft aller dieser Vorgänge und weitgehender Ähnlichkeit der histologischen Bilder bestehen doch grundsätzliche Unterschiede.

Es ist erstaunlich, wie es im Rahmen der pathologischen Physiologie der Osteoporosen bzw. der damit zum Ausdruck gebrachten Knochenatrophien durch kleine Nuancen bei der Zusammensetzung der beteiligten Faktoren zu derartigen

Aggregatunterschieden des Skelets und darüber hinaus zu so verschiedenen klinischen Erscheinungsbildern kommen kann, die von der Rachitis über die Osteogenesis imperfecta, die Osteomyelitis, die Osteomalacie usw. bis zur Ostitis fibrosa, zum Paget, weiter zu den Knochenveränderungen bei Tabes, Syringomyelie usw. bis zu Blastomen gehen. Dabei sind nur scheinbar geringe Änderungen in der Faktoren-Konstellation beteiligt, die sich in ihrem Ergebnis ungewöhnlich vielseitig auswirken können. Man ist versucht, diese Konstellation der Faktoren mit einer chemischen Formel zu vergleichen, bei der die Umstellung oder der Austausch einer Seitenkette ganz neue Verbindungen schafft. Es bedarf keiner Ausführungen, daß man mit dem Stufengesetz derartige Unterschiede nicht erklären kann.

5. Sudeck-Erklärung als neurohormonale Regulationsstörung

Aus der Darstellung der Sudeck-Pathogenese geht hervor, daß die Annahme einer peripheren und zentralen *vegetativen* Erklärung unser Verständnis für das Sudeck-Syndrom wesentlich erweitert hat. Sie reicht aber nicht aus, da einige Probleme damit nicht erfaßt werden.

„Macht man sich klar, daß das umstrittene Verhältnis Nervensystem-Hormonalsystem-Blutstrombahn nicht nur für die Peripherie besteht, sondern sich auch bei der zentralen Sudeck-Erklärung zwangsläufig stellt, wobei es hier zum Problem Vegetativum-Endocrinium wird, nimmt man dazu die bisher für die zentrale vegetativ-nervale Erklärung des Sudeck angeführten Gesichtspunkte, berücksichtigt man endlich, und das scheint mir ausschlaggebend zu sein, die *Art* des *geweblichen Bildes beim Sudeck*, welches — *trotz verschiedener Entstehungsursachen* — sich *immer* in der *gleichen Form* abspielt, nämlich in Bildung von Ödem, Granulations- und Bindegewebe, also in einer *Entzündung*, so drängt sich geradezu der Vergleich mit einer *Adaptionsentgleisung* auf, wie sie von SELYE beim Überwiegen der prophlogistischen Hormone (STH und Mineralcorticoide) beschrieben ist.“ (BLUMENSAAT.)

Diese Feststellung ist ein anatomischer, kein pathogenetischer Vergleich. Sie bedeutet also keineswegs die ausschließliche oder einseitige Übertragung des „Adaptionssyndroms als Grundlage für eine einheitliche Theorie der Medizin“ (SELYE) auf die Entstehung der Sudeckschen Dystrophie.

Erst durch die Einbeziehung des Endocrinium erhalten ja die großen Theorien der Medizin von VIRCHOW, RICKER, SPERANSKY die Erweiterung, die nach TONUTTI erforderlich ist, um den genialen Begriff der Relationspathologie GUSTAV RICKERS zu unterstreichen (S. 104). Und erst durch die Berücksichtigung des Endocrinium erfährt die Sudeck-Erklärung die Angleichung an andere komplexe Regulationsstörungen und ihre Begründungen (CANNON, HESS, HOFF, HOLTZ, STURM, NONNENBRUCH, D. GROSS, FEYRTER, STÖHR jun., SUNDER-PLASSMANN, HERZOG, SELYE u. a.), die ihrem Wesen entspricht.

Die ätiologische Übereinstimmung des Sudeck-Syndroms mit anderen zentrale , Regulationsstörungen geht so weit, daß die gleichen traumatischen, chemischen kalorischen, entzündlichen und psychischen Insulte, die in der Sudeck-Ätiologie anerkannt sind, sich auch bei den Ursachen für das Adaptions-Syndrom von SELYE oder z. B. bei der von D. GROSS gegebenen neuralen Erklärung des „fokalen Syndroms“ (SINGER) wiederfinden.

Hormonale Ursachen beim Sudeck waren schon von einer Reihe von Autoren zur Erklärung der Disposition angenommen worden. Andere Sudeck-Forscher sprachen auch von einer echten hormonalen Beteiligung neben dem vegetativen

Nervensystem, wenn auch nur in allgemeiner Form und ohne eine besondere Erklärung.

Bevor auf die nähere Untersuchung der Beteiligung der „hormonalen Achse" am Sudeck-Syndrom eingegangen wird, müssen nicht nur aus geschichtlichen Gründen, sondern auch zur verdienten Anerkennung SUDECKS die Sätze vorangestellt werden, die REMÉ am 11. XII. 1952 bei der SUDECK-Gedächtnisvorlesung in Eppendorf aussprach:

„Die letzte, nicht veröffentlichte Arbeit SUDECKS über diesen Gegenstand ist in meinem Besitz. Ich war sehr überrascht, nach Anhören eines Vortrags von SELYE festzustellen, daß nicht nur seine Gedankengänge, sondern bisweilen sogar seine Terminologie die gleiche war, wie sie mein Lehrer SUDECK 1944/45 niedergelegt hatte. Wenn die Zeit reif ist, finden eben oft gute Köpfe ganz unabhängig voneinander das Gleiche."

LICHTWITZ hat 1946 unter dem Titel: „Les ostéoporoses aigues (L'ostéoporose d'immobilisation ou syndrome d'alarme)", gestützt auf Vorarbeiten von ALBRIGHT, BURNETT, COPE und PARSON, H. L. JAFFE u. a., Zusammenhänge zwischen traumatischer Osteoporose und hormonalem System angenommen.

Im Lehrbuch der Röntgendiagnostik von SCHINZ, BAENSCH, FRIEDL und UEHLINGER findet sich *neben* der Darstellung der „Sudeck-Kienböckschen Knochenatrophie" auch ein kurzes Kapitel über „*das Alarmsyndrom im Knochen*" unter Hinweis auf LICHTWITZ. Es heißt auf S. 226/227: „Gelegentlich entwickeln sich im Anschluß an Frakturen oder stumpfe Gliedmaßentraumen ohne Fraktur sehr ausgedehnte generalisierte Osteoporosen. Sie werden von SELYE mit dem Alarmsyndrom in Verbindung gebracht."

Es wäre erwünscht, wenn die Bezeichnung „generalisiert" richtig angewendet würde. In dieser Form muß sie zu Mißverständnissen führen. Auch geht aus diesem Zitat nicht hervor, von wem die Angabe stammt, daß die traumatischen Osteoporosen „von SELYE mit dem Alarmsyndrom in Verbindung gebracht werden". In einem Briefwechsel teilte mir SELYE auf meine Bitte um eine Stellungnahme zu meiner Ansicht über die Sudeck-Erklärung nämlich mit, daß er sich als Theoretiker nicht besonders kompetent fühle, über das Sudeck-Syndrom zu sprechen, da er dieses im Tierversuch nicht erzeugt bzw. zu erzeugen versucht hat. Mit dieser Einschränkung könne er jedoch sagen, daß rein theoretisch eine Erklärung des Sudeck in der von mir angenommenen Form als Adaptionskrankheit ihm nicht unwahrscheinlich erscheine.

Es ist nicht ganz klar, ob LICHTWITZ nun das Sudeck-Syndrom gemeint und als Adaptionskrankheit erklärt hat.

Denn nach seiner Annahme wird die Osteoporose durch eine beträchtliche, dem Alarmsyndrom zugesprochene Störung des Eiweißstoffwechsels mit starker Erhöhung des Eiweißverschleißes infolge vermehrter Ausschüttung von Nebennierenrindenhormonen und dadurch bewirkter beträchtlicher Steigerung des Grundumsatzes verursacht. Hierdurch werden dem Knochen die Matrixstoffe entzogen, so daß die Substanz für den Aufbau des organischen Gerüstes, um Calcium und Phosphatase einzubauen, fehlt. Die Folgen bestehen in einer Hypercalcaemie und vermehrter renaler Kalkausscheidung, die sich bis zur Nephrocalcinose und Nephrolithiasis steigern kann und (nach ALBRIGHT) blutchemisch einen Hyperparathyreodismus nachahmt. Es heißt dann weiter, daß der „Verlust der Knochenmatrix eine verzögerte Knochenbruchheilung und damit Inaktivierung zur Folge hat", und „daß die Stoffwechselosteoporose so in der Heilphase durch eine zusätzliche Sudeck-Kienböcksche Osteoporose maßgebend verschlimmert werden kann". Offenbar schwebt LICHTWITZ dabei die Vorstellung vor, daß es sich beim Sudeck um eine Inaktivitätsatrophie handelt, wie auch aus dem Untertitel seiner Arbeit hervorgeht, so daß er das Zusammentreffen von zwei verschiedenen Vorgängen annimmt. Mit dieser Einschränkung erscheint das Ablauf-Schema von ALBRIGHT-LICHTWITZ jedoch so bemerkenswert, daß es hier wiedergegeben werden soll, wenn es auch keine Verallgemeinerung erfahren darf und nicht ganz anerkannt ist:

Fraktur (Ruhigstellung)
Osteoblastische Insuffizienz
Mangel an Knochen— Eiweißmatrix

Osteoporose
(*Nicht*fixierung der Calcium- und Phosphorsalze)
normale oder leicht erhöhte Calcaemie

Hypercalciurie

renale Insuffizienz — Kalkkonkremente
beträchtliche Hypercalcaemie
Verdauungs- und allgemeine Störungen

Die Folgerungen, die Lichtwitz für das in der Urologie so wichtige Problem der Hypercalcaemie und multiplen Nierensteinbildung zieht, könnten auch für die Unfallheilkunde im allgemeinen und die Sudeck-Komplikation im besonderen bedeutungsvoll sein. Sie vermögen nämlich in Verbindung mit dem kurzen Vermerk, der allerdings für das Kniegelenk weniger als für den Oberschenkel und zunächst nur theoretisch für die Wirbelsäule (S. 58 ff), zutrifft, daß das „Alarmsyndrom des Knochens besonders nach Traumen des Kniegelenks und der Wirbelsäule beobachtet" wird, zu der einstweilen noch als reine Hypothese zu wertenden Annahme anzuregen, ob die Nierensteinbildung bei traumatischen und entzündlichen Affektionen im Bereich der Oberschenkel und Wirbelsäule das Ergebnis einer Sudeckschen Dystrophie ist.

Gestützt auf die formale Übereinstimmung der geweblichen Reaktionen beim Sudeck mit dem Bild der Adaptionsentgleisung hat Blumensaat 1952 auf der Unfallmedizinischen Tagung in Köln die Sudecksche Dystrophie als eine Form der traumatischen Osteoporose im Sinne des Alarmsyndroms bezeichnet. In seiner Sudeck-Gedächtnisvorlesung am 11. XII. 1952 bekannte sich auch Remé zu der Theorie Selyes.

Junghanns hat 1953 bei der Prüfung der Frage, ob es eine Sudecksche Dystrophie der Wirbelsäule gibt, die Anschauungen Albrights über die endokrine und senile Osteoporose, auf die sich Lichtwitz ja stützt, zugrundegelegt. 1954 haben Harff und Stuth auf Vergleiche zwischen den verschiedenen Sudeck-Stadien mit den Vorgängen beim Adaptionssyndrom aufmerksam gemacht.

Harff hatte bereits vorher darauf hingewiesen, daß man, um weiteres Verständnis für diese Dinge zu bekommen und eine Brücke zwischen den verschiedenen Auffassungen zu schlagen, wohl nicht umhin komme, sich mit den Problemen der „vegetativen Gesamtumschaltung" (Hoff) auseinanderzusetzen. Unter Mitverwendung der Lehren von Cannon, Selye, Tonutti, Markee, v. Holst, Sturm u.a., sowie besonders unter der Annahme einer nervalen und hormonalen Reafferenz, hat er eine Entstehungstheorie des Sudeck aufgestellt. Zusammen mit Stuth schrieb er, daß wahrscheinlich „beim Zustandekommen des Sudeck neben äußeren Einwirkungen der Einfluß innerer Störungen auf das hormonale Geschehen im Sinne der Beeinträchtigung der Anpassungsfähigkeit und daraus resultierender veränderter Verwertung peripherer Reize eine wesentliche Rolle spielt". Nach Harff und Stuth entspricht der Sudeck I einer gesteigerten bzw. vorherrschenden Akzentuierung der STH- bzw. der STH-Mineralcorticoid-Funktion, eine Deutung, der man sicher zustimmen kann, während ihre Erklärung des Sudeck II mit einem Überwiegen der ACTH-Glucocorticoid-Funktion in den Geweben nicht verständlich ist. Hinsichtlich der Einzelheiten ist auf die Arbeit der beiden Autoren zu verweisen.

Von einer anderen Seite aus kam STOLLE zu der Anerkennung eines wahrscheinlichen Zusammenhangs von Sudeck-Syndrom mit einer Streß-Situation, nämlich aufgrund seiner statistischen Ergebnisse über die Häufigkeit des Sudecks im höheren Alter.

Aus der altersstatistischen Aufschlüsselung von 258 Sudeck-Fällen der Göttinger Klinik (S. 4), bei der das Alter der hormonalen Umstellung zwischen 40 bis 59 Jahren bei beiden Geschlechtern, besonders bei Frauen, den größten Teil ausmachte, schloß STOLLE, daß „eine einfache Korrelation zwischen Reiz und Reizantwort als rein peripherer Vorgang, wie es von SUDECK gefordert wird, nicht zu Recht besteht". Die Zahl der Frakturen, Distorsionen und Entzündungen, in deren Folge ein Sudeck entstehen kann, verteile sich so grundverschieden anders auf die Altersgruppen, wie an einem Diagramm gezeigt wird, daß man keine einfache Beziehung zwischen Reiz und Reizantwort annehmen könne, sondern einen zusätzlichen Faktor vermuten müsse, dem eine wesentliche Rolle in der Entstehung der Sudeckschen Dystrophie zukommt. Dieser besondere Faktor stehe in Beziehung mit dem Klimakterium beider Geschlechter. Das Klimakterium bilde ein so kompliziertes Zusammenspiel zwischen den endokrinen Drüsen einerseits und dem vegetativen System andererseits, daß es zunächst unmöglich erscheine, den verantwortlichen Faktor herausschälen zu können. Sicher ist es nach STOLLE, daß das Sistieren der Sexualhormone und die Gegenregulationen der gonadotropen Anteile der Hypophyse nicht der gesuchte Faktor sind, weil das Sudeck-Syndrom keine ausschließliche Erkrankung des Klimakteriums sei, sondern daß 50% außerhalb dieses Lebensabschnittes liegen. Es müssen daher unspezifische Regulationen des Körpers als Ursache gesucht werden. Mit dieser Feststellung gewinne man Anschluß an die Lehre SELYES vom Adaptionssyndrom.

STOLLE kommt nun zu dem Ergebnis, daß man für die besondere Häufung der Sudeckschen Dystrophie zwischen dem 40. und 60. Lebensjahr als Erklärung „eine Streß-Situation mit dem Vorherrschen des adrenergischen Systems sehen könnte, die jederzeit im Leben in Erscheinung treten kann, jedoch im Klimakterium direkt einen physiologischen Bestandteil bildet".

Zur Prüfung der Frage, in welcher Weise sich die Lehren von SELYE, TONUTTI u. a. in die Sudeck-Erklärung einfügen lassen, muß auf gewisse grundsätzliche Dinge des sog. Adaptionssyndroms kurz eingegangen werden, soweit das für die Fragestellung erforderlich ist.

Die Lehre SELYES besteht einmal aus den Ergebnissen der physiologischen hormonalen Steuerungs- und Regulationswirkungen, die sich aus der Hypophysen-Nebennieren-Achse ergeben, wobei im wesentlichen nur der Hypophysenvorderlappen (= HVL) und die Nebennierenrinde (= NNR) infrage kommen. Zum anderen enthält sie die Ergebnisse und Theorien der Reaktionsformen, mit denen der Körper im Rahmen dieser hormonalen Regulation auf Einwirkungen reagieren kann. Diese Einwirkungen — Stressoren —, die einen Streß bewirken, sind Traumen, Infektionen, Wärme- Kälteschäden, psychische Insulte, Verbrennungen, Blutungen, Röntgenstrahlen, anaphylaktische Vorgänge, chemische Reize usw.

Unter den NNR-Hormonen kommen für die Sudeck-Erklärung im Rahmen des Adaptionssyndroms 3 Gruppen in Betracht:

1. die *Salzhormone* (*Mineralcorticoide*, auch phlogistische Hormone genannt; am bekanntesten in dieser Gruppe ist das Desoxycorticosteron),
2. die *Zuckerhormone* (*Glucocorticoide* = antiphlogistische Hormone; das bekannteste ist das Cortison),
3. die *Stickstoffhormone (Androgene)*.

SELYE unterscheidet nun beim *Adaptionssyndrom 3 Phasen:* a) die *Alarmreaktion*, b) die *Adaptionsphase* und c) die *Adaptionskrankheit.*

Die *Alarmreaktion* (= 1. Phase), neuerdings auch als Schock bezeichnet, veranlaßt vom Ort der direkten Reizung über nervöse oder humorale Wege einen Reiz im Hypothalamus, der seinerseits das nervöse und endokrine System zum Zwecke der *Adaption* alarmiert; diese ist die 2. Phase (Gegenschock). Von den vegetativen Zentren des Hypothalamus gehen Impulse über das autonome Nervensystem zu den Erfolgsorganen zwecks Regulierung des Wasserhaushaltes, Zuckerspiegels usw.; der wichtigste Impuls vermittelt über Splanchnicus und Nebennierenmark Adrenalinausschüttung.

Bei der endokrinen Reaktionskette wird die Sekretion eines Hormons durch den Nucleus paraventricularis oder filiformis im Hypothalamus angenommen, das auf dem Blutwege oder direkt über den Liquorweg den HVL zur Ausscheidung des *adrenocorticotropen Hormons* (ACTH) veranlaßt. Das ACTH stimuliert nun die NNR zur Absonderung der *Glucocorticoide*, im besonderen des *Cortisons*. Diese Reaktion stellt das Wesen der Alarmreaktion bzw. der Anpassung dar. Im Rahmen des Zusammenspiels HVL und NNR spielt auch das *somatotrope* oder *Wachstumshormon* (STH), ein Inkret des HVL, eine Rolle, und zwar in gewissem Sinne als Antagonist des ACTH und als Partner der *Mineralcortocoide*.

Nach neueren Untersuchungsergebnissen, welche die Beobachtungen beim Sudeck-Syndrom erklären können, ist es wahrscheinlich, daß eine „Adaptionskrankheit“ nicht nur *sekundär* durch ein Versagen der Abwehrreaktion beim Streß-Vorgang entstehen, sondern daß auch bereits *primär* eine pathologische Reaktion auftreten kann.

Ingle hat den Begriff des „permissive factor“ eingeführt. Er versteht darunter „konditionelle Faktoren“, die wahrscheinlich jeweils entscheiden, ob das HVL-NNR-System die Abwehrreaktion stimuliert oder aber hemmt. Ein Agens soll allein durch seine Existenz einen biologischen Vorgang zulassen oder verhindern, ohne auf dessen Intensität irgendeinen Einfluß zu haben. Ingle vergleicht den permissive factor mit einem Lichtschalter, der den elektrischen Strom ein- oder abschaltet, auf die Leuchtkraft der Lampe aber keinen Einfluß hat. Die bedingenden Faktoren entsprechen dem Begriff der Disposition; Selye nennt Vererbung, zurückliegende Organschädigungen, Diät, „Terrain“ usw.

Nach Selye ist nun entscheidend für Krankheit und Gesundheit das Verhältnis von Glucocorticoiden zu Mineralcorticoiden. Überwiegen die Mineralcorticoide, so kommt es zu einem Versagen der Alarmreaktion und des Adaptionsvorganges, es entstehen die sog. *Adaptionskrankheiten*. Antiphlogistische Hormone und Streß stehen in einem quantitativen Verhältnis; je größer der Reiz, desto mehr antiphlogistische Hormone sind nötig, um eine Reaktion zu verhindern. Es ist bereits gesagt, daß auch beim Sudeck-Syndrom in dem Überwiegen der Mineralcorticoide wahrscheinlich ein wichtiges pathogenetisches Moment zu erblicken ist.

Die Anerkennung der Lehre Selyes ist durch Nebeneinanderstellung von 2 verschiedenen Vorgängen unter dem Sammelbegriff des Adaptionssyndroms und durch die Terminologie erschwert worden. M. Schneider erklärte daher, daß sich die „Streß-Theorie mit seinen Anschauungen dann vollständig vereinbaren läßt, wenn man die Ausdrücke Belastung und Streß sauber trennt und den Ausdruck Adaptionskrankheit vermeidet... Eine akute Belastung, die den physiologischen Bereich nicht überschreitet, führt zu einer *Umstellung* des Organismus, eine *chronische* zu einer *Anpassung* (Adaption), aber nicht zu einer Krankheit. Dann aber, wenn die Belastung das physiologisch mögliche Maß überschreitet, und nur dann sollte man von Streß (Bedrängnis) sprechen, dann können die reaktiven Vorgänge zu einem neuen Krankheitsbild führen. Es kann dann Krankheit entstehen
a) durch Versagen der Regulation und
b) durch übermäßige Reaktion auf übermäßigen Reiz“.

Es ist im Anschluß an die Grundzüge der Lehre von Selye und der Ausführungen von M. Schneider angebracht, die geradezu prophetisch erscheinenden

Worte SUDECKS über den Kampfcharakter der Entzündung zu lesen, die seine spätere Auffassung aus dem Munde seines Schülers REMÉ (S. 128) wiedergeben: „Der Organismus wahrt sich gegen die feindliche Außenwelt. Wo aber Kampf ist, da ist auch Niederlage... Der Organismus kann den Angriff gegen seine Substanz im Beginn abschlagen, er kann dem ersten Ansturm erliegen und kann auch im Laufe des Entzündungskampfes Niederlagen der verschiedensten Form erleiden durch Unzulänglichkeit des Reizes sowohl als auch andererseits durch Überreizung und durch Überalterung der Entzündung. Außer dem primären Schaden haben wir es dann noch mit sekundären Schäden zu tun (Eiterung, Nekrose, Dystrophie usw.), so daß sich pathologische Zustände mit den physiologischen vermengen oder diese ablösen."

Die Deutung des Sudeck, soweit das Hormonsystem dabei infrage kommt, als Dyshormonie mit Überwiegen der Mineralcorticoide läßt sich mit einer Reihe von Gründen belegen. Sie werden in 6 Gruppen besprochen:

1. ACTH und Glucocorticoide sind entzündungshemmend, STH und Mineralcorticoide entzündungsfördernd (prophlogistisch). Die geweblichen Reaktionen beim Sudeck kann man nur entzündlich deuten. Eine Bestätigung ergibt sich aus der Gegenüberstellung der Wirkungsweise beider Hormongruppen.

Die *antiphlogistische Wirkung von ACTH-Glucocorticoiden* beruht auf folgenden *hemmenden und fördernden Eigenschaften:* Gehemmt werden das Wachstum von Bindegewebe, besonders bei stärkeren proliferativen Bindegewebsreaktionen, die Histiocytenwucherung *(=Bremsung der Aktivität des Mesenchyms)*, die Reaktionsbereitschaft der Gefäße, die Leucocytenauswanderung, die Fibrinbildung, die Ödembildung. Herabgesetzt werden die Reaktionsbereitschaft der Synovia, die Aktivität der Ektodermitosen (im Gegensatz zu den Entodermitosen. STUDER), die Ausschwemmung von Histamin und Hyaluronidase, die Zahl der Lymphocyten, Eosinophilen und Plasmazellen. Die Empfänglichkeit gegenüber Infektionen wird gesteigert, die Bildung von Granulationsgewebe und damit die Wundheilung verzögert. Die Verminderung der Kapillardurchlässigkeit wird mit einer Hemmung des Spreading-Phänomens erklärt, wie überhaupt die entzündungshemmenden Eigenschaften des Cortisons auf eine Unterdrückung des Enzyms Hyaluronidase zurückgeführt werden. Eine analgetische Wirkung wird von LEE und PFEIFFER verneint; nach GROKOEST und Mitarbeitern setzen ACTH-Cortison die Gelenkschmerzen herab.

Alle diese Eigenschaften stellen also das *Gegenteil* dar zu den Vorgängen, die als gesichert beim Sudeck bekannt sind. Die Gegenprobe ergibt sich bei der Aufzählung der Eigenschaften der STH-Mineralcorticoid-Gruppe.

STH und Mineralcorticoide haben nämlich im wesentlichen eine entgegengesetzte Wirkung: sie sind entzündungserregend (prophlogistisch). Dies wirkt sich aus in einer Förderung der Entzündungsbereitschaft der Gewebe („Steigerung des entzündlichen Potentials"), gegebenenfalls in einer Verschlimmerung einer hyperergischen Entzündung, einer Hemmung von Infektionen, einer Förderung des Granulom-Wachstums, einer Vermehrung der Kapillardurchlässigkeit, einer Ödembildung, einer Stimulierung des Phosphor-, Kalium-, Chlorid- und besonders des Eiweißstoffwechsels. Desoxycorticosteron spielt daher in der Pathogenese rheumatischer Krankheiten eine große Rolle. v. MÖLLENDORF konnte in der Gewebskultur mit Desoxycorticosteron eine Aktivierung der Fibroblasten mit beschleunigtem Kernteilungsablauf beobachten. SELYE spricht den Mineralcorticoiden auch eine Förderung der Reaktionsfähigkeit auf den Stressor zu; ohne einen solchen sollen sie von sich aus keine Entzündungen bewirken, hierzu sei eine „pathologische Situation" erforderlich.

2. Gewisse experimentelle Ergebnisse der allgemeinen Adaptionsforschung treffen auch für die Sudeck-Pathogenese zu:

Wegen der Schockbedeutung beim Sudeck interessieren Tierversuche von Halpern, Bencerraf und Briot, welche die Rolle des Cortisons, Desoxycorticosterons und Adrenalins zum Schutz adrenal-ektomierter Tiere gegen hämorrhagischen, traumatischen und Histaminschock prüften. Sie fanden dabei, daß Cortison, und in geringem Maße auch Desoxycorticosteron, einen deutlichen Schutz gegenüber einem hämorrhagischen Schock boten, weil 90% der Kontrolltiere an einem Kreislaufkollaps zugrunde gingen. Blutdruck und Körpertemperatur änderten sich bei Cortison nur wenig, während Desoxycorticosteron von weitaus geringerem Einfluß in dieser Hinsicht war. Die Schutzwirkung von Cortison und Desoxycorticosteron beim Crush-Syndrom war etwa gleich groß. Cortison erhöhte weiter die Histamintoleranz adrenalektomierter Tiere um das fünffache, Adrenalin um das zehnfache, während Desoxycorticosteron versagte. Verff. schließen, daß Cortison und in geringerem Grade auch Desoxycorticosteron die Reaktionsfähigkeit der Gefäße auf vasokonstriktorische Stoffe und, durch diese Gefäßwirkung, die Resistenz gegenüber traumatischer und toxischer Schädigung erhöhen.

Die schon oben erwähnte Abnahme der Histaminkonzentration im Blut durch Cortison prüften Mitchell und Code. Sie fanden die Ausscheidung von freiem Histamin im Urin nach täglicher Gabe von 200 mg Cortison gesteigert, konnten aber nicht klären, ob diese vermehrte Ausscheidung auf einer Mobilisation von Histamin aus den Geweben, einem gesteigerten Stoffwechsel oder einem verminderten Abbau beruht. Die Beobachtung von Koslowski, daß es histaminunempfindliche Tiere gibt, die gleichzeitig auch schockresistent sind (S. 107), bedarf allerdings noch einer Erklärung, da Dworetzky und Mitarbeiter feststellten, daß ACTH und Cortison nicht bei dem (histaminempfindlichen) Meerschweinchen wirken.

Auch die Untersuchungen von J. Kramár über die hormonale Regulation der Kapillarresistenz (Widerstandsfähigkeit der Kapillarwandung gegen intrakapillären Druck oder extrakapillären Sog) sind von Bedeutung für die Sudeck-Forschung. Sie haben erwiesen, daß verschiedene Streß-Formen (u. a. Traumen, heftiger Ärger) bei Albinoratten die Kapillarresistenz zu beeinträchtigen vermochten. Es konnte gezeigt werden, daß die Kapillarresistenz in enger Abhängigkeit zur NNR-Funktion steht und hierbei das Cortison eine wichtige Rolle spielt.

3. Auch die zahlreichen Untersuchungen über die „postoperative Krankheit“ (Leriche) lassen bindende Rückschlüsse aufgrund vieler gemeinsamer Vorgänge auf den Sudeck zu. Sie werden als Versagen von ACTH bzw. Glucocorticoiden aufgefaßt.

Hinsichtlich von Einzelheiten wird auf die Arbeiten von J. Rehn, Flückiger, Seulberger, Döring und Peters, Franksson, Gemzell und v. Euler, Nicol und Beltan, Hardy und Mitarbeiter besonders hingewiesen.

4. Zu gleichen Feststellungen kommt man, wenn man die Erfahrungen über die hormonale Abhängigkeit verwandter Krankheiten heranzieht, wie sie z. B. für den Morbus Cushing, dessen Verwandtschaft zum Sudeck schon Albright betont hatte, oder für die endokrine Osteoporose usw. gilt. Auch auf die engen Beziehungen des Sudeck zu der Verbrennungskrankheit ist hinzuweisen (S. 78), deren Erklärung aufgrund der Versuche von Tonutti und der klinisch-theoretischen Arbeit von M. Müller als Adaptionsversagen feststeht.

M. Müller vertrat 1953 die Ansicht, daß bei der Verbrennungskrankheit die Korrelation Histamin-NNR-HVL wahrscheinlich gestört ist, und hat daraus die Vermutung abgeleitet, daß die Sudecksche Dystrophie, die sich häufig nach langanhaltenden Verbrennungskrankheiten entwickelt, eine Folge der Erschöpfung im hormonalen Geschehen der HVL-NNR-Reaktion darstellt.

5. Einer besonderen Erwähnung bedarf die Verbindung der Schilddrüsenfunktion mit der endokrinen Achse einerseits, die hier nicht besprochen werden kann, und mit dem Sudeck andererseits. Die Annahme der letzteren geht auf MAURER zurück.

MAURER hat aufgrund seiner klinischen Beobachtungen von besonders raschem und starkem Auftreten eines Sudeck bei vegetativ Stigmatisierten den Grundumsatz untersucht. Er fand bei allen Kranken mit röntgenologisch nachweisbaren Umbauerscheinungen eine Steigerung des Grundumsatzes, während bei Frakturen ohne Sudeck die Grundumsatzwerte normal waren. Daraus zog MAURER den Schluß, daß bei Menschen mit gesteigertem Stoffwechsel die erhöhte Gefahr einer Sudeck-Entgleisung besteht. Die Beobachtungen MAURERS sind zwar von einigen Nachuntersuchern nicht bestätigt worden. Man kann aber heute mit ausreichender Begründung enge Zusammenhänge des Sudeck-Syndroms mit einer Schilddrüsendysfunktion im Rahmen einer zentralen, neuralen und hormonalen, Regulationsstörung annehmen. So haben McQUEEN und WILLIAMS, SELYE u. a. auf die wichtigen Wechselbeziehungen der Schilddrüse zum HVL–NNR-System aufmerksam gemacht. Nach SELYE ist „der *Grundumsatz ein wichtiger bedingender Faktor aller biologischen Vorgänge und so wohl auch des Adaptionssyndroms*".

Bekannt sind auch die wichtigen Zusammenhänge von Schilddrüse und Ossifikation. Bei Hyperthyreosen kommt es zu erhöhter Aktivität der alkalischen Plasmaphosphatase mit erhöhter Calcium- und Phosphatausscheidung, die nicht selten bis zum Grad einer generalisierten Osteoporose geht. BODANSKY und JAFFE wiesen erstmalig auf den Zusammenhang zwischen Hyperphosphatämie und negativer Calciumbilanz sowie Begleitosteopathie bei Thyreotoxikose hin. Beim Morbus Basedow kommt es nicht zu Osteomalacie, sondern zu gesteigertem Knochenabbau im Sinne fibröser Osteodystrophie nach v. RECKLINGHAUSEN.

SUNDER-PLASSMANN, der als einer der ersten wohl auf die Zusammenhänge von Diencephalon und örtlichen neurohormonalen Vorgängen bei der Entstehung der Basedow-Krankheit hingewiesen hat und als einer der kompetentesten Kenner dieses Komplexes gilt, ist in seiner „*Sympathicus-Chirurgie*" 1953 auf die Bedeutung der Schilddrüse beim Sudeck-Syndrom eingegangen. Er schreibt, daß bei der allgemeinen Umstellung des Organismus unter besonderer Beteiligung des vegetativen Nervensystems nicht selten das *Schilddrüsenhormon* eine dominierende Rolle spielt. Deshalb seien bei gewissenhafter Untersuchung und Erhebung der Vorgeschichte Schilddrüsenstörungen gar nicht selten nachweisbar. SUNDER-PLASSMANN hält diese Zusammenhänge für ungemein wichtig, und zwar nicht nur bei Durchblutungsstörungen u. a., sondern „auch bei den hochinteressanten Vorgängen des Morbus Sudeck". Er sieht im Gegensatz zu SUDECK die Ursache keineswegs lediglich im Trauma, sondern ganz betont in einer vorhandenen abnormen Reaktionslage des Gefäßnervensystems bzw. des übergeordneten neurohormonalen Systems zur Zeit des Traumas. Morbus Basedow und Morbus Sudeck haben nach SUNDER-PLASSMANN kausalgenetisch viel gemeinsam, ihre sehr intime Wesensgleichheit ist nur verschieden in den Lokalisationsfaktoren.

Aus dem Nachweis von SUNDER-PLASSMANN und EICKHOFF, daß die Schilddrüse längst wieder ein normales Aussehen haben kann, während „die durch ihre *vorübergehende Funktionsumstellung (Aktivierung) erzielte*, abgeänderte und *abnorme Reaktionsbereitschaft des Organismus noch lange bestehen bleibt*", kann man die erhöhten Grundumsatzbefunde MAURERS und die Nichtbestätigung derselben durch einige Nachuntersucher vielleicht erklären (siehe hierzu auch LICHTWITZ S. 128 und 129).

EGER konnte kürzlich im Tierexperiment die verstärkende Einwirkung der Schilddrüse unter Thyroxinwirkung auf entzündliche Vorgänge im positiven Sinne beweisen; besonders war dies der Fall beim entzündlich-rheumatischen Geschehen. Eine Bestätigung war der therapeutische Erfolg mit dem thyreostatischen Effekt des Butazolidins.

6. Endlich beweisen die Ergebnisse der Sudeck-Behandlung mit ACTH bzw. Cortison die Annahme, daß es sich dabei um eine hyper-

ergische Reaktion durch Überwiegen von STH und Mineralcorticoiden handelt.

Über eine ACTH-Cortison-Behandlung des Sudeck haben A. F. DRYER, L. A. MEIER, BRANDT, F. FISCHER, BLUMENSAAT, MEDL, F. BECKER, JOHNSON und TILLMANN berichtet. Auf Einzelheiten wird im Kapitel Therapie eingegangen. Hier ist nur darauf hinzuweisen, daß die Wirkungsweise der ACTH-Cortison-Behandlung weder im allgemeinen noch für den Sudeck speziell genau bekannt ist. Während DRYER 3 Ursachen zur Diskussion stellt: einen psychologischen Effekt, einen hemmenden Einfluß auf die Ausbildung fibrösen Gewebes und eine direkte Einwirkung auf die Kapillardurchblutung, nehmen SMITH und D'AMOUR eine Stoffwechselbeeinflussung an. Sie fanden nämlich bei der Prüfung von ACTH, Cortison und NNR-Extrakten beim Ratten-Schockexperiment, neben einer günstigeren Wirkung von ACTH gegenüber Cortison und NNR-Extrakten hinsichtlich Überlebenszeit, nach ACTH-Anwendung keine Kreislaufänderung, so daß sie als Wirkungsweise dieses Hormons auf eine Stoffwechselbeeinflussung schließen. Demgegenüber nehmen andere Autoren auch eine weitgehende Beeinflussung der Durchblutung durch ACTH-Cortison an, wenn auch anerkannt wird, daß die Anwort des Kreislaufs auf ACTH-Gaben sehr komplex ist und weiterer Aufklärung bedarf (JANUS).

Bemerkenswert ist auch die (Hydro-) Cortisonwirkung bei *lokaler* Anwendung. Man beobachtet dabei einen Schwund des Bindegewebes, der zu einem Teil durch eine engere Zusammenlagerung der kollagenen Fasern erklärt wird, eine Verdünnung der Haut, Rückbildung der Fibroblasten, Aufhören des Haarwuchstums und Hemmung der Zellteilung im Epithel.

Aus dieser Übersicht aus 6 verschiedenen Beweisgruppen ist der Nachweis erbracht, daß bei der Sudeck-Pathogenese auch die hormonale Achse in Form einer Anpassungsstörung mit Überwiegen der STH-Mineralcorticoid-Gruppe beteiligt ist.

Die Beeinflussung der Sudeck-Reaktion durch die STH-Mineralcorticoid-Gruppe könnte noch durch zahlreiche Gegebenheiten veranschaulicht werden, so die Bedeutung des Unterhautbindegewebes, die Beziehungen zu Kollagenkrankheiten, die Beeinflussung der Osteoblastentätigkeit durch eine Schädigung des Mesenchyms, die Beziehungen des Kalium–Natrium-Verhaltens in der Sudeck-Muskulatur, die Zusammenhänge der Mastzellen (Heparinocyten) mit dem Mesenchym (S. 112), die Bedeutung der Hyaluronidase, (die mein Mitarbeiter BIRKENFELD durch die Echinacin-Anwendung zur Sudeck-Behandlung praktisch bewiesen hat), die Bedeutung des Adrenalins im Rahmen der Streß-Reaktion, die Trennung des nervalen und hormonalen Anteils beim Adaptionssyndrom, die Beteiligung der Leber und Niere an den Streß-Vorgängen, die Rolle der bedingenden Faktoren für das Phänomen der Unberechenbarkeit des Sudeck aus hormonaler Sicht, und viele andere Dinge mehr. Es erscheint aber aus Gründen der Übersichtlichkeit angebracht, sich auf diese Hinweise zu beschränken.

Noch nicht geklärt ist, ob es sich dabei um ein Adaptionsversagen der Form a oder b nach W. SCHNEIDER handelt (S. 131), ob also es zunächst zu einer normalen Streß-Reaktion gekommen ist mit sekundärem Versagen der ACTH-Glucocorticoid-Reaktion oder ob durch primäres Überwiegen der Gegenspieler STH-Mineralcorticoide aufgrund entsprechender „bedingender Faktoren“ die Adaption ausgeblieben ist. Theoretisch sind natürlich beide Möglichkeiten anzunehmen. Es scheint aber, daß tatsächlich beim Sudeck die 2. Form, ein primäres Versagen der Reaktion die Ursache ist, soweit klinische Beobachtungen einen derartigen Schluß erlauben, während der Sudeck beim Formenkreis wohl fast immer ein sekundäres Adaptionsversagen darstellt.

Mein internistischer Mitarbeiter Wölz hat nun zum Nachweis der Bedeutung des HVL–NNR-Systems für die Sudeck-Entstehung die Streß-Reaktion geprüft.

Bei 30 gesunden Arbeitern mit komplizierten Extremitätenfrakturen wurden eine morgendliche Zählung der Bluteosinophilen und Messung der Tages-Uropepsinausscheidung über einen Zeitraum bis zu 21 Tagen nach dem Unfall vorgenommen. 11 Fälle, die komplikationslos ausheilten, zeigten eine normale Streß-Reaktion, wobei die Werte mit den Ergebnissen übereinstimmten, die Gallico und Margi nach chirurgischen Operationen feststellten. Von 19 Versuchspersonen, die „später" eine Sudecksche Dystrophie bekamen, zeigten 2 uncharakteristische Kurven. 17 boten den initialen Abfall der Bluteosinophilen, weniger regelmäßig die Erhöhung der Uropepsinwerte als Zeichen der Aktivierung der HVL–NNR-Achse; an den folgenden Tagen bestanden jedoch deutliche Abweichungen vom normalen Kurvenverlauf, die es ermöglichten, die „spätere Entwicklung eines Sudeck" schon nach den ersten 14 Tagen vorauszusehen.

Es handelt sich bei den wichtigen Untersuchungen von Wölz um ein vorläufiges Ergebnis, so daß auf die demnächst erscheinende Arbeit verwiesen werden muß. Die Auswertung verlangt natürlich etwas größere Versuchsreihen und auch eine Erweiterung der Testmethoden. Wölz ist der Ansicht, daß die Störung der Adaption nicht sofort, sondern erst nach einigen Tagen einsetzt. Wenn man berücksichtigt, daß die Sudeck-Reaktion bis zum Manifestwerden objektiver Zeichen einer gewissen Entwicklungszeit bedarf, zumal ihr Nachweis bei Behandlung mit Gipsverband oft erst spät möglich ist, so kann man m. E. mit einem früheren Versagen der Adaption bzw. mit einer von Anfang an fehlenden Reaktion rechnen. Sicher gibt es dabei auch Gradunterschiede, deren Beurteilung, wie gesagt, weiterer Erfahrungen an größeren Fallzahlen bedarf.

Wölz läßt die Fragen offen, „durch welche Stoffe oder Mechanismen die Beeinflussung der Bluteosinophilen und der Uropepsinausscheidung von der Peripherie aus erfolgt, ob sie durch vermehrten Verbrauch oder Umbau von Glucocorticoiden oder durch Überwiegen der Mineralcorticoide in der Peripherie, durch Mikrotraumen über die adrenergische Komponente des sympathischen Nervensystems, ob sie, wie die primäre Streß-Reaktion, über das HVL–NNR-System wirksam werden oder rein peripheren Regulationen unterliegen, oder ob eine Adaptionsentgleisung vorliegt". Dies lasse sich an Hand der Untersuchungsergebnisse nicht sicher entscheiden, zumal sowohl die Uropepsinausscheidung als auch die Bluteosinophilen nicht allein dem HVL–NNR-System unterstehen, sondern auch peripheren Regulationen unterworfen seien.

Es muß leider davon Abstand genommen werden, auf die vielseitigen Einwirkungsmöglichkeiten der Hormone (ACTH, STH, Glucocorticoide, Mineralcorticoide, Follikel- und androgene Hormone) auf das Skelet einzugehen. Nur die hemmende Eigenschaft der Glucocorticoide auf die Osteoblastentätigkeit (Hemmung der Phosphatase-Aktivität) mit Störung des Eiweißaufbaues und Osteoporose-Erzeugung verlangt noch eine kurze Besprechung, zumal sie eine gewisse theoretisch-therapeutische Berücksichtigung erfahren muß (S. 193).

Seit den Arbeiten von Reifenstein und Albright gilt die Cushingsche Krankheit mit ihrer charakteristischen Osteoporose als eine Folge übermäßiger Glucocorticoid-Wirkung. Einige Autoren haben nach Cortison-Therapie über Spontanfrakturen berichtet (G. J. Baer, Demartini, Grokoest und Ragan).

Auch eine Verzögerung der Frakturheilung und Pseudarthrosenbildung durch ACTH und Cortison wurden von einigen Autoren beobachtet, so durch Shepanek, Blunt, Plotz, Lattes, Howes, Meyer und Ragan.

Fontaine, Mandel und Wiest verglichen die Einwirkung von Thyroxin, Desoxycorticosteron und Cortison auf die Heilung von experimentellen Schienbeinquerbrüchen mit Marknagelung bei Hunden. Während Thyroxin die lokalen Heilungsvorgänge beschleunigte, wobei sich eine Erhöhung der Phosphatase-Aktivität an den Bruchstellen zeigte, nahm diese bei Desoxycorticosteron-Behandlung ab. Diese Hunde wiesen eine stark verzögerte Bruchheilung auf. Noch mehr herabgesetzt war die Phosphatase-Aktivität bei den Cortison-Hunden. Bei ihnen kam es nicht zu einer knöchernen Konsolidierung. Shepanek kam bei Meerschweinchenfrakturen zu dem Ergebnis, daß ACTH und Glucocorticoide die Frakturheilung verhindern.

Picchio prüfte die angebliche Schädigung der Gewebsbildung durch Cortison bei 22 Ringeltauben. Jeder Taube wurde die Tibia auf dieselbe Art gebrochen. 8 Tiere bekamen 2 mg Cortison, 8 Tiere 5 mg, der Rest erhielt kein Cortison. Eine gemischte Gruppe wurde nach 5 Tagen getötet, eine 2. Gruppe nach 18 Tagen und die 3. Gruppe nach 29 Tagen. Alle wurden röntgenologisch und histologisch untersucht. Dabei fand man, daß das Cortison auf die 1. Phase des Callus keinen Einfluß hat, denn bei den nach 5 Tagen getöteten Tieren bestand kein Unterschied zwischen den behandelten und den Kontrolltieren. Dagegen verlangsamt Cortison stark die 2. Phase, also den fibrösen und knorpeligen Callus (Ergebnis bei den Tauben, die nach 18 Tagen getötet wurden) und hemmt die 3. Phase, indem es die Entwicklung des periostalen Callus behindert und den ossifizierenden Prozeß des knorpeligen Callus verzögert. Gleichzeitig ruft es einen diffusen Knochenschwund und eine Verlangsamung der Skeletentwicklung hervor. Auf der anderen Seite konnten Martin und Majno, die eine umfassende Darstellung über „Cortison und Knochengewebe" gaben, zeigen, daß die Cortison-Versuche bei Tieren uneinheitlich, außerdem sehr von der Höhe der Dosis abhängig waren, und die gleichen Ergebnisse von Follis bestätigen. Sie mußten auch feststellen, daß beim Tierversuch die Effekte auf das Wachstum und den Knochenstoffwechsel widerspruchsvoll und schwierig zu interpretieren sind. Besonders hervorzuheben ist ihre Feststellung, daß im Tierversuch mit *Dosen, die den klinisch angewandten entsprechen, keine Hinderung der Osteogenese* eintritt. Weiter zeigten Martin und Majno bei ihren Tierversuchen, daß Cortison einen hemmenden Effekt auf die östrogene Osteogenese ausübt.

Die Rückschlüsse in der Arbeit von Fontaine und Mitarbeitern hinsichtlich Desoxycorticosteron und Cortison, besonders im Hinblick auf die schlechteren Folgen des Cortisons, erscheinen insofern nicht ganz überzeugend, als die 7 Hunde mit Desoxycorticosteron bis zu 155 Tagen, die 6 mit Cortison nur bis zu 60 Tagen beobachtet worden sind. Letztere wurden 15, 21, 28, 35, 42 und 60 Tage nach der Operation getötet, nachdem sie 750 bzw. 1050, 1750, 2100 und 3000 mg Cortison erhalten hatten. Auch ähnliche Versuche anderer Autoren hatten ein negatives Ergebnis.

Wenn man nun neben den stark erhöhten Dosen, die zu Spontanfrakturen im Laufe einer sehr langen ACTH-Cortison-Behandlung bei Rheumatismus, bei dem Knochenatrophien an sich schon vorkommen, oder bei den hohen Dosen im Tierfrakturversuch, berücksichtigt, daß es sich um keine eigentliche bzw. unmittelbare Cortisonwirkung handelt, sondern eine mittelbare über die östrogene Ossifikationshemmung, so ersieht man, daß bestenfalls nur eine relative Kontraindikation zur Verwendung von ACTH-Cortison bei Frakturen mit Sudeck besteht.

Es scheint also, daß es noch weiterer Versuche bedarf, ehe die Rolle des Cortisons bei der Knochenbruchheilung klar liegt. Nebenbei, für die heutige Auffassung ist bezeichnend, daß Selakovich und Love Ermüdungsbrüche stress-fractures nennen.

Beim Abschluß dieses Kapitels ist die Feststellung zu treffen, daß, soweit das hormonale System beteiligt ist und infrage kommt, beim Sudeck-Syndrom eine Erklärung durch Einwirkung der STH-Desoxycorticosteron-Gruppe der hormonalen Achse mit ausreichender Begründung angenommen werden kann. Das Sudeck-Syndrom kann geradezu als Paradebeipiel einer derartigen Dysregulation aufgestellt werden, da es, wie selten ein anderes Krankheitsbild, die geschlossene klinische Symptomatologie einer *Regulationskrankheit* (sog. Adaptionskrankheit) mit primärer Beteiligung aller Gewebe, Weichteile und Skelet, und die lehrbuchmäßige Demonstration der Hormon-Physiologie SELYEs bietet.

Im einzelnen sind durch die Annahme eines Überwiegens der STH-Mineralcorticoid-Gruppe beim Sudeck-Syndrom das Verhalten der Durchblutung, der Charakter des Sudeck als vorwiegende Mesenchymreaktion, die Abhängigkeit der Hautreaktionen und das Verhalten des Skelets zu erklären. Wenn auch hierdurch nicht alle Fragen beantwortet werden, so bildet die Einbeziehung des Endocrinium doch eine wesentliche Ergänzung der vegetativ-nervalen Erklärung.

Wie schon eingangs betont wurde, liegt es fern, die Lehre SELYEs als *alleinige* Erklärung des Sudeck-Syndroms heranzuziehen. Abgesehen davon, daß auch sie noch eine Reihe offener Probleme enthält, ist die Rolle des vegetativen Nervensystems bei der Entstehung und dem Verlauf des Sudeck-Syndroms so gesichert, daß nur eine Zusammenfassung beider Systeme infrage kommt und gerade sie die Bedeutung jedes einzelnen der beiden Systeme offenbart. Die innige Verbundenheit beider Regulationsfaktoren geht aus einem Ausspruch von MOSINGER treffend hervor: „Jeder Eingriff am Nervensystem löst hormonale Modifikationen aus, jede Hormonanwendung zieht neurovegetative Modifikationen nach sich."

6. Zusammenfassung der Ätiologie und Pathogenese des Sudeck

Die Darstellung der Ätiologie und Pathogenese des Sudeck-Syndroms und der damit unmittelbar oder mittelbar zusammenhängenden, anatomischen und physiologischen, geklärten und ungeklärten Fragen mußte aufgrund einer ungewöhnlichen Zahl und Vielseitigkeit der Probleme sowie der Literaturangaben unterteilt und in Einzelbesprechungen geschehen.

Als Abschluß soll nun eine *Zusammenfassung* der im Kapitel B III besprochenen Ergebnisse, soweit sie sicher oder zumindest ausreichend wahrscheinlich sind, vorgenommen werden, um „*den heutigen Stand der Lehre vom Sudeck-Syndrom*" auf dem Gebiete der *Ätiologie* und *Pathogenese* kurz und übersichtlich darzulegen:

A. Das Sudeck-Syndrom ist eine Erkrankung des ganzen Menschen mit im Vordergrund stehender Dystrophie einer Gliedmaße oder eines Abschnittes derselben. An der Gliedmaßendystrophie sind alle Gewebe beteiligt. Der Sudeck ist also keine Skeleterkrankung. An klinischer Bedeutung rangieren die Knochenveränderungen an letzter Stelle. Zur Anerkennung als Sudeck-Syndrom ist der Nachweis charakteristischer Veränderungen an Weichteilen und Knochen erforderlich.

B. *1.* Die getrennte Behandlung der Ätiologie und Pathogenese ist aus äußeren Gründen vorläufig noch angebracht, wenn auch eine klare Abgrenzung oft nicht möglich ist und der Schwerpunkt sich immer mehr zur Pathogenese hin verlagert.

2. a) Ätiologisch ist der Sudeck auf exogene und endogene Ursachen zurückzuführen; in Verbindung mit dem Begleit-Sudeck im Rahmen des Formenkreises läßt sich eine kurze schematische Gruppeneinteilung vornehmen.

b) Im allgemeinen sind an der Sudeck-Entstehung exogene und endogene Faktoren zusammen mit einem zentralen Vorgang beteiligt: die rein zentrale Entstehung ist selten.

c) Die bisher angenommenen exogenen Ursachen haben ihrer Art und Zahl nach eine erhebliche Einschränkung erfahren.

d) Entscheidend sind in jedem Falle die endogenen Ursachen, die in einer Disposition im weitesten Sinne des Wortes bestehen („bedingende Faktoren"); die Rolle gleichzeitig vorhandener exogener Ursachen reicht von dem Begriff einer entscheidenden Mitursache bis zu dem eines nur auslösenden Faktors.

e) Das traumatische Sudeck-Syndrom entsteht wahrscheinlich im Augenblick der Verletzung. Bei Entzündungen oder beim Formenkreis kann es jederzeit zu einem Sudeck kommen. Zusätzliche Ursachen vermögen keinen Sudeck zu verursachen, wohl gelegentlich zu verschlimmern.

3. a) Pathogenetisch handelt es sich beim Sudeck-Syndrom um eine periphere und zentrale Regulationsstörung, an der beteiligt sind

α. das vegetative Nervensystem, im besonderen das Gefäßnervensystem, mit Einwirkung auf die periphere Durchblutung und den Stoffwechsel,

β. das hormonale System (HVL und NNR) im Sinne eines Überwiegens der STH-Mineralcorticoid-Gruppe und dadurch bedingter Einwirkung auf die Permeabilität der Blutgefäße, den Stoffwechsel und das Mesenchym.

b) Eine klare Abgrenzung des nervalen oder hormonalen (und chemischen) Anteils ist ebenso wenig möglich, wie die Form der Zusammenwirkung dieser Teilhaber an der peripheren und zentralen Regulationsstörung bekannt ist.

c) Die dystrophischen Gewebsveränderungen sind grundsätzlich gleicher Art. Neben Gradunterschieden gibt es gewebsspezifische leichte Abweichungen. Im Skelet sind diese erheblicher, verursacht durch besondere physikalische Bedingungen, so daß sie gesondert besprochen wurden.

d) Grundbefunde an den Weichteilen sind Ödem, Granulationsgewebe mit Rückbildungsfähigkeit bzw., bei anhaltender Ursache, mit Übergang in Bindegewebe auf Kosten des Parenchyms, gelegentlich trophische Veränderungen der Haut und Anhangsgebilde, häufig eine Hyperhidrosis.

e) Am Skelet, das die gleichen Grundveränderungen aufweist, wird das Bild beherrscht durch einen pathologischen Umbau in Corticalis und Spongiosa, der seinem Wesen nach zu den akuten unspezifischen, begrenzten Knochenatrophien gehört und im Rahmen derselben eine Sonderform der Osteoporosen, wahrscheinlich ihre sonst kaum zu beobachtende akute Erscheinungsform darstellt. Der Vorgang dabei beruht auf zellulärer, chemischer und drucknekrotischer Resorption bzw. Lyse des Knochens und z. T. des Osteoids mit Osteoblasteninsuffizienz, wobei der Abbau den Anbau überwiegt („Bilanzstörung"). Wahrnehmbare Mineralstoffwechselstörungen sind nicht beteiligt. Eine makroskopische Osteolyse oder Osteonekrose, Umbauzonen oder Spontanfrakturen gibt es bei der Sudeckschen Knochendystrophie nicht.

f) Die pathophysiologischen Vorgänge bestehen in einer Änderung der peripheren Durchblutung und des Stoffwechsels, wobei die Bevorzugung des Mesenchyms und seiner Abkömmlinge Beziehungen zu den Kollagenkrankheiten annehmen läßt.

g) Die Durchblutungsverhältnisse beim Sudeck sind nur in groben Umrissen geklärt. Es steht fest, daß es sich nicht um eine Durchblutungsstörung mit dem Effekt ischaemischer oder anämischer Nekrosen handelt, denn diese kommen, wie gesagt, weder am Skelet noch an den Weichteilen vor, auch nicht in Form von Unterschenkelgeschwüren usw. Man soll daher mit Sudeck („ich sage lieber Veränderung als Störung") von einer Durchblutungsänderung sprechen. Die Unterbrechung der arteriellen Blutzufuhr oder des venösen Abflusses hat keinen ursächlichen Einfluß auf das Auftreten eines Sudeck. Auch die Art der Lichtungsweite schwankt beim akuten Sudeck. Wahrscheinlich ist die initiale Engstellung, entsprechend dem örtlichen Schock, die Norm, der ein Kollaps mit Weitstellung folgen kann. Die Befunde schwanken. Die Beteiligung arteriovenöser Anastomosen in der Form eines Schlusses des praekapillären und des metaarteriolären Sphinkters mit venösem Rückfluß ist anzunehmen. Die Durchblutungsänderung beim Sudeck beruht wahrscheinlich auf einer nervalen und humoralen (hormonalen, chemischen und hämatogenen) Strömungsverlangsamung mit Einschluß einer Aggregatänderung des Blutes sowie Gefäßwanddurchlässigkeit. Eine relationspathologische Erklärung trifft für den Sudeck nicht zu. Voraussetzung ist in jedem Fall eine angiopathische Reaktionslage mit ihren verschiedenen Ursprungsmöglichkeiten. Nur in Ausnahmefällen gehen die Gefäßreaktionen in eine fixierte, organische Form über; sie sind genau so reversibel wie die geweblichen und klinischen Erscheinungen. Die Reversibilität, das Fehlen ischaemischer bzw. anämischer Schäden und die primäre Mitbeteiligung einer peripheren Stoffwechseländerung heben die Durchblutungsänderung beim Sudeck deutlich aus der Gruppe der Angio- und Angiolopathien heraus, wenn sie auch gewisse Parallelen aufweist, so daß sie bisher mit Recht nicht in die Schemata der Durchblutungsstörungen (RATSCHOW, ROSENAUER) aufgenommen ist.

h) Im Skelet findet sich immer eine starke Hyperämie wahrscheinlich stauungspassiver Art mit Gefäßerweiterung als Folge einer örtlichen Acidose mit Wechselwirkung. Diese ist die Ursache der Resorption und Osteolyse, während die Osteoblasteninsuffizienz wahrscheinlich durch eine zentrale Mesenchymreaktion bedingt ist. Die charakteristische Fleckform als Ausdruck der akuten Osteoporose wird durch vorwiegende perivasculäre Knochenresorption und Osteoid erklärt.

i) Die Sudeck-Vorgänge sind durch eine Durchblutungsänderung allein nicht zu erklären, die Annahme einer primären, koordinierten, vielleicht sogar vorausgehenden Schädigung des Zell- und Gewebsstoffwechsels ist gerechtfertigt. Sie beruht auf einer Stoffaustauschhemmung, an der nervale und hormonale Faktoren beteiligt sind, wie man aus Untersuchungen beim Sudeck, aus Rückschlüssen über die Wirkung der Sympathicusausschaltung und aus gesicherten Erfahrungen beim Streß-Syndrom sagen kann. Die grundlegende Existenz einer Gewebsacidose mit Dyskolloidität steht dabei fest.

C. *1.* Die Sudecksche Dystrophie ist auch in der akuten Phase ein pathologischer Vorgang (S. 140ff).

2. Die Einteilung in eine akute und eine chronische Phase ist wegen fließender Übergänge nur selten möglich; sie vom Röntgenbefund abhängig zu machen, geht wegen erheblichen Nachhinkens desselben nicht an.

3. Die Annahme einer 3. Phase beim Sudeck ist unbegründet. Es handelt sich dabei um keine Phase, sondern um eine Defektheilung.

4. Die erklärende Unterscheidung einer Herd- und einer Hofreaktion ist an sich für das Sudeck-Syndrom von untergeordneter Bedeutung. Im allgemeinen sind auch die Hoferscheinungen Folge eines entsprechenden unmittelbaren Insultes; in anderen Fällen fehlt ein Herd überhaupt.

D. Die Pathogenese des Sudeck-Syndroms enthält noch viele offene Fragen, die z. T. allgemein noch ungeklärt sind, zum Teil aber nur einer Klärung für den Sudeck bedürfen; die bisher dabei vorgenommenen Untersuchungen reichen an Fallzahl und Art der Methode nicht aus.

IV. Phasendeutung

Die Lehre vom Sudeck-Syndrom ruhte auf 2 Pfeilern, der Unterscheidung in einen physiologischen und einen pathologischen Vorgang sowie der Unterteilung in 3 Phasen. Bestimmend dabei waren die teleologische Auffassung SUDECKS von einer Heilentzündung in der Phase I, die Beurteilung der geweblichen Bilder durch RIEDER und die erstmals von G. BRANDT vorgebrachte Ansicht einer biologischen Bedeutung des reaktiven Umbaus.

Ausgangspunkt bildete die Erklärung der feingeweblichen Befunde durch RIEDER, daß die in der ersten Sudeck-Phase sich im Knochen abspielenden Veränderungen sich in nichts von den Umbau- und Heilungsvorgängen bei jedem Knochenbruch und auch beim Knochenwachstum unterscheiden. Diese Auffassung hat auch die Einteilung und die Nomenklatur bestimmt. Hinsichtlich der Einzelheiten wird auf die klassischen Sudeck-Arbeiten und auf die Monographie von MAURER verwiesen.

Es waren röntgenologische und klinische Überlegungen, die BLUMENSAAT 1944 veranlaßten, mit einer kurzen Begründung die 1. Sudeck-Phase schon als pathologisches Geschehen, als akute Dystrophie zu beurteilen. 1952 hat er dann diese Phasendeutung des Sudeck-Syndroms ausführlich begründet. F. BECKER erklärte 1947, das er der Auffassung von einem physiologischen Vorgang nicht folgen könnte, da die Natur an einer derartigen Komplikation, die auch die Weichteile betrifft, kein Interesse habe.

Es erschien daher überraschend, daß OEHLECKER 1948 die Ansicht BLUMENSAATS zurückwies, wenn dabei auch die Sorge um eine Gefährdung der von ihm herbeigeführten Einigung in der Nomenklatur des Sudeck bestimmend war. Denn gerade OEHLECKER war es, der 1942 geschrieben hatte: „*Wenn man Bedenken hat, hinsichtlich der akuten Phase von einer „Krankheit" zu sprechen, so könnte man auch als zusammenfassenden Ausdruck „Sudecksches Syndrom" gebrauchen.*" SUDECK, der ja die Bezeichnung physiologische Heilentzündung für die I. Phase bis zu seinem Tode verteidigt hat, stimmte der Bezeichnung „akute Phase" durch OEHLECKER nur bedingt und aus Gründen zu, die gerade das Gegenteil von der Ablehnung OEHLECKERS der neuen Phasendeutung sind. Er schrieb: „Von OEHLECKERS Gründen leuchtet am meisten ein, daß eine solche Benennung immer richtig bleibt, auch wenn die Ansichten über das Wesen der *Krankheit* sich ändern sollten, was ja nun einmal das Schicksal wissenschaftlicher Arbeit ist."

Nun, der Beurteilung der akuten Phase als pathologisch ist fast in allen Arbeiten der letzten Jahre zugestimmt worden, so u.a. von HARTENBACH, MARTI, ABESSER, K. H. BECKMANN, BIERLING und REISCH, DAMMANN. Von besonderer Bedeutung ist, daß auch MAURER sofort schriftlich die gleiche Auffassung bekundete und kürzlich in einer Arbeit bestätigte.

Schon in seiner Monographie hatte MAURER ja Bedenken über gewisse „physiologische" Vorgänge beim Sudeck angedeutet. Eine schriftliche Zustimmung gaben auch HIRSCHMANN, STUCKE, W. FICK u. a. Nach MARTI besitzt „das Sudeck-Syndrom somit die Eigenschaften eines definierten, umschriebenen Krankheitsbildes im Rahmen der von LERICHE zuerst erfaßten posttraumatischen vasomotorischen Störungen. Die schmerzhafte Osteoporose ist dabei nur eine Teilerscheinung der posttraumatischen Dystrophie, die nach BLUMENSAAT — entgegen der Meinung von SUDECK und OEHLECKER — nicht nur eine sekundäre Abweichung eines normalen Prozesses, sondern ein wirkliches pathologisches Geschehen darstellt". Und K. H. BECKMANN formuliert: „Danach bedeutet die Trennung des Sudeck in eine physiologische und eine pathologische Phase eine Einengung der pathogenetischen Betrachtungsweise, nachdem durch die neurologischen Beobachtungen der zentrale Impuls als unerläßlicher krankheitsspezifischer Faktor bewiesen worden ist."

Aufgrund seiner Sudeck-Untersuchungen teilte BOLLIGER einschränkungslos die Deutung auch der Phase I als pathologische Reaktion, während SIEBER und MEISNER der Ansicht sind, eine primär physiologische und eine primär pathologische Verlaufsform unterscheiden zu können (S. 93). Unabhängig vom Schrifttum anscheinend sind SCHEIBE und KARITZKY bei ihren kapillar-mikroskopischen Untersuchungen zu einer klaren Beurteilung der akuten Sudeck-Phase als pathologisch gekommen.

In diesem Zusammenhang besonders genannt werden muß DYES. Er hat als Röntgenologe 1947 mit entsprechender, bewußter Beschränkung auf das Skelet zur „Sudeckschen Porose" unter exakter Gegenüberstellung der Röntgen- und der histologischen Befunde eine kritische Darstellung gegeben, der in vielem zugestimmt werden kann (S. 143).

Er hat aber die notwendige Folgerung damit umgangen, daß er den Sudeck I eine „übermäßige" Heilentzündung nannte und hinzufügte: „Allerdings ist hierzu Voraussetzung, daß sich die Übermäßigkeit der Entzündung in gewissen engen Grenzen hält, sonst folgt auf sie unweigerlich das, was wir als Knochenatrophie bzw. Osteoporose zu bezeichnen pflegen, d. h. ein Zustand, der der III. Phase entspricht." Diese Einstellung hat DYES auch in seiner Nomenklatur zum Ausdruck gebracht (Euporose für den normal heilenden Knochenbruch ohne Sudeck, Dysporose für den akuten Sudeck, Hypoporose für den Sudeck II und Osteoporose für den Endzustand; sie hat eine unnötige Kritik erfahren, denn DYES wollte nur die Vorgänge im Skelet bezeichnen).

Aus den Ausführungen SUDECKs in einer nachgelassenen Arbeit geht hervor, daß auch er später ein primäres krankhaftes Geschehen neben einem physiologischen Verlauf für möglich gehalten hat (S. 128 und 132).

Wie eingangs schon gesagt, waren es in erster Linie *teleologische* Erwägungen, die SUDECK zu seiner Beurteilung der Phase I veranlaßten. („Der Naturwissenschaftler sieht die kausal notwendig ablaufende Kette der Erscheinungen und braucht den teleologischen Gesichtspunkt der Reaktion nicht; für den Arzt aber ist er notwendig und äußerst förderlich.") Ohne den teleologischen Gesichtspunkt und seine Bedeutung für das ärztliche Urteilen und Handeln schmälern zu wollen, muß aber gesagt werden, daß man auch in der Medizin heute ohne eine naturwissenschaftliche Betrachtungsweise nicht mehr auskommt, ja daß dieser mit zunehmender Erkenntnis die größere Bedeutung und der Vorrang gebührt. Legte man z. B. beim Sudeck-Syndrom allein teleologische Gesichtspunkte an, so würde das, anders ausgedrückt, etwa bedeuten: In einem Staatenkrieg ist der Kampf mit den Waffen die „physiologische" Form der Abwehr des Verteidigers. Gewinnt er diesen „physiologischen" Kampf, so bleibt der ganze Vorgang, einschließlich dem Sieg, eine physiologische Angelegenheit. Verliert dagegen der angegriffene Staat den Krieg, erleidet er eine Niederlage, so handelt es sich um eine Entgleisung, einen pathologischen („dystrophischen") Vorgang. Diese Kommentierung entfällt bei dem Streß-Syndrom, da SELYE ja Begriffe wie physiologisch oder teleologisch folgerichtig vermeidet. Im übrigen führt die teleologische Beurteilung der Abwehrvorgänge beim Sudeck zu einer Erklärung, die alles andere als zweckmäßig, biologisch usw. genannt werden kann.

Mit diesen Ausführungen sind wir bereits in die Begründung für die Annahme einer pathologischen Natur der akuten Phase eingetreten. Sie läßt sich allgemein, klinisch-röntgenologisch, feingeweblich und physiologisch begründen.

Hinsichtlich der Begründung für die Deutung der akuten Sudeck-Phase wird auf die ausführliche Darstellung von BLUMENSAAT (1952) und auf die Arbeiten der neu zitierten Autoren verwiesen.

An dieser Stelle sollen die Gesichtspunkte, die für eine pathologische akute Phase sprechen, stichwortartig genannt werden:

1. Allgemeine Gründe. a) Phänomen der Unberechenbarkeit. b) Allgemeine Disposition. c) Spezielle Skeletdisposition. d) Zunahme des Sudeck-Vorkommens. e) Vorkommen eines Sudeck bei anderen Krankheiten (Formenkreis). f) Vorkommen zentraler Sudeck-Fälle.

2. Klinische Gründe. a) Prodromalerscheinungen mit Latenzzeit und eindeutige *krankhafte* Veränderungen schon zu Beginn der akuten Phase, die nicht als reaktive Hyperämie usw. gedeutet werden können. b) Fehlende Abhängigkeit derselben von prophylaktischen Maßnahmen bei Verschlimmerungsmöglichkeit auf der anderen Seite. c) Beteiligung *aller* Gewebe. d) Miterkrankung des ganzen Menschen. e) Therapeutische Beeinflußbarkeit auch in der 1. Phase.

3. Histologische Gründe.

4. Physiologische Gründe. a) Stoffwechseluntersuchungen. b) Kreislaufuntersuchungen. c) Kapillarmikroskopische Untersuchungen. d) Der Charakter einer Regulationskrankheit (sog. Adaptionskrankheit).

Wenn auch an dieser Stelle nur eine allgemeine Begründung für die Annahme des pathologischen Geschehens in der akuten Sudeck-Phase gegeben werden sollte, soll doch auf das Beispiel des histologischen Knochenbefundes, der ja *ausschlaggebend* für die Erklärung als physiologischer Umbau gewesen ist, besonders hingewiesen werden. Die Besprechung derselben hat gezeigt, daß die frühere feingewebliche Deutung nicht aufrecht zu halten ist. Es steht fest, daß der ossäre Umbau auch in der akuten Phase pathologisch ist (S. 113ff).

Die Bezeichnung *Umbau* braucht übrigens keineswegs „unglücklich" (OEHLEKKER) zu erscheinen, wenn man sich abgewöhnt, darunter 1. etwas Physiologisches und 2. etwas nur den Knochen Betreffendes zu verstehen.

JUNGHANNS hat den Unterschied zwischen einer normalen und einer gestörten Knochenbruchheilung sowie die Verhältnisse bei den einzelnen Sudeck-Phasen anschaulich in 2 Schemata dargestellt, die die pathologische Natur der akuten Sudeck-Phase erkennen lassen, wenn dazu auch nicht Stellung genommen wird.

Wie schon angedeutet, hat DYES vom Standpunkt des Röntgenologen Beiträge für die Annahme einer pathologischen Reaktion in der akuten Phase gegeben, die lehrreich sind und wiedergegeben zu werden verdienen; ihnen braucht nichts hinzugefügt werden:

„Wenn ich dieser Auffassung SUDECKS (daß „die Fleckigkeit geradezu ein Beweis einer gesunden und kräftigen Reaktion ist und eine pathologische Reaktion ausschließt") auch keineswegs ganz zustimmen kann, vielmehr in diesem Zusammenhang darauf hinweisen muß, daß wir vor dem Kriege Dysporose nach Frakturen nur selten, seit Kriegsbeginn aber immer häufiger und jetzt fast regelmäßig zu sehen bekommen, wir aber nicht feststellen können, daß die Knochenbrüche jetzt besser heilen als vor dem Kriege, so bleibt bei diesem Massenexperiment eines jedenfalls sicher, daß nämlich der erste Vorgang aller Knochenbruchheilung, der Knochenabbau, gesteigert ist und somit der Name Dysporose für die I. Phase der Sudeckschen Krankheit zu Recht besteht." ... „Wie oben gesagt, sehen wir aber von der *normalen* Heilentzündung des Knochenbruchs hauptsächlich den Knochenanbau und nichts oder sehr wenig von dem voraufgehenden oder begleitenden Abbau bzw. der Entkalkung, ohne die der Knochenumbau der Bruchstückenden ja ein Ding der Unmöglichkeit wäre. Daraus muß der Schluß gezogen werden, daß der Abbau durch Knochenanbau ausreichend kompensiert wird, um im Röntgenbild nicht in Erscheinung zu treten. Es ist dies der Vorgang, den BIER als Heilentzündung bezeichnete. Wir müssen also den Ausdruck Heilentzündung bei Knochenbrüchen für das reservieren, was wir — im Röntgenbild — nicht sehen. Das Röntgenbild der Sudeckschen Porose ist aber geradezu durch etwas Sichtbares, die Entschattung, gekennzeichnet und dies weist eindeutig darauf hin, daß sich An- und Abbauvorgänge nicht die Waage halten, sondern daß die letzteren überwiegen." ... „Wenn wir also in der Gedankenrichtung BIERS, die SUDECK aufgenommen hat, das Röntgenbild richtig beurteilen wollen, so muß die I. Phase der Sudeckschen Porose als eine *übermäßige Heilentzündung* bezeichnet werden."

Noch wichtiger ist vielleicht folgender Einwand von DYES: „In einem anderen Punkte erscheinen mir aber Mikro- und Röntgenbilder nicht übereinzustimmen, und das ist der *Grad* des Knochenschwundes. Den unteren, im Röntgenbild eben wahrnehmbaren, Schwellenwert des Kalkverlustes schätzt GRASHEY auf 15%, A. KÖHLER sogar auf 60%. Benutzen wir den für unsere Überlegungen ungünstigeren Schwellenwert von 15%, so würde das bedeuten, daß der an Bruchstückenden auftretende Knochenumbau unsichtbar bleibt, solange der Knochenabbau dem -anbau um nicht mehr als 15% Kalkverlust vorauseilt. Stärkere Vorgabe wird auf dem Röntgenbilde als Entschattung im Sinne der „übermäßigen Heilentzündung" sichtbar. Betrachtet man die Röntgenbilder der von RIEDER untersuchten entschatteten Knochen von diesem Gesichtspunkt aus, so muß man den *Kalk*schwund höher einschätzen, als dem durch die zugehörigen Mikrobilder nachweisbaren *Knochen*schwund entspricht. An besonders stark entschatteten Stellen ist er so groß, daß Knochenstrukturen auf dem Röntgenbild kaum noch erkennbar sind, besonders wenn man die Umgebung dieser Stellen abdeckt. Hier erreicht der Kalkschwund fast 100%. Auf den Mikrobildern fehlt aber fast überall der Beweis, daß die Knochenbälkchen beispielsweise etwa auf 50% ihrer Dicke abgebaut wären, daß aber der Kalkschwund an vielen solchen Stellen mindestens 50%, vielfach aber bedeutend mehr betragen muß, ergibt sich zwingend auf den zugehörigen Röntgenbildern."

Zu der Anerkennung der akuten Sudeck-Phase als physiologischer Vorgang in einigen neueren Arbeiten sind einige Bemerkungen zu machen:

1. Die Annahme einer physiologischen Phase geht *nur* vom Knochenbruch aus. Sie ist ein Requisit der „Knochenaera des Sudeck". Bei anderen Sudeck-Entstehungen, z. B. bei Tuberkulose, Nervenverletzungen usw. wird es vermieden, von einer physiologischen Phase zu sprechen.

2. Nicht verständlich ist auch, daß in neueren Arbeiten die akute Sudeck-Phase als physiologisch bezeichnet wird, obwohl die pathogenetischen Vorgänge auch in dieser Phase auf eine peristatische Hyperämie zurückgeführt werden. Diese Durchblutungsform ist aber bereits eine krankhafte Gefäßreaktion. Infolgedessen müßte man auch ihre Folgen als pathologisch bezeichnen. Von einer physiologischen Reaktion könnte man nur dann sprechen, wenn eine aktive (fluxionäre) Hyperämie bestände.

3. Umgekehrt kann man aus der Tatsache, daß eine Reihe von Bearbeitern des Sudeck-Syndroms, die dessen akute Phase physiologisch nennen, dennoch aber in diesem Stadium bereits mit einer Therapie (nicht nur Prophylaxe) beginnen, auf eine unausgesprochene bzw. „latente" Erkenntnis des pathologischen Charakters beim akuten Sudeck schließen.

4. Eine Inkonsequenz ist auch gegeben, wenn man die in der akuten Sudeck-Phase zu beobachtende Muskelatrophie mit Tonusherabsetzung, die Gelenkversteifungen, das Ödem als nicht im Widerspruch befindlich mit der Annahme eines physiologischen Vorganges ansieht.

Die Besprechung der Phasendeutung führt auch zu der Frage, ob beim Sudeck überhaupt eine *Einteilung in Stadien* berechtigt ist.

In seiner Arbeit über die Phasendeutung hat BLUMENSAAT bereits die Auffassung vertreten, daß die beim Sudeck geübte Unterteilung kaum ein Vergleichsbeispiel in der Krankheitslehre hat. Durch die Beurteilung auch der Phase I als pathologischer Vorgang könne man daher die bisherige Unterteilung nicht mehr vertreten und höchstens von einer akuten und einer chronischen Phase sprechen. Und die Phase III sei, wenn vorhanden, keine Phase, sondern ein klinischer Ausheilungszustand, eine Defektheilung; derartige Defektheilungen pflegen aber bei anderen Krankheiten keineswegs als Phase bezeichnet, ja überhaupt nicht registriert zu werden.

Die heutige Sudeck-Erklärung (mit Einbeziehung der Lehre SELYES) und die Ergebnisse der physiologischen Sudeck-Forschung (Abschnitt B III 4) lassen eine Unterteilung der beiden ersten Sudeck-Phasen noch weniger begründet erscheinen.

Man wird sich fragen, warum an dieser Stelle mit einer derartigen Ausführlichkeit und auch Akzentuierung die Ansicht einer pathologischen Natur der akuten Sudeck-Phase vertreten bzw. — umgekehrt — gegen die bisherige Deutung als physiologischer Vorgang Stellung genommen wird.

Die Antwort gibt die Praxis. Es sind die Erfahrungen, die wir früher bei unserem Krankengut erheben mußten, und die man als Gutachter noch immer macht.

Auf der einen Seite ist es das Wissen, daß das Sudeck-Syndrom heute an Häufigkeit und Folgenschwere die Hauptkomplikation bei Unfallverletzungen darstellt, und auf der anderen Seite die Beobachtung einer diagnostischen und therapeutischen Vernachlässigung der akuten Sudeck-Phase aufgrund der immer wieder eingehämmerten Vorstellung eines physiologischen Geschehens dabei. Sie hat BLUMENSAAT zu folgenden Ausführungen veranlaßt: „... Dieser Hinweis an dieser Stelle erscheint mir aus therapeutischen Gesichtspunkten besonders wichtig zu sein, weil die bisherige Deutung des Sudeck I als physiologischer Umbau- und Heilungsvorgang zwanglos dahinführen mußte, die akute Sudeck-Phase als schicksalsmäßig, ja als therapeutisch und prognostisch erwünscht hinzunehmen, wurde sie ja zur Heilung erforderlich erachtet. Diese gewissermaßen legalisierte therapeutische Mißachtung des ersten Sudeck-Stadiums ist die Ursache zwar nicht einer „Entgleisung" gewesen, denn eine Entgleisung gibt es nicht, wenn man die akute Phase schon als krankhaftes Geschehen ansieht, sondern, was auf dasselbe herauskommt, einer wesentlichen Verschlimmerung in vielen Fällen, eines Überganges des therapeutisch noch günstigen akuten Sudeck in die chronische Phase mit einer um viele Monate, ja Jahre betragenden Verlängerung der Erkrankungsdauer sowie den entsprechenden gesundheitlichen und wirtschaftlichen Konsequenzen."

Es gilt daher für das Sudeck-Syndrom erneut die Feststellung, die von SUDECK stammt und ihn 1943 schreiben ließ:

„Die neueren Erkenntnisse erfordern eine grundsätzliche und entschlossene Umstellung sowohl der bisherigen Auffassung von der Pathogenese als auch der Terminologie, denn beide waren bislang in falsche Grundbegriffe eingeordnet und sind durch 4 Jahrzehnte lang fortgesetzte Übung so festgefahren, daß es einige Schwierigkeiten machen wird, sie aus den alten Irrtümern zu lösen."

Anhang: Kollateraler Sudeck, Herd—Hof-Theorie. VICTOR SCHAEFER hat 1938 den RICKERschen Begriff vom Herd und Hof in die Erklärung des Sudeck-Syndroms eingeführt. Er hat damit der Deutung SUDECKS für die Beteiligung von Geweben oder ganzen Gliedmaßenabschnitten, die vom Insult nicht unmittelbar betroffen waren, aber doch eine Dystrophie bekamen, eine ralations-pathologische Erklärung geben wollen. Praktisch ist es die gleiche Erklärung, die SUDECK mit den Bezeichnungen „kollaterale Heilentzündung", „kollaterale Atrophie", „kollaterale Ausstrahlung der Heilentzündung" usw. schon zum Ausdruck gebracht hatte.

Die Definition V. SCHAEFERS, daß die Sudecksche Krankheit eine verstärkte neurogene Hofbildung um einen Herd beliebiger Genese ist, kann zweifellos für das Geschehen beim Sudeck zutreffen. Und wenn man am Beispiel des Furunkels, von dem RICKER ja ausgegangen ist, auch die Hofreaktion als Ausdruck einer peristatischen Hyperämie, und nicht mehr, wie früher, als Zeichen einer Demarkierung, einer Schutzabwehr ansieht, so beweist auch die relationspathologische Deutung der gleichen, vielleicht gradweise unterschiedlichen Reaktionen in der näheren und weiteren Umgebung eines „Sudeck-Herdes" wieder die pathologische Natur derselben.

Die Bedeutung der Herd-Hof-Theorie beim Sudeck-Syndrom wird durch einige untergeordnete Darstellungen, z. B. über die Inaktivitätsatrophie der Muskulatur dabei, praktisch nicht beeinträchtigt.

Wenn man dennoch bei der Übertragung der Herd-Hof-Erklärung auf das Sudeck-Syndrom, die ja gerade für einen Chirurgen etwas Heimisch-Bestechendes hat, gewisse Bedenken bekommt, so entstehen diese einmal durch die Verallgemeinerung der reflektorischen Hofreaktion und durch einige besondere Anschauungen dabei.

So ist es natürlich nur selten möglich, bei einem Knochenbruch, der ja in der Sudeck-Statistik weitaus an der Spitze liegt, zwischen einem Herd und einem Hof zu unterscheiden. Auch bei „reinen" Knochenbrüchen sind seine primären Folgen fast nie auf den Knochen allein beschränkt, wie besonders JAKOVLJEVIČ und LINDENSCHMIDT gezeigt haben (S. 12), sondern es besteht eine unmittelbare und mittelbare Beteiligung der Umgebung, insbesondere des Muskulatur durch Riß, Bluterguß usw.

OEHLECKER, der im übrigen die „Bezeichnungen" Herd und Hof treffend und annehmbar nennt, hat aber anscheinend gewisse Bedenken. Denn er schreibt: „Die Umkreiserscheinungen treten bei der akuten Phase im allgemeinen umso mehr hervor, je schwerer die Verletzung ist oder je stärker der Reiz eines entzündlichen Herdes ist. Es gibt hier aber auch Ausnahmen. Und manchmal bleibt es ungeklärt, warum in dem einen Fall die Hofsymptome sich nicht einstellen und in einem anderen Fall verhältnismäßig sehr stark auftreten. (Bei dem Worte „Hof" kommt wohl das oft weite Ausstrahlen des sekundären Reizes nicht recht zum Ausdruck)." Übrigens wies OEHLECKER an Hand seiner kürzlich mitgeteilten Beobachtung von zwei Sudeck-Fällen nach versehentlicher intraarterieller Strophantineinspritzung darauf hin, daß es dabei keinen eigentlichen Herd gab, sondern nur Hoferscheinungen.

G. BRANDT wandte gegen SUDECKS „kollaterale Ausstrahlung der Entzündung", die eine direkte Abhängigkeit vom Herdgeschehen bedeuten würde, ein, daß eine solche Abhängigkeit nicht vorliegt; denn die kollaterale Entzündung wirke nach Abheilung des Herdes noch fort, die Intensität der Herderscheinungen sei also nicht ausschlaggebend. Dieser richtige Einwand trifft u. E. auch für die Herd-Hof-Theorie zu. Nimmt man wieder das Beispiel Sudeck nach Knochenbruch, so steht klinisch (und versicherungsrechtlich!) die Dystrophie des sog. Hofgebietes weitaus im Vordergrund. Sie wirkt noch Monate und Jahre nach Abheilung der Fraktur unter Umständen nach. BRANDT betont, wahrscheinlich aus ähnlichen Überlegungen heraus, folgerichtig, daß nicht die auslösende Ursache, sondern die Auswirkung der reaktiven Vorgänge entscheidend ist.

Die Ansicht SCHAEFERS, daß die Zirkulationsstörung im Hof schwächer ist als die im Herd, da die direkte Wirkung, die im Herd vorherrsche, im Hof nicht bestehe, ist relationspathologisch gedacht. Ihr ist aber nicht zuzustimmen; die praktischen Erfahrungen beim Sudeck sprechen auch gegen diese Erklärung. Auch kann man bei Frakturen z. B. die Durchblutungsveränderung im („Herd") Knochen nicht mit der in den Weichteilen vergleichen, da im Knochen andere physikalische Bedingungen bestehen.

Es sind an sich nur untergeordnete Einwände und Bedenken, die sich aus einer relationspathologischen Übertragung der Herd-Hof-Erklärung oder einer Verallgemeinerung derselben ableiten lassen. Das Sudeck-Syndrom wird dadurch in grundsätzlichen Fragen nicht berührt.

V. Das Krankheitsbild des Sudeck-Syndroms

Das Sudeck-Syndrom als Krankheitsbild erfährt erst an einer für eine Monographie ungewöhnlich späten Stelle eine Darstellung. Das liegt daran, daß in einer Bearbeitung „des heutigen Standes der Lehre vom

Sudeck-Syndrom“ die Fragen der Ätiologie und Pathogenese an Bedeutung im Vordergrund stehen. Zudem ist das Krankheitsbild des Sudeck im wesentlichen unverändert geblieben, seine Kenntnis kann also weitgehend vorausgesetzt werden. Auch hat es eine ausgezeichnete Bearbeitung in der klinischen und röntgenologischen Literatur erfahren.

Wenn nun eine Darstellung gegeben wird, die natürlich *abgerundet* sein muß, so wird doch der Schwerpunkt der Besprechung auf die Symptome des Sudeck gelegt, die durch die Deutung der akuten Phase als krankhaftes Geschehen eine besondere Berücksichtigung verlangen. Dementsprechend wird im Abschnitt Therapie die Anpassung der Behandlungsart an die neueren pathogenetischen Erkenntnisse als wesentliche Aufgabe betrachtet.

Auch für den klinischen Teil ist die Wiederholung des Hinweises erforderlich, daß es sich beim Sudeck-Syndrom nicht um eine *Knochen*-Erkrankung handelt, sondern um eine Dystrophie *aller Gewebe*. Und da diagnostisch und therapeutisch die Weichteile weitaus wichtiger sind, soll zur Unterstreichung dieser Tatsache den Weichteilvorgängen das Primat bei der Darstellung zukommen.

Diese Rangordnung bedeutet natürlich keine Schmälerung des Skeletbefundes bzw. des ihn wiedergebenden Röntgenbildes. Auch für die Diagnose gilt der Ausspruch OEHLECKER: „Bei der Begutachtung einer Sudeckschen Erkrankung gehört ganz besonders Klinik und Röntgen zusammen. Man soll nicht einseitiger Filmbeschauer, sondern auch lebendiger Fleischbeschauer sein.“

Allgemein ist zu dem Krankheitsbild des Sudeck-Syndroms festzustellen, daß in Übereinstimmung mit der Zunahme des Sudeck an Häufigkeit und Intensität auch eine Akzeleration der klinischen und röntgenologischen Erscheinungen zu beobachten ist. Hierdurch sind abweichende zeitliche Angaben über Eintritt und Ablauf des Syndroms zu erklären.

Endlich ist darauf hinzuweisen, daß bei der Darstellung des Sudeck-Krankheitsbildes nicht von der alten Phasendeutung, sondern von der Unterteilung in eine akute und eine chronische Erscheinung ausgegangen wird. Dabei ist aber nochmals hervorzuheben, daß im Einzelfall kaum jemals auch nur mit einer gewissen Genauigkeit eine Unterscheidung möglich ist. Der Übergang ist zu fließend. Das trifft auch für die Röntgenbefunde zu, abgesehen davon, daß diese zeitlich später in Erscheinung treten. Im Anschluß an die beiden Stadien wird die als Endatrophie bezeichnete Phase dargestellt, die in Wirklichkeit aber ein Ausheilungszustand im Sinne einer Defektheilung ist.

1. Klinische Diagnose und Verlauf

Das Sudeck-Syndrom an den *Weichteilen* besteht aus den Symptomen Schmerz, Durchblutungsänderung (Ödem, Cyanose, fragliche Erhöhung der Hautwärme), Stoffwechseländerungen, Muskelatrophie, Gelenkversteifungen und Haut- sowie Hautanhangsveränderungen. Die Reihenfolge der Aufzählung entspricht der frühdiagnostischen Bedeutung der Symptome.

Das *erste* Zeichen des beginnenden (nicht drohenden!) Sudeck ist der *Spontanschmerz*. Dem Kenner erlaubt er bereits die Diagnose. Man kann bei Knochenbrüchen sagen, daß der *Spontan*schmerz das *einzige* Frühsymptom ist. Alle anderen Frühzeichen werden meist durch den Gipsverband verdeckt. Die Frühschmerzen haben eine verschiedene Stärke. Ihrer Art nach werden sie fast immer als brennend (kausalgiform) angegeben; sie sind bereits am 3., spätestens am 7. Tage nach einer Fraktur vorhanden. Ihr Sitz wird von der Mehrzahl in die Gelenke, von anderen in die Muskulatur, vereinzelt auch in das Skelet verlegt (s. S. 100).

Der Frühschmerz ist keine Ursache, sondern Folge des Sudeck. „Die Sudecksche Krankheit kommt nicht unbemerkt; sie ist beherrscht von Schmerzen, schon lange bevor sie eine ‚Krankheit' ist. Der Schmerz ist aber nicht Ursache, sondern selbst nur ein Symptom, ein Kardinalsymptcm, das als erstes auftritt und den Patienten bis zu seiner Ausheilung begleitet." (MOSER.) Dieser Sudeck-Frühschmerz muß von dem Wund- bzw. Verletzungsschmerz und von dem später, bei bereits bestehendem Sudeck, auftretenden Bewegungs- und Belastungsschmerz, der auch ein Sudeck-Symptom ist, unterschieden werden.

Auf den Frühspontanschmerz haben besonders F. BECKER, BLUMENSAAT, HIRSCHMANN, E. KAISER, SCHEIBE und KARITZKY hingewiesen. In der Mehrzahl der Sudeck-Arbeiten ist dieses wichtige Symptom nicht erwähnt. Manche Autoren legen den subjektiven und Weichteilveränderungen in der akuten Phase überhaupt nur wenig Bedeutung bei.

Das 2. Frühzeichen ist die Durchblutungsänderung, die sich als Hyperämie, Überwärmung und besonders als Ödem darstellt und schon vom 6. bis 10. Tag ab erkennbar sein kann.

Hinsichtlich der Hyperämie und ihres sichtbaren Ausdrucks finden sich uneinheitliche Angaben. So wird die Rötung der Haut von einigen als frisch und rot beschrieben, von den meisten aber als bläulich, cyanotisch. Offensichtlich ist dabei eine akute reaktive posttraumatische Hyperämie mit der passiven Hyperämie verwechselt; letztere besteht beim akuten Sudeck. Die Cyanose ist an Händen, Füßen und am Unterschenkel stärker ausgeprägt. Erhebliche Grade erreicht sie häufig an den Fingern und Zehen, wo sie auch länger anzuhalten pflegt.

Über die Erhöhung und den Grad der Hautwärme gehen die Ansichten ebenfalls etwas auseinander. Sie ist zweifellos in leichten Graden gegeben, wie sich beim Vergleich mit der anderen Extremität erweist (S. 85).

Ein Hauptsymptom ist das Weichteilödem. Es ist meist erheblich und aufgrund seiner Farbe nicht mit einem Fraktur- oder Kontusionshämatom zu verwechseln. Ein Frühödem ist immer ein Ausdruck des beginnenden Sudeck, während das bei einem Spätödem nicht ohne weiteres der Fall ist (S. 28 und 162). Auch beim akuten Sudeck kann das selten teigige, meist derbe Ödem an einzelnen Gliedmaßenabschnitten stärker ausgeprägt sein; es nimmt distalwärts im allgemeinen zu.

Sehr rasch setzt beim Sudeck der Muskelschwund ein, der nach MAURER, MAU und MUFF den Quadriceps und den Deltoideus bevorzugen soll. Er ist vorwiegend Folge einer reflektorischen Inaktivitätsatrophie und geht mit einem Tonusverlust einher. Dagegen kommt eine Entartungsreaktion nicht vor (S. 95ff). HIRSCHMANN fiel beim akuten Sudeck eine starke Druckschmerzhaftigkeit und Schrumpfungsneigung der Muskulatur auf.

Daß man bei den Sudeck-Erscheinungen in der Muskulatur Folgen eine primären traumatischen Mitverletzung abgrenzen muß, wurde bereits erwähnt

S. 12 und 95). Möglicherweise handelt es sich bei der Volkmannschen ischaemischen Muskelkontraktur auch um eine Sudeck-Folge, bei der außer Dystrophie mit Ödem eine mechanische Komponente durch den Gipsverband beteiligt ist (S. 80) (BOLLIGER, BLUMENSAAT).

Ein wichtiges Frühzeichen des Sudeck ist die oft erhebliche Bewegungseinschränkung mit Verdickung der Gelenkkapsel und meist beträchtlichem Bewegungsschmerz. Diese Erscheinungen werden auf ein Ödem der Gelenkkapsel zurückgeführt. Auch nimmt man aufgrund einer Übertragung der Lehre SCHADEs auf das Sudeck-Syndrom an, daß der Gelenkknorpel bei Veränderung des kolloidalen Gleichgewichtes durch Acidose besonders rasch und empfindlich mit einer Quellung antwortet.

Nicht selten finden wir auch eine Ergußneigung in den betroffenen Gelenken, die bisher nicht als Sudeck-Symptom genannt ist. Es ist schwer zu sagen, ob es sich dabei um eine Sudeck-Folge handelt; nach unseren Erfahrungen möchten wir das annehmen. Bei der Permeabilität, die das Sudeck-Syndrom auszeichnet, ist eine Exsudation bzw. Transsudation auch in die Gelenke ohne weiteres vorstellbar.

Weniger charakteristisch und auch wesentlich seltener vorkommend als angegeben, findet man Erscheinungen an der Haut und ihren Anhangsgebilden, so eine Zunahme des Haarwuchses und stärkeres Wachstum der Nägel mit vermehrter Wölbung, Veränderungen, die ich als mittelbar ansehen möchte. Häufig ist dagegen eine Hyperhidrosis, besonders im Bereich der Handflächen und Fußsohlen, wo sie kaum einmal vermißt wird. (S. 97).

Der Frühnachweis des Sudeck ist also aufgrund charakteristischer Zeichen möglich. Die Frühsterkennung sollte zumindest als Verdachtsdiagnose gestellt werden. Gerade für das Sudeck-Syndrom gilt in diesem Zusammenhang als wichtiger diagnostischer Hinweis, daß man daran denkt.

Bei der Mehrzahl der Frühfälle von Sudeckscher Krankheit gehen die Erscheinungen an den Weichteilen innerhalb von 6 bis 12 Wochen vollständig zurück. Ein kleinerer Teil erfährt aber eine rasche Zunahme bzw. eine allmähliche Veränderung der Erscheinungen. Es sind dies die Fälle, bei denen man von einer angeblichen Entgleisung und Übergang in die sog. Phase II, das Stadium der Dystrophie, sprach. Auch wenn man diese Phasendeutung beiseite läßt, ist es nicht so, daß die II. Phase frühestens 3 bis 4 Monate nach der Schädigung beginnt, wie es im Schrifttum meist heißt. Abgesehen davon, daß es beim Sudeck-Syndrom weder zeitliche noch symptomatische Abgrenzungsmöglichkeiten gibt, seine Entwicklung fließend ist und, wie bei anderen Erkrankungen, hinsichtlich Eintritt und Ablauf der Erscheinungen von der Intensität usw. abhängt, stimmt die Zeitangabe von mindestens 3 bis 4 Monaten nicht mehr. Nach unseren Erfahrungen kann der als II. Phase beschriebene chronische Zustand sich schon wesentlich früher, und zwar nach etwa 5 bis 6 Wochen einstellen. Auch BOLLIGER beobachtete Eintrittszeichen von 2 bis 3 Monaten. Diese „Verfrühung" wurde bereits als Ausdruck einer Akzeleration und als Teilerscheinung innerhalb der Häufigkeits- und Intensitätszunahme des Sudeck-Syndroms erwähnt.

Heilt nun der Sudeck nicht innerhalb von 6 bis 8, spätestens und ausnahmsweise bis 12 Wochen, so gelangt er in die chronische Phase. Es kommt zu dem allmählichen Bild einer Verminderung der entzündungsähnlichen Erscheinungen. Die „Hitzigkeit“ (OEHLECKER) schwindet. Wir sehen also eine verminderte Durchblutung der Haut mit mehr grauer oder blasser Cyanose, Hypothermie, Kälteempfindlichkeit und einem meist stärkeren, selten geringen, gewöhnlich harten Ödem. Diese Erscheinungen nehmen bei zu früher Belastung erheblich zu, so daß das Ödem auch teigig und die Hautfarbe dunkelblau wird; dazu treten Belastungsschmerzen. Eine Zunahme der Muskelatrophie in der chronischen Phase wird bestritten; dagegen neigt die Muskulatur zu stärkerer Schrumpfung und zu einer Verlötung, besonders im Quadricepsbereich. Die bisherige Verminderung des Muskeltonus ist weniger deutlich ausgeprägt. Mehr oder weniger vollständig ist jetzt die Gelenkversteifung; daran ist gewöhnlich neben der fibrösen Umwandlung des Kapselbandapparates eine bindegewebige Ankylose der Gelenkflächen beteiligt. Gelenkergüsse sind nicht mehr nachzuweisen. Beim Versuch einer aktiven oder passiven Bewegung treten stärkere Schmerzen auf. Die Haut ist atrophisch, nur schlecht abhebbar, trocken, spröde, nur selten etwas abschilfernd und hat das Aussehen der sog. Glanzhaut. Nach MAURER ist die Reaktion der Haut auf Eisstückchen fast völlig aufgehoben. Die Lederhaut ist dünn, papierartig. Durch Schwund des Unterhautzellgewebes treten die Gelenkumrisse stärker hervor. Die Hyperhidrosis hat einer normalen oder gar einer verminderten Schweißabsonderung Platz gemacht. An den Nägeln fällt ein langsameres Wachstum mit Brüchigkeit, Rillenbildung, Querriefelung und Glanzlosigkeit auf. Endlich kann der Haarwuchs eine Verminderung erfahren oder ganz fehlen. Im Gegensatz zu einigen Autoren konnten wir Spontanschmerzen in der chronischen Sudeck-Phase nicht beobachten, während Bewegungs- und Belastungsschmerzen nie fehlen. Endlich ist zu erwähnen, daß HIRSCHMANN das Vorkommen von Sensibilitätsstörungen auch in der dystrophischen Sudeck-Phase verneint.

Die chronische Sudeck-Phase geht langsam in Heilung aus. Diese Heilung ist aber keine restitutio ad integrum, sondern eine Defektheilung. Nur wenige Autoren sind der Meinung, daß auch aus dem chronischen Stadium eine völlige Wiederherstellung erfolgen kann (RIEDER, MAU, OEHLECKER, MARTI, ABESSER u. a.). Es scheint aber, daß bei der Annahme einer völligen Wiederherstellung verschiedene Gesichtspunkte (isolierte Beurteilung der Weichteile oder des Skelets) obwaltet haben. Dementsprechend schwanken auch die Angaben über die Dauer der chronischen Sudeck-Phase. MAURER spricht von einer Dauer von mindestens 9 bis 12 Monaten nach Beginn der Schädigung, OEHLECKER gibt an, daß eine Gliedmaßendystrophie lange Monate, 1 bis 2 Jahre oder noch länger dauern kann. Nach BOLLIGER tritt das Stadium der Atrophie meist nach 6 bis 12 Monaten ein, eine Zeit, die auch unseren Erfahrungen entspricht. Diese Abweichungen beruhen darauf, wie wir an unserem Krankengut feststellen können, daß mit zunehmenden Erfahrungen, d. h. mit der Frühstdiagnose und -Behandlung, sowie mit richtiger Testung, die Zahl der schweren und daher langdauernden Dystrophie-Fälle eine wesentlich kleinere geworden ist.

Daß eine anatomische, und auch eine klinische, Heilung des Sudeck-Syndroms nicht erwartet werden kann, sofern es zum chronischen Stadium gekommen ist, geht aus seiner Pathophysiologie hervor. Es ist verständlich, daß eine Sudecksche Reaktion in Form von Ödem und Granulationsgewebe in den Weichteilen vollständig zurückgehen kann. Nicht ist das aber möglich, wenn es zu einer fibrösen Umwandlung des Granulationsgewebes auf Kosten des Parenchyms gekommen ist. Es gibt zwar auch hier vereinzelte Andeutungen, nach denen diese Bindegewebsbildung reversibel sein soll. Ich halte das für unwahrscheinlich bei Erwachsenen. Eine derartige restitutio wäre ohne Vergleichsvorgang in der menschlichen Pathologie. Gerade das Verhalten der Gelenke beim chronischen Sudeck lehrt uns das. Eine Ausnahme machen zwei Gewebe. Es sind dies das Muskelgewebe und der Knochen. Muskeln können nämlich bis auf eine geringe Restatrophie vollständig regenerieren. Da aber nicht vorstellbar ist, daß dieses Gewebe eine Ausnahme von der eben genannten, irrelevanten pathophysiologischen Reaktion darstellt, kann man nur schließen, daß der oft hochgradige Muskelschwund nicht durch fibröse Umwandlung, sondern in der Hauptsache durch eine Atrophie zu erklären ist. An derselben ist wahrscheinlich neben einer reflektorischen Ursache auch eine Abschaltungsdurchblutung in Form einer Eröffnung der arteriovenösen Durchblutung beteiligt, wie sie BOLLIGER, SIEBER und MEISSNER gefunden haben (S. 90 ff). Eine Ausnahme bei der Wiederherstellung der Muskeln machen die Verlötungen, wie wir sie besonders im unteren Quadricepsbereich sehen. Sie sind aber wohl weniger ein Ergebnis der muskulären Reaktion und auch nicht in der Muskulatur gelegen, sondern mehr eine gewebliche und lokalisatorische Reaktion der Aponeurosen und Fascien. Was den Knochen als Ausnahmegewebe anbetrifft, so ist bei ihm eine völlige Wiederherstellung auch bei der akuten Sudeck-Phase die Ausnahme. Meist bleibt eine geringe Osteoporose zurück. Diese Ausnahme ist aber nicht auf die eigentliche Sudeck-Reaktion zurückzuführen, sondern wahrscheinlich auf die besonderen physikalischen Gegebenheiten im Knochen mit dem pathologischen Umbau (S. 119 ff).

Die Defektheilung nach *abgelaufenem* Sudeck-Syndrom erfährt durch das Bild einer mehr oder weniger starken Atrophie seine Prägung. Hervorzuheben ist aber, daß auch die Zeichen dieser Atrophie in den letzten Jahren hinsichtlich Art und Stärke aus den oben genannten Gründen einer Frühbehandlung wesentlich geringer geworden sind. Allgemein fällt an der betroffenen Extremität eine leichte allgemeine Atrophie, eine „Verschmächtigung" (RIEDER) auf, die gewöhnlich so gering ist, daß sie nur bei der vergleichenden Umfangmessung erkannt wird. Sie kann aber bei schwerem Sudeck-Verlauf auch beträchtlichen Ausmaßes sein. Offensichtliche, d. h. stärkere Durchblutungsminderungen und vasomotorische Störungen fehlen; eine verminderte Vascularisation konnte von BOLLIGER klinisch und histologisch nur vereinzelt nachgewiesen werden. Ein derbes oder teigiges Ödem ist angedeutet bzw. nach Belastungen zu sehen. Hautfarbe und Hautwärme sind im allgemeinen wieder normal, desgleichen Haarwuchs, Verhalten der Nägel und Schweißbildung. Eine gewisse Verdünnung der Haut und Unterhaut bleibt bestehen. Die Muskulatur läßt gewöhnlich eine geringfügige Atrophie ohne Tonusverlust erkennen, ihr Umfang ist durch Messung, bei dem sich meist nur Differenzen von 1 cm ergeben, wegen der Verdünnung von Haut und Unterhautfettgewebe schwer zu bestimmen. Am meisten fallen Kontrakturen der Gelenke auf. Schmerzen fehlen oder werden nur bei endständigen Bewegungen oder längerer Belastung angegeben. Sie sind nicht auf muskuläre Ursachen zurückzuführen, sondern auf den Elastizitätsverlust der Gelenkkapsel und besonders des Sehnen-Bandapparates. Inwieweit ein Dauerknorpelschaden zurückbleibt, ist nicht bekannt.

Fürmaier erklärte eine Chondropathia der Kniescheibe entweder als primär traumatische oder als sekundäre Sudeck-dystrophische Folge.

Ob man bei Gliedmaßen, die eine chronische Sudeck-Dystrophie durchgemacht haben, von einer „Charakterisierung durch herabgesetzten Stoffwechsel" und „einem kompensierten, aber verminderten Ernährungszustand" sprechen kann (Hirschmann), gilt sicher nur für Fälle, die besonders schwer verlaufen sind, es sei, daß man eine geringe Endatrophie so kennzeichnet.

Übersehen darf nicht werden, daß nicht alle Erscheinungen, die gelegentlich als Restzustände eines Sudeck-Syndroms angesehen werden, tatsächlich solche sind. So können manche Dauererscheinungen, wie z. B. ein Ödem nicht selten Folge einer Thrombose, eine Ankylose bei Gelenkfrakturen auch Folge einer Knorpelverletzung sein.

Zehntner meint, daß die „atrophische Form", unter der er den Endzustand des Sudeck versteht, „kaum mehr von einem Zustand zu unterscheiden ist, wie wir ihn bei postapoplektischen oder marantischen Atrophien antreffen". Man kann sagen, daß solche Vergleiche nur für verschwindende Ausnahmefälle von Sudeck zutreffen, daher als Beschreibung des Endzustandes nach einer Sudeckschen Dystrophie nicht der Wirklichkeit entsprechen.

2. Röntgendiagnose

Das Wesen des Sudecks im Skelet ist die akute unspezifische Knochenatrophie unter dem Röntgenbild der fleckförmigen Osteoporose (S. 119ff). Es ist bereits die Vermutung geäußert worden, daß die Fleckform den Ausdruck der akuten Erscheinung der Osteoporose darstellt, die im allgemeinen nur bzw. erst als chronische Form angetroffen wird und im wesentlichen für den Sudeck charakteristisch ist. Auch beim Sudeck wird ja von einer Osteoporose erst bei der Endatrophie gesprochen. Trifft die Annahme zu, so bedeutet das, daß die Fleckform ein Zeichen für den noch bestehenden pathologischen Umbau und die diffuse Osteoporose für den abgeschlossenen Umbau ist (S. 121).

Die Darstellung der Röntgenbefunde beim Sudeck verlangt einige Vorbemerkungen.

So ist darauf hinzuweisen, daß die subjektiven und die objektiven Weichteil-Zeichen des Sudeck den Röntgenbefunden vorausgehen. Diese Zeitdifferenz, weniger gut als Inkubationszeit, meist richtiger als Latenzzeit im Schrifttum angegeben, beträgt je nach Knochenstärke und Intensität des Sudeck-Prozesses 14 Tage bis 12 Wochen. Sie ist aber, wie überhaupt das ganze Syndrom, unabhängig von der Stärke der auslösenden Ursache und auch von der Intensität der Weichteilveränderungen. Im Winter ist die Latenzzeit länger als im Sommer, von Maurer auf einen Vitaminmangel zurückgeführt. Bei Frakturen als Hauptursache eines Sudeck kommt hinzu, daß der Röntgennachweis des Sudeck durch die meist übliche Gipsverbandbehandlung um eine zusätzliche Zeitspanne verzögert werden kann. Demnach kommt die Röntgendiagnose des Sudeck zu spät. In der Praxis spielt sie allerdings noch die Hauptrolle. Aber auch die Röntgendiagnose ist immer noch besser als gar keine. Sie erlaubt zumindest noch eine gewisse Verschlimmerungsprophylaxe.

Zur Erkennung der Frühzeichen des Sudeck im Röntgenbild, aber auch zur Differentialdiagnose und zum Ausschluß vorbestehender Veränderungen ist eine Vergleichsaufnahme der „anderen Seite" auf *einem* Film bei *einzeitiger* Belichtung erforderlich. Entschattungen lassen sich nämlich durch abweichende Belichtungs- und Entwicklungstechnik erzeugen. Papieraufnahmen sind nach Möglichkeit zu vermeiden (BAETZNER), da sie sich nicht zum Sudeck-Nachweis eignen.

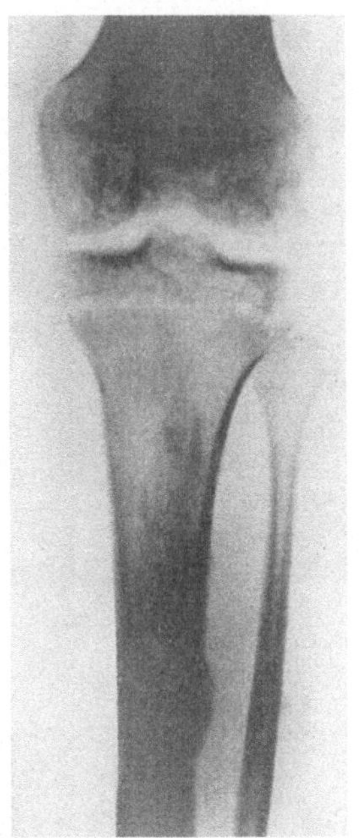

Abb. 8. W. K. ♂ 29 J. Vorwiegend proximale Sudecksche Knochendystrophie nach Biegungsbruch durch Tritt beim Fußballspiel. Keine Kontusion des Kniegelenks und des oberen Unterschenkeldrittels dabei. Starke Osteosklerose im Bereich der ehemaligen Bruchstelle (2 Monate nach dem Unfall).

Bei der Anfertigung von Röntgenaufnahmen ist zu berücksichtigen, daß im allgemeinen die Ausdehnung des Sudeck distalwärts geschieht und in gleicher Richtung an Intensität zunimmt. Eine Ausnahme findet sich in der Abb. 8.

Lieblingssitz der Frühprozesse des Sudeck sind die distalen Epiphysenfugennarben der Vorderarm- und Unterschenkelknochen, sowie die Epiphysen und die Spongiosa der kleinen Hand–Fuß- und Fingerknochen. Der Nachweis an größeren Knochen, ausgenommen das Kniegelenk, und an der Corticalis ist aus röntgenoptischen (BIERLING und REISCH) Gründen erst zu einem späteren Entwicklungszeitpunkt möglich. An der Wirbelsäule ist bisher keine Sudecksche Dystrophie nachgewiesen worden (S. 58ff).

Es ist wichtig zu berücksichtigen, daß es auch für die Skeletveränderungen keine auch nur annähernd genauen Phasenunterschiede gibt. Die ossäre Entwicklung ist genau so fließend wie die der Weichteilveränderungen. Man kann daher nur grob von einem akuten Röntgenbefund sprechen, der mehr den *aktiven* Charakter der Reaktion ausdrückt, und von einem chronischen, der mit dem vorwiegend beendeten pathologischen Umbau übereinstimmt. Durch das zeitliche Nachhinken der Röntgenzeichen des Sudeck hinter dem histologischen Skelet- und dem klinischen Weichteilbefund wird die häufige Beobachtung erklärt, daß man klinisch bereits von der chronischen Phase spricht, während das Röntgenbild noch einen akuten Zustand aufzuweisen scheint, und von der Endatrophie, obwohl im Röntgenbild noch die Zeichen der chronischen Phase zu sehen sind. Dies muß man bei der Art und Dauer der Sudeck-Behandlung berücksichtigen.

Die Deutung der Röntgenbefunde beim Sudeck, zumal im Gefolge von Knochenbrüchen und Knochenentzündungen, verlangt eine differentialdiagnostische Kenntnis und Unterscheidung der sog. Entschattungsmöglichkeiten. Nur die Gleichsetzung aller dieser Formen mit der Sudeck-Dystrophie im Knochen kann man wohl als Erklärung dafür ansehen, daß die Häufigkeit der Sudeck-Diagnose, z. B. nach Frakturen, zwischen 15% und fast 100% schwankt.

Zur Beurteilung der Röntgenbefunde beim Sudeck-Syndrom wird auf die röntgenologischen Arbeiten von DYES, WEISS, BIERLING und REISCH verwiesen.

Zur Illustrierung der Röntgenbefunde beim Sudeck-Syndrom ist ein Begutachtungsfall gewählt worden, der bereits 4 Wochen nach einer infizierten Weichteilverletzung die ersten Erscheinungen von Entschattung im Röntgenbild bot und die Entwicklung des Sudeck besonders gut verfolgen läßt (Abb. 12—17). Die Verwendung der Abbildungen dieses Falles steht dem nicht entgegen, daß ich auch bei der Beschreibung der Röntgenbefunde von dem Modellfall des Sudeck bei Knochenbrüchen ausgehe, zumal diese ja die Deutung der akuten Phase als gesteigerten physiologischen Umbau mit veranlaßt haben.

Bei einem Knochenbruch ist festzustellen, daß der normale, in einem *Umbau* bestehende Heilungsvorgang röntgenologisch nicht nachweisbar ist. Er erreicht nicht den „röntgenoptischen Schwellenwert" (BIERLING und REISCH), der eine Entkalkung von mindestens 15% verlangt. Auch

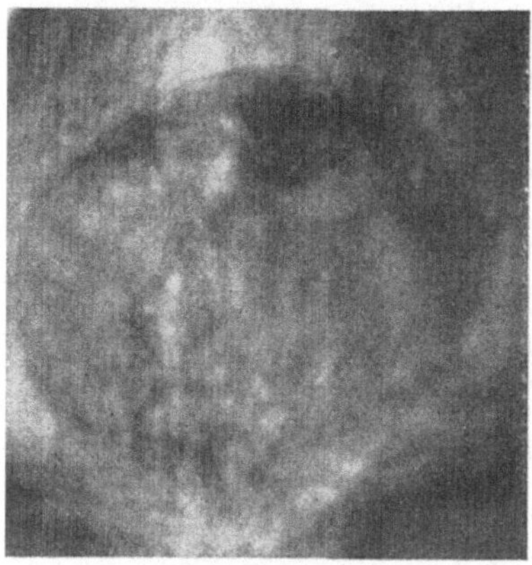

Abb. 9.

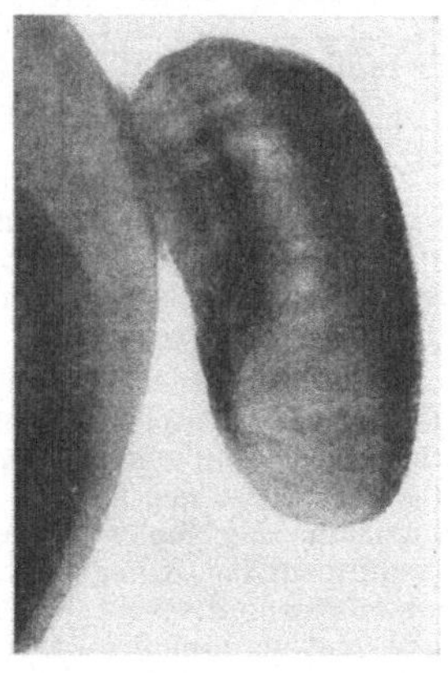

Abb. 10.

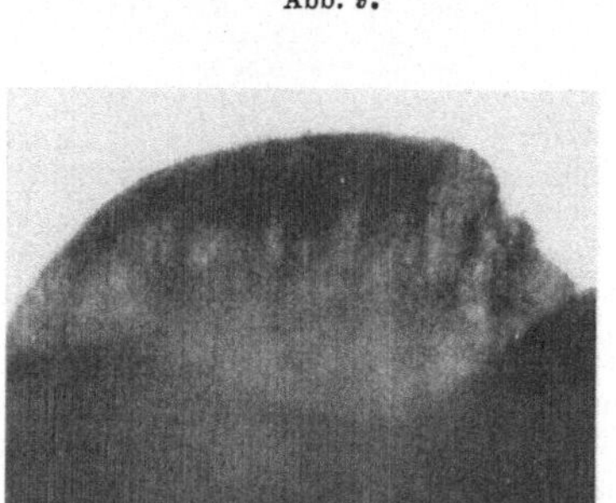

Abb. 11.

Abb. 9—11. [Aus: BLUMENSAAT, Fortschr. Röntgenstr. **40**, 69 (1944)].

S. S. ♀ 31 J. Kontaktaufnahme 1 Jahr nach Sturz auf die linke Kniescheibe: Osteoporose nach durchgemachtem Sudeck. Die Anwendung der Kontaktaufnahmetechnik zeigt die konzentrische und exzentrische Atrophie mit Resorption auch der subperiostalen Howshipschen Lakunen, die bei gewöhnlicher Röntgentechnik kaum darstellbar sind, besonders gut. Das Bild der posttraumatischen Osteoporose ist differentialdiagnostisch nicht von anderen Osteoporoseformen zu unterscheiden. Das ist nur möglich, wenn eine reparatorische („hypertrophe") Oysteoporose wie in Abb. 9—11 vorliegt. Man sieht hier auch die Abhängigkeit der Knochenbälkchen-Richtung von der Beanspruchung.

DYES hat gezeigt, daß die „Euporose" bei der Frakturheilung im Röntgenbild nicht sichtbar ist (S. 142 und 143). Kommt es nun bei dem Heilungsverlauf einer Fraktur zu einer fleckigen oder fleckförmigen Entschattung, so ist diese der Ausdruck einer akuten Knochendystrophie.

Die fleckige Entkalkung kann verschiedenen Aussehens und Sitzes sein. Als Röntgenzeichen eines vermehrten, also pathologischen Abbaues mit negativer Bilanz von Ab- und Anbau kommt die fleckige Entschattung grundsätzlich an *allen* Teilen des bzw. der betroffenen Knochen vor, wie das ja bei dem histologischen und physiologischen Geschehen verständlich ist. Sie tritt aber aus Gründen, die in der Intensität der

Dystrophie *und* in dem physikalischen Verhalten der verschiedenen Knochen (Knochendicke und -dichte, Weichteilschicht, Strukturform

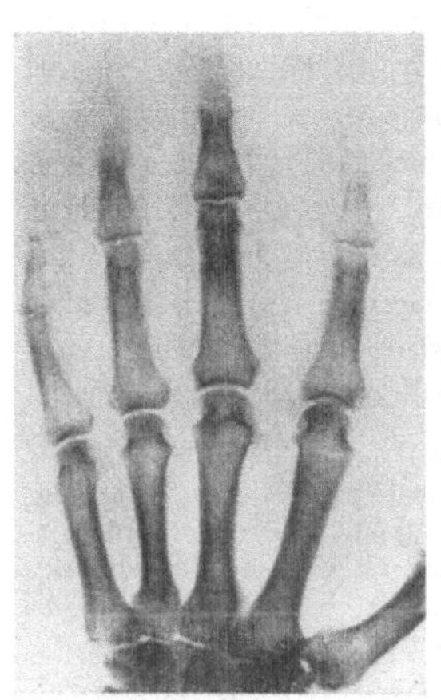

Abb. 12.
10. IX. 53: li. Hand o. B.

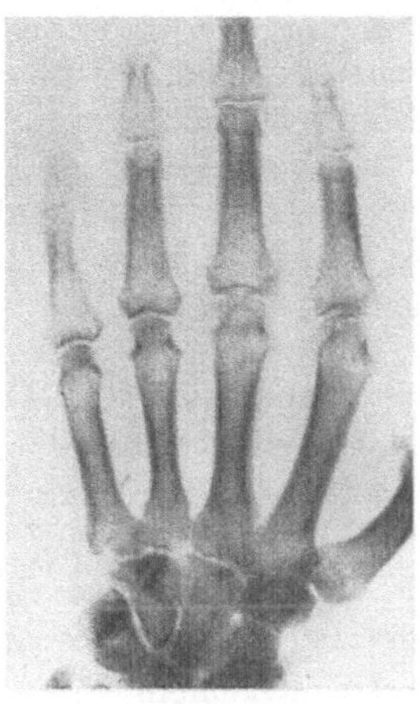

Abb. 13.
12. X. 53: Beginnende Entschattung der Phalangen.

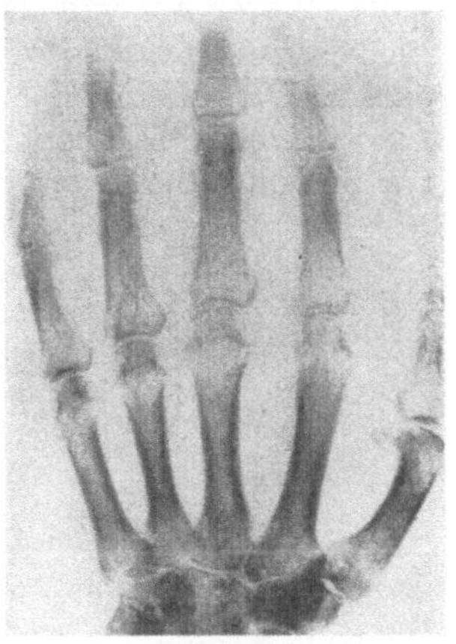

Abb. 14.
17. XI. 53: deutliche fleckige Osteoporose.

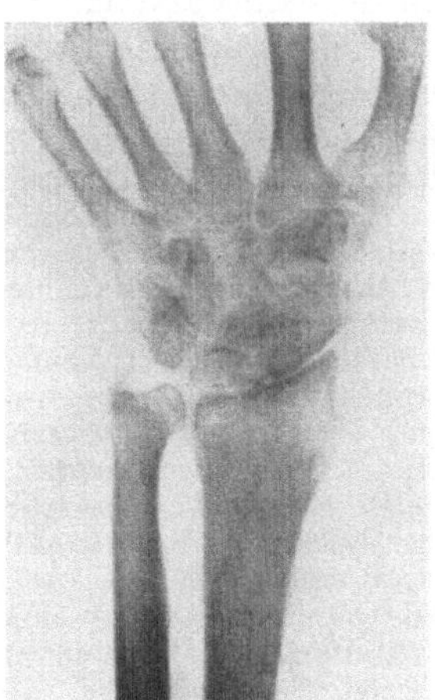

Abb. 15.
10. XII. 53: vorgeschrittene akute Dystrophie.

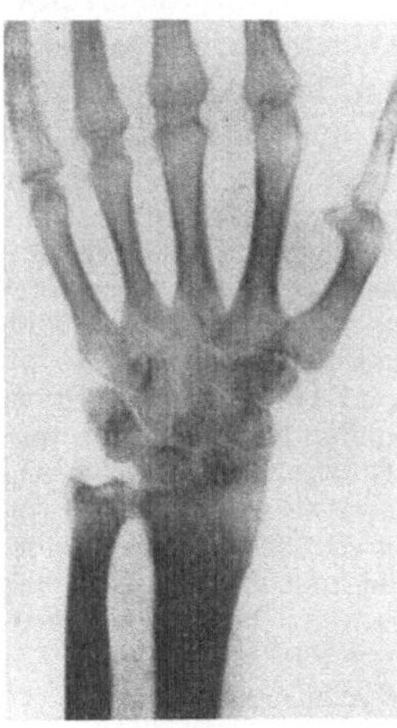

Abb. 16.
9. I. 54: Übergang in die chronische Phase (Bleistiftumsäumung).

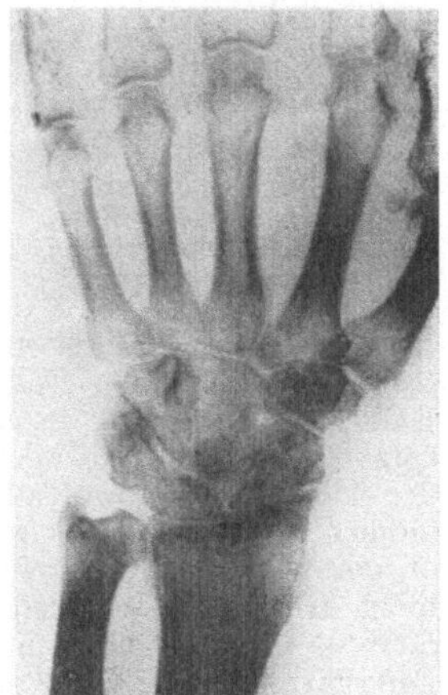

Abb. 17.
10. IV. 54: Beginnende reparatorische Osteoporose.

Abb. 12—17. W. B.♂ Begutachtungsfall). 2. IX. 53 Riß an einem Draht auf der Streckseite der li. Hand in Nähe des 3. Fingergrundgelenkes. Zunächst konservative, dann nicht zureichende chirurgische Behandlung. Durch Röntgenbild erst Feststellung eines Sudeck am 17. XI. 53. Schwerer Verlauf.

usw.) gelegen sind, unterschiedlich nach Sitz, Zeit und Form hervor. Hierauf ist zurückzuführen, daß die Spongiosa und die kleinen Knochen der Hände und Füße sowie die Sesambeine früher und stärker eine

Dystrophie erkennen lassen als die dickeren Knochen und die Rindenschicht. (Abb. 12 und 13.)

Bierling und Reisch haben 1955 aus der Sicht des Röntgenologen, jedoch unter Mitberücksichtigung der klinischen Unterlagen, an einem großen Röntgenmaterial von Knochenbrüchen eine eingehende und exakte Darstellung der Röntgenbefunde gegeben. Ihre statistischen Auswertungen sind auf S. 2 ff berücksichtigt. Die beiden Untersucher trennen die Röntgenveränderungen am Bruchspalt, dem „Herd", die bei der Sudeck-Betrachtung ausscheiden, von den allein wichtigen „Hof"-Erscheinungen, wobei sie, entsprechend ihrem röntgenologischen Ausgangspunkt, den Herd-Hof-Begriff auf die Frakturknochen beschränken.

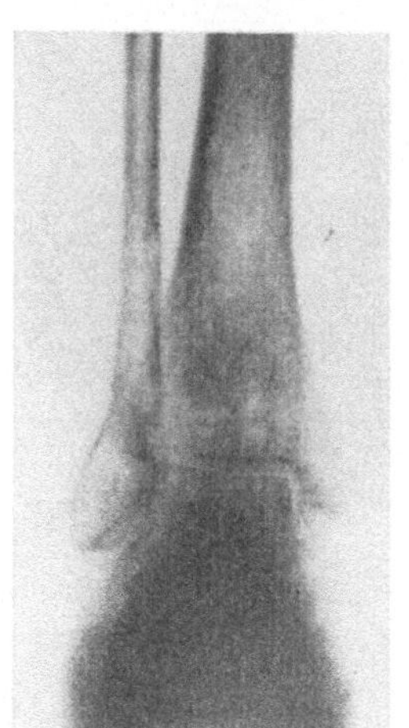

Abb. 18.
55 J. ♂ (Begutachtungsfall). Chronische Sudecksche Dystrophie bei entzündlichem Plattfuß: Resorption der Corticalis.

Hiergegen kann man keine Einwendungen erheben. Denn die Hof-Reaktion, sofern man eine solche annimmt, beginnt in der Umgebung des Herdes also des Knochenbruchs, somit bereits im Knochen selbst und nicht erst außerhalb desselben in den Weichteilen.

Am Knochen-„Hof" beschreiben Bierling und Reisch nun in der akuten Phase eine fleckförmige, eine bandförmig-metaphysäre, eine epiphysär-subchondrale, eine diffuse und eine diaphysäre „mäusefraßähnliche" Entkalkung. Sie haben also bei ihrer Einteilung lokalisatorische und formale Gesichtspunkte berücksichtigt.

Wenn man diese Bezeichnungen nicht ganz glücklich nennen kann, so liegt das daran, daß die Entschattung an den Metaphysenlinien als ganzes zwar einen bandförmigen Eindruck macht, jedoch ebenfalls in Fleckform beginnt. Die Bandform ist daher weniger die Folge einer gleichmäßigen Entschattung als vielmehr eines umschrieben angeordneten und daher gegen die Nachbarschaft abgesetzt, bandförmig erscheinenden fleckigen Abbaues. Man kann annehmen, daß Dyes diese Entschattung meinte, als er neben fleckiger Entschattung von einer „fleckweisen" sprach. Ähnliches gilt auch für die subchondrale Aufhellung. Was die Benennung der Sudeck-Bilder an der Diaphyse anbetrifft, so ist die Bezeichnung „mäusefraßähnlich" treffend für die *lakunäre* Form des Abbaues der Rinde, die Blumensaat an der Kniescheibe abgebildet hat (Abb. 9—11). Dieses Rindensymptom ist aber nicht das einzige Röntgenzeichen. Wir finden an den Diaphysen auch — und öfter — eine Verdünnung der Rinde und eine Längsstreifung; sie erscheint in Längsfasern aufgelöst und weist Aufhellungen verschiedener Größe auf, wie Maurer es nennt (Abb. 18).

Man muß also daran festhalten, daß beim Sudeck die fleckige Entschattung von besonderer und für die dystrophische Natur entscheidender Bedeutung ist. Diese Feststellung zwingt zu der Überlegung, ob die gleichmäßige, feinporige *diffuse* Osteoporose auch eine Ausdrucksform des Sudeck ist. Nach unseren Erfahrungen ist eine, von vornherein auf den *ganzen Knochen* oder die *ganze Extremität gleichmäßig* verteilte, *scharf abgesetzte, kleinfleckige,* „harmonische" Entschattung nicht durch eine Sudeck-Dystrophie verursacht, sondern stellt einen unabhängig davon aufgetretenen Befund dar. Hierfür spricht, daß diese *diffuse,* scharfe und feinporige Entschattung fast nur bei Kindern, dagegen selten bei Erwachsenen, vorkommt, wie BIERLING und REISCH festgestellt haben und wir bestätigen müssen. In gleicher diffuser Form findet man sie aber auch bei Nervendurchtrennungen (S. 36 ff), bei organischen Durchblutungsstörungen, länger dauernden Abschnürungen zum Zwecke der Selbstverstümmelung (S. 19) usw.

BIERLING und REISCH sahen die diffuse, meist leichte und rasch auftretende Atrophie fast ausschließlich im ersten Lebensjahrzehnt und nur selten im zweiten; sie sind der Ansicht, daß die „in eigentlich allen Fällen ebenso bald wieder abklin-

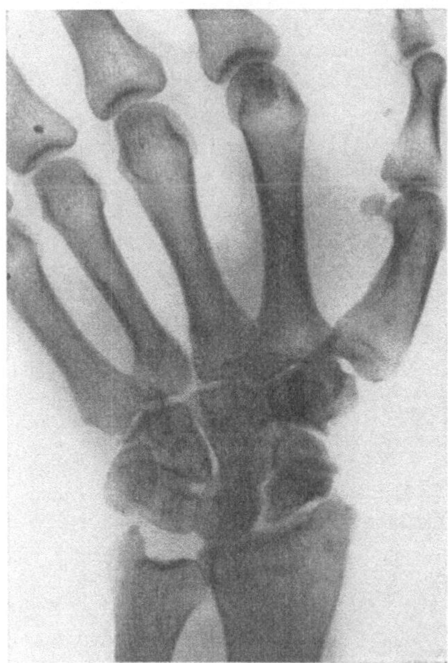

Abb. 19.

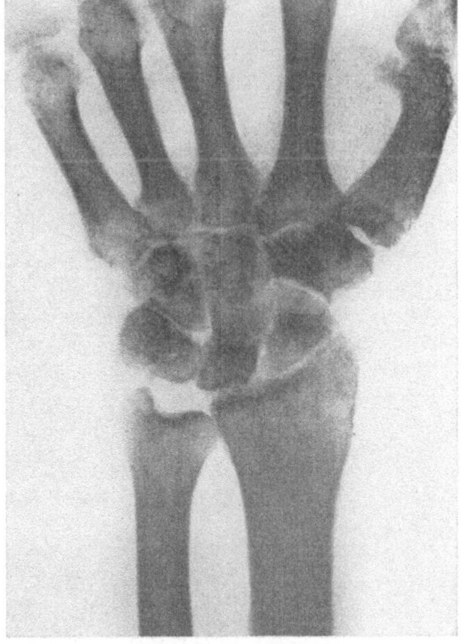

Abb. 20.

Abb. 19—20. W. S. ♂ 38 J.

Abb. 19. 24. XI. 52: Am 22. XI. 52 Sturz mit Aufschlagen auf die re. Hand bei vorbestehender alter Kahnbeinpseudarthrose.

Abb. 20. 27. I. 53: Schwere Sudecksche Dystrophie trotz sofortiger Ruhigstellung für 2 Monate im Gipsverband nach REHBEIN, um gleichzeitig Konsolodierung der Pseudarthrose zu erzielen. Übergang des Sudeck in chronische Phase. Keine Inaktivitätsatrophie.

gende Form des Sudeck I bei Kindern klinisch relativ belanglos ist", so daß von 44 Kindern keins in die Phase II kam. Wir konnten bei Kindern mit derartigen diffusen leichten Atrophien des Knochens *nie* weichteildystrophische Erscheinungen beobachten, die aber zur Anerkennung eines Sudeck vorhanden sein müssen. Wir sind daher der Ansicht, daß man diese *diffuse*, dazu noch *scharf strukturierte* und leichte Entschattung im Röntgenbild kindlicher Frakturen nicht als Sudecksche Dystrophie ansehen kann, zumal man diese bei anderen Knochenverletzungen und -erkrankungen in *diesem* Lebensalter nicht kennt (S. 6 ff). Bei Erwachsenen beurteilen wir diese leichte, scharf abgegrenzte, manchmal diffuse, manchmal herdförmig begrenzte Entschattung als Ausdruck einer Inaktivitätsatrophie. Daß man sich vor der Fehldiagnose einer diffusen Entkalkung am normalen Knochen

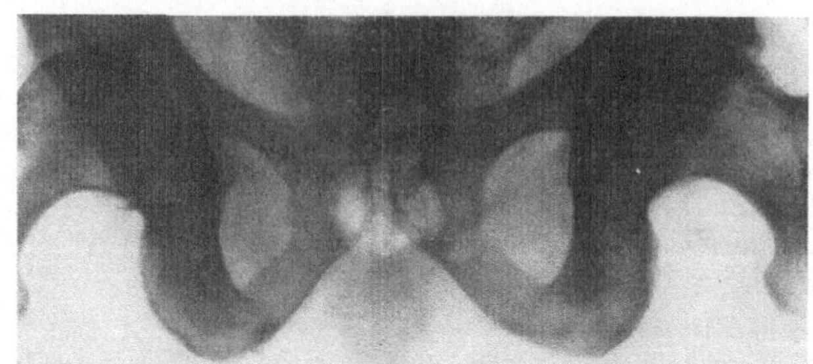

Abb. 21. 27. II. 51: 7 Wochen nach Prostatektomie nach MILLIN: Beginnende Entschattung und periostale Reaktion an den Schambeinen.

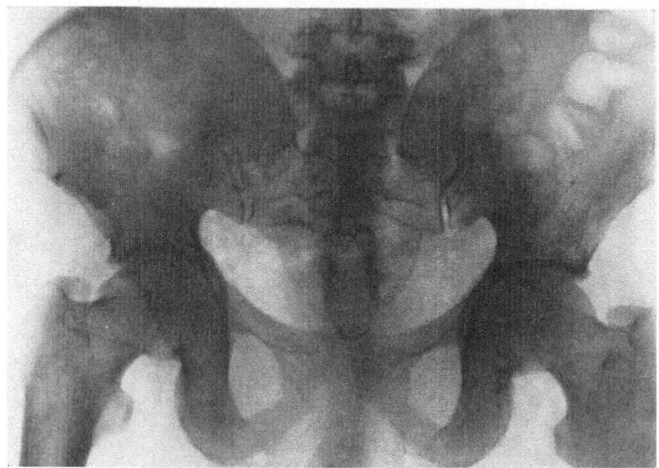

Abb. 22. 28. III. 51: 11 Wochen p. op. Deutliche fleckförmige Dystrophie.

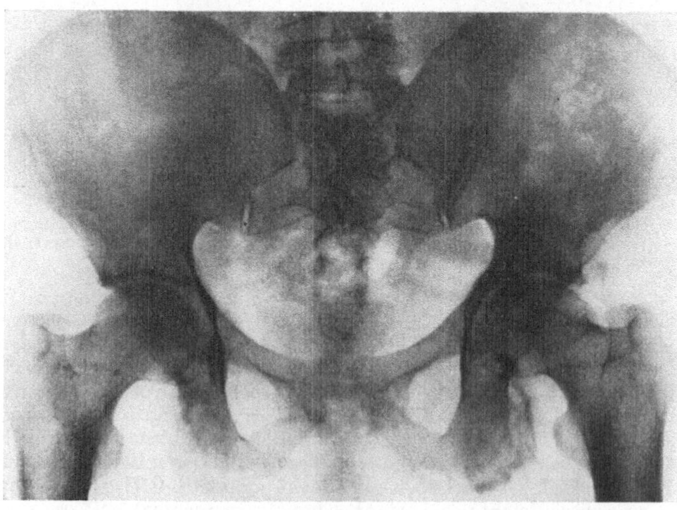

Abb. 23. 4. X. 51: 9 Monate p. op. Chronische Becken- und Oberschenkeldystrophie mit verwaschener, osteomyelitisähnlicher Struktur und Periostreaktion.

Abb. 21—23. T. K. ♂ 64 J. Sudecksches postoperatives Syndrom am Becken.

infolge Vortäuschung durch überbelichtete Röntgenaufnahmen hüten muß, ist schon hervorgehoben worden.

Nach LINDEMANN, BIERLING und REISCH, denen wir uns anschließen, kommt die herdförmig-fleckförmige Entschattung bei Kindern nicht vor. Eine solche war von KIELING und KÖNIG bei Jugendlichen bis zu 22 Jahren beobachtet worden, bei Älteren nur, wenn die Fraktur künstlich oder traumatisch eröffnet wurde.

Nach diesen allgemeinen Bemerkungen über die Skeletbefunde des Sudeck im Röntgenbild kann nunmehr auf Einzelheiten übergangen werden.

Der verbreiteten Ansicht, daß die ersten Erscheinungen des Sudeck im Röntgenbild sich in einer fleckförmigen, wenn auch kleinfleckigen, Entschattung bieten, kann man nicht zustimmen. Wie die Abb. 12 zeigt, beginnt die Sudeck-Atrophie in einer gleichmäßigen feinen und klaren Aufhellung der Epiphysen. Sie ist nur zu erkennen, wenn man gute Vergleichsaufnahmen besitzt. Diese feine und gleichmäßige Atrophie der Spongiosa ist schon nach 2 Wochen an den Fingern deutlich zu sehen. Etwa 2 bis 8 Wochen später kann man nach einer Phase mit „unruhiger" Struktur eine Fleckform erkennen (Abb. 13).

Die herdförmige Entkalkung vermag fein- oder bzw. auch großfleckig zu sein. Die Knochenzeichnung ist dabei etwas unscharf. Sie erreicht also bei weitem nicht das verwaschene und verschwommene Aussehen, welches sich bei einer toxischen Osteolyse durch Tuberkulose findet und dabei den Eindruck macht, als ob die Schrift einer Schiefertafel mit dem Lappen trocken abgewischt worden wäre. Man kann daher beim Sudeck nur von einer scheckig-fleckigen, unscharfen Struktur sprechen. Die Flecken werden in den nächsten Wochen größer, kräftiger, wobei man nicht selten den Eindruck hat, daß die erhaltenen Bezirke gegenüber der Norm eine etwas vermehrte, ja sequesterähnliche Dichte besitzen (Abb. 8, 16, 20). Ob dies tatsächlich die Folge einer gewissen Ichaemie ist, woran man zweifeln muß, oder nur eine Folge des Kontrastes darstellt, die zudem eine meist etwas längere Entwicklung der Filme veranlaßt, muß offen bleiben.

BIERLING und REISCH stellten bei ihren Röntgenuntersuchungen auch eine gewisse Gesetzmäßigkeit hinsichtlich der Lokalisation der ersten Abbauerscheinungen fest. Sie fanden, daß besonders bei Speichen- und Malleolusbrüchen der erste Sudeck-Hinweis die bandförmige Aufhellung im Metaphysenbereich ist, der die subchondrale und erst später die fleckförmige Entkalkung folgt. Demgegenüber tritt am Knie- und Ellenbogengelenk am Anfang vor allem der subchondrale, seltener der bandförmige Kalkabbau und wieder erst anschließend die fleckige Form in Erscheinung. Mittelfuß- und Mittelhandknochen weisen gewöhnlich zuerst eine subchondrale und später eine fleckförmige Entschattung auf. Es gibt aber u. E. häufige Abweichungen hierbei.

Die bandförmig-metaphysäre Entschattung ist auf der Abb. 8 deutlich zu sehen.

Diese Knochenveränderungen im Röntgenbild können, wenn der akute Sudeck ausheilt, verschwinden. Meist bleibt aber doch auch dann eine feine Osteoporose zurück. Wird das Syndrom chronisch, so erfahren die Röntgenveränderungen keine qualitative Veränderung, sondern eine graduelle Zunahme. Sie beruht auf dem Fortschreiten des Knochenabbaues ohne Ersatz durch Anbau, wobei auch die Resorption von neugebildetem Osteoid beteiligt ist. Der Röntgenausdruck für diese Vorgänge ist eine Zunahme der Größe der Entschattungsherde, die bis zum Zusammenfließen derselben und Bildung von Pseudocysten mit Fehlen jeder Struktur oder einer erheblichen Zartheit derselben gehen kann (Abb. 8 u. 14). Und die bisher herdförmig-fleckige Entschattung wird diffus, wobei sich die diffuse Form von der oben genannten, primär diffusen, scharfbegrenzten, leichtgradigen Aufhellung durch ihre Unschärfe und Unregelmäßigkeit unterscheidet (Abb. 16, 20). MOSER spricht von einer nebelhaft verschwommenen Aufhellung, SUDECK von einer Dysharmonie, OEHLECKER nennt dieses Bild an den Handwurzelknochen mattglasartige Schatten. Auch hierhei stehen wieder die spongiösen Knochen bzw. Knochenabschnitte im Vordergrund. Besonders charakteristisch für den chronischen Sudeck ist aber, daß man jetzt die Corticalis der kleinen Knochen und Epiphysen als feinen, verdünnten, scharf markierten dichten Saum sieht, für die sich die treffende SUDECKsche Bezeichnung „bleistiftartige Umrandungszeichnung" eingebürgert hat (Abb. 16, 25). Dieser Befund, bei dem nach OEHLECKER die subchondrale Kalkschicht eine Rolle spielen und der nach MUFF die äußerste Schicht der Corticalis darstellen soll, unter der sich eine aufgehellte Zone befindet, ist der Ausdruck der gleichen Resorption wie an der Corticalis der Diaphysen, bei dem er sich mehr in Streifenform kundtut. Das Manifestwerden der Abbauvorgänge an der Diaphyse ist ein weiteres Zeichen der chronischen Sudeck-Phase im Röntgenbild (Abb. 18).

Diese „Bleistift-Umrandung" ist aber nicht auf die Sudecksche Dystrophie beschränkt; wir fanden sie auch bei der Inaktivitätsatrophie.

BIERLING und REISCH kamen bei ihren Röntgenuntersuchungen zu dem Ergebnis, daß das Stadium der Dystrophie nur in der Minderzahl der Fälle anzutreffen ist. Die meist grobfleckigen Entkalkungen seien vielmehr meist unmittelbar in das röntgenologische Stadium III übergegangen. Diese Feststellung kann man wohl nur so erklären, daß entweder Abweichungen in der Beurteilung der akuten und chronischen Phasenbezeichnung bestehen, die ja bei der tatsächlichen Unmöglichkeit einer auch nur einigermaßen sicheren Abgrenzung häufig vorkommen, oder daß infolge Früherkennung und Frühbehandlung ein schwerer Verlauf mit Übergang in die chronische Phase verhindert werden konnte.

DYES erklärt das häufige Unvermögen, den Umschlag von der I. in die II. Phase im Röntgenbild zeitlich exakt festlegen zu können, damit, daß die Regenerate in der II. Phase bereits zerfallen, bevor sie Kalk aufgenommen haben, d. h. also bevor sie im Röntgenbild sichtbar geworden sind. In Erscheinung tritt lediglich das Ausbleiben des Kalkansatzes bei Fortschreiten des Knochenabbaues, mithin eine Zunahme der Entschattung.

Die meisten Untersucher sind der Überzeugung, daß die Röntgenbefunde bei einem Sudeck II irreversibel sind und in das Bild der sog. Endatrophie, der eigentlichen Osteoporose übergehen. Daß es sich dabei nicht um eine „Phase" handelt, sondern lediglich um eine Defektheilung, wurde schon auf S. 121 und 146 begründet.

Auch der Übergang des chronischen Sudeck in den Zustand der Defektheilung ist röntgenologisch ein fließender. Er erfolgt sehr langsam. Praktisch hängt die Beurteilung der Frage, ob das Sudeck-Syndrom zur Ruhe gekommen ist, allerdings weniger oder gar nicht vom Röntgenbild als vielmehr von dem klinischen Befund ab.

Die *beginnende* Ausheilung des Sudeck ist im Röntgenbild daran zu erkennen, daß die Dysharmonie, die Verwaschenheit und Unschärfe sich klärt (Abb. 17). Bei vollendeter Abheilung ist die Knochenzeichnung wieder harmonisch, nach OEHLECKER „reinlich und deutlich", indem die Spongiosa scharf und gleichmäßig strukturiert sowie die Corticalis verdünnt und gut abgesetzt ist. Dieser Endzustand kann sich in 2 Formen dartun: es besteht im durchgemachten Sudeck-Bereich entweder eine gleichmäßige Entschattung (diffuse Osteoporose) aus verdünnten zarten, zahlenmäßig kaum verminderten Knochenbälkchen oder eine solche aus gröberen Maschen (Waben) infolge erheblicher Abnahme der Zahl bei gleichzeitiger Verdikkung der Bälkchen. Dieser Zustand hat zu der Benennung „hypertrophierende Atrophie" Veranlassung gegeben, eine Bezeichnung, die formal treffend, aber aus pathogenetischen Gründen abzulehnen ist. Betrachtet man die Abb. 9—11, so sieht man eine derartige „Endatrophie", die deutlich eine reparatorische Beeinflussung erkennen läßt. Man sieht auch, daß die Atrophie konzentrisch und exzentrisch geschehen ist, sowie die Howshipschen Lakunen durch Resorption vergrößert sind.

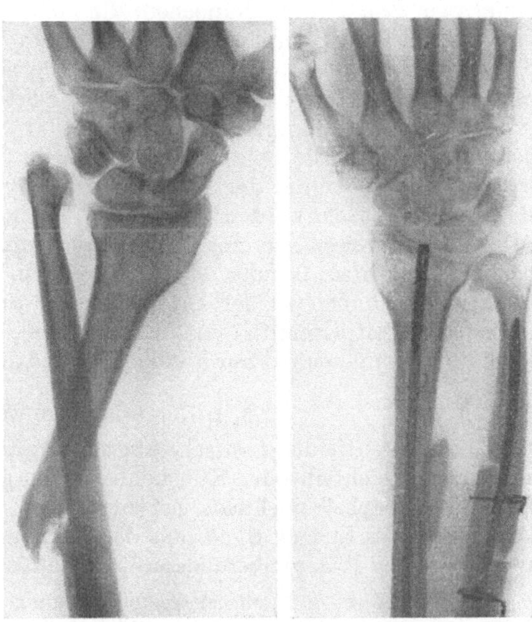

Abb. 24. Abb. 25.

Abb. 24—25. E. A. ♂ 38 J.

Abb. 24. 1. IV. 54. Defektpseudarthrose der re. Speiche und Luxation der re. Elle nach Schußverletzung 1943, Osteoporose („Endatrophie") nach damals durchgemachtem Sudeck.

Abb. 25. 16. VI. 54. 8 Wochen nach Operation (Marknagelung, Phemisterspanplastik mit Drahtumschlingung): akute, *rückfällige* Sudecksche Dystrophie.

Die nach einer Sudeckschen Knochendystrophie zurückbleibende Osteoporose unterscheidet sich auch im Röntgenbild in nichts von den Osteoporosebildern anderer Ursachen, also den generalisierten (primär chronischen?) Knochenatrophien endokriner, marantischer usw. Herkunft. Bemerkenswert ist, daß man auch am osteoporotischen Knochen die Abhängigkeit der Trabekelstruktur von der jeweils gegebenen Druck-, Zug- oder Biegungsbeanspruchung nachweisen kann (Abb. 9—11).

Die Röntgenbilder der Fälle, die als Begleit-Sudeck bei anderen Erkrankungen im Rahmen des Formenkreises vorkommen, lassen im allgemeinen keine Abweichungen von den Bildern des „klassischen Sudeck" erkennen. Das gilt auch für die neurogenen Formen, bei denen nur das Vorhandensein einer fleckigen Atrophie zur Anerkennung als Sudecksche Dystrophie berechtigt (S. 36 ff).

Eine Ausnahme von den charakteristischen Knochenbefunden macht das postoperative Sudeck-Syndrom am Becken (sog. Ostitis pubis; S. 67 ff). Auf den Röntgenbildern fällt die Fleckform nicht so deutlich auf. Die Beckenknochen weisen vielmehr eine etwas verwaschene Struktur auf, in der eine gewisse Unruhe festzustellen ist. Die Bilder ähneln mehr, wenn auch vergrößert, den Sudeck-Veränderungen an den Diaphysen großer Röhrenknochen, die anfangs oft als diffuse Atrophie imponiert. Der Symphysenspalt ist verbreitert. Meist nach 3 bis 6 Wochen sieht man Rand-Osteolysen im Bereich der Symphyse und des Sitzbeins, die einen oberflächlichen Sitz vortäuschen, da sie bei Erfassung durch den Röntgenstrahl im Profil besser herauskommen. Die osteolytischen Herde nehmen zu, so daß in Verbindung mit einer gewissen Verwaschenheit der Struktur Osteomyelitis, Malacie oder Metastasen vorgetäuscht werden können. Das ist noch mehr der Fall, wenn es zu einer teilweisen Remineralisation kommt. Schon kurz nach den Scheinusuren der Ränder sich einstellende periostale osteophytäre Reaktionen können zu der Diagnose einer alleinigen oder osteomyelitischen Begleitperiostitis veranlassen (Abb. 21, 22, 23). Die Unterscheidung ist manchmal nur histologisch möglich.

3. Differentialdiagnose

Eine differentialdiagnostische Abgrenzung kann beim Sudeck-Syndrom ähnlichen Weichteil- oder Knochenbefunden gegenüber notwendig sein. Hier ist zunächst nochmals hervorzuheben, daß in *jedem* Falle zur Diagnose eines Sudeck-Syndroms das Vorhandensein charakteristischer Weichteil- *und* Röntgenbefunde erforderlich ist.

Es ist nicht so, daß „oftmals es überhaupt nicht zu röntgenologisch erkennbaren Veränderungen am Skelet kommt“ (Moser). Fehlt eine Röntgenentschattung, so handelt es sich nicht um einen Sudeck.

Der unerläßliche Nachweis eines charakteristischen Röntgenbefundes macht die Abgrenzung eines Sudeck von anderen ähnlichen dystrophischen Weichteilveränderungen (Reflexdystrophien, traumatisches Ödem, postthrombotische Zustände) leicht. Das gilt auch für Handrückenödeme (Reischauer, Bürkle de la Camp und Gross, Lang).

Oehlecker erwähnte 1942 eine hierher gehörende Beobachtung bei einem jungen Mädchen im Untersuchungsgefängnis mit einer lange unbemerkt gebliebenen Strangulationsschwellung des linken Fußes und Unterschenkels, die er aufklären konnte. Bei dieser, ein halbes Jahr lang nächtlich durchgeführten, Stauung war eine deutliche Knochenatrophie des Fußes, besonders der Fußwurzel, aufgetreten. Die Aufhellungen waren mehr diffus, so daß Oehlecker an dem Vorliegen einer reinen Sudeckschen Dystrophie durch Stauung zweifelte, den Fall aber differentialdiagnostisch für wichtig hielt.

Sudeck berichtete über Fälle aus seiner Gutachtertätigkeit, bei denen das Sudeck-Ödem als idiopathisch-konstitutionell und ohne Unfallzusammenhang bezeichnet, oder von einer hysterischen oder psychogenen und psychoneurotischen Unfallfolge gesprochen worden war.

Auch unklare Krankheitsbezeichnungen und Begriffsbestimmungen tragen zur Erschwerung der Differentialdiagnose bei. Dies trifft z. B. für die Ausführungen

Bräucker's über das „traumatische Ödem" zu; darunter wird ein reflektorisches Krankheitsbild verstanden, das „reflektorische Extremitätendystrophie" genannt und mit Sympathicusoperationen behandelt wird.

Mittels Anamnese und Röntgenuntersuchung sollte die Unterscheidung eines traumatischen und thrombotischen Ödems möglich sein. Übrig bleiben vielleicht einige Fälle, bei denen ein Sudeck-Syndrom, z. B. nach einem Unterschenkelbruch, mit einem thrombotischen Ödem vergesellschaftet ist. Wahrscheinlich wird man dabei mittels Phlebographie eine Abgrenzung der therapeutisch oder versicherungsrechtlich im Vordergrund stehenden Affektion vornehmen können.

Differentialdiagnostische Schwierigkeiten entstehen nicht selten beim Sudeck infolge eines entzündlichen Plattfußes (S. 74). Das liegt daran, daß viele Ärzte das Sudeck-Syndrom nicht kennen bzw. dasselbe nur mit einem Trauma in Verbindung bringen.

Schwieriger als die Differentialdiagnose gegenüber dystrophischen Weichteilveränderungen kann gelegentlich die Unterscheidung der Sudeckschen Knochendystrophie von anderen Atrophieformen im Röntgenbild sein.

Die Abgrenzung einer Inaktivitätsatrophie im Röntgenbild dürfte im allgemeinen keine Schwierigkeit machen. Die Entschattung dabei ist immer gleichmäßig, feinporig, harmonisch. Nimmt man dazu die fehlenden Weichteilveränderungen und den uncharakteristischen Verlauf, so ergibt sich die Diagnose leicht.

Daß aber unterschiedliche Auffassungen über die Frage Sudecksche Knochendystrophie oder Inaktivitätsatrophie vorliegen können, geht aus einer Beobachtung hervor. Der 38jährige Mann mit einer vorbestehenden Navicularpseudarthrose war bei einem Sturz auf die betreffende Hand geschlagen. Die Hand wurde nach Rehbein im Gipsverband ruhiggestellt, um gleichzeitig eine Konsolidierung der Pseudarthrose zu erreichen. Bei der Abnahme des Gipsverbandes nach 2 Monaten bestand ein erhebliches Sudeck-Syndrom, das von uns als Folge der erlittenen Prellung, von anderer Seite aber als Inaktivitätsatrophie angesehen wurde. Der Vergleich der beiden Röntgenaufnahmen läßt, auch ohne Kenntnis des Weichteilbefundes, an der Diagnose keinen Zweifel zu (Abb. 19 und 20).

Wirkliche diagnostische Schwierigkeiten bereiten kann eigentlich nur die gelegentliche Trennung eines Sudeck-Syndroms von einer Gliedmaßentuberkulose. Hierauf ist von Rieder, Maurer, Oehlecker, Remé, Dyes, Mau, Blumensaat, Muff, Marti, Hellner, de Wulf, Semm u. a. eingegangen. Auch bei dieser Abgrenzungsnotwendigkeit ist es in erster Linie der Röntgenbefund, der zu differentialdiagnostischen Erwägungen Veranlassung gibt. Er ist auch das tertium comparationis für die m. E. unbewiesene Annahme, daß es bei der Gliedmaßentuberkulose eine Sudecksche Dystrophie gibt.

Diese Frage ist im Abschnitt über Ätiologie ausführlich behandelt worden, so daß darauf verwiesen werden muß (S. 15 ff). Das gilt auch für dort gestreifte differentialdiagnostische Probleme. Es wurde gezeigt, daß die Entschattung bei der Tuberkulose sich deutlich von der Sudeckschen Knochenatrophie unterscheidet.

Soweit hier zur eigentlichen, d. h. praktischen Differentialdiagnose zwischen Sudeck und Tuberkulose Stellung genommen werden muß, ist zu sagen, daß sich diese Frage *nur* zu *Beginn beider* Krankheiten stellt. Sobald ein volles röntgenologisches Sudeck-Bild oder eine ausgeprägte

Gliedmaßentuberkulose besteht, macht die Unterscheidung keine Schwierigkeiten. Allerdings liegt dieser Zeitpunkt dann so spät, daß, auch bei Anerkennung einer *gleichen* Behandlung beider Leiden für die *ersten* Wochen, wichtige therapeutische Möglichkeiten verabsäumt werden können.

Bei der Frage, ob beginnender Sudeck oder akute Gliedmaßentuberkulose, sprechen *für* ein Sudeck-Syndrom Ausdehnung des Weichteilödems (wesentlich stärker und diffuser als das meist örtliche und wirklich kollaterale Ödem bei der Tuberkulose), Durchblutungsänderung mit Cyanose auch bei Hochlagerung des Gliedes, Überwärmung, frühe Spontanschmerzen, rasch einsetzende Kontrakturen, auch der benachbarten Gelenke (im Gegensatz zu einer monartikulären Tuberkulose), Hyperhidrosis, fehlende Erhöhung der Blutsenkungsgeschwindigkeit, Anamnese usw. Besteht im Röntgenbild eine Atrophie, so läßt sich nach den auf S. 15 ff gegebenen Richtlinien die Sudecksche Dystrophie von der toxischen Osteolyse und der Inaktivitätsatrophie aufgrund des Aussehens und der Ausdehnung unterscheiden. Besonders die starke Verwaschenheit in der Umgebung eines tuberkulösen Herdes (Bild der verwischten Schiefertafelschrift) ist ein wichtiges Zeichen.

Eingeengt wird auch die Notwendigkeit zu einer Abgrenzung des Sudeck von einer Tuberkulose durch die Tatsache, daß die überwiegende Zahl der Sudeck-Fälle bei Frakturen vorkommt. Um so erheblicher pflegen aber die differentialdiagnostischen Bedenken bei einem *beginnenden* Sudeck-Syndrom nach Bagatellverletzungen usw. zu sein.

Die Dinge liegen in der Praxis meist so, daß bei den Grenzfällen Klarheit erst nach einer gewissen Beobachtungszeit zu erreichen ist. Das ist ohne Nachteil, wenn sie nur wenige Wochen beträgt, da in beiden Fällen eine Ruhigstellung erforderlich ist. Dauert die Klärungszeit aber länger, so empfiehlt sich eine Probeausschneidung (Blumensaat).

Gerade die berechtigten Wünsche vieler Kranker heute bezüglich einer Berücksichtigung der sog. sozialen Indikation haben uns veranlaßt, bei unklaren Weichteilödemen mit leichter Entschattung im Röntgenbild, Bewegungs- und Belastungsschmerz sowie ungeklärter Ätiologie und therapeutischer Resistenz einige Wochen nach dem Auftreten von einer Probeausschneidung und, unter Umständen, auch von einer Probetrepanation Gebrauch zu machen, um eine langwierige Behandlung zu vermeiden, wie sie bei einer Tuberkulose notwendig wäre. Zusätzlich muß man heute dazu noch geltend machen, daß man das Hinausschieben einer tuberculostatischen Behandlung um mehrere Wochen bis zu einer „spontanen" Beantwortung der Differentialdiagnose durch den Verlauf nicht verantworten kann. Eine primäre, vorbeugende Verwendung der Tuberculostatica entfällt ja ganz, will man nicht dadurch das Bild verwischen und auch eine spätere Klärung unmöglich machen. Bemerkenswert ist das Ergebnis der histologischen Untersuchung bei etwa 6 Fällen von Probeausschneidung, die stets zum Ausschluß seiner Tuberkulose führte.

Wichtig ist, daß in denjenigen Fällen, bei denen eine Differentialdiagnose gegen Tuberkulose erforderlich war, die Frage nicht hieß: Sudeck *bei* Tuberkulose, sondern Sudeck *oder* Tuberkulose; bei dieser aber hat sich in allen Fällen mit einer Ausnahme ein Sudeck als Ergebnis herausgestellt (S. 15).

Gegenüber der Tuberkulose spielen die Verwechlungsmöglichkeiten eines Sudeck-Syndroms mit anderen Krankheiten im Schrifttum nur eine untergeordnete Rolle.

So sind Fälle beschrieben worden, bei denen die Sudecksche Dystrophie mit einer Ostitis fibrosa (MAURER, MAU) mit Endangitis obliterans (REMÉ, MAURER, BLUMENSAAT), mit Tumoren oder Tumormetastasen (OEHLECKER, MAURER, JENNY), mit Lues oder Gonorrhoe (RIEDER) verwechselt oder in Verbindung gebracht war. HELLNER macht auf die Notwendigkeit einer Unterscheidung des Sudeck von einer rheumatischen Synovitis bzw. einer „Infektarthritis" aufmerksam; dabei kann man auch die postoperative Reizsynovitis nennen, die wir nach Menisektomie häufig diagnostizierten, bevor wir gelernt haben, sie durch Röntgenkontrollen als Sudeck zu erklären. Bei der Diagnose eines Milkman-Syndroms muß man nach LIESS das Frühstadium des Sudeck mit seinen Aufhellungen subchondral und im Bereich der Epiphysenfugen berücksichtigen. Wichtig ist die Unterscheidung von einer essentiellen Osteolyse.

4. Prognose

Auch beim Sudeck-Syndrom ist die Vorhersage hinsichtlich Dauer und Ausgang der Krankheit weitgehend abhängig von der Früherkennung und Frühbehandlung, bzw., allgemeiner ausgedrückt, von dem jeweiligen Stadium, in dem die Fälle zur Beobachtung und Behandlung kamen. Entgegen früheren Erfahrungen ist es heute — trotz zunehmender Gesamtzahl an Erkrankungen — möglich, den Übergang in die chronische Phase und damit einen größeren Restschaden in einem großen Teil der Fälle zu verhüten. Man nimmt an, daß etwa ein Drittel der Fälle mit einem akuten Sudeck-Syndrom in die chronische Phase gelangt. Während man diese Vorhersage ziemlich genau belegen kann, ist die Prognose über die Dauer der Erkrankung *innerhalb* der akuten oder chronischen Phase nicht möglich. Ich nehme daher davon Abstand, Zahlen über die Krankheitsdauer aus dem Schrifttum zu bringen.

Nach MAURER wirkt sich auch der jahreszeitliche Einfluß auf die Heilungsdauer aus, indem diese bei im Sommer und Herbst einsetzenden „Umbau"-Erscheinungen kürzer als im Winter und Frühjahr ist.

Betrachtet man die Dauerfolgen, so sieht man, daß trotz der eben genannten, relativ günstigen Prognose Defektheilungen häufig vorkommen, wenn die Rückstände auch meist unerheblich sind. Die Zahl der Defektheilungen beruht darauf, daß auch ein Teil der Fälle, die nicht in die chronische Phase übergegangen sind, mit Resterscheinungen auszuheilen pflegt. Schwere Folgen kommen nur in wenigen Fällen vor; eine Amputation, wie sie von PITZEN u. a. beschrieben wurde, ist heute wohl nicht mehr erforderlich.

HÄBLER hält prognostisch den Sudeck nur dann für gefährlich, wenn im chronischen Stadium die Bewegungstherapie unterbleibt. (Um keine Mißverständnisse aufkommen zu lassen, fügt man zweckmäßig wohl hinzu: sachgemäße!).

Zur Vorhersage sind klinische und röntgenologische Zeichen gegeben. Laboratoriumsmethoden brauchbarer Art fehlen noch.

Nach DYES besitzt der Zeitpunkt des Auftretens einer Entschattung im Röntgenbild eine Bedeutung in prognostischer Hinsicht, während BIERLING und REISCH auf die Größe der Entschattungsherde Wert legen.

Tritt die fleckige Entschattung bei *Erwachsenen* frühzeitig auf, so hält Dyes das für ein Zeichen einer raschen Zunahme an Ausdehnung und Stärke; das Syndrom pflege dann so gut wie niemals schon während der Verknöcherung des Callus auszuheilen, die Knochenbruchheilung also zu überdauern. Bemerkenswert ist aber, daß nach Dyes auch die gegenteilige Behauptung richtig ist: „Bleiben die Röntgenmerkmale der Knochenbruchheilung länger als normal aus und treten auch die Umbauerscheinungen im Sinne der fleckigen Entschattung erst spät auf, so bedeutet das mit Sicherheit den Beginn einer langwierigen Sudeckschen Krankheit der ganzen Gliedmaße mit einzelnen oder allen Merkmalen dieser Krankheit.“ Nach Bierling und Reisch hat die verschiedene Größe der rundlichen Entkalkungszonen bei der fleckigen Entschattung des akuten Sudeck, die unabhängig von der jeweiligen Maschenweite ist, eine prognostische Bedeutung. Ist die Entkalkung kleinfleckig, so erfolgt selten ein Übergang in die chronische Phase, was auch für die rasche Rückbildung der Weichteilveränderungen zutreffe. Bei grobfleckigen Entkalkungen erfolgt häufig ein Übergang in die Phase II.

Die klinischen Merkmale bezüglich einer Vorhersage sind weniger bestimmt. Verwertbar bleiben Zeitpunkt und Intensität des Syndroms. Bei frühem Eintritt mit stürmischen Zeichen kann man fast immer mit einem chronischen Verlauf rechnen. Und da diese Zeichen wesentlich früher gegeben sind als die genannten Röntgenmerkmale, so bedeutet das, daß auch bei der Prognose dem klinischen Bild die entscheidende Bedeutung zukommt.

Brecklinghaus und Mussgnug weisen auf die prognostische Bedeutung der Hyperhidrosis hin (S. 97). G. Brandt hält das Ausbleiben einer nicht völligen Schmerzfreiheit im Ruhestadium für prognostisch meist ungünstig. Zu überprüfen wäre noch, ob dem positiven Nikotinsäureeffekt eine prognostische Bedeutung zukommt (S. 92). Unsere Teste sind Ödem, Cyanose und Schmerz. Sie kommen nicht nur bei der Bestimmung der Art und des Zeitpunktes der Therapie zur Anwendung, sondern auch für die Beurteilung der klinischen Heilung. Ihre Besprechung erfolgt daher gleich im Zusammenhang mit der Therapie.

Umstritten ist die Frage, ob die Dauer der Knochenbruchbehandlung einen Rückschluß auf den Ablauf eines gleichzeitigen Sudeck hat. Wahrscheinlich ist das weder im Hinblick auf den Sudeck noch umgekehrt auf die Knochenbruchheilung der Fall. Hierauf ist bereits eingegangen (S. 124); dabei ist auf die Verschiedenheit der Umbauvorgänge an der Frakturstelle und im Bereich der Knochendystrophie hingewiesen worden. (Abb. 8).

Wahrscheinlich werden in absehbarer Zeit auch die Untersuchungsmethoden zur Früherkennung und zur Prognose des Sudeck zur Verfügung stehen, welche der Bestimmung der hormonalen Adaptionsvorgänge dienen (Eosinophilenzählung, Uropepsinbestimmung, 17-Ketosteroidausscheidung usw.).

Bei der Besprechung der Prognose des Sudeck-Syndroms interessiert die Frage, ob es ein *rückfälliges* Sudeck-Syndrom gibt. Bierling und Reisch haben diese Frage verneint. Wir konnten eine eindeutige Beobachtung machen (Abb. 24 und 25).

5. Prophylaxe und Therapie

Auch in therapeutischer Hinsicht nimmt das Sudeck-Syndrom eine gewisse Sonderstellung ein. Sie ist auf drei Tatsachen zurückzuführen:

a) Das Sudeck-Syndrom ist in der überwiegenden Zahl seiner Fälle mit einem anderen Leiden verbunden, mit dem es mehr oder weniger in ursächlicher Beziehung steht. Hieraus leitet sich eine *kausale* Behandlungsweise ab.

b) Am Sudeck-Syndrom ist ein Komplex von anatomischen und physiologischen Vorgängen beteiligt, die eine entsprechende Vielfalt an *symptomatischen* Behandlungsmöglichkeiten zulassen.

c) Die Verbindung von Grundleiden und Sudeck-Syndrom bedingt eine enge Koppelung von Prophylaxe und Therapie, wie es selten bei anderen Krankheiten der Fall ist. Dieser Zusammenhang ist nicht nur kausal und konsekutiv, sondern auch durch eine weitgehende Übereinstimmung von Indikation und therapeutischen Maßnahmen gegeben.

Aus diesen drei Gründen ergibt sich die komplexe Form der prophylaktischen und therapeutischen Möglichkeiten.

Die Sonderstellung des Sudeck bedingt auch, daß man Prophylaxe und Therapie kaum trennen kann, da sie in vielem übereinstimmen. Beim Sudeck-Syndrom gibt es keine *echte* Prophylaxe, keine Entstehungsverhütung, sondern nur eine *relative* Vorbeugung durch Vermeidung einer Verschlimmerung.

Die Annahme, daß es beim Sudeck eine echte Verhütung gibt, hat sich nicht bewahrheitet, wenn es auch noch weiterer Erfahrungen bedarf, um diese Frage ganz zu klären. Dagegen ist eine Verschlimmerungsprophylaxe in der Mehrzahl der Fälle sicher möglich (s. S. 191).

Aus dieser Übereinstimmung und der nur relativen Form der Prophylaxe ist es berechtigt, eine gemeinsame Besprechung von Vorbeugung und Therapie beim Sudeck-Syndrom vorzunehmen. Dadurch wird auch eine übersichtlichere Darstellung ermöglicht; Wiederholungen lassen sich vermeiden.

Über die Behandlung des Sudeck-Syndroms liegen zahlreiche ältere und neuere Arbeiten vor, so von Sudeck, Rieder, Leriche, Fontaine, Oehlecker, Hohmann, Böhler, Maurer, Gebhardt, Mau, Sprung, Güntz, Breitländer, Hartenbach, Pitzen, Victor Schaefer, E. Schneider, Karitzky, Monastero, Tschannen, Fischer und Lüssenhop, Heim, Buchtala, J. Lehmann, Hellner, Matthes, Stuhlfaut, Armstrong, Mutschler, Bürkle de la Camp, Wachsmuth, E. Bumm, Witt, Dubois, Blumensaat, W. Beck, Hirschmann, F. Becker, G. Brandt, Harff, Marti, Zehntner, K. H. Beckmann, Abesser, Stolle, Moser, Knorr, Munch-Petersen, Schleipen, Schlegel, Geisthövel und Busch u. a. Zu einer eingehenden Orientierung ist auf die mongraphischen Arbeiten aus der letzten Zeit (Mau, Rieder, Blumensaat) zu verweisen. Hinsichtlich vorgeschlagener spezieller Behandlungsmethoden empfiehlt sich das Studium der betreffenden Einzelarbeiten, die jeweils zitiert werden.

Ganz allgemein gelten für Vorbeugung und Behandlung des Sudeck-Syndroms fünf grundsätzliche Hinweise:

1. *Relative Prophylaxe und Behandlung des Sudeck-Syndroms setzen grundsätzlich und unabhängig von den auslö enden Ursachen an zwei Stellen an, am Grundleiden und am Sudeck-Syndrom.* Sie bedingen daher eine entsprechende Unterteilung des prophylaktisch-therapeutischen Kapitels. Daß die Art der Maßnahmen von den früheren Sudeck-Phasen bestimmt wird, ist nicht mehr vertretbar. Da es eigentliche Phasenunterschiede nicht gibt, sondern nur graduelle, die man weder symptomatisch noch zeitlich mit auch nur annähernder Klarheit unterscheiden kann, muß die Therapie, auch wegen ihrer Gleichbedeutung im akuten

Stadium mit der Prophylaxe, den früheren Phasenbildern zeitlich vorausgehen und sofort einsetzen, sobald die Verdachtsdiagnose besteht, will man nicht erhebliche Schäden riskieren.

2. Die prophylaktisch-therapeutischen Maßnahmen haben als *zweite grundsätzliche Forderung den pathogenetischen Erkenntnissen Rechnung zu tragen; das bedeutet eine sinngemäße Ausrichtung auf das komplexe Geschehen beim Sudeck-Syndrom, insbesondere eine Berücksichtigung der Durchblutungs- und Stoffwechselvorgänge sowie der diesen zugrundeliegenden vegetativ-nervalen und hormonalen, peripheren und zentralen Regulationsstörung.*

Nimmt man zur Kenntnis, daß die Behandlung des Grundleidens eine Reihe von prophylaktisch-therapeutischen Maßnahmen verlangt, und daß die zusätzliche Behandlung der Sudeckschen Dystrophie eine weitere Theraphie verschiedener Art erfordert, so kann und muß man verstehen, daß die *heutige Behandlung des Sudeck-Syndroms eine kombinierte und komplexe Angelegenheit* ist.

Die Behandlung des Sudeck hat verschiedentlich zu der Mahnung vor einer „Polypragmasie“ veranlaßt, zuletzt von Dick in einer Diskussionsbemerkung 1952. Diese Mahnung ist zweifellos gelegentlich berechtigt. Auch beim Sudeck-Syndrom führen mehrere Wege zum Heilungsziel. Man darf aber andererseits den früheren Begriff der Polypragmasie nicht mit der „polyvalenten“ Behandlung des Sudeck gleichsetzen. Die eben genannte Doppelnatur von Behandlung des Grundleidens und des Sudeck-Syndroms, ferner der Syndromcharakter des letzteren, endlich die Möglichkeit schwerer Dauerfolgen verlangen, alle Therapiemöglichkeiten, die an verschiedenen Stellen ansetzen, auszunutzen. Man würde ja heute z. B. auch bei einer offenen Gelenkfraktur die Verbindung operativer, konservativ-mechanischer und konservativ-therapeutischer (Antibiotica) Maßnahmen nicht missen wollen.

3. Die Zunahme der Zahl und Intensität des Sudeck-Syndroms ist durch eine Zunahme der endogenen Faktoren bedingt, da die exogenen Entstehungsmöglichkeiten keine wesentliche Änderung oder Vermehrung erfahren haben, im Gegenteil mit steigender Kenntnis des Sudeck-Syndroms eher abzunehmen pflegen. Wenn durch diese Feststellung die *Bedeutung der exogenen Faktoren bei der Prophylaxe und Therapie des Sudeck auch keine Schmälerung erfährt, so bedeutet sie doch, daß der Behandlung und besonders der Erkennung der endogenen Faktoren die größere Rolle zukommt* und mit weiterer Erforschung des Syndroms gesteigert zukommen wird.

4. Mehr denn je gilt für die Behandlung der Sudeckschen Dystrophie die Mahnung Maurers: „*Vor allem muß man sich darüber im klaren sein, daß es sich bei der Dystrophie um einen Krankheitsvorgang handelt, der viel Ruhe und Zeit zur Heilung braucht.*“ Man könnte sie noch dahin ergänzen: „*Ruhe und Zeit beim Arzt und Kranken*“.

5. Während beim Grundleiden die Behandlung des Skelets, z. B. eines Knochenbruchs, von entscheidender Bedeutung ist, erfordert eine dabei bestehende Sudecksche Knochendystrophie keine besondere Therapie, mögen die fleckigen Entschattungen im Röntgenbild noch so suggestiv wirken. *Beim Sudeck-Syndrom steht allein die Behandlung der Weichteile im Vordergrund, sie ist allein für den Erfolg und den Ausgang ausschlaggebend.*

Nach Darlegung dieser allgemeinen Grundsätze für die Vorbeugung und Behandlung des Sudeck-Syndroms und seines vorausgehenden oder begleitenden Grundleidens wird bei der Besprechung der Einzelheiten folgende *dispositionelle Aufteilung* vorgenommen:

A. Grundleiden:

1. Sachgemäße Behandlung
2. Prophylaktische Maßnahmen

B. Sudeck-Syndrom:

1. Frühbehandlung:
   a) Früherkennung, b) Erfassung der Sudeck-Gefährdeten.
2. Eigentliche Behandlung:
   a) allgemeine und physikalische Maßnahmen, b) Beeinflussung des sympathischen Nervensystems, c) zusätzliche medikamentöse Behandlung, d) Beeinflussung der hormonalen Regulation.

Diese Aufteilung des Prophylaxe–Therapie-Komplexes läßt zweifellos Wünsche offen. So greifen auch Verfahren am Sympathicus an, wie z. B. die Bindegewebsmassage u. a., die bei der physikalischen Behandlung besprochen werden. Eine Beeinflussung von Durchblutung oder Stoffwechsel ist durch Sympathicus- und durch Hormon-Therapie möglich, die getrennt besprochen wird. Immer ergibt sich die Notwendigkeit, die betreffenden Kapitel auseinander zu reißen oder aber Wiederholungen vorzunehmen. Nach Lage der Dinge erschien die gewählte Einteilung aus Gründen der Übersichtlichkeit vorzuziehen.

Bei der Besprechung der Grundkrankheit wurde wieder vom Beispiel des Knochenbruches ausgegangen, da dieser die häufigste Sudeck-Ursache ist und gleichzeitig als Modell für die Behandlungsrichtlinien der anderen Sudeck-Ursachen, so der infektiös-toxischen usw., aufgrund seiner Vielseitigkeit am besten geeignet ist.

A. 1. Bei jedem Fall von Sudeck-Syndrom ist die Behandlung des auslösenden Grundleidens eine unerläßliche Voraussetzung. Dies betrifft nicht nur die Tatsache der Behandlung an sich, sondern auch die richtige Art der Behandlung und die Unterlassung bzw. Beschränkung derjenigen Maßnahmen, deren gelegentliche Bedeutung für die Verschlimmerung eines latenten oder manifesten Sudeck bekannt ist. Die sachgemäße Behandlung z. B. einer Fraktur ist eine therapeutische conditio sine qua non und steht daher *vor* der Therapie des eigentlichen Sudeck-Syndroms.

In der Beseitigung des Grundleidens wird die Beseitigung des Reizes zur Unterhaltung des Sudeck-Syndroms erblickt, obwohl „der nervale Reiz allein noch keine Dystrophie zu erzeugen vermag" (Rieder). Heilung bedeutet nach Ricker die Durchbrechung der „Relationen", der „Schadenskette" (Speransky) und bzw. oder der gefährlichen „Adaptionskonstellation" (Selye), wenn auch das Wort: „Cessante causa non cessat effectus" (Ricker) durchaus nicht immer stimmt.

So wenig ein Sudeck verhütet werden kann, wie man heute weiß, so sicher vermag man auch zu sagen, daß Vernachlässigung einer sachgemäßen Behandlung der Grundursache eine Verschlimmerung des „schicksalsmäßigen Sudeck" bedeutet.

Die Besprechung der Behandlung des Grundleidens als wesentlicher Faktor bei der relativen Sudeck-Prophylaxe muß man mit einer Empfehlung der Monographie von Karitzky aus dem Jahre 1938 über die „akute Gliedmaßendystrophie in ihrer Bedeutung für die Behandlungsmaßnahmen in der Unfallchirurgie" beginnen, die uneingeschränkte Gültigkeit besitzt und auch für nichttraumatische Sudeck-Fälle Bedeutung hat.

Die relative Sudeck-Prophylaxe beginnt mit den ersten Maßnahmen bei einem Knochenbruch und etwaigen Mitverletzungen der Weichteile (Bluterguß, Wunden).

Die Tatsache, daß leichte Frakturen, die keiner Reposition bedürfen und sofort eingegipst werden, mit einer niedrigen Sudeck-Quote behaftet sind, beweist zwar keineswegs, daß bei den reponierten oder operativ gestellten Knochenbrüchen die Behandlungsmaßnahmen ausschlaggebend sind. Ursache für das gehäufte Sudeck-Vorkommen dabei ist in erster Linie die Schwere der Verletzung. Man weiß aber aus zahlreichen Erfahrungen, daß durch zusätzliche Behandlungstraumen eine Verschlimmerung bewirkt werden kann. Diese gilt es bei der Forderung einer sachgemäßen Behandlung des Grundleidens als Möglichkeit einer Verschlimmerungsprophylaxe des Sudeck zu erfassen.

Zur relativen Sudeck-Prophylaxe bei Frakturen lassen sich folgende allgemeine Richtlinien, die im übrigen für die Knochenbruchbehandlung eine Selbstverständlichkeit sind und die die auf S. 167 hervorgehobene Übereinstimmung von Behandlung des Grundleidens und Sudeck-Prophylaxe zeigen, aufstellen:

1. *Baldige Ruhigstellung und Hochlagerung; exakte Wundversorgung.*
2. *Nur reponieren, wenn unbedingt nötig (wichtig ist im wesentlichen die Achsenstellung).*
3. *So schonend wie möglich reponieren (Zuhilfenahme von Muskelrelaxantien); seltener Gipsverbandwechsel.*
4. *Strenge Indikation bezüglich einer blutigen Reposition.*
5. *Bei allen Maßnahmen örtliche oder zentrale Reizausschaltung* (Novokain).
6. *Ruhigstellung so fest und so lange wie erforderlich; funktionelle Behandlung, wenn Anzeige gegeben.*
7. *Nachbehandlung so schonend und einfach wie möglich.*
8. *Bei schweren Frakturen, bei vegetativer Dysharmonie oder hormonalen Störungen sofortige Sudeck-Prophylaxe durch Ganglienblockade und einmalige ACTH-Cortison-Depot-Gabe.*
9. *Bei allen Frakturen und schweren Weichteilverletzungen an einen Sudeck denken.*

Nur zu einzelnen dieser Schlußfolgerungen sind Ausführungen erforderlich.

Unter den Sudeck-prophylaktischen Maßnahmen, die bei der Behandlung eines Knochenbruches (und allen anderen auslösenden Sudeck-Ursachen) mit Abstand und unangefochten an der *Spitze* stehen, ist die *absolute Ruhigstellung* der betreffenden Extremitäten zu nennen.

Wie bei jeder therapeutischen Maßnahme, so ist auch bei der Ruhigstellung jeweils eine besondere Anzeige erforderlich, die sich auf die Fragen bezieht: Ruhigstellung überhaupt, wenn ja, in welcher Form und wie lange. Die therapeutische Fixierung *gilt* im Hinblick auf die relative Sudeck-Prophylaxe als *allgemeine Notwendigkeit.* Die *funktionelle Knochenbruchbehandlung,* heute allerdings fast nur noch in reiner Form beim Bruch des Schlüsselbeins (wenn man von der Wirbelsäule absieht), geübt, oder die halbfunktionelle Behandlung des typischen Speichenbruchs (S. 14), beweist, daß die *absolute Ruhigstellung durchaus keine allgemeingültige Voraussetzung für die Verschlimmerungsprophylaxe* (und auch für die Frakturheilung) *zu sein braucht.* Auch kommen trotz richtiger Ruhigstellung häufig Sudecksche Dystrophien vor. Man müßte also folgerichtig auch bei allen schweren Distorsionen und Kontusionen eine völlige Ruhigstellung vornehmen, und zwar nicht wie bisher für eine verhältnismäßig kurze Zeit, sondern bis die Gefahr der Sudeck-Entstehung vorüber ist, wenn der Reiz der Verletzungsstelle die einzige oder hauptsächliche Sudeck-Ursache wäre. (S. 173).

Nun, man wird in allen Fällen, bei denen eine Sudeck-Gefahr besteht (schwere Frakturen, Gelenkbrüche, schwere Reposition, nicht ausreichende Fragmentstellung, komplizierende Mitverletzungen, Disposition, usw.), eine völlige *Fixierung* der Gliedmaßen vornehmen.

Ein besonderes Problem ist der *Gehgipsverband.* In den letzten Jahren ist, besonders mit Rücksicht auf die Sudeck-Gefährdung, der Gehgipsverband mehr oder weniger geächtet worden. Das bedeutet, das Kind mit dem Bade ausschütten. Nicht der Gehgipsverband ist schuldig, sondern eine falsche Anzeige.

Die Tatsache, daß an der unteren Gliedmaße ein Sudeck-Syndrom häufiger vorkommt als an der oberen Extremität, ist ja durch ungünstigere statisch-dynamische Durchblutungsverhältnisse zu erklären. Diese werden aber nicht durch Gehen mit einem Gehgipsverband verschlechtert, Gehen wirkt als sog. innere Massage durchblutungsfördernd, sondern durch das Stehen oder Herunterhängenlassen des betreffenden Beines, mit und ohne Gipsverband. Wir haben dem Gehgips besondere Aufmerksamkeit geschenkt und konnten, genau wie neuerdings FELIX FREY, SCHLEGEL, PERKINS u. a. wieder bekannt haben, bei richtiger Anzeige in keinem Falle einen allgemeinen Nachteil oder einen speziellen im Sinne einer Sudeckschen Komplikation beobachten. Zu der richtigen Anzeige gehört auch, daß der Verletzte weder vor dem Belasten des gebrochenen Beines Spontanschmerzen noch nach Benutzung des Gehgipses Belastungsschmerzen hat. Beide schließen die Anlegung bzw. Belassung eines Gehgipsverbandes natürlich aus. Es wäre bedauerlich, wenn eine ausgezeichnete Methode der Knochenbruchbehandlung entbehrt werden müßte, nur weil sie, wie jede Methode, bei falscher Anwendung einen Schaden anrichten kann.

Wichtig ist auch die Dauer der *Ruhigstellung.* Sie sollte kein Problem sein, da sie ja *nur* von den Gesetzen der Knochenbruchbehandlung bzw. anderer Leiden abhängt, wenn kein Sudeck-Syndrom besteht. Ist letzteres der Fall, so ist die Dauer der Ruhigstellung keine Angelegenheit des Grundleidens, sondern eine solche der Sudeckschen Dystrophie und daher später zu berücksichtigen.

Eine gewisse relative Sudeck-Gefährdung bedeuten die *Maßnahmen,* die zu einer *Reposition* oder *Fixierung* der Fragmente erforderlich sind (S. 11 und 101).

Die Erfahrung zeigt, daß *wiederholte* Repositionsmanöver, besonders solche traumatisierender Art, zu *späte* Reposition, Vernachlässigung des Frakturhämatoms und traumatischen Frühödems (durch unterlassene Hochlagerung), komplizierte und infizierte Frakturen, blutige Osteosynthesen usw. mit einer größeren Sudeck-Quote belastet sind. Es leitet sich daraus die prophylaktische Forderung ab, möglichst früh zu reponieren, die Reposition so schonend wie möglich zu machen (Muskelrelaxantien), vielleicht sogar anstelle wiederholter und eingreifender Repositionsmanöver eine möglichst einfache blutige Reposition mit Drahtumschlingung oder Marknagelung (die indirekte Marknagelung stellt keine erhöhte Sudeck-Gefährdung dar) vorzunehmen, die blutige Osteosynthese sonst nur bei strenger Anzeigenstellung auszuführen, begleitende Weichteilschäden sofort zu berücksichtigen (Hochlagerung, Wundversorgung) und gfl. eine zusätzliche Durchblutungsförderung zu üben. Gegenüber der *Reizvermeidung* tritt die *frühere* Sudeck-prophylaktische Forderung einer exakten Reposition in den Hintergrund. Ihre Bedeutung ist im Hinblick auf die Sudeck-Entstehung zweifelsohne überschätzt worden.

Daß die Ruhigstellung nicht im Widerspruch mit der Erkenntnis steht, daß alle nicht fixierten Gelenke von Anfang an aktive Bewegungsübungen ausführen, braucht nicht besonders betont zu werden.

Küntscher hat bei der Untersuchung der Frage: „Viel oder wenig Callus?", in Übereinstimmung mit Danis, die Größe der Callusbildung auf eine (abakterielle) Entzündung zurückgeführt und in Parallele zur Stärke derselben gesetzt, die der Bruchheilung zugrunde liegt. Als weitere Folgen einer verstärkten Entzündung führt er Weichteilschädigungen (Bindegewebswucherung, toxische Kapillarschäden) an, ohne hierbei das sicher bei einem wesentlichen Teil derartiger Fälle infrage kommende Sudeck-Syndrom zu nennen. Bemerkenswert ist nun seine Folgerung. Er hält es für erforderlich, 1. den Entzündungsherd so gering wie möglich zu gestalten und 2. für raschen Abtransport der schädlichen Entzündungsprodukte aus den Weichteilen zu sorgen, ehe sie zur stärkeren Wirkung gekommen sind. Da die durch das Trauma selbst verursachte Entzündung nicht wesentlich zu ändern ist, wohl aber die chronische Entzündung infolge Überbeanspruchung durch Reibung der Bruchstücke gegeneinander, schlägt Küntscher Schaffung glatter Sägeflächen an der Bruchstelle vor. Da aber der eigentliche Weichteilschaden nur durch den Abtransport der schädlichen Entzündungsprodukte zu beseitigen sei, hierfür aber nur die möglichst frühzeitige und möglichst intensive aktive Bewegung infrage komme, diese aber ein Gipsverband nicht erlaube, so wäre die notwendige Folgerung, von der Marknagelung mehr Gebrauch zu machen. Man sieht, daß auch eine Marknagelung, wenn sie ohne Freilegung und gar Glättung der Bruchenden ausgeführt wird, in den Kreis der Überlegung einer relativen Sudeck-Prophylaxe gehört! Die Gedankengänge von Danis, Dejardin und Küntscher decken sich im übrigen mit den Ergebnissen und Vorschlägen, die E. Rehn aufgrund seiner bekannten muskelphysiologischen Untersuchungen vertreten hat. Daß bei der *geschlossenen* Marknagelung ein vermehrtes Sudeck-Vorkommen nicht zu beobachten ist, wurde bereits erwähnt.

Eine Sudeck-Gefahr bildet die *Extensionsbehandlung*, besonders die über längere Zeit hin durchgeführte, wie V. Schaefer bewiesen hat. Auch sie sollte daher einer strengeren Anzeigestellung unterzogen und in den unbedingt nötigen Fällen auf wenige Tage beschränkt werden. Seit Einführung der Muskelrelaxantien kommt bei uns die Drahtzugbehandlung seltener zur Anwendung.

Unlösbar wird das Problem der Ruhigstellung bei *leichteren* und *leichtesten* Traumen, wie Distorsionen und Kontusionen, ja auch bei den schwerer zu bewertenden Luxationen. Es ist in der Praxis nicht möglich, „Bagatellverletzungen" für die Dauer der Sudeck-Latenzzeit zu immobilisieren. Der Versuch würde an dem Widerstand der Verletzten und (mit Recht) der Versicherungsträger scheitern. Es bleibt in diesen Fällen nichts anderes übrig, als durch Aufklärung der Patienten diese zu einer etwaigen Nachuntersuchung bei dem Auftreten neuer Beschwerden, Ödeme usw. zu veranlassen und derartige Nachuntersuchungen bei bestimmten Luxationen, besonders denen großer Gelenke (Hüft-, Ellenbogen-, Schultergelenke) turnusmäßig anzuordnen.

Mit Recht wird heute zum Zwecke der Sudeck-Prophylaxe gerade auf die Art der Nachbehandlung bei Frakturen großer Wert gelegt. Denn auch hierbei sind eine Reihe von Reizursachen gegeben, die man heute unter dem Begriff der unsachgemäßen Behandlung klar zusammengefaßt hat (S. 11 und 101).

Allgemein ist hier zunächst die Warnung Böhlers zu beherzigen, daß „die Zeit sehr vieles heilt und man nicht durch Übergeschäftigkeit den zeitlichen Ablauf der Heilvorgänge stören soll".

Im besonderen werden in der Art der Bewegungsübungen und in der Massage Gefahren erblickt. Wenn man zwischen aktiven und passiven Bewegungen unterscheidet, und bei den ersteren wieder zwischen dosierten und ungehemmten Bewegungsübungen, so ersieht man, daß es eigentlich nur die passiven Bewegungen sind, die eine Warnung verdienen. Es besteht wohl Übereinstimmung, daß es passive Bewegungen bei der Nachbehandlung von Frakturen nicht gibt. Dasselbe gilt für die Massage. Ihr Nutzen ist bei der Nachbehandlung von Frakturen meist gering, ihr Schaden kann groß sein. Es gehört im übrigen eine erhebliche Portion von Autorität dazu, um den Patienten die Massagesucht auszureden. Neuerdings trifft das besonders auch für die Begeisterung für Unterwassermassagen zu, die eine nicht geringe Sudeck-Gefahr bedeuten.

Im übrigen bedarf jede Bewegungsbehandlung nach einem Knochenbruch einer exakten, individuellen Dosierung. Das gilt auch für aktive Bewegungsübungen. Bestimmend für die Dosierung ist die Schmerzgrenze. Sie darf nicht überschritten werden, wenn man eine Sudeck-Prophylaxe beabsichtigt.

Man kann daher Böhler nicht zustimmen bei seiner Formulierung: „Wenn es nach einem Oberarmbruch *infolge mangelnder Übungsbehandlung* zu einer Sudeckschen Atrophie und zu starken Bewegungsstörungen der Finger gekommen ist..." Nach unseren Erfahrungen ist das Gegenteil eher häufiger der Fall. Das Sudeck-Syndrom wird verschlimmert durch zu lange und zu starke Übungsbehandlung.

Eine individuelle Anpassung unter Innehaltung des Schmerzes als Maßstab ist auch bei der Anwendung von Wärme (Heißluft, Bäder, Diathermie usw.) notwendig.

Die heutigen Erkenntnisse über Möglichkeiten einer physikalischen Nachbehandlung, die bei uns insbesondere durch die Erfahrungen bei Sudeck-Patienten bestimmt wurden, haben bewirkt, daß in unserer „Badeabteilung" ein erheblicher Wandel eingetreten ist. Ein großer Teil der Leiden, die früher Domäne der physikalischen Nachbehandlung gewesen sind, ist durch die Novokaintherapie, Ganglienblocker und Wirbelsäulenbehandlung in die chirurgischen Stationen verlagert worden.

Die *infektiös-toxische Sudeck-Ursache* spielt praktisch kaum eine Rolle. Nach unseren Erfahrungen kommt es dabei nur zu einer Dystrophie, wenn die Entzündung der Weichteile chronisch wird. Das bedeutet, daß es *beim unspezifisch-infektiösen Sudeck eine echte Prophylaxe gibt.* Es bedeutet weiter, daß eine derartige Sudeck-Entstehung eine fast immer vermeidbare Behandlungsfolge ist, da ohne Zweifel bei sachgemäßer Behandlung der Weichteilinfektion ein Chronischwerden verhütet werden kann. Hierher gehört auch die Notwendigkeit einer richtigen Wundbehandlung mit Ausschneidung, etwaiger Naht und Ruhigstellung.

Bei Wunden mit starker Weichteilquetschung, besonders im Bereich der Finger, ist der Verzicht auf einen Nahtverschluß vorzuziehen, da es leicht zu einer chronischen Entzündung kommen kann. Auch der Entschluß zu einer Teilamputation von Fingergliedern bei schweren komplizierten Frakturen durch Quetschung ist gelegentlich besser als Erhaltungsversuche mit wochenlanger Nachbehandlung und späterer Absetzung, eine Erfahrung, die man gerade bei den Fingerverletzungen im Bergbau durch Steinfall und ihren Sudeck-dystrophischen Folgen machen kann. Der bei jüngeren Ärzten beliebte Ersatz einer richtigen Wundbehandlung durch reichliche Benutzung von Antibiotica ist Mangel an chirurgischem Können, unchirurgisch und erfolglos.

Ein schwieriges Problem bei der Sudeck-Prophylaxe bilden die Maßnahmen bei *Durchblutungsstörungen* durch Gefäßverletzungen, Thrombosen, Venenentzündungen usw. Auf die Bedeutung zusätzlicher venöser Stauungseinflüsse für die Sudeck-Entstehung ist ja bereits hingewiesen worden (S. 28 ff). Rechtzeitige

Operation, sachgemäße Nachbehandlung, Hochlagerung, Vermeidung von Stauungsursachen, durchblutungsfördernde Maßnahmen usw., Behandlung von komprimierenden Hämatomen und anderen Stauungsursachen bei Frakturen, rasche Erkennung von Thrombosen bei allen Verletzungen an den unteren Gliedmaßen, zweckmäßige Behandlung derselben durch Antikoagulantien, Anlegen von Fischer-Verbänden mit Aufstehen, sofern das Grundleiden das erlaubt, sind Möglichkeiten, das Auftreten eines Sudeck oder einen schweren Verlauf zu verhüten.

In diesem Zusammenhang bedarf auch die Warnung von OEHLECKER, veranlaßt durch zwei schwere Sudeck-(Begutachtungs-)Fälle und durch allgemeine Erfahrungen, zur Zurückhaltung mit *intraarteriellen Injektionen* einer besonderen Unterstreichung (S. 19).

Zur Sudeck-Vorbeugung, mehr noch zur Sudeck-Behandlung, kann die *Ausschneidung einer schmerzhaften Narbe* gehören, deren Bedeutung als Irritationsfaktor von LERICHE, BING, D. GROSS u. a. theoretisch und therapeutisch bewiesen worden ist. Wir konnten kürzlich in eindrucksvoller Weise einen Sudeck-Fall mit Narbenausschneidung in kürzester Zeit heilen.

Bei den zum *Formenkreis des Sudeck-Syndroms* gehörenden Krankheitsbildern ist die Behandlung der Grundkrankheit in gleicher Weise mit der Sudeck-Vorbeugung übereinstimmend. Es genügt also das Wissen, daß sich aus den auf S. 35—80 angeführten Grundkrankheiten gelegentlich eine Dystrophie entwickeln kann, um nicht nur eine zweckmäßige Behandlung durchzuführen, sondern auch eine Überwachung in den Fällen innezuhalten, bei denen die Dystrophie sich nach Abheilung der Grundkrankheit oder seiner Beschwerden, die den Kranken ja im allgemeinen zur Inanspruchnahme eines Arztes bestimmen, noch einstellen kann. Hinsichtlich der Art der Prophylaxe möchte ich annehmen, daß sie beim neurologischen Sudeck und beim postoperativen Sudeck Syndrom am Becken nur relativ ist, also einer Verschlimmerungsprophylaxe im allgemeinen entspricht, während bei dem Nacken–Schulter-Handschmerz, dem entzündlichen Plattfuß usw. eine echte Verhütung erwartet werden kann.

Beim Schutz vor einem neurogenen Sudeck verdienen eine richtige chirurgische und frühzeitige Behandlung einer peripheren Nervenverletzung (Naht, Neurolyse), Unterbrechung der pathogenetischen Kette durch Schmerzbeseitigung (Novokain-Blockaden, vorsichtige physikalische Maßnahmen), Überwachung, therapeutische Berücksichtigung etwaiger Mitverletzungen anderer Gewebe, Ruhigstellung usw. Beachtung. Im besonderen muß man auf die Erzielung guter Narbenverhältnisse am Nervenstumpf Wert legen. E. KAISER hebt zwar mit Recht hervor, daß das Neurom eine Narbe und damit eine physiologische Ausheilungsform eines Nervenstumpfes ist (S. 45 ff). Ich halte aber, im Gegensatz zu KAISER, immer noch an der Ausschneidung eines schmerzhaften Neuroms fest, auch wenn die Schmerzen nicht bzw. nicht nur dem Neurom angehören, da die Mehrheit dieser Fälle durch eine einmalige Excision beschwerdefrei wird. Und auch bei einer Wiederholungsexcision läßt sich noch eine Anzahl von Fällen heilen. Selbstverständlich darf gfl. auch eine Sudeck-prophylaktische Beeinflussung der *psychischen Fehlsteuerungen* nicht fehlen, was im Hinblick auf den Sudeck bei jeder in Betracht kommenden Auslösungskrankheit erforderlich ist (S. 48). Daß bei „Spritzenlähmungen durch intraglutäale Injektionen eine gewisse Sudeck-Gefahr besteht und daher beachtet werden muß, geht aus zwei, allerdings nicht ganz eindeutigen, Beobachtungen von H. KIRCHMAIR in Bagdad hervor.

Es lag nahe, daß man bei der Sudeck-Erklärung auch fokale Ursachen angenommen hat (S. 22). Die Entfernung etwaiger Streuherde empfiehlt sich infolgedessen bei der Sudeck-Prophylaxe, wenngleich wir damit keine überzeugenden Ergebnisse erlebt haben.

A. 2. Neben der Prophylaxe durch Ausschaltung zusätzlicher exogener Sudeck-Faktoren in Form einer sachgemäßen Behandlung des Grundleidens ist *auch eine Unterstützung des Organismus in seinem Anpassungsbestreben durch eine Ausschaltung vermehrter oder anhaltender Erregungszustände nowendig.* Es bedeutet dies, daß man eine Impulsunterbrechung bei dem initialen Durchblutungsschock und der Stoffwechselreaktion versucht.

Schon MAURER hatte vorgeschlagen, bei Verletzten mit vegetativer Stigmatisierung oder mit Thyreotoxikose vorbeugend Mittel zur Stoffwechseldämpfung (Ergocholin, Bellergal, Vitamin A usw). zu geben. BLUMENSAAT setzte sich besonders für eine Frühprophylaxe durch örtliche und zentrale Sympathicusausschaltung zum Zwecke einer Impulsunterbrechung und Durchblutungssteigerung ein.

Neuerdings sind wir noch weitergegangen, indem wir *Ganglienblocker*, schon vor ihrer Verwendung zur Therapie, *zur Prophylaxe des Sudeck* genommen haben. Über die Ergebnisse berichtet R. SEIKEL in einer Dissertation:

In der ersten Serie wurde bei 22 Verletzungen mit schweren, gelenknahen oder intraartikulären Knochenbrüchen sofort nach der Krankenhausaufnahme eine Mischspritze von je 2 cm^3 Megaphen, Latibon, Atosil und Dolantin gegeben, die für die Dauer von 48 Stunden alle 3 Stunden wiederholt wurde. Es gelang dabei, die bei *diesen* ausgewählten Frakturformen und *dieser* Verletzungsschwere zu erwartende annähernde 100%ige Sudeck-Entstehung auf 65% zu senken. Weit aufschlußreicher, und das beweist wieder, daß es beim traumatischen Sudeck im wesentlichen nur eine relative Prophylaxe gibt, war das Ergebnis hinsichtlich der Schwere bei den betreffenden 65%. Es handelte sich nur um ein leichtes Syndrom, das in den meisten Fällen sehr rasch abklang und auch therapeutisch auffallend gut ansprach. Natürlich läßt die Zahl nur einen bedingten Rückschluß zu, so daß noch weitere Erfahrungen abgewartet werden müssen. Das bezieht sich auch auf die Dauer dieser Prophylaxe und eine etwaige Wiederholung der Ganglienblockade in den Fällen, bei denen es doch zu einem Sudeck gekommen ist.

Von der Überzeugung ausgehend, daß der Sudeck bereits im Beginn einer Verletzung entsteht und in einem Überwiegen des somatotropen Hormons (STH) und der Mineralcorticoide besteht (S. 127 ff), ist es verständlich, daß wir jetzt auch eine *Frühprophylaxe mit Depot-Cortison und -ACTH* begonnen haben.

Auf die Berechtigung zur Anwendung dieser Hormone und die Begründung auch bei Knochenbrüchen wird anläßlich der Besprechung der Hormontherapie eingegangen (S. 191).

B. Die Behandlung des Sudeck-Syndroms. Die Therapie des eigentlichen Sudeck-Syndroms, also der inneren Sudeck-Faktoren und ihrer geweblichen Reaktionen nimmt einen großen Raum im Sudeck-Schrifttum ein. Wie bereits eingangs ausgeführt, führen auch beim Sudeck-Syndrom mehrere Wege zum therapeutischen Ziel. Das Wesen der Sudeckschen Dystrophie verlangt sogar, neben der Behandlung der auslösenden Grundkrankheit, aufgrund des komplexen pathogenetischen Vorganges eine kombinierte Therapie. Sudeck-therapeutische Vorschläge, die sich nur auf ein Mittel beschränken, erscheinen kaum überzeugend.

Auch beim *manifesten Sudeck* zerfällt die Therapie wieder in die *Behandlung des Grundleidens*, was ja an sich selbstverständlich, aber auch wegen der sonst nicht möglichen Beeinflußbarkeit der Dystrophie wichtig ist, einerseits und in die eigentlichen *Maßnahmen* gegen die *Dysregulation beim Sudeck* andererseits.

Man tut gut sich zu erinnern, daß es, trotz der Notwendigkeit einer komplexen Therapie, in der *Hauptsache* auf *Ruhe und Geduld* ankommt, beim Kranken und nicht minder bei seinem Arzt. Ohne innere und äußere Ruhe pflegen auch die symptomatischen (V. SCHAEFER) Maßnahmen beim Sudeck meist zu versagen. Ferner muß man sich darüber im klaren sein, daß ein kleiner *Teil* der Sudeck-Fälle *resistent* gegen *jede* Therapie ist, wenn in den letzten Jahren dieser Kreis auch eingeengt werden konnte. SUNDER-PLASSMANN weist daraufhin, daß man nicht nur bei pathogenetischen Erklärungen, sondern auch beim therapeutischen Vorgehen immer den bionomischen Zeitfaktor genügend berücksichtigen muß, z.B. in bezug auf den Zeitpunkt der Applikation einer Sympathicusblockade beim Sudeck.

B. 1. *Am Anfang des Erfolges jeder Sudeck-Behandlung steht der Zeitpunkt ihres Beginns.* Erstes Gebot ist daher die *Frühbehandlung.* Sie ist eine prognostisch-diagnostische und eine therapeutische Frage.

Der prognostisch-diagnostische Teil hat die Aufgabe einer Auslese der Sudeck-Gefährdeten und einer Frühsterkennung. Das erstere ist möglich durch die Bestimmung der vegetativen Reaktions- und Ausgangslage (Zeichen von vegetativer Stigmatisierung oder Allergie, Grundumsatz, hormonale Störungen usw.), durch den Nachweis einer früher durchgemachten Sudeckschen Dystrophie, weiter durch Übertragung von Erfahrungen bei ähnlichen Verletzungen im Hinblick auf ein Sudeck-Vorkommen (Schwere der Frakturen, der gleichzeitigen Weichteilmitverletzungen, Durchblutungsstörungen, Kausalgie usw.). Über die Möglichkeit einer Frühsterkennung des Sudeck ist auf S. 147 ff. berichtet.

Brauchbare Labormethoden stehen einstweilen für die Frühstdiagnose des Sudeck noch nicht zur Verfügung (S. 166). Die Bestimmungen der Serumelektrolytwerte, besonders des Calciums und Phosphors, sind nach MUSSGNUG ungeeignet; SIEBER und MEISSNER, BOTERELL, MITCHELL, SCHMID u. a. weisen auf unterschiedliche Serumphosphatasewerte hin. Praktisch anwendbare Möglichkeiten einer auch nur einigermaßen exakten Erfassung der vegetativen Ausgangslage im allgemeinen und der Vasomotorenreaktion im besonderen fehlen. Die Teste nach RATSCHOW kann man bei Verletzten, die ja besonders in Betracht kommen, im allgemeinen nicht anwenden. BOLLIGER hält es für denkbar, daß in Zukunft mit einer Kombination eines peripher an der Gefäßmuskulatur angreifenden und eines ganglienblockierenden Medikamentes nicht nur eine wirksame Prophylaxe, sondern auch eine Sudeck-Diagnose erreicht werden kann. Er machte aber keine Angaben darüber, in welcher Form diese Mittel als „Teste ausgearbeitet" werden sollen.

B. 2a. Entsprechend der Natur des Sudeck-Syndroms als einer Allgemeinerkrankung mit örtlich peripheren Veränderungen und zugrunde liegender allgemeiner und peripherer Regulationsstörung muß die eigentliche Therapie des Sudeck dem pathophysiologischen Geschehen angepaßt werden. Eine völlige Trennung der lokal und zentral angreifenden Methoden ist aber nicht möglich, da eine Wechselwirkung besteht bzw. gewisse Methoden sich zentral und peripher auswirken.

Die Allgemeinbehandlung des Sudeck-Kranken besteht zunächst wieder in Ruhe. Hierzu gehört auch eine seelische Führung des Kranken und, wie SCHEIBE und KARITZKY hervorheben, nötigenfalls eine erhöhte Aufmerksamkeit bei etwaigen psychischen Störungen. Gerade die erhebliche Zunahme des Sudeck durch die Aufregungen des Lebens mit der besonderen Betonung der Angst als Krankheitsfaktor beweist die Notwendigkeit einer entsprechenden therapeutischen Berücksichtigung.

Nach MAURER muß der Begriff der Ruhe „sich in einer inneren Sammlung und zunehmenden Bereitschaft des Kranken ausdrücken." BAUMECKER wies bei seinem Eintreten für den Gehgipsverband auch auf die unverkennbare psychische Wirkung desselben auf den Verletzten hin. HELLNER, der die Notwendigkeit einer seelischen Führung beim Sudeck und des Kümmerns des Arztes um die vegetativ Stigmatisierten ebenfalls hervorgehoben hat, kann man aber wohl darin nicht ganz folgen, wenn er schreibt: „Die verschiedenen Erfolge, auch mit der paravertebralen, periduralen und Stellatum-Novokain„blockade" lassen sich im wesentlichen nur durch den Kontakt: Patient — behandelnder Arzt erklären und viel weniger durch vorübergehende Schmerzaufhebung und Veränderung der Durchblutung."

Zur allgemeinen Sudeck-Behandlung gehört neben der seelischen Diät auch eine ernährungsmäßige. MAURER schlägt eine fleisch- und salzarme Kost mit Bevorzugung von Laktovegetabilien vor, desgleichen Unterlassung des Nikotin- und Alkoholabusus. In Anbetracht der Ergebnisse SELYEs u. a. bedarf diese Diätform wohl einer Änderung. Die „Diät nach SELYE" besteht ja in einer Protein- und NaCl-reichen Kost.

Die *periphere Behandlung der akuten Sudeckschen Dystrophie ist die Ruhigstellung im Gipsverband und Hochlagerung der Gliedmaße. Einer weiteren peripheren Behandlung bedarf es nicht.* Unterlassung aller Maßnahmen, die die Ruhe und damit das Abklingen der Sudeck-Reaktion stören, ist besser als zu aktive örtliche Therapie. Wir lehnen daher in der *akuten* Phase jegliche weitere *örtliche* Behandlung ab.

Im Schrifttum werden zur Unterstützung der Ruhe-Behandlung des Sudeck natürliche oder physikalische Behandlungsmittel empfohlen. Es ist daher erforderlich, sich mit der Eignung und Zweckmäßigkeit dieser Maßnahmen zu beschäftigen und anschließend unser Verhalten im Routine-Verfahren anzugeben.

Keiner Begründung bedarf es, daß die unterstützenden Maßnahmen bei Indikation und Anwendung stark von persönlichen, wenn auch allgemeinen, d. h. nicht immer von Sudeck-spezifischen Erfahrungen und — noch mehr — von den Fachgebieten der Therapeuten diktiert werden. Dies braucht kein Nachteil bei der Behandlung des Sudeckschen Syndroms zu sein, sondern kann zu einer Erweiterung der Ergebnisse führen, wenn keine spezialistischen Scheuklappen angelegt werden.

Die Besprechung der zusätzlichen peripheren Behandlungsmaßnahmen beim Sudeck, die sich weitgehend mit denen bei der Nachbehandlung von Frakturen decken, erfolgt nur unter Berücksichtigung ihrer Eignung für die Sudecksche Dystrophie, unabhängig auch von ihrem Stadium.

Das älteste Mittel ist die Wärme in ihren verschiedenen Anwendungsformen.

SUDECK empfahl sie als Dauerbeheizung. Beliebt sind warme Bäder. HOHMANN benutzt sie, wie auch wir das tun, um (nach dem Abklingen der Schmerzperiode in der Gipsruhigstellung) darin selbsttätige Bewegungen unter einem gewissen Widerstand ausführen zu lassen, so z. B. durch Ausdrücken eines Schwammes usw. Die Bäder haben für die Bewegungsbehandlung zudem den Vorteil, daß infolge der Schwerelosigkeit der Glieder im Wasser die beste Entspannung erzielbar ist, also die unbedingte Vorbedingung für vorsichtige eigene Bewegungen. SUDECK und HOHMANN geben den Bädern auch einen Seifen- oder Kamillenzusatz

Wasserbehandlung wird auch in Form heißer Umschläge und Packungen verabfolgt. Wechselbäder (HOHMANN, MAURER, MERTENS) sind besonders gut, müssen aber individuell auf den Einfluß der kalten Phase mit etwaiger Verkürzung derselben überwacht werden.

Bei der Wasserbehandlung ist die Warnung BÖHLERS zu beachten, der heiße Bäder und Packungen verhältnismäßig selten und dann nur kurze Zeit benutzt, weil sie sonst Schwellungen und Bewegungsstörungen verursachen. Es kommt eben gerade beim Sudeck auf die richtige Dosierung jeder Behandlung an.

SCHLEGEL empfiehlt Fango–Enelbin–Morocoll-Packungen.

Von *Sonnenbestrahlungen* (HOHMANN) wird beim Sudeck im allgemeinen zu wenig Gebrauch gemacht. Auch sie erfordern aber individuelle Dosierung, also genaue Überwachung, allmähliche Steigerung und Glied-Hochlagerung. Einen breiten Platz in der Therapie nimmt die Heißluft-Behandlung ein. Auch BÖHLER empfiehlt sie, führt sie aber nie länger als 10—15 min aus und nie so heiß; Fleckenbildung der Haut oder Marmorierung dürfen nicht auftreten.

SUDECK, DUBOIS und MERTENS weisen auf den Nutzen der *Bierschen Stauung* hin. Ich halte sie für ausgezeichnet, verwende sie auch bei einer Reihe von Erkrankungen, jedoch in einer mehr oberflächlichen Form, die genau so erfolgreich ist und nicht die Nachteile einer zeitlichen Überdosierung hat. Ihr Hauptwert fällt in die Zeit des beginnenden Sudeck.

Daß die Massage im 1. und 2. Sudeck-Stadium falsch ist, wurde schon gesagt. Der nochmalige Hinweis hier geschieht, weil sie an einigen Stellen noch beim Sudeck II empfohlen wird. Diese Ablehnung betrifft nicht die sog. *Bindegewebsmassage* (MUTSCHLER, GÜNTZ, BECK), mit der ersterer bei drei Sudeck-Fällen eine wesentliche Abkürzung der Heilzeit hatte und ihre Wirkungsweise mit SPERANSKY erklärte. Nach SCHLENZKA ist es das Ziel der Bindegewebsmassage, die im veränderten Dermatom liegenden Reizzentren zu beseitigen. Sie wird im akuten Stadium wegen des Gipsverbandes ausscheiden und bei der richtigen Weichteil-Dystrophie kaum technisch durchführbar sein. KOLDE macht eine „einfache Gefäßgymnastik“ beim Sudeck; eine nähere Erklärung fehlt. MAURER führt u. a. auch die Unterwasserstrahlmassage an. Gegen sie bestehen, auch im chronischen Stadium, die gleichen Bedenken wie gegen die einfache Massage.

In den letzten Jahren hat die *synkardiale Massage* mit dem Synkardon-Gerät von FUCHS Beachtung gefunden, deren synchrone Pulsdruck–Impuls-Wirkungsweise theoretisch überzeugend erscheint. Sie wird beim Sudeck-Syndrom von HAUSAMMANN, SCHAREK u. a. positiv beurteilt; andere, so FEHR, MARTI sahen keine Erfolge; ausreichende Beobachtungszahlen liegen anscheinend noch nicht vor.

Wichtig ist die Mitteilung WICKES, daß die synkardiale Massage nicht selten einen unerwünschten Effekt auf die Pulswellen ausübt, so daß er zu gleichzeitiger oszillographischer Kontrolle des Synkardoneffektes rät. WICKE konnte zeigen, daß die Form der künstlich gesetzten Druckschwankungen im Arterienrohr in starkem Maße von der Impulsdauer des Synkardons und vom Massagedruck, kaum dagegen von der Länge der Einsatzverzögerung abhängig ist. Dieser Hinweis erscheint gerade für das Sudeck-Syndrom von Wichtigkeit.

Vonseiten der Röntgentherapeuten (KOHLER, EICHHORN, BREITLÄNDER) wird durch rechtzeitige und richtige Anwendung der *Röntgenbestrahlung* beim Sudeck „oft eine überzeugende und erprobte Wirkung“ beschrieben. Sie soll schon im akuten Stadium beginnen. Zu erwähnen ist dabei, daß die Röntgenstrahlen nicht nur Hof und Herd angehen sollen, sondern auch die übergeordneten Ganglien (Grenzstrang). Neuerdings wurde die Röntgentherapie des Sudeck wieder von BIERLING und REISCH empfohlen.

Von den röntgentechnischen Behandlungsdaten bringe ich die von BREITLÄNDER geübten. Einstellung und Felderwahl: peripher Applikation von Großfeldern, zentral bei der unteren Gliedmaße a) paramedianes Rückenfeld des lumbosacralen Grenzstranges 10×20 cm, b) Scarpasches Dreieck (10×15 cm); bei der oberen Gliedmaße a) paramedianes Rückenfeld des cervicothorakalen Grenzstranges, b) Oberarm innen, c) Achselhöhle. Dosierung: peripher Einzelfelder, Kniekehle und Oberarm bis 100 r/0. Alle übrigen Felder 200 r/0. Täglich 1—2 Felder. Peripher total 300—4000 r, Grenzstrangfelder 800—1200 r/0. Nach etwa halber Dosis 8 Tage Pause und Abwarten, „da man auch mit geringeren Dosen auskommen kann". r/Minutenzufluß: peripher zweckmäßig nicht über 10 r/0, zentral nicht über 20 r/0.

Bierling und Reisch verbinden neuerdings die Röntgenbestrahlung mit Notandron-Behandlung, da „die Röntgenbestrahlung oft zu einer langsam einsetzenden, dafür anhaltenden Besserung führt, die Wirkung des Notandron dagegen zwar etwas rascher einsetzt, der dadurch erzielte therapeutische Erfolg aber bisweilen nur kurz ist. Notandron füllt also die therapeutische Lücke bis zum Wirksamwerden der Röntgenstrahlen aus".

Im Gegensatz zu Henschen und Maurer sah Rieder durch Röntgenbestrahlungen keinen Erfolg.

Großer Beliebtheit erfreuen sich die *Ultrakurzwellenbestrahlungen*. Böhler verwendet sie nur bei hartnäckigen Fällen. Es ist aber nicht genügend bekannt, daß Ultrakurzwellen beim Sudeck keineswegs eine harmlose Behandlung sind. Auch sie erfordern eine sorgfältige Dosierung nach Bestrahlungszeit und Wärme, abhängig gemacht von einer das Sudeck-Syndrom klinisch beherrschenden ärztlichen Aufsicht.

Es ist naheliegend, daß in den Kreis der Wettbewerber um eine erfolgreiche Sudeck-Behandlung auch die *Ultraschallwellen* getreten sind. Nachrichten über gute Erfolge liegen bereits vor von Wachsmuth, Buchtala, Tschannen, Kübler, Demmel, Läser, und Marnier, Pohlmann, während Paul, Hoffmann und Ungeheuer diese Behandlung beim Sudeck als wirkungslos bezeichnen. Hartenbach sah nach der Beschallung „keinerlei Erfolge, eher eine Verschlechterung" (briefliche Mitteilung).

Nach Tschannen kommt es unter der radikulären Ultraschallbehandlung zu einer bedeutenden Lockerung, Entspannung und besseren Durchblutung. Der primäre Hauptwirkungsfaktor soll nach Lehmann und Matthes die Wärme sein, wobei letzterer auch die von Stuhlfaut und Tschannen angenommene neurale Wirkung gelten läßt. Wachsmuth und Buchtala konnten durch Arteriographien vor und nach Ultraschall-Anwendung eine starke Begünstigung der kapillaren Durchblutung feststellen; radiologische Untersuchungen von atrophischen Knochen zeigten rund ein Jahr nach der Behandlungskur bessere Knochenstrukturen. Wachsmuth führt die Wirkung auf einen primären mechanischen Einfluß der hochfrequenten Schallwellen auf das vegetative System zurück, der sich dann über die Gefäße auf die kolloidchemischen Verhältnisse auswirkt. Er berichtete 1951 auf der Erlanger Ultraschall-Tagung, daß er von 16 schweren Sudeck II-Fällen, die bisher kaum zu beeinflussen waren (nur die Sympathicusblockade hatte eine leichte Besserung gebracht) 15 Kranke entscheidend bessern konnte, so daß die meisten wieder arbeitsfähig wurden. Für die oberen Gliedmaßen wurden durchschnittlich 16, für die unteren 12 Sitzungen benötigt. Dosis: 1,5 W/cm^2 mit bewegtem Schallkopf je 10 min auf die befallene Extremität und 0,3 W je 5 min auf den Grenzstrang, 2—3mal wöchentlich. Auffallend war das schnelle Verschwinden auch monatelang bestehender Schmerzen und Weichteilveränderungen oft schon nach 1—2 Wochen. Die Recalcination setzte so rasch nach der Beschallung ein, wie es bei keiner anderen Behandlung bisher zu sehen war.

Der Kreis der physikalischen Behandlungsmethoden beim Sudeck schließt mit *Elektrisier*-Vorschlägen.

Mutschler berichtet über überraschende Heilerfolge mit dem von ihm entwickelten „Nemektrodyn“ bei der Sudeckschen Dystrophie, die von Semm bestätigt werden. Dieses Elektrisierungsgerät ermöglicht eine spezielle, in den gewünschten Gewebsregionen zu konzentrierende Wirkung mittels eines rotierenden Schwebungsstromes auf die gestörten Stoffwechselvorgänge.

Neuerdings wird auch der „Ionomodulator“ bei der Beeinflussung des Sudeck empfohlen. Nach unseren Erfahrungen ist damit nur ein akuter, rasch wieder abklingender *subjektiver* Erfolg zu erzielen. Auch ist er gefährlich, weil leicht eine Überdosierungsmöglichkeit besteht, die zudem von den Kranken, die ja erfahrungsmäßig in der Stärke einer Massage bzw. in der dabei aufgewendeten Kraft gern etwas Wirkungsvolles erblicken, nicht verhindert wird.

Damit ist die Besprechung der als zusätzlich zu bezeichnenden peripheren physikalischen Behandlungsmaßnahmen beendet.

Wir halten in der *akuten* Sudeck-Phase davon nichts. Entschließt man sich zur Anwendung, so muß man dessen eingedenk sein, daß die Reizschwelle beim Sudeck herabgesetzt ist, so daß z. B. Wärmegrade, die an gesunden Gliedmaßen vertragen und als angenehm empfunden werden, eine Exarzerbation der Dystrophie bewirken können. Ein einschleichender, tastender Beginn und eine Überwachung durch den Arzt sind unumgänglich. *Mit Ruhigstellung und Hochlagerung, bei zusätzlicher allgemeiner Behandlung, ist es möglich, die große Mehrzahl der Sudeck-Fälle vor dem Chronischwerden und damit vor Dauerfolgen wesentlicher Art zu bewahren.* Es ist aber schwer, seine jüngeren Mitarbeiter in ihrem Drang nach aktiver Therapie von der Notwendigkeit einer *ausreichend langen und völligen* Ruhigstellung der akuten Sudeck-Extremität zu überzeugen. Das geht nicht ohne Überwachung.

Voraussetzung für jede periphere Sudeck-„Behandlung“ ist die Beurteilung des Nutzens oder Nachteils. Wir haben dazu als *Testmöglichkeiten mit bestem Ergebnis* in folgender Reihenfolge verwendet: *Spontanschmerz, Durchblutung (Farbe), Ödem, Bewegungs-* und *Belastungsschmerz. Kein Testungsmittel ist das Röntgenbild!* Es dient nur zur Kontrolle der Knochenbruchheilung, vielleicht noch zur Bestätigung einer klinisch nicht klaren Sudeck-Diagnose.

Es folgt nun eine kurze, gedrängte Darstellung der Behandlung des *akuten* Sudeck sowie seiner jeweiligen Beurteilungsrichtlinien, die sich uns bei einem großen Krankengut an Verletzten und an Sudeck-Fällen vom praktischen Gesichtspunkt aus sehr bewährt hat, (ohne daß damit der Anspruch auf Ausschließlichkeit oder auf einen besonderen Vorzug erhoben werden soll):

a) Die Gliedmaße bleibt fest fixiert, solange Spontanschmerzen, Cyanose bei Hoch- und Flachlagerung und erhebliches Ödem bestehen.

b) Sind Spontanschmerzen *und* Cyanose verschwunden, und ist das Ödem vermindert, so wird der fixierende Verband probeweise entfernt. Der Kranke darf, bei Erkrankungen der unteren Gliedmaßen im Bett mit hochgestelltem Fußende, vorsichtig aktive Bewegungsversuche machen. Hat er dabei Schmerzen oder kommt es zu erneuter Cyanose, so wird wieder fixiert.

c) Wenn leichte aktive Bewegungsübungen ohne Schmerz- und Cyanose-Reaktion gut vertragen sind, so kommt die „Hängeprobe“, bei der die Gliedmaße 5—10 Minuten aus dem Bett heraushängt. Ergeben sich hierbei Schmerzen oder Cyanose, so wird die schienenlose Hochlagerung mit aktiven Bewegungsübungen weiter fortgesetzt, wobei dem Patienten immer als Richtlinie die *Schmerzgrenze* angemahnt wird. Er *muß* wissen, daß bei auftretenden Schmerzen die Bewegungen zu stark oder zu lange erfolgt sind, und sein weiteres Training diesem Gesichtspunkt anpassen. Eine Überwachung erfolgt durch die Stationsärzte und die Gymnastin.

d) Hat der Patient die Hängeprobe bestanden, so bekommt er einen Zinkleim-Elastoplastverband und belastet vorsichtig *mit Schuhwerk*. Auftretende Schmerzen bei der Belastung, sofern diese nicht übertrieben worden ist, zwingen zur Einschaltung einer nochmaligen Bettruhe mit Übungsbehandlung. Ein *leichteres* Ödem nehmen wir vor und während der Belastung in Kauf. Es geht bei genügend langer Verwendung von elastischen Verbänden zurück. Unter letzteren sind nur Zinkleim- oder Elastoplast-Verbände zu verstehen. Elastische *Binden* sind ein Stauungs- und damit Verschlimmerungsmittel ersten Grades und bedeuten eine psychische Fixierung, wenn vom Kranken selbst angelegt.

Es ist nichts dagegen einzuwenden, daß bei Absetzung des Gipsverbandes eine vorsichtige Wärmeapplikation erfolgt, um den Rückgang des Ödems zu beschleunigen. Sie kann aber nur in warmen Packungen, im Lichtbogen oder in Vollbädern bestehen. Wechselbäder kommen nur an der oberen Extremität in Betracht. Von einer etwas abgeänderten Bierschen Stauung und Sonnenbestrahlungen machen wir gern Gebrauch. Gegen Röntgenbestrahlungen bestehen auch in der akuten Phase keine Bedenken. Unbedingt verboten sind hier Massage in jeder Form, Ultraschallbehandlung und Jonomodulator. Sie können in der chronischen Phase zur Anwendung kommen mit Ausnahme der Muskel- und Unterwassermassage, die bei uns beim Sudeck tabu ist.[1]

In der *chronischen* Phase gilt das Gesetz der Ruhigstellung und Hochlagerung in gleicher Weise, wenngleich wir bei fehlenden Schmerzen bald schienenlose Bettruhe zulassen. Unterstützend wenden wir aber jetzt Bindegewebemassage, evtl. Wechselbäder, Lichtbogen an. Die Behandlung wird fortgesetzt, bis die anläßlich der akuten Sudeck-Behandlung genannten Testungen die Beendigung der Sudeck-Reaktion andeuten. Hierbei ist allerdings die Abgrenzung etwaiger Dauerschäden von chronischen Sudeck-Symptomen im Bereich der Weichteile gelegentlich nicht ganz leicht. Führend dabei sind Belastungsschmerz, Cyanose und Ödem-Zunahme.

Die Bewegungsübungen, die zunächst vorwiegend zum Zwecke einer Durchblutungssteigerung erfolgen, können erst mit abklingender Sudeck-Reaktion auch zu ihrer eigentlichen Aufgabe vorgenommen werden. Die Beweglichkeit soll beim Sudeck im wesentlichen durch die frühzeitige Erkennung und die davon abhängende Ruhigstellung in der akuten Phase erhalten bzw. wiederhergestellt werden; ist es erst zur Ausbildung von Bindegewebe in Gelenkkapsel und Muskulatur gekommen, so ist der Zustand meist irreparabel. Immerhin kann man aber durch Bewegungsübungen sekundär hinzugekommene Kontrakturen noch bessern.

Man ersieht hieraus, daß der Weg zwischen Schaden und Nutzen durch zeitliche Ruhigstellung und aktive Bewegungsbehandlung der Gliedmaßenfraktur ein enger ist, aber er ist gangbar. Nur verlangt er unbedingt eine ärztliche Führung, eine große Erfahrung in der Diagnostik des Sudeckschen Syndromes, seiner Stadien sowie seiner Therapie, und ein Einfühlungsvermögen bei der Austestung von Beginn und Dosierung der eigentätigen Bewegungsübungen. Dies gilt ganz besonders für die seltenen Situationen, in denen man ausnahmsweise auch mal zu *passiven* Bewegungen und *Redressionen* greifen muß, wo man sich sagt: schlimmer als der jetzige Zustand kann er auch nach einer passiven Bewegung nicht werden. Dies sind aber, wie gesagt, Ausnahmen, die auch nur am Übergang von der 2. zur

[1] Kürzlich hat KOHLRAUSCH über die Massage- und Bewegungsbehandlung des Sudeck eine Arbeit veröffentlicht, auf die leider nicht mehr eingegangen werden kann.

3. Phase vorkommen können und bei denen wir eine kurze und leichte Exarcerbation, die wir mit Ganglienblockern und Muskelrelaxantien „abfangen", in Kauf nehmen. SUDECK war ja anscheinend für eine aktivere Behandlung, denn er schrieb: „Die versteiften, aber nicht mehr entzündeten Gelenke dürfen aber und müssen dreist angefaßt und mit Ausdauer und Energie aktiv und passiv bewegt werden."

Die sog. *Phase III* des Sudeck als irreparable Defektheilung bedarf keiner Sudeck-spezifischen Behandlung mehr, sondern einer *allgemeinen* Wiederherstellung der Gebrauchsfähigkeit der erkrankt gewesenen Gliedmaße. Im großen und ganzen ist jetzt keine wesentliche Besserung hinsichtlich der Folgezustände des Sudeck zu erwarten, wohl aber eine Kräftigung der Extremität. Da die Osteoporose als ossäre „Defektheilung" des Sudeck keine Minderung der Festigkeit bedeutet, so erfordert sie keine therapeutische Berücksichtigung.

Auch bei den Sudeck-Fällen innerhalb des *Formenkreises* weichen die Behandlungsgrundsätze nicht von denen beim traumatischen oder entzündlichen Sudeck-Syndrom ab. Neben der selbstverständlichen Behandlung des Grundleidens, die kausalen Charakter hat, kommt der Ruhigstellung und ihrer richtigen zeitlichen Bemessung die Hauptrolle zu. Dies gilt besonders für die Periarthritis humeroscapularis und den entzündlichen Plattfuß. Auch die allgemeinen Maßnahmen sind die gleichen wie beim „klassischen Sudeck", so daß auf diese verwiesen wird.

Man vermag die Besprechung der peripheren Sudeck-Therapie nicht zu schließen, ohne auf die Darstellung HARFFS über die physikalische Therapie des Sudeck hinzuweisen, die von einer besonders einfühlenden und sachkundigen Warte aus gegeben ist. Die Vielzahl der besprochenen physikalischen Behandlungsmöglichkeiten kann nicht zu der irrigen, von HARFF auch gar nicht beabsichtigten Auslegung führen, daß die Verfahren einzeln oder insgesamt jeweils zur Anwendung kommen müssen. Auch HARFF gibt im übrigen zu, daß es „vielfach aber trotz unserer Bemühungen zu versteiften Gelenken kommt."

Die Verflechtung peripherer und zentraler Vorgänge bei der Sudeck-Pathogenese sowie die Erfahrungen bei ähnlichen Regulationsstörungen, auch die Langwierigkeit des Prozesses und andere Gründe machen es verständlich, daß auch die *Wirbelsäulen-Therapie* („Chiropraxis") in den Dienst der Sudeck-Behandlung gestellt wurde.

In dem mir zugänglichen medizinischen Schrifttum fand ich den ersten Hinweis in einer Fußnote der Sudeck-Therapiearbeit BLUMENSAATS. Es ist mir bekannt, daß auch SOLLMANN damals diese Sudeck-Therapie schon begonnen hatte. 1954 ist dann auch von GUTZEIT über die Heilung eines Sudeck-Falles (s. S. 56) durch Dehnung und Reposition der Wirbelsäule berichtet worden.

Es hat langer Überlegung bedurft, an welcher Stelle der Sudeck-Behandlung die „Wirbelsäulen-Therapie" richtig oder zweckmäßig zu besprechen ist. Die Wirbelsäulen-Therapeuten nehmen eine Form von Sympathicusbeeinflussung ebenfalls an, was zweifellos richtig ist. Da aber auch die Röntgen-, Wärme-, Bindegewebsmassage-, elektrische Therapie eine Einwirkung auf das vegetative Nervensystem hat und die Wirbelsäulen-Therapie ihrer Anwendungsart nach mehr zu der Gruppe der physikalischen Behandlungsmaßnahmen gehört und nicht zur medikamentösen Sympathicusbeeinflussung, erschien es zweckmäßig, die Wirbelsäulenbehandlung an dieser Stelle abzuhandeln.

In diesem Zusammenhang kann man es nicht unterlassen, auf die schon lange fällig gewesene *Kritik* der Definition „Neuraltherapie" durch BODECHTEL hinzuweisen und mit ihm zu fragen: *„Was liegt eigentlich außerhalb der Neuraltherapie?"*

Wir verwenden die Justierung der Wirbelsäule bei Sudeck-Fällen sehr häufig, und zwar frühzeitig bei der Dystrophie der oberen Gliedmaßen, erst später und bei der abklingenden chronischen Phase auch an der unteren Gliedmaße, immer erst, wenn die aktiven Bewegungsübungen beginnen. Dieser zeitliche Unterschied liegt in der Absicht begründet, die absolute Ruhigstellung der erkrankten Extremität nicht zu unterbrechen. Die Wirbelsäulen-Therapie beim Sudeck verbinden wir meist mit Stellatumblockaden. Auch ohne Kombination mit einer Novokainunterbrechung sieht man nach der Wirbelsäulentherapie augenscheinlich Erfolge, die sich in einer jedesmal sofort nachweisbaren Zunahme der Beweglichkeit und in einem verminderten Spannungsgefühl dartun. Es würde aber eine Verkennung der Sudeckschen Krankheit und auch der Wirbelsäulentherapie bedeuten, dabei schlagartige Heilungen zu erwarten, wie sie bei gewissen chronischen Schmerzzuständen bekannt sind. SOLLMANN redressiert bei einem Sudeck der unteren Gliedmaßen neben dem zuständigen Segment (untere Lendenwirbelkörper, Sacroiliacalfuge) auch Fehlstellungen an den beiden ersten Halswirbeln; den Erfolg mit der cervicalen Behandlung konnte er durch eine sofortige Herabsetzung der erhöhten Blutviscosität zusammen mit REIS belegen (S. 57).

B. 2b. Unerläßlich bei dem komplexen pathogenetischen Vorgang im Sinne einer zentralen und peripheren Regulationsstörung sind auch allgemeine, zentral ansetzende Maßnahmen. Sie haben die Aufgabe, eine abnorme, übermäßige oder ausbleibende, Reaktion bei einer starken peripheren Erregbarkeit zu *unterbrechen* oder zu *normalisieren*, sowie periphere Folgen durch Abtransport von Stoffwechselschlacken, Beeinflussung dystrophischer Vorgänge zu beseitigen.

Diese zentrale therapeutische Aufgabe entspricht also in etwa der von M. SCHNEIDER vom Standpunkt der Physiologen aus genannten, der sagt: „Wir können daher hier nicht mehr von einem Versagen oder von einem Nichtausreichen der Regulation sprechen, sondern von einer übermäßigen Reaktion auf einen übermäßigen Reiz. Das Ziel ist daher nicht mehr so sehr wie früher darauf ausgerichtet, die Regulation zu verbessern, sondern sie auszuschalten. Hier hat sich eine wesentliche Änderung unserer Grundanschauungen angebahnt, eine mehr oder weniger lokalisierte, gezielte Ausschaltung durch chirurgische Maßnahmen, eine mehr generelle durch medikamentöse Maßnahmen, durch die sog. Sympathicolytica und Ganglienblocker."

Die eben genannten Anzeigen der zentralen Sudeck-Therapie haben nun die Beeinflussung der Steuerung des vegetativen und hormonalen Systems zur Aufgabe. Das bedeutet für das vegetative Nervensystem eine Unterbrechung afferenter und efferenter Impulse zwecks Besserung der Durchblutung und des zellulären Stoffwechselaustausches, für das hormonale System die Beeinflussung der gleichen Vorgänge durch Einwirkung auf den endokrinen Anteil am gestörten Regulationsablauf. Da aber beide Systeme pathogenetisch und therapeutisch ineinander übergreifen — z. B. können auch Hormone eine Durchblutung verbessern, und die therapeutische Ausschaltung nur *eines* Gliedes in der pathogenetischen Kette vermag oft schon die Heilung zu bedeuten — ist eine Trennung hier nur in schematischer Weise möglich.

Die Besprechung der „pathogenetischen Regulations-Therapie" des Sudeck-Syndroms geht daher von der Wiedergabe der Maßnahmen aus, die der Reizunterbrechung sowie der Durchblutungs- und Stoffwechselbeeinflussung durch Einwirkung auf das sympathische Nervensystem und die hormonale Achse dienen.

Das souveräne Mittel der Reizunterbrechung am Sympathicus beim Sudeck-Syndrom ist nach wie vor das Novokain. Seine Wirkungsweise ist symptomatisch und kausal, sein Angriffsort peripher und zentral. Die zentrale Novokainwirkung kann durch Ganglienblockade sowie, übergeordnet und allgemein, durch intravenöse Applikation erzielt werden. Auch eine Umflutung der animalen Nervenstämme und großen Gefäße oder eine zusätzliche Infiltration irritierender Narben empfiehlt sich, sofern man nicht ihre Ausschneidung vorzieht.

Die uneingeschränkte Bedeutung des Novokains zur relativen Prophylaxe und Therapie des Sudeck-Syndroms bedarf für jeden, der sie kennt, keiner Empfehlung mehr. Ich verweise auf die Arbeiten von RIEDER, V. SCHAEFER, MONASTERO, ARMSTRONG, MAURER, BLUMENSAAT, DELAYE, LERICHE, SUNDER-PLASSMANN, BECK, SPRUNG, W. BLOCK, GENNERICH, BRANDT, LOOSE, MOSER u. a.

Wenn hier vom Novokain gesprochen wird, so ist das allgemein aufzufassen. Es schließt die Verwendung anderer Abkömmlinge des Cocains oder kombinierter Medikamente, wie z. B. das Causat, nicht aus.

Die *Bedeutung des Novokains* liegt aber *nicht nur in der Ausschaltung der Dysregulation* durch übermäßige Erregung oder Erregbarkeit mittels Unterbrechung afferenter und efferenter Sympathicus-Impulse, *sondern auch in der gleichzeitigen günstigen Beeinflussung der Durchblutung und der zellulären Stoffwechselvorgänge* (s. Kapitel B III 4b).

Auf die Einwirkungsweise des Novokains bei der Durchblutungs- und Stoffwechselbeeinflussung kann nicht eingegangen werden. Ich muß mich auf die Hinweise beziehen, daß Novokain die Kapillarresistenz durch Abdichtung der Endothelien und Blockierung der Vasomotoren mit Steigerung der Durchblutungsgröße, der Sauerstoffversorgung, des Abtransportes der Stoffwechselschlacken herbeiführt, daß es sympathicolytisch, parasympathicolytisch, Histamin-hemmend, Antischockwirkend ist, die arteriovenösen Anastomosen eröffnet usw. Zu diesen Eigenschaften kommen noch die Effekte der Sympathicusausschaltung.

Es ist daher verständlich, daß die Novokainanwendung in Form der Stellatumblockaden und Periduralblockaden an der Spitze der allgemeinen therapeutischen Maßnahmen bei uns steht. Sie kann auch durch die modernen Pharmaca, deren Besprechung gleich geschieht, nicht verdrängt, sondern nur in gewisser Weise ergänzt werden.

HÄBLER hat mit der intraarteriellen Injektion von Novokain (bei infektiösen Prozessen mit Penicillin kombiniert) neben überraschenden Durchblutungserfolgen auch Versager gesehen.

Bei der Sympathicusausschaltung habe ich die von M. SCHNEIDER noch getroffene Unterscheidung in chirurgische und medikamentöse Maßnahmen vermieden. Wir kommen beim Sudeck ohne Sympathicusoperation aus. Das bedeutet nicht, daß besondere Gründe mal Ausnahmen bedingen können. Dann ist aber der periarteriellen Sympathektomie zu widerraten; denn neben ihrer kurzen Wirkungsdauer wird dadurch ein neuer erheblicher traumatischer Reiz im Bereich der erkrankten Gliedmaße gesetzt. Die Grenzstrangresektion, besser noch die von RIEDER vorgeschlagene Durchtrennung der Rami communicantes, wäre vorzuziehen. Im übrigen kann es auch bei der Grenzstrangresektion Versager geben, wie der von PITZEN und RIEDER beschriebene Fall zeigt, bei dem trotz der Operation, die von einem Meister der Sympathicuschirurgie ausgeführt war, die Amputation wegen der starken Schmerzen nicht zu verhüten war.

LERICHE, der bereits 1923 zur Behandlung des posttraumatischen Ödems die Sympathectomie ausgeführt hat, FONTAINE, GURD u. a. wenden die operative Sympathicusausschaltung beim Sudeck-Syndrom an. Auch PÄSSLER wies 1952 noch auf ausgezeichnete Erfolge damit bei schweren Sudeck-Fällen hin. Wir müssen diese Operation mit W. BLOCK u. a. als einen beim Sudeck überflüssigen Eingriff bezeichnen. REMÉ erklärt die theoretischen Grundlagen heute wieder für unsicher, auch seien die praktischen Ergebnisse sehr wechselnd. DECKER hält es für schwer, LERICHE bei seiner Sympathectomie-Behandlung des Sudeck zu folgen; diese bewirke eine Hyperämie; wenn diese beim Sudeck die Ursache der Decalcification sei, könne man die Sympathectomie nicht als Behandlung der posttraumatischen Osteoporose ansehen. Dieses Bedenken trifft wohl kaum zu, da die Sympathicusausschaltung auf die Skeletdurchblutung wahrscheinlich nicht einwirkt.

Wie bei anderen Erregungskrankheiten hat die Sympathicusblockade beim Sudeck solange die besten Ergebnisse, wie vegetativ-tonale Vorgänge das Geschehen bestimmen. Ist es zu einer organischen Fixierung des Leidens gekommen, so zur Bindegewebsbildung in Muskeln und Gelenkkapseln, so ist die Erfolgsmöglichkeit aller am Sympathicus ansetzenden Behandlungsweisen eine wesentlich kleinere.

ADAMS-RAY und HJELMSTROM haben das Zurückgehen eines Ödems nach Sympathicusblockade durch Photogrammetrie registrieren können. Sie fanden, daß ein ödematöser Finger nach Sympathicusblockade in der Regel abschwillt, ein gesunder Finger etwas anschwillt.

Für die *Reizunterbrechung* beim Sudeck-Syndrom genügt die gezielte und auf die betroffene Gliedmaße *beschränkte*, zentralwärts am Grenzstrang ausgeführte Blockade mit Novokain. Ob das für die „*Ausschaltung der Regulation*" (M. SCHNEIDER) auch ausreicht, ist sehr fraglich. Da beim Sudeck-Syndrom die individuelle Disposition (cerebraler Faktor) eine wesentliche Entstehungsbedeutung hat, und da gleichzeitig auch eine zentrale Regulationsstörung im vegetative-nervalen (sympathischen und parasympathischen) sowie im hormonalen System beteiligt ist, so ist eine zusätzliche zentrale bzw. universelle Blockade mit den sog. Ganglienblockern begründet und gerade zu Beginn der Erkrankung erwünscht. Wir haben daher ja als *Frühprophylaxe* von der Ganglienblockade mit der sog. Mischspritze Gebrauch gemacht (S. 175). Zur Sudeck-*Therapie* sind die Phenothiazine und ihre Derivate vorgeschlagen worden von HARFF, GOETZE, STÜBINGER und KOCH.

Die temporäre Ausschaltung des Sympathicus zum Zwecke der Reizunterbrechung und der Durchblutungs- sowie Stoffwechselsteigerung durch ganglienblockierende Pharmaca und durch vasoaktive Medikamente hat eine erhebliche Erweiterung erfahren. Sie erfreuen sich zunehmender Anwendung nicht nur aus theoretischen Gründen, sondern auch wegen der leichteren Form der Applikation. Tatsächlich stellen sowohl die sog. Ganglienblocker wie die spasmolytischen, sympathicolytischen und parasympathicomimetischen Mittel eine wichtige Ergänzung der bisherigen Therapie dar. Sie haben eine besondere Anzeige, die sich von der der Novokainblockade deutlich abgrenzen läßt.

Die Anwendung der „Ganglien-Riegel" (SUNDER-PLASSMANN) ist durch ihre gleichzeitige Wirkung auf das sympathische und parasympathische Nervensystem mit „umfassender vegetativer Ruhigstellung des Organismus einschließlich der übergeordneten Zentren" (SEIKEL) für das Sudeck-Syndrom das, was wir anstreben. Neben der zentral dämpfenden, damit auch sedativ-hypnotischen Wirkung haben die Ganglienblocker einen sympathicolytischen, parasympathicolytischen, spasmolytischen, sedativen und hypothermen Effekt; sie beeinflussen weiter den Grundumsatz, den Sauerstoffbedarf und die optimale O_2-Ausnutzung im Gewebe. Gerade wegen der in vielem noch ungeklärten Stoffwechselaustauschvorgänge beim Sudeck können die Ganglienblocker etwaige unbekannte therapeutische Lücken schließen.

M. SCHNEIDER machte darauf aufmerksam, daß bei Anwendung der Ganglienblocker, die ein unspezifisches Wirkungsspektrum haben, nicht nur die erwünschte übermäßige Reaktion ausgeschaltet wird, sondern gleichzeitig auch lebensnotwendige andere Regulationen, die nicht in den verderblichen Kreis einbezogen waren. Es sei daher erforderlich, bei längerer Verwendung von Ganglienblockern eine Kontrolle des Elektrolythaushaltes, der Blasen- und Darmentleerung usw. vorzunehmen. KÜCHLER und KOCH fanden bei Untersuchungen über das weiße Blutbild nach Megaphen eine Regulation desselben nicht über das Hypophysen-Nebennieren-, sondern über das vegetative System. Bei Nebenniereninsuffizienz scheine dem Megaphen gegenüber größte Zurückhaltung geboten.

Für den Wunsch einer Steigerung der Durchblutung und des Stoffaustausches beim Sudeck-Syndrom sind für die hierbei in Betracht kommenden Sympathicusmittel grundsätzliche Gesichtspunkte zu berücksichtigen, die durch pathophysiologische Gegebenheiten und verschiedene Einwirkungsweisen bestimmt werden.

Zur Steigerung der Durchblutung und des Stoffwechsels beim Sudeck-Syndrom ist zu berücksichtigen, daß zunächst die Überwindung des peripheren Widerstandes, des statischen Drucks der Blutsäule und höchstwahrscheinlich auch der Blutviskosität erforderlich ist. Mit der alleinigen Vermehrung der absoluten peripheren Durchblutungsgröße ist es nicht getan. Denn der Stoffaustausch zwischen Blut und Gewebe hängt ja nicht nur von der absoluten Durchblutungsgröße ab, sondern in gleicher Stärke auch von der Blutverteilung und Blutausnutzung (Sieber und Meissner). Blutverteilung und -ausnutzung sind beim Sudeck offensichtlich verändert. Auch kann man nicht durch eine vermehrte Zufuhr von Nährstoffen einen assimilatorisch oder dissimilatorisch gestörten Stoffwechselumsatz normalisieren, wenn an der Gefäß-Gewebsschranke der Stoffaustausch durch eine Durchblutungsänderung und eine herabgesetzte Stoffwechselbefähigung der Zelle selbst beeinflußt ist.

Diese Forderungen werden von der Novokain-Sympathicusausschaltung zweifellos nicht insgesamt erfüllt. Sie kann, ebenso wie die Ganglienblocker, den peripheren Widerstand ohne gleichzeitige Herabsetzung des statischen Blutsäulendruckes vermindern. Auch der Stoffwechselaustausch wird durch die Sympathicusausschaltung im Sinne der zellulären Befähigung wie auch des Abtransportes der Katabolite verbessert. Es entsteht aber dennoch keine echte Mehrdurchblutung, sondern nur eine Eröffnung arteriovenöser Anastomosen (S. 99 und 108), wenngleich auch durch die Eröffnung der Shunts eine Besserung der peripheren Durchblutungseffekte erzielt wird. Auch wird es heute allgemein anerkannt (mit Ausnahme von wenigen Klinikern), daß die Mehrdurchblutung nach einer Sympathicusausschaltung nicht alle Gewebe gleichmäßig betrifft. Diese Feststellung gilt auch für die vasoaktiven Stoffe, wie aus den wichtigen Untersuchungsergebnissen von Hensel, Ruef und Golenhofen hervorgeht.

Diese drei Autoren untersuchten die Muskel- und Hautdurchblutung des Menschen bei Einwirkung verschiedener vasoaktiver Substanzen mit der Kalorimetersonde in der Wadenmuskulatur und mit dem Strömungskalorimeter an der Fußsohle. Außerdem wurde in kurzen Abständen der systolische und diastolische Blutdruck auskultatorisch gemessen. Sie stellten folgendes fest:

Padutin (10 E intravenös) bewirkte im Verlauf einer Stunde keine nennenswerte Änderung der Muskel- und Hautdurchblutung.

Priscol (30 mg i. v.): starker Anstieg der Hautdurchblutung bei deutlicher Verminderung der Muskeldurchblutung auf 60% des Ruhewertes. Diese Wirkung hielt über eine Stunde an, ohne daß der Blutdruck sich wesentlich änderte.

Regitin (20 mg i. v.): Zunahme der Haut- und Steigerung der Muskeldurchblutung, die über eine Stunde anhielt und etwa 180% des Ruhewertes erreichte, ferner initialer Blutdruckabfall. Die Adrenalin-Vasodilatation des Muskels wurde durch Regitin nicht sicher abgeschwächt, dagegen die Noradrenalin-Vasokonstriktion deutlich vermindert.

Dilatol (5 mg i. v.): bewirkte größte Zunahme der Muskeldurchblutung auf etwa 200% des Ruhewertes über 50 min, wobei die Hautdurchblutung praktisch unverändert blieb. Der Blutdruck war systolisch leicht erhöht mit starker Vergrößerung der Amplitude.

Pendiomid (50 mg i. m.): hielt in seiner Wirkung über 90 min an und bewirkte die stärkste Zunahme der Hautdurchblutung. Auch die Muskeldurchblutung war noch nach 60 min auf 170% des Ruhewertes erhöht, während der Blutdruck praktisch unverändert blieb.

Es geht aus diesen grundsätzlichen Gegebenheiten beim Sudeck-Syndrom also hervor, daß sich auch zur Steigerung der Durchblutung und zur Verbesserung des Gefäß- und Zellstoffwechsels die Verbindung einer Sympathicusblockade mit einem ganglienblockierenden oder vasoaktiven Pharmacon empfiehlt. Die Wahl der letzteren ist durch die gerade angeführten Durchblutungsversuche gegeben.

Ganglienblocker und vasoaktive Stoffe haben gegenüber der Sympathicusblockade mit Novokain einen gewissen Nachteil, indem sie auf die periphere Durchblutung des *ganzen* Körpers sich auswirken. Demgegenüber ist die Wirksamkeit der Novokainblockade gezielt und auf die erkrankte Gliedmaße beschränkt.

M. SCHNEIDER wies in diesem Zusammenhang auf die Arbeit von HESS hin, wonach bei Gabe gefäßerweiternder Stoffe häufige, kleine Dosen zu verabfolgen sind, wenn es sich um lokalisierte Prozesse handelt. Sonst laufe das Blut sozusagen weg in das stärker erweiterungsfähige normale Gefäßbett der gesunden Extremität; die kranke könne dadurch unter Umständen sogar minderdurchblutet werden.

Ob man nun außer der Sympathicusblockade nur Ganglienblocker oder nur ein vasoaktives Präparat anwendet, steht dahin. Den Phenothiazinen kommt der Vorteil zu, daß sie auch atropinähnliche und weiter direkt an der glatten Muskulatur ansetzende Wirkungen haben, sowie gleichzeitig durch Reflexunterbrechung regulatiosnausschaltend wirken. Der Nachteil der letzten Eigenschaft, der schon genannt war und zu einer vorsichtigen Zurückhaltung vor längerer Benutzung oder stärkerer Dosierung veranlassen sollte, läßt es vielleicht ratsam erscheinen, ein gefäßerweiterndes Mittel wie Dilatol, Vasculat usw., wie wir es tun, zusätzlich oder erst im weiteren Verlauf zu verwenden.

In der heutigen Sudeck-Literatur werden nun als zusätzliche, zum Teil aber auch als alleinige medikamentöse Behandlung folgende vasoaktiven Präparate genannt:

Padutin (*Depot-Padutin*): empfohlen beim Sudeck von HARTENBACH, E. K. FREY, RIEDER, BERNASCHECK, F. SCHULTZ, O. ROLAND, MARTI, BETHGE und MEYER. SCHLEGEL hat sich Depot-Padutin in 50% der Fälle bewährt. BURCKHARDT und FASEL halten eine gleichzeitige Therapie mit anderen Behandlungsarten für notwendig. Demgegenüber haben eine Reihe von Autoren mit Depot-Padutin beim Sudeck keinen Erfolg gesehen, darunter auch wir. Daß HENSEL, RUEF und GOLENHOFEN keinen Durchblutungseffekt beim *Menschen* an Haut und Muskulatur fanden, wurde schon auf S. 186 gesagt. BÜRKLE DE LA CAMP rät, Depot-Padutin erstmals nach dem 12. Tag zu verwenden, da Padutin das Bruchhämatom aufsaugt. Dies bedeutet u. E. einen weiteren Nachteil.

Vasculat: Für die Sudeck-Behandlung aufgrund guter Erfahrungen empfohlen von BUCHBERGER und SALEM, GUTSCHMID, GÄRTNER u. a. Vasculat hat eine peripher ansetzende Wirkung mit Blutdruck*senkung*, gleichzeitiger Gefäßerweiterung, Zunahme des Schlagvolumens und Abnahme des peripheren Widerstandes. Letzteres wird auf eine Eröffnung arteriovenöser Anastomosen zurückgeführt. Bei oraler oder i. v. Anwendung ist bisher nur eine Erhöhung der Hauttemperatur gefunden worden. Nach BUCHBERGER und SALEM soll Vasculat hinsichtlich der Wirkung der Sympathicusblockade vergleichbar und in der Lage sein, den circulus vitiosus beim Sudeck zu durchbrechen.

Dilatol: Aufgrund der Untersuchungen HENSELS und Mitarbeiter (S. 186) theoretisch für die Sudeck-Behandlung besonders wegen seiner starken Durchblutungsvermehrung in Haut und Muskulatur geeignet. Praktisch erprobt von E. BUMM, ZEHNTNER, MARTI.

Hydergin: Kombinationspräparat mit zentralem (Senkung des Gefäßtonus) und peripherem Angriffspunkt. Zu dem gefäßdilatierenden Einfluß auf das Vasomotorenzentrum kommt eine periphere, gefäßerweiternde Wirkung und ein peripher latenter adreno-sympathicolytischer Effekt. Im Gegensatz zur Sympathicusausschaltung durch Novokain blockiert Hydergin die Rezeptoren am Erfolgsorgan und schützt so die Gefäße vor adrenergischen bzw. sympathergischen Reizen. Seine Eigenschaften machen also dieses Präparat besonders geeignet zur Sudeck-Behandlung, wie aus überzeugenden Darstellungen von CAITHAML, STOLLE, EICHLER und HEINZEL hervorgeht. Hydergin wirkt sich auch günstig bei der vegetativen Entgleisung des Halswirbelsyndroms im Bereich des oberen Körperviertels aus (PIA und TÖNNIS). Nach KÜCHLER und KOCH entspricht übrigens die Hyderginanwendung dem Megapheneffekt.

Dibenamin: Diese „Droge mit sympathicolytischen, dem Stickstoff-Lost verwandten Stoff" (H. D. BICK) ist ein außerordentlich stark und langwirkendes Sympathicolyticum bei einer Reihe von sympathicotonen Erkrankungen (LINDER), wie wir nachdrücklich unterstreichen müssen; es findet u. E. zu wenig Beachtung. Beim Sudeck scheint es bisher nicht verwendet zu sein. Wir konnten seine zusätzliche Bedeutung dabei im Rahmen unserer Kombinationsbehandlung mehrfach feststellen. Dibenamin beruht auf einer weitgehenden bis vollständigen Blockade der adrenergischen Rezeptoren für sympathische Erregungsimpulse und auf Adrenalin. Nach BICK sind auch der pilomotorische Reflex und die sympathisch gesteuerte Erregung der glatten Muskulatur blockiert.

Causat: Kombination aus Procain, Luminal, Atropin und Nikotinsäure. Zur Sudeck-Behandlung verwendet von KNORR, REICHLE und SCHULZE-BERGMANN.

Nikotinsäure: Neuerdings auch beim Sudeck als erfolgreich beschrieben (HAUSAMMANN, MARTI, MUFF). Eigenartig ist, daß der Nikotinsäureeffekt nur auf die oberen Gliedmaßen beschränkt ist (MUSSGNUG und BRECKLINGHAUS, KOTHE und SCHOGER). (S. 92—93) Nach HAUSAMMANN nur bei gleichzeitiger Stellatumblockade (oder synkardialer Massage) wirksam, was wir bestätigen können. Nikotinsäure und ihre Derivate greifen direkt an der Wand der kleinen Gefäße an und gelten als Vasodilatatoren. Nach unseren Erfahrungen kommt der Verbindung der Nikotinsäure mit Acethylcholinchlorid, β-Pyridylcarbinol und Pyridostigminbromid, wie es im Ronicol compositum gegeben ist, eine gesteigerte Wirkung zu. MUNDINGER, PHILIPP und UMBACH konnten bei peripheren Durchblutungsstörungen mittels Gewebsclearence mit radioaktiven Isotopen eine optimale Besserung durch die Kombination von Acetylcholin, Ronicol und Mestinon feststellen. HERBERT wendet übrigens zur äußeren Behandlung des Sudeck die Benerva-Salbe mit Acetylcholin an.

Chomelan: Ein Präparat zur äußeren Cholinanwendung, ein Antagonist des Adrenalins, hat sich DAMMANN auch bei der Sudeck-Behandlung bewährt.

Curare: Von RIEDER beim Sudeck nach intraarterieller Anwendung mit sehr günstiger Wirkung empfohlen. Es soll eine sympathicolytische Wirkung entfalten.

Venostasin: Wir haben von dem Roßkastanienpräparat bei solchen Sudeck-Fällen einen guten Erfolg gesehen, die mit gleichzeitigen venösen Stauungserscheinungen einhergingen.

Opilon: Nachdem schon früher Mutterkornalkaloide wegen ihrer tonisierenden Wirkung auf die Blutgefäße bei gleichzeitiger sympathicolytischer und parasympathicolytischer Hemmung von Adrenalin und Nor-Adrenalin bzw. Azetylcholin (z. B. Ergocholin nach MAURER, Ergotamin nach PASCHOUD, MERTENS) bei der Sudeck-Therapie verwendet worden waren, empfahl kürzlich NESSWETHA ein den „Secalealkaloiden vergleichbares Sympathicolyticum" Opilon unter Hinweis auf einen wesentlichen Erfolg bei einigen Sudeck-Fällen.[1]

B. 2c. Im Anschluß an die Wiedergabe der Therapie des Sudeck mit vasoaktiven Stoffen sollen noch einige Behandlungsmethoden kurz angeführt werden, die in ähnlicher Weise eine Steigerung der Durchblutung und des peripheren Stoffwechsels zum Ziele haben.

Sexualhormone: Aufgrund der Erfahrungen bei Kreislaufstörungen sind einzelne Sexualhormone auch bei der Sudeck-Behandlung zur Anwendung gekommen (HOHMANN, MAURER, GÜNTZ). Dies trifft besonders für weibliche Hormone zu. Es scheint aber, daß sie als alleinige medikamentöse Therapie nicht sehr überzeugende Ergebnisse gehabt haben. Auch sollte eine Hormonanwendung des Sudeck nur im Rahmen der allgemeinen Hormontherapie getätigt werden (S. 191 ff).

---

[1] H. J. KÖTTER berichtete kürzlich über Erfahrungen mit Bogomoletz-Serum RAS bei Sudeckscher Erkrankung.

Vitamine: Als Vitamin A, D oder E empfohlen. K. H. BECKMANN berichtete kürzlich über gute Ergebnisse beim Sudeck mit Vitamin D und E, die beide über das vegetative Nervensystem durchblutungsverbessernd wirkten. BIERLING und REISCH teilten mir mit, daß sie vor dem Abschluß einer Arbeit über gute prophylaktische und therapeutische Ergebnisse beim Sudeck mit hohen Dosen von B_{12} stehen; zur Unterstützung in der Röntgentherapie gaben die beiden Autoren Notandron (S. 179). SCHLEIPEN nimmt dieses Hormon in Verbindung mit Calciduran.

Sauerstoffeinblasung in die Arterien wird von REIMERS als beim Sudeck besonders wirksam bezeichnet. Er teilt keine Einzelheiten mit und hält diese Behandlung nur an den unteren Gliedmaßen für erlaubt. Nach SPRUNG ist die subcutane Sauerstoffeinblasung beim Sudeck wirksamer als die Sympathicusblockade; die lokale Hypoxie werde dadurch gebessert, daß der Rezeptorenapparat in die normale Ausgangslage gebracht werde.

Oleform: Ein leicht permeables Gemisch aus dissoziierten Mineralien, ätherischen Ölen und pflanzlichen Extraktstoffen mit vorwiegend vasomotorischer und vegetativ nervaler Wirkung empfahl B. VÖLKER anhand entsprechender Sudeck-Fälle.

Plenosol: Zur Behandlung des Sudeck wird auch das Plenosol angewendet; es handelt sich dabei um einen standardisierten und auf den osmotischen Gewebstonus eingestellten Auszug aus frischen Blättern der einheimischen Mistel. FISCHER und LÜSSENHOP haben im dystrophischen Sudeck-Stadium mit schwerster Haut- und Knochenatrophie durch wenige intracutane Plenosol-Injektionen eine überraschend schnelle und günstige Beeinflussung gesehen (siehe auch HANFSTÄENGL).

Echinacin: BIRKENFELD hat aus unserer Abteilung über ausgedehnte Untersuchungen über die Echinacinwirkung beim Sudeck-Syndrom berichtet, das nach wie vor viel benutzt wird. Es handelt sich um ein Frischpflanzenextrakt aus der Echinacea purpurea. In der Mehrzahl der Fälle trat nach einmaliger i. v. Behandlung eine schnelle Besserung der Weichteildystrophie und der subjektiven Erscheinungen ein. BIRKENFELD erklärt die Wirkung nach BÜSING, MOCH und HAASE durch einen Antihyaluronidaseeffekt des Echinacins mit Hemmung der gewebseigenen Hyaluronidase und Normalisierung des Zellstoffwechsels.

Pyrifer: Von PITZEN in die Sudeck-Behandlung eingeführt. Wir verwenden Pyrifer in allen Sudeck-Fällen, die eine Therapieresistenz aufweisen, und konnten mit ein bis zwei Kuren sehr befriedigende Ergebnisse im Hinblick auf eine therapeutische Empfänglichkeit erzielen. Die theoretischen Grundlagen scheinen uns durch die Arbeiten von HOFF, HEILMEYER, besonders aber von DIEZEL gerade für das Sudeck-Syndrom und seine Abhängigkeit von der diencephalen Reaktionslage bewiesen zu sein.

Bei der zusätzlichen Sudeck-Therapie ist auch die Zufuhr von *Kalkpräparaten* allein oder in Verbindung mit anderen Mitteln zu streifen. Diese Therapie stammt aus der Zeit der Überwertung des Röntgenbildes beim Sudeck; auch die Übertragung der Kalkbehandlung bei anderen Osteoporosen hat zu ihrer Beibehaltung in der Sudeck-Therapie wohl Veranlassung gegeben.

BÖHLER und V. SCHAEFER haben schon betont, daß eine Kalkzufuhr in der früheren Form überflüssig und auch erfolglos ist. In Verbindung mit Phosphor scheint das möglicherweise nicht der Fall zu sein (COENEN, HOHMANN, BLUMENSAAT, MARTI).

Nach SCHLEIPEN bewirkt die Zuführung anorganischer Kalkpräparate, wie dies auch an der Freiburger Chirurgischen Universitätsklinik 1930/31 (E. REHN) nachgeprüft wurde, wohl ein Ansteigen des Ca-Gehaltes im Blut, aber nicht eine selektive Ca-Ablagerung in dem kalkbedürftigen atrophischen Knochenbezirk. Auch die im Gedanken an einen fehlenden „Katalysator" zusammen mit den Kalkpräparaten gegebenen Vitamine und Hormone ließen keinen schnelleren Effekt erkennen.

Neuerdings wird die Kalktherapie aber, angepaßt den heutigen Vorstellungen über die physiopathologischen Vorgänge bei den verschiedenen Formen der akuten Knochenatrophie, modifiziert wieder angewendet und vorgeschlagen. Es ist auf verschiedenen Wegen nun versucht worden, nicht einen Kalkmangel, sondern die gestörte Osteoid-Kalkaufnahme wiederherzustellen.

Riesz verwendet bei Pseudarthrosen und bei der Sudeckschen Dystrophie die transcerebrale Dielektrose Bouguignons, Ca-Elektrostase genannt: Erzeugen eines galvanischen Stromes im dystrophischen Glied durch Aufsetzen entsprechender Elektroden für 2—3 min und gleichzeitige intravenöse Calciuminjektion täglich mit 20maliger Wiederholung. (Bei einem Fall von Osteogenesis ohne Altersangabe trat nach 60 Behandlungen keine Fraktur mehr auf.) Beim Sudeck zusätzliche Vitamin- und Phosphor-Lebertrangaben. —

Schleipen empfiehlt unter Hinweis auf drei Sudeck-Fälle Notandron und Calciduran.

K. H. Beckmann, der Vitamin D und E gibt (S. 189), hält die zusätzliche Verordnung eines Calcium-Phosphorpräparates für erforderlich, um eine obligate Kalksalzentziehung bei der gesteigerten Mineralisation durch D-Vitamin zu unterbinden.

Von mehreren Seiten mit besonderem Erfolg erprobt ist anscheinend das Knochenvollpräparat *Ossopan*, so besonders von Frank und Heppner, die eine umfassende Darstellung der Behandlung von Mineralstoffwechselstörungen des Knochens, besonders bei der verzögerten Frakturheilung, geben, sowie von Marti und Popp. Eschler hat das Präparat auch bei Kieferbrüchen mit Erfolg angewendet, unter denen sich ein wahrscheinlicher Sudeck-Fall befindet; er weist darauf hin, daß Ossopan nach seinen histologischen Untersuchungen nur die Neubildung der Knochengrundsubstanz begünstigt. Viele Frakturen blieben daher elastisch, während bei gleichzeitiger Kalk- und Vigantolzufuhr die Verheilung schneller eintritt. Marti, der Ossopan besonders für die Sudeck-Behandlung herausstellt, führt seine heilungsfördernde Wirkung auf die Zufuhr von Kollagen, Ossealhumid und Osteomukoid zurück. Da das Präparat aus rohen Knochen junger gesunder Tiere hergestellt wird, berührt m. E. seine Wirkung möglicherweise die sog. *Frisch-* bzw. *Trockenzell-Therapie.* Das gilt auch vielleicht vom *Osspulvit,* welches ebenfalls zur Sudeck-Behandlung verwendet wird. Es handelt sich dabei um ein natürliches Kalkpräparat auf der Grundlage schonend getrockneter und vermahlener Knochen junger Kälber, das alle mineralischen und organischen Bestandteile des wachsenden Knochens in einem für die Kalktherapie besonders günstigen Verhältnis enthält. Aufgrund der Annahme enger Beziehungen einiger Vitamine und Ergänzungsstoffe zum Calcium-Phosphor-System sowie der Abhängigkeit der Calciumresorption und -retention von einer günstigen Konstellation dieser Stoffe sind dem Präparat pflanzliche Ergänzungsstoffe als Träger zugegebener Vitamine (A, B-Komplex, C, D, E) beigefügt. In der Komplexverbindung *Caplex,* deren Indikationstabelle auch die Behandlung des Sudeck enthält, wird der Erfolg der Calcium-Substitutionstherapie auf die neuartige Ausnutzung der komplexbildenden Fähigkeit der Zitronensäure zurückgeführt, wodurch der Anionen-Anteil des Ca ausgenutzt werden kann; dieser ermöglicht eine Resorption. Es wird dem Caplex nicht nur eine rasch einsetzende Remineralisierung, sondern auch ein schnelles Nachlassen der Schmerzhaftigkeit beim Sudeck-Syndrom zugeschrieben. Die von der Herstellerin angekündigte Veröffentlichung über die Sudeck-Therapie mit Caplex ist noch nicht erschienen. Klinke wies mit einer den Clearence-Untersuchungen nachgebildeten Methode nach, daß unter Citratzugabe sonst schwerlösliche Calciumverbindungen resorbiert werden, so daß hierdurch vielleicht die Erfolglosigkeit der früheren Kalkzufuhr in Kation-Form erklärt werden kann.[1]

Da die Kalkbehandlung, auch in der modifizierten Form, kaum auf die Weichteilreaktionen beim Sudeck einwirken kann, die akute Knochenatrophie nicht auf einem Calciummangel beruht und endlich das Kno-

[1] Inzwischen hat H. Neumann über Erfahrungen mit Caplex bei 25 Sudeck-Fällen berichtet.

chensymptom des Sudeck therapeutisch als Nebensache gilt, so kommt dieser Seite der Therapie keine praktische Bedeutung zu. Etwas anderes wäre es, wenn dadurch eine restitutio ad integrum des Sudeck-Knochens erreicht würde, also eine Endosteoporose vermieden werden könnte, was allerdings noch zu klären ist.

B. 2d. Damit kommen wir zur letzten und jüngsten Behandlungsweise, der *Hormonanwendung zum Zwecke der hormonalen Regulationsbeeinflussung.*

Die Lehren und Theorien SELYEs u. a. haben, wie sich aus der Besprechung über das Sudeck-Syndrom als zentrale Regulationsstörung (S. 127 ff) schon ergibt, auch zu entsprechenden therapeutischen Folgerungen geführt. Sie begründen sich aus der Erwartung, durch die Anwendung der hormonalen Gegenspieler einmal die physiologische Reaktionslage der endokrinen Achse wiederherzustellen, zum anderen die Folgen der durch die Dyshormonie verursachten Gewebsveränderungen beim Sudeck zu verhüten oder soweit wie möglich zu beseitigen. Voraussetzung einer derartigen Hormonbehandlung ist die Erkenntnis, daß dem hormonalen Anteil bei der Sudeckschen Regulationsstörung ein *Überwiegen der STH-Mineralcorticoid-Gruppe* durch ein *primäres* Versagen des Abwehrmechanismus zugrunde liegt.

Zur Behandlung des Sudeck-Syndroms sind ACTH und Cortison mit bestem Erfolg verwendet worden (MÜNCH-PETERSEN, BAXTER, MADER und SCHILLER, DRYER, L. A. MEYER, JOHNSON und TILLMANN, BRANDT, F. BECKER, STUTH und HARFF, BLUMENSAAT, F. FISCHER, MEDL u. a.). Zur Behandlung der sog. Ostitis pubis schlugen GÖTZEN und BOEMINGHAUS ACTH vor.

Wir unterscheiden bei der ACTH-Cortison-Anwendung eine *Frühstbehandlung* und eine *Frühbehandlung*, beim Cortison eine *allgemeine* und eine *örtliche* Applikationsform.

Unsere Erfahrungen wurden mit Ficortril (Boehringer), ACTH, Scheroson und Scheroson F (Schering) gewonnen.

Die Frühstbehandlung des Sudeck ist richtiger eine Prophylaxe zu nennen, da die Hormone sofort nach Verletzungen oder bei Verletzten gegeben werden, die eine Sudeck-Gefährdung erfahrungs- oder dispositionsmäßig annehmen lassen. Dennoch handelt es sich auch hierbei gleichzeitig um eine Therapie, nämlich um die Bekämpfung des örtlichen oder allgemeinen Schocks. Es ist berechtigt anzunehmen, daß die sofortige Verwendung von ACTH-Cortison keine relative, sondern eine echte, eine Verhütungsprophylaxe ist.

Die Frühstbehandlung geschieht in der Weise (S. 175), daß ACTH und Cortison in Depot-Form (Depot-ACTH Schering und Scheroson-Depot) sofort gegeben werden. Da die Wirksamkeit sich auf 10—12 Tage erstreckt, braucht eine Wiederholung nicht vorgenommen zu werden. Die Anfangsdosis soll hoch sein und etwa 60 mg ACTH-Depot und 1000 mg Scheroson-Depot betragen, um nicht unterschwellig zu bleiben. Da die Wirkung erst nach etwa 8 Stunden beginnt, empfiehlt sich die gleichzeitige Injektion von Ganglienblockern (Mischspritze) (S. 175). Diese Verbindung einer sympathicolytischen und eines hormonalen Mittels bei der Prophylaxe ist auch aus pathogenetischen Gründen angezeigt.

Da es bisher kein Hormon gibt, welches die STH-Bildung hemmt, so kommt nur die Verwendung von ACTH *und* Cortison bei der Prophylaxe-Frühstbehandlung infrage. Auch wissen wir nicht, ob es sich beim Sudeck um ein Versagen in der Reflexkette Hypothalamus-HVL-NNR oder um ein solches der NNR allein handelt.

Gegenüber der Anwendung von ACTH-Cortison als Prophylaxe-Frühstbehandlung, wo es sich um ein Abfangen einer primären Fehlregulation handelt, ist diese Therapie bei *bestehendem Sudeck*-Syndrom eine mehr *symptomatische*.

Es besteht jetzt die Aufgabe, sich die antiphlogistischen, antimesenchymproliferativen und antiallergischen Eigenschaften von ACTH-Cortison zunutze zu machen. Ihre *hemmenden* Wirkungen auf die kollagene Grundsubstanz, das Bindegewebswachstum, die Histiocytenwucherung, auf die Reaktionsbereitschaft der Gefäße allgemein und die Kapillardurchlässigkeit im besonderen (Ödem, Zelldiapedese, die Hyaluronidase (Hemmung des Spreading-Phänomens) usw., bedeuten nicht nur einen Schutz vor Ödem, Blutzellaustritt, Ankylose usw., sondern die gleichzeitigen fördernden Eigenschaften von ACTH-Cortison können diese Folgen auch beseitigen. Dabei ist natürlich der Zeitpunkt des Beginns der Behandlung für den Grad des Erfolges entscheidend. Darüber hinaus kann das subjektive Wohlbefinden gebessert, das Krankheitsgefühl beseitigt werden.

Kürzlich teilte Medl mit, daß er bei 9 Kranken, deren Hände in Druckpressen geraten und schwer verletzt waren, nach Wundversorgung sowie Reposition und Fixierung der Frakturen sofort Prophylaxe mit ACTH mit dem besten Ergebnis vorgenommen hat. Er verwandte je 25 mg ACTH 4—6 stündlich i. m. über 3 Tage, senkte die Dosen bis zu 10 mg alle 6 Stunden am 6. Tage und behielt diese Dosis 2—6 Wochen bei.

Bei der *Frühtherapie* des Sudeck empfiehlt Dryer, am 1. Behandlungstag 300, am 2. Tag 200, am 3. Tag 100 mg Cortison zu geben, um dann allmählich auf eine Tagesdosis von 25 mg bis zu einer Gesamtmenge von 1000 mg herabzugehen. Da ACTH und Cortison verhältnismäßig schnell im Körper inaktiviert werden, müssen die Tagesdosen entweder über 4—6 Injektionen verteilt oder die jetzt erhältlichen Depotformen verwendet werden.

Die ACTH-Cortison-Behandlung kann inkretorische Disharmonien und tiefgreifende Einwirkungen auf sämtliche Stoffwechselvorgänge des Organismus verursachen. Sie verlangt daher eine genaue Kenntnis der Gefahren, Gegenanzeigen und Kontrollmaßnahmen sowie eine mengenmäßige und zeitliche Beschränkung. Dieses trifft besonders für den Sudeck zu. *Wir können daher diese Behandlung, im Gegensatz zur Prophylaxe, beim Sudeck nur mit Vorbehalt empfehlen.* Infolgedessen haben wir uns bisher nur auf die Frühstbehandlung (Schockbekämpfung und Vorbeugung) beschränkt.

Zur Unterstützung der Behandlung mit ACTH-Cortison und Vermeidung gewisser Folgen ist eine kalorien- und möglichst eiweißreiche, dagegen weniger fett- und kohlenhydratreiche Kost erforderlich (S. 177).

Forestier, de Traverse, Gerbay und Saint-Marc-Les-Bains weisen darauf hin, daß bei refraktärem Verhalten gegen die Hormontherapie Wechselbeziehungen zwischen Schilddrüse und HVL-NNR-System die Ursache sein können. Dann werde der ACTH-Effekt auf die NNR in gewissem Umfang durch Thyroxin vervollständigt. Hierdurch erfahren die Beobachtungen Maurers über einen häufig erhöhten Grundumsatz beim Sudeck und sein therapeutischer Vorschlag, Ergocholin und Bellergal zu verabreichen, eine Bestätigung. (Siehe auch S. 134 ff). Wir möchten heute in der zusätzlichen Verwendung von Ganglienblockern bei der Prophylaxe eine entsprechende Berücksichtigung auch der Schilddrüsenbeteiligung sehen.

Im Gegensatz zur allgemeinen ACTH-Cortison-Behandlung ist die *örtliche* Anwendung im wesentlichen ungefährlich und ohne Nebenwirkungen. Die Kontraindikationen bei der Cortisonbehandlung gelten für die örtliche Therapie nicht; infolgedessen ist auch eine ambulante Behandlung möglich. Der wesentliche Vorteil der örtlichen Behandlung ist aber, daß man die betroffene Gliedmaße oder Cortison-bedürftige Teile derselben gezielt erfassen kann. Auch hierbei wird der antiphlogistische und antiprolerative Effekt wirksam (S. 135).

Zur örtlichen Therapie kommt nur das Cortison infrage. Sie ist ermöglicht worden durch Hydrocortison (Compound F), das wir als Ficortril und Scheroson F verwenden. Außer den eben genannten Vorteilen ist die intraartikuläre Anwendungsmöglichkeit zu nennen, die sich uns besonders erfolgreich zur Behandlung von Ergüssen und Kontrakturen erwiesen hat. Bei der örtlichen Sudeck-Therapie verwenden wir das Hydrocortison fast ausschließlich zur Erhaltung und Wiederherstellung der Gelenkbeweglichkeit; die Dystrophie der übrigen Weichteilgewebe bedarf keiner derartigen direkten Therapie. Es ist aber anzunehmen, daß auch das Bindegewebe in der Sudeck-Gliedmaße bei der Hydrocortison-Gelenkapplikation auf dem Blutwege beeinflußt wird. Bei der Sudeck-Behandlung hat sich gezeigt, daß man fast immer mit einer, höchstens zwei intraartikulären Injektionen mit je 25 mg auskommt.

Über gute Ergebnisse mit der örtlichen Hydrocortison-Anwendung beim Sudeck-Syndrom haben BLUMENSAAT und A. L. MEIER berichtet.

Es ist nicht notwendig, hier auf Gegenanzeigen, Gefahren und Kontrollmaßnahmen bei der ACTH-Cortison-Anwendung einzugehen. Eine Ausnahme macht die in vielen Arbeiten und Prospekten anzutreffende Warnung vor Anwendung dieser Hormone bei Frakturen und Osteoporosen, die beim Sudeck und auch der ihr meist zugrundeliegenden Fraktur theoretisch in Frage kommt.

Es hat sich inzwischen ein großes Schrifttum angesammelt über die Einwirkung von ACTH und Glucocorticoiden auf das Skelet. Schon auf S. 136 ff wurde kurz darauf eingegangen, daß diese Hormone Pseudarthrosen, Osteoporosen und Spontanfrakturen verursachen können. Es steht fest, daß bei *längerer* Gabe von *größeren* Cortison-Mengen ein dem Morbus Cushing mehr oder weniger ähnlicher Zustand auftreten kann, wobei die Osteoporose durch Einbeziehung der Epithelkörperchen in die inkretorische Dysharmonie oder durch Insuffizienz der NNR mit verminderter Bildung von Testosteron und Follikulin erklärt wird. Endlich wird noch an eine unmittelbare Einwirkung des Cortisons auf die Calciumausscheidung gedacht.

Für die Annahme einer ungünstigen Cortison-Wirkung auf die Frakturheilung dienten Tierversuche und die Übertragung beobachteter Spontanfrakturen bei anderen Krankheiten.

Während das Vorkommen von Osteoporosen und Spontanfrakturen durch übermäßige Cortison-Gaben feststeht, ist die Annahme mehr als berechtigt, daß die katabolische oder antianabolische Wirkung des Cortisons nicht an kleinere Dosen gebunden ist, wie sie beim Sudeck zur Anwendung kommen. Man kann, wenn man bei gleichzeitigen Frakturen Bedenken haben sollte, den Demineralisationseffekt des Cortisons durch Gaben von Androgenen unwirksam machen. Im übrigen sind auch die Angaben über verzögerte Knochenbruchheilung und Pseudarthrosenbildung durch Cortison mit Recht widersprochen worden.

Man kann daher für die Sudeck-Therapie sagen, daß die dabei verwendeten ACTH-Cortison-Mengen ohne besondere Befürchtung gegeben werden können. Eine gewisse Zurückhaltung ist aber dennoch geboten, da man bei der immer vorhandenen individuellen Disposition die Reaktion nicht ganz voraussehen kann. Bei der von uns geübten einmaligen

Depotgabe von ACTH und Cortison zur Prophylaxe besteht keine Gefahr. Die hierbei erfolgende Cortison-Wirkung geschieht außerdem zu einer Zeit, in der eine Störung der physiologischen Frakturheilung noch gar nicht möglich ist. Und zur weiteren Behandlung verwenden wir nur örtliche Hydrocortison-Injektionen, die auch in Hinsicht auf das Skelet sicher ungefährlich sind. Wer die allgemeine Cortison-Behandlung beim Sudeck vorzieht, sollte das „antiosteoporotische" Testosteron, am besten in Verbindung mit einem Follikelhormon (Primodian-Depot) zusätzlich geben.

Faßt man nunmehr die Behandlung und die mit ihr weitgehend übereinstimmende relative Sudeck-Prophylaxe kurz zusammen, so ist folgendes zu sagen:

1. Die Behandlung des Sudeck-Syndroms beginnt mit der Therapie des Grundleidens.
2. Je früher die Sudeck-Behandlung einsetzt, um so besser sind die Aussichten hinsichtlich Dauer und Folgen der Erkrankung.
3. Es ist daher zweckmäßig, in Sudeck-gefährdeten Fällen (Schwere der Verletzung, Disposition) eine Frühstbehandlung („Prophylaxe") vorzunehmen, die außer der sachgemäßen Behandlung des Grundleidens in einer sofortigen Ganglienblockade für 2 Tage und einer einmaligen ACTH-Cortison-Depot-Gabe besteht.
4. Nicht die zusätzliche Sudeck-Behandlung ist entscheidend, so sehr sie auch unterstützend wirkt, sondern die richtige und ausreichend lange *Ruhigstellung* mit Hochlagerung unter Benutzung der hierfür gegebenen Test-Richtlinien, sowie die sachgemäße Nachbehandlung.
5. Die unterstützende Sudeck-Therapie besteht in der Unterbrechung der krankhaften vegetativ-neuralen und hormonalen Dysregulation, der Steigerung der Durchblutung und der Wiederherstellung des Stoffwechsels.
6. Hauptgegenstand der Sudeck-Behandlung sind die dystrophischen Weichteile. Die Knochendystrophie bedarf keiner Behandlung, es sei denn, daß das Grundleiden sie erforderlich macht.

B. Sudeck-Syndrom und Unfallheilkunde

I. Bedeutung

Da das Sudeck-Syndrom vorwiegend nach Traumen auftritt, sind die Beziehungen zur Unfallheilkunde besonders stark und vielseitig. Sie lassen sich in 2 Gruppen einteilen:

1. die diagnostische und therapeutische Bedeutung des Sudeck als praktisch-klinische Angelegenheit
2. die versicherungsrechtliche Bedeutung.

Auf die große Bedeutung des Sudeck für die Unfallheilkunde haben besonders Karitzky und Blumensaat hingewiesen. Es ist so, wie Karitzky treffend formuliert hat, daß „die Wiederherstellung der Funktion bei jedem Verfahren der konservativen und operativen Frakturbehandlung von dem Grad und Verlauf der Sudeckschen Dystrophie und Atrophie abhängt." Und Blumensaat betonte 1953, daß trotz zahlreicher warnender Hinweise die überragende Rolle der Sudeck-Komplikation in der Unfallheilkunde, insonderheit bei der Behandlung von Knochenbrüchen, nicht genug gewürdigt werde. Dabei stehe fest, daß heute die Sudecksche Dystrophie an Zahl und Folgenschwere die Hauptkomplikation, ja das Schicksal jeder Gliedmaßenfraktur darstellt, hinter der alle anderen Komplikationen wie Infektion, Thrombose usw. weit zurückbleiben. Die überwiegende Mehrzahl der Renten nach Gliedmaßenverletzungen werde nicht durch Folgen der eigentlichen Verletzung, sondern durch Defektheilungen nach einem Begleit-Sudeck bedingt. Und die Sudecksche Krankheit sei auch im wesentlichen die Erklärung dafür, daß V. SCHAEFER seine kürzliche Veröffentlichung mit der, für die heutige Unfallheilkunde betrüblichen und unseren Stolz auf die technischen Errungenschaften doch sehr dämpfenden, aber zweifellos berechtigten Feststellung beginnen konnte: „Ein Vergleich der heutigen Ergebnisse der Knochenbruchbehandlung mit der vor 30 Jahren zeigt, daß trotz mancher technischer Fortschritte ein Knochenbruch nicht schneller und auch nicht mit einem besseren funktionellen Ergebnis ausheilt als damals. Das Gegenteil ist sogar der Fall."

Die Ausführungen bedeuten nicht, daß das Auftreten eines Sudeck nach Knochenbrüchen eine vermeidbare Behandlungsfolge ist. Das ist wahrscheinlich nur bei unspezifischen Weichteilinfektionen der Fall. Es kann aber ein Teil der schicksalsmäßig entstandenen Sudeck-Fälle durch sachgemäße Behandlung vor einer Verschlimmerung bewahrt werden (S. 11ff, 15 und 169ff).

Die klinisch-therapeutischen Beziehungen des Sudeck zur Unfallmedizin unterscheiden sich in nichts von den allgemeinen Ausführungen im Abschnitt B V, so daß sich eine Wiederholung erübrigt. Die versicherungsrechtliche Bedeutung für die Rentenbegutachtung und die Beurteilung des ursächlichen Zusammenhangs werden gleich im Kapitel II und III besprochen.

In der Unfallheilkunde, und zwar in ihrer kurativen wie versicherungsrechtlichen Sparte, ist die Beherrschung der Sudeck-Zeichen in *differentialdiagnostischer* Hinsicht wichtig. (S. 147ff). Vom Gesichtspunkt der Unfallheilkunde sind einige Krankheitsbilder differentialdiagnostisch von spezieller Bedeutung.

So ist wichtig die Kenntnis des von BÜRKLE DE LA CAMP und GROSS im Handbuch der Artefakte erwähnten Vorkommens von Knochenschwund, Weichteilschwellung und Muskelatrophie bei Selbstbeschädigungen und bei willkürlicher Ruhigstellung (Simulation). Nach SPRUNG steht auch das posttraumatische Handrückenödem dem Formenkreis der Sudeck nahe, sofern es nicht seine häufigere Ursache in der von REISCHAUER beschriebenen künstlichen Strangulation finde. In einer kürzlich erschienenen Arbeit teilt BECK aus dem „Bergmannsheil" in Bochum aber nicht die Meinung, daß es sich bei dem traumatischen Handrückenödem oft um eine Selbstbeschädigung handelt; er führt das Ödem auf eine Reizung des vegetativen Nervensystems auf Gefäße und Lymphbahnen zurück. REISCHAUER, der erstmals die Ätiologie des Handrückenödems geklärt hat, hält zur Anerkennung der echten traumatischen Entstehungsursache, also auch aus differentialdiagnostischen Gründen, den Nachweis eines charakteristischen Röntgenbefundes mit fleckiger Entschattung für erforderlich. Auch müssen nach REISCHAUER Handschwellungen infolge von Rückflußstörungen durch Narben oder Rückstände von Phlebitis oder Erysipel, Schwellungen zentraler Ursache usw. ausgeschlossen werden. Daß OEHLECKER einen Fall von Strangulationsödem an einem *Bein* entlarven und den Sudeck-Charakter der Knochenatrophie dabei ausschließen konnte, ist bereits erwähnt (S. 162).

Gelegentlich besteht auch die Notwendigkeit zur Stellungnahme, ob eine Inaktivitätsatrophie oder eine Sudecksche Dystrophie bei einem neuen, meist leichteren Trauma vorliegt (S. 163, Abb. 19 und 20).

Die Notwendigkeit einer differentialdiagnostischen Abgrenzung einer beginnenden Gliedmaßentuberkulose stellt sich gerade in der Unfallheilkunde nicht selten (S. 163ff und 15ff). Es sind bemerkenswerte Fälle beschrieben worden, bei denen nach Anerkennung der Sudeck-Diagnose die wirkliche Natur der Krankheit als Tuberkulose sich herausstellte. Von DE WULF wurde eine Beobachtung bei einem 19jährigen mitgeteilt, der bereits einen Monat nach je einer Distorsion 1948 und 1949 des rechten Sprunggelenkes eine „diffuse Osteoporose des ganzen Mittelfußes, jedoch mit klaren Konturen", und ein steriles Gelenkpunktat zeigte. Ende 1951 erstmals Verschmälerung des Gelenkspaltes zwischen Sprung- und Kahnbein,

Oktober 1952 schließlich Nachweis einer floriden Tuberkulose des unteren Sprunggelenks. Wahrscheinlich wäre bei Berücksichtigung der *klaren* Konturen im Röntgenbild und der *diffusen* Form der Osteoporose der Tuberkulosecharakter früher klärbar gewesen. Auch muß man bei einer derartigen langen Dauer des angenommenen Sudeck eine Probeausschneidung nicht nur als zweckmäßig, sondern notwendig bezeichnen.

Eine ähnliche bemerkenswerte Erfahrung machten wir bei einem damals 52jährigen Bergmann, bei dem am 17. 10. 52 der linke Innenmeniskus wegen (histologisch systematischer degenerativer Veränderungen nahe der hinteren Wurzel mit einer in Schüben verlaufenden hinteren Entwurzelung) von einem kleinen Schnitt aus entfernt worden war. Die Gelenkinnenhaut war verdickt, der Gelenkerguß goldgelb, leicht getrübt. Postoperativ kam es zu dem scheinbaren Bild einer blanden Infektion. Da keine Besserung, so Verlängerung der Ruhigstellung, Antibiotica, Röntgentherapie. Am 9. 3. 53 wurde eine unregelmäßig fleckige Entschattung als Sudeck mißdeutet, um sich ein halbes Jahr später als tuberkulöse Osteolyse histologisch klären zu lassen. Kniegelenksresektion.

Selten und interessant ist eine Beobachtung von SEMM, die das gleichzeitige Vorkommen einer Fuß-(gelenks- ?)Tuberkulose und eines Sudeck-Syndroms an dem gleichen Fuß bei 2 leichten Traumen betrifft.

Aus Gründen der Differentialdiagnose bei der Begutachtung ist zu wissen wichtig, daß Spontanfrakturen beim Sudeck-Syndrom nicht vorkommen. Besteht eine solche, so handelt es sich nicht um den Sudeck als Ursache, mag ein solcher (vielleicht!) gleichzeitig vorhanden sein. Diese Feststellung gilt auch für eine von BARDECI 1952 mitgeteilte Beobachtung einer angeblichen Sudeckschen Dystrophie.

Auch makroskopische Osteolysen und Osteonekrosen gehören nicht zum Bild des Sudeck (S. 62 ff). In gleichem Sinne ist ein Sudeck bei einer Kümmellschen Fraktur zu verneinen, die es m. E. nicht gibt (S. 59).

Differentialdiagnostische Zurückhaltung ist bei angeblichen Sudeck-Fällen durch Erfrierungen und Verbrennungen geboten. Bedeutungsvoll ist, daß JENNY in seinem Referat über chirurgische Folgen elektrischer Unfälle 1952 in Oldenburg keinen Sudeck erwähnt hat, obwohl er darüber große Erfahrungen hatte und ihm das beträchtliche Krankengut der SUVA zur Verfügung stand.

II. Rentenbegutachtung

Als mittelbare Komplikation bei Gliedmaßenverletzungen kann das Sudeck-Syndrom Gegenstand der Versicherungsmedizin sein. Das *Sudeck-Syndrom,* d. h. die akute und chronische Phase, *ist aber kein Problem einer Begutachtung zum Zwecke der Feststellung der Erwerbseinbuße. Das wird es erst nach seiner Abheilung,* also in der (angeblichen) Phase III. *Solange noch akute oder chronische Sudeck-Zeichen vorliegen, kommt nur die Beurteilung der Behandlungsbedürftigkeit und Arbeitsfähigkeit infrage.* Diese Kranken sind zu 100% erwerbsunfähig, ein Standpunkt, der bereits von RIEDER, SUDECK, MAURER und BLUMENSAAT vertreten worden ist.

RIEDER hat 1937 als erster auf die Bedeutung des Sudeck für die Begutachtung aufmerksam gemacht. Seine Ausführungen darüber sind so treffend und immer noch so zeitgemäß, daß ich seine wesentlichen Punkte hier wörtlich wiedergeben muß: „Um so wichtiger scheint mir ein Hinweis auf die Bedeutung der Extremitätendystrophie für die Unfallbegutachtung zu sein, die ebenso wie das pathologisch-anatomische Substrat des Krankheitsbildes bisher vernachlässigt und auch von SUDECK selbst nie behandelt worden ist. So erleben wir immer wieder bei Begutachtungen, daß der dystrophische Symptomenkomplex nicht genügend gewertet oder überhaupt nicht anerkannt wird. Ganz besonders ist dies der Fall, wenn nur leichte Traumen (Kontusionen, Distorsionen) vorausgegangen sind. Gerade bei diesen belanglosen Schädigungen wird meist nicht an die Möglichkeit einer bestehenden Dystrophie gedacht; oder wenn sich im Gegensatz zu der Belanglosigkeit des Traumas schwere Dystrophien im Spätstadium entwickeln, so wird die Diagnose verkannt. Der Begutachter ist dann, wenn die unmittelbaren Verletzungsfolgen bei diesen leichteren Traumen bereits abgeklungen sind, geneigt, den dystrophischen Zustand für unabhängig von der primären Ursache zu halten oder spezifische Erkrankungen anzunehmen... In krassen Fällen (nach schweren Traumen) kann man sich oft des Eindrucks nicht erwehren, daß dem Begutachter das Krankheitsbild überhaupt unbekannt ist. Die Folge davon ist, daß bei Verkennung der Tatsachen die Unfallverletzten Gefahr laufen, für funktionell, aggravierend oder Rentenjäger erklärt zu werden, besonders, wenn das Trauma nur leichterer Art war."

Aufgabe des Gutachters ist es also, noch nicht ausgeheilte Sudeck-Fälle einer sofortigen und sachgemäßen Behandlung zuzuführen. Durch Nichterkennung oder Nichtberücksichtigung eines noch „floriden" Sudeck, also durch Vorschlag einer Teilrente und einer „passenden" Arbeit ist weder dem Kranken noch dem Versicherungsträger gedient. Zu frühe Beendigung der Behandlung und Wiederaufnahme der Arbeit bedeuten eine Verschlimmerung des Sudeck-Syndroms mit der großen Gefahr irreparabler Folgen, damit einer körperlichen und seelischen Beeinträchtigung des Kranken, einer höheren Dauerrente und einer stärkeren Belastung öffentlicher Mittel.

Die Abschätzung der E. M. bei den Folgezuständen nach durchgemachtem Sudeck bietet keine Besonderheiten. Sie geschieht nach den allgemeinen Richtlinien.

Im Gegensatz zur Beurteilung der Erwerbseinbuße, die sich erst nach Ausheilung des Sudeck stellt, ist die Abschätzung des sog. Schmerzensgeldes auch für die aktive und chronische Krankheitsphase erforderlich. An sich stellt sich diese Frage ja selten. Da aber Förster und Goldbach kürzlich eine Arbeit über die ärztliche Beratertätigkeit bei der Bemessung des Schmerzensgeldes veröffentlicht und in ihrem erweiterten Verletzungsschema von Fischer in der Gruppe 3 der mittelschweren Fälle auch die Sudecksche Dystrophie genannt haben, so ist auf die genannten Autoren zu verweisen.

III. Beurteilung des ursächlichen Zusammenhangs

Die zweite versicherungsrechtliche Aufgabe für den ärztlichen Gutachter, die Beurteilung der Frage des *ursächlichen Zusammenhanges von Sudeck-Syndrom und Unfall*, scheint sich erst ziemlich spät gestellt zu haben. Offensichtlich liegt das daran, daß früher jeder Sudeck-Fall, wenn er irgendwie mit einem Unfall in Verbindung stand, ohne weiteres als Unfallfolge aufgefaßt worden ist.

Im Schrifttum erscheint das Zusammenhangsproblem erst ziemlich spät. Anscheinend hat erstmals dazu Blumensaat 1953 Stellung genommen, (wenn man von den Ausführungen Rieders (S. 196) absieht, die ausschließliche Anerkennung des Sudeck durch ein Trauma betreffen und mehr sich gegen die damalige Unkenntnis wenden). Im gleichen Jahr hat Sunder-Plassmann in seiner bekannten Sympathicus-Monographie zur Sudeck-Begutachtung ausgeführt, daß er in der Unfallanerkennung eines Morbus Sudeck heute ebenso kritisch sei wie bei den Durchblutungsschäden. Beim Sudeck liege die „Entgleisung" der Heilentzündung ganz betont am *Individuum*, nicht am Unfall. 1954 sprach dann Semm über Sudeck und Tuberkulose im Lichte der Unfallbegutachtung. In dem Standardwerk „Das ärztliche Gutachten im Versicherungswesen" (1939) sowie in der alten und neuen Ausgabe des „Handbuchs der gesamten Unfallheilkunde" wird auf die Frage des ursächlichen Zusammenhangs von Sudeck und Unfall nicht eingegangen.

Die Beurteilung der Frage des ursächlichen Zusammenhanges eines Sudeck-Syndroms mit einem Unfall hat aber aufgrund der Zunahme des Sudeck an erheblicher Bedeutung gewonnen. Sie ist heute eine häufige, gelegentlich schwierige Aufgabe für den ärztlichen Gutachter. Denn die Tatsache, daß ein Sudeck-Syndrom nach schweren Traumen, aber auch nach Bagatellverletzungen auftreten kann, kurz: das „Phänomen der Unberechenbarkeit" erfordert oft eine Abgrenzung des ursächlichen Anteils exogener und endogener Faktoren.

Wir haben beim Sudeck ähnliche Probleme wie bei der Zusammenhangsbeurteilung der Osteomyelitis, der Endangitis und besonders des sog. Nacken-Schulter-Handschmerzes. Und wir müssen alles tun, um eine Wiederholung der Geschichte der Zusammenhangsbegutachtung der hämatogenen Osteomyelitis zu verhüten! Die Arbeiten REISCHAUERS über die traumatische Entstehung des Nacken-Schulter-Handschmerzes und über die hämatogene Osteomyelitis lassen sich weitgehend auf das Sudeck-Syndrom hinsichtlich der pathogenetischen und versicherungsrechtlichen Gegebenheiten, nicht zuletzt auch des ethischen Standpunktes des ärztlichen Gutachters, übertragen.

Auch PÄSSLERS Ausführungen über die Begutachtung von Durchblutungsschäden sind nach meinen Erfahrungen auf die Verhältnisse beim Sudeck-Syndrom geradezu zugeschnitten, so daß sie ohne jede Einschränkung übernommen und hier zitiert werden können: „Ich möchte daher davor warnen, den festen Boden bei der gerade so besonders schwierigen Begutachtung von Gefäßerkrankungen zu verlassen. Mit Rücksicht auf die vorgeschrittene Zeit wird nur an Hand eines Beispiels gezeigt, daß die Begutachtung immer aufgrund klinischer Untersuchungsergebnisse und nicht allein aufgrund der Akten ausgeführt werden darf; insbesondere wird vor Aktengutachten der Pathologen gewarnt, solange es sich um noch lebende Menschen handelt und nicht die Beurteilung vorwiegend histologischer oder pathologisch-anatomischer Befunde infrage kommt, sondern die Ergründung von Zusammenhängen aufgrund *klinischer* Beobachtungen. Hierbei kann der Pathologe nur ein Zusatzgutachten abgeben, dem Kliniker muß das Hauptgutachten vorbehalten bleiben;" denn nur „er steht dem Kranken Auge in Auge gegenüber" (BÜRKLE DE LA CAMP)." (Hierzu: Gutachtenfall Nr. 5, Seite 208).

Richtlinien für die *Beurteilung* der Frage des *ursächlichen Zusammenhangs* von Sudeck-Syndrom und Unfall bilden *grundsätzlich 1. die Erkenntnisse der Sudeck-Ätiologie und Pathogenese, 2. die Ergebnisse der Statistik.*

1. Was gehört aus der Sudeck-Ätio-Pathogenese hierher?

a) Die Entstehung eines Sudeck ist ein komplexer Vorgang, an dem zahlreiche Faktoren beteiligt sind.

b) Faktoren oder eine Faktoren-Konstellation, die auch nur mit einer gewissen Wahrscheinlichkeit zur Sudeck-Entstehung führen, sind bisher nicht bekannt. Gesetze für eine Sudeck-Entstehung lassen sich nicht aufstellen. Wir kennen nur Teilursachen.

c) In jedem Fall von Sudeck kommt den endogenen Faktoren (Disposition, Konstitution, vegetative und hormonale Reaktionslage) die entscheidende Bedeutung zu. Dies geht so weit, daß das Syndrom bei Bagatellverletzungen und zentral ohne jeden peripheren Insult allein aus inneren Ursachen entstehen kann.

d) Die erhebliche Vermehrung des Sudeck an Zahl und Intensität ist fast ausschließlich auf eine Zunahme der endogenen Sudeck-Ursachen zurückzuführen.

2. Aus der Sudeck-Statistik ist folgendes zu entnehmen:

a) Das Sudeck-Vorkommen nach schweren Verletzungen, also nach Knochenbrüchen, ist etwa 10 bis 15mal so häufig wie nach leichten Verletzungen.

b) Trotz gleicher Voraussetzungen nach Art, Sitz und Schwere des Knochenbruchs, Alter, Geschlecht usw. bekommt, je nach Skeletteil, nur ein Zehntel bis ein Viertel der betreffenden Menschen ein Sudek-Syndrom.

Nun handelt es sich zweifellos auch beim Sudeck-Syndrom um ein Versagen der Umstellung oder Anpassung (wobei in diesem Zusammenhang die Regulation im weitesten Sinne angenommen werden muß). Da nach der Statistik dem schweren Trauma eine relative Bedeutung zukommt, reichen die von M. SCHNEIDER genannten beiden Möglichkeiten, bei denen reaktive Vorgänge zu einer Krankheit führen könenn (S. 131), nicht aus; sie müssen durch eine dritte Möglichkeit erweitert werden, die aus versicherungsrechtlichen Gründen zweckmäßig noch unterteilt wird. Die Einteilung von M. SCHNEIDER lautet dann:

a) Versagen der Regulation
b) Übermäßige Reaktion auf übermäßigen Reiz
c) Mißverhältnis von äußerer Belastung und Belastbarkeit durch
  α) übermäßige Belastung bei normaler Belastbarkeit oder
  β) normale Belastung bei herabgesetzter Belastbarkeit.

Da in der Praxis die Beurteilung, ob es sich um ein individuelles Versagen der Reaktion (Punkt a.) oder um eine übermäßige Reaktion auf einen übermäßigen Reiz (Punkt b.) nach M. SCHNEIDER handelt, kaum möglich ist, so wird man bei der Sudeck-Begutachtung sich vorläufig auf die Prüfung der hinzugefügten dritten Möglichkeit (Punkt c.) beschränken und sie in Form ihrer beiden Untergruppen als Maßstab anlegen.

Diese Überlegungen in Verbindung mit den eben angeführten Unterlagen aus der Ätiologie und Pathogenese sowie der Statistik des Sudeck lassen es zweckmäßig erscheinen, bei *der Zusammenhangsbegutachtung des Sudeck drei Gruppen hinsichtlich Schwere der Verletzung aufzustellen:*

1. Schwere Verletzungen
2. Leichte Verletzungen
3. Mittelschwere Verletzungen

Diese Einteilung ist gewählt worden, weil man bei schweren Verletzungen den Unfallzusammenhang ebenso klar bejahen kann wie man ihn bei den leichten und leichtesten Verletzungen der 2. Gruppe ablehnen muß. Die gutachtliche Bedeutung der drei Schweregruppen bedarf einiger Erläuterungen.

1. Schwere Verletzungen. Hierzu gehören fast ausschließlich Knochenbrüche. Die Tatsachen, daß das Sudeck-Syndrom bei schweren Verletzungen, insonderheit Knochenbrüchen, in einem ganz ungleich höheren Hundertsatz vorkommt als nach leichteren Traumen, und daß die Bedeutung der Verletzungsschwere auch eindeutig aus den Vergleichsmöglichkeiten bei gleichzeitigen Brüchen beider Unterschenkel mit fehlendem oder weniger starkem Sudeck auf der Seite der leichteren Verletzung hervorgeht (wir verfügen über 2 derartige Beobachtungen, bei denen auf der schwerer gequetschten und frakturierten Seite außerdem eine blutige Synthese erforderlich war), machen es uns leicht, eine Sudeck-Komplikation als Unfallfolge anzuerkennen. Knochenbrüche gehören also Gruppe c. α, der erweiterten Einteilung von M. SCHNEIDER an (S. 199), sie stellen eine übermäßige Belastung bei normaler Belastbarkeit dar.

Ob man Frakturen diese Bedeutung einer wesentlichen Teilursache bei der Sudeck-Entstehung auf die Dauer zubilligen wird, erscheint keineswegs gesichert. Denn das Vorkommen gleich schwerer Sudeckscher Dystrophien nach Bagatellverletzungen und ihre Beschränkung auf rund 19% der Knochenbrüche lassen die Rolle der äußeren Ursache, auch wenn sie eine Fraktur ist, doch etwas fraglich erscheinen. Bei einer Abhängigkeit *auch* von der Schwere des Traumas müßte man erwarten, daß dann die Dystrophie in allen, wenigstens in einem großen Teil der Fälle vorkommt. Das ist aber nicht so. Auch kann man nicht die Zunahme der Sudeck-Häufigkeit mit der Schwere der Verletzungen erklären.

Nach Lage der Dinge beim Sudeck-Syndrom und allgemein in der Unfallheilkunde wird man aber vorläufig daran festhalten müssen, daß eine Fraktur eine wesentliche Teilursache darstellt, so daß ein dabei bestehendes Sudeck-Syndrom eine entschädigungspflichtige Unfallfolge ist.

2. Leichte Verletzungen. In diese Gruppe fallen alle Distorsionen und Kontusionen von Gliedmaßen, die keine erheblichen primären Verletzungsbefunde und keine längere Krankfeierzeit als etwa 6—8 Tage bewirkt haben. Eine genaue Abgrenzung ist nicht möglich. Die Beurteilung hängt von den Verhältnissen des Einzelfalls ab. Aus den weiteren Ausführungen gleich lassen sich noch einige Gesichtspunkte ableiten. Zu den leichten Verletzungen muß man auch Verrenkungen von Fingergelenken und Quetschungen von Finger-Zehen-Endgliedern, auch mit Brüchen der Nagelrauhigkeit rechnen, die so gut wie nie einen Sudeck verursachen, während Brüche anderer Glieder der Finger nicht dazu gehören.

Ebenso klar wie bei den schweren Gewalteinwirkungen die traumatische Sudeck-Entstehung durch Knochenbrüche anzunehmen ist, ist sie bei den leichten Verletzungen in der 2. Gruppe zu verneinen. Hierbei ist die Dystrophie ausschließlich durch endogene Faktoren verursacht. Ein Trauma stellt bestenfalls eine Gelegenheitsursache dar, das nicht mehr bedeutet als ein auslösendes Moment. Diese Fälle gehören der Gruppe c.β des erweiterten Schemas von M. Schneider an (S. 199), sie beruhen auf einer individuellen Verminderung der Belastbarkeit gegenüber einer Belastung, die im normalen Bereich liegt.

Die zahlreichen, einwandfreien Beobachtungen von Sudeck-Syndromen nach Bagatellverletzungen zwingen zu einer klaren Verneinung des Unfallszusammenhangs. Wenn auch die zeitliche Verbindung — im allgemeinen — dabei aufgrund der großen Streubreite des Sudeck gewahrt ist, so ist der kausale Anteil nicht ausreichend, um bei einem gesunden Menschen eine Sudeck-Reaktion hervorzurufen. Für diese Annahme lassen sich eine Reihe von schwerwiegenden Gründen anführen.

Ganz allgemein, und das gilt nicht nur für das Sudeck-Syndrom, sondern auch für die meisten Krankheiten oder Störungen, die sowohl durch ein Trauma wie auch aus inneren Ursachen heraus entstehen können, also beispielsweise von einer Tuberkulose bis zur (Spontan-)Fraktur, kann man die traumatische Entstehung als alleinige oder ausschlaggebende Entstehungsursache nur dann anerkennen, wenn sie nach den Erkenntnissen und Erfahrungen hinsichtlich Stärkegrad *und* Mechanismus geeignet ist, die betreffenden Gesundheitsstörungen, hier: die Sudecksche Dystrophie hervorzurufen. Legt man die bekannte Definition von Lubarsch zugrunde, daß nur solche Ereignisse und Zusammenhänge, die nach unserer Erfahrung häufig beobachtet worden sind und deswegen auch erwartet werden können, wahrscheinlich sind, während Zusammenhänge und Vorkommnisse, die wir nur gelegentlich beobachten, nur zufällige zu nennen sind und in der Erwartung keine große Rolle spielen, so ergeben sich für den Sudeck aus der Statistik besonders eindrückliche Folgerungen. Denn im Gegensatz zu einer Sudeck-Belastung der Knochenbrüche mit rund 20% der Fälle ist sie bei Luxationen etwa

2—5%, bei Prellungen und Distorsionen etwa 0,5—1%. Berücksichtigt man, daß viele angeschuldigte Ursachen *noch* leichtere Insulte darstellen, so kann man nur den zwingenden Schluß ziehen, daß es sich dabei um ein zufälliges Geschehen handelt, bei dem der exogenen Ursache nur ein unbedeutender, unfallrechtlich unwesentlicher Anteil zukommt, der mit der lediglich auslösenden Rolle des Funkens am Pulverfaß gleichzusetzen ist. Bei diesen Bagatellverletzungen hat ein exogener Vorgang, der alltäglich und in 10000 Fällen nach einem bis wenigen Tagen folgenlos verschwunden und sogar vergessen ist, aufgrund einer pathologischen Reaktionslage des betreffenden Menschen zu einer abwegigen Reaktion im Sinne der Sudeck-Reaktion geführt. Bei ihnen ist die Dystrophie nicht durch die schweren örtlichen Gewebsveränderungen an der Verletzungsstelle und einen anhaltenden Dauerreiz dort verursacht, sondern durch eine abnorme vegetative Erregbarkeit auf einen unterschwelligen peripheren Reiz auf dem Boden einer vegetativen und hormonalen Regulationsänderung mit besonderer abwegiger Reaktionslage des Gefäßsystems, wobei auch psychogene Streßwirkungen beteiligt sein können.

Auf die Parallele zu ähnlichen Erkrankungen muß hier nochmals hingewiesen werden. Die grundlegenden Ausführungen von REISCHAUER für die Begutachtung des Nacken-Schulter-Arm-Schmerzes, der als echte Unfallfolge, aber auch als neurovertebrales Syndrom ohne jeden äußeren Anlaß oder nach Bagatellverletzungen auftreten kann, infolgedessen besonders nahe pathogenetische Beziehungen zum Sudeck hat, der sogar eine zusätzliche Erscheinung dabei sein kann, lassen sich fast wörtlich auf das Sudeck-Syndrom übertragen. Auch die Begründung der Ablehnung von Durchblutungsschäden als Unfallfolge durch W. BLOCK, wenn es sich um eine sog. Adaptionskrankheit handelt, trifft für viele Sudeck-Fälle zu.

Es ist von BLUMENSAAT vorgeschlagen worden, bei Sudeck-Fällen nach leichten Traumen, deren Sudeck-„Häufigkeit" höchstens 1% beträgt, den Unfallzusammenhang abzulehnen. SEMM hat bei seiner Beobachtung (S.196) von gleichzeitiger Fußtuberkulose und Sudeck-Syndrom, das mit Recht als unabhängig von der Tuberkulose angesehen wurde, die beiden vorausgegangenen Prellungen als ohne wesentlichen Einfluß auf das Auftreten sowohl der Tuberkulose wie auch des Sudeck bezeichnet.

Die frühere Beurteilung RIEDERS über die Anerkennung jedes Sudeck-Falles bei einem Trauma (S. 196) ist durch die heutigen Forschungsergebnisse in diesem Umfang überholt. Es ist auch nicht so, wie es in einem kürzlichen Sudeck-Aufsatz hieß: „Die Frage des Zusammenhangs zwischen Unfall und Sudeckschem Syndrom ist im allgemeinen leicht zu beantworten. Schwierigkeiten können sich allerdings bei den sog. Bagatellverletzungen ergeben. So zieht sich beispielsweise ein Arbeiter eine harmlose Prellung mit unwesentlichen Beschwerden zu, so daß kein Arzt aufgesucht wird. Im Laufe der folgenden Wochen stellen sich zunehmende Beschwerden ein, bis schließlich ein Sudecksches Syndrom nachgewiesen wird. Wir beobachteten selbst mehrere Fälle, bei denen geringfügige Verletzungen später zu schweren dystrophischen Erscheinungen führten. *Der Gutachter, der jetzt die Zusammenhangsfrage klären muß, sollte den Zusammenhang dann bejahen, wenn eine Schädigung glaubwürdig nachgewiesen werden kann und ein zeitlicher Zusammenhang zwischen Unfall und Dystrophie besteht.*" Der (von mir gesperrt wiedergegebenen) Schlußfolgerung der beiden Autoren kann man nur entschieden widersprechen. Sie bedeutet einen Rückfall in die Auffassung über Zusammenhangsbegutachtungen vor 40 Jahren: man braucht ihnen nur die Frage zu stellen, ob sie bei diesen bescheidenen Ansprüchen auch eine hämatogene Osteomyelitis anerkennen würden?

Wir müssen daher auch für die Anerkennung eines Sudeck-Syndroms als entschädigungspflichtige mittelbare Unfallfolge verlangen, daß, neben dem örtlichen und zeitlichen Zusammenhang, in erster Linie ein schweres Trauma vorgelegen hat. Die Annahme von DUBOIS (1932), daß das *leichte Trauma beim Sudeck nicht kausal, sondern lediglich lokalisatorisch für eine latente*

Krankheit in Betracht gezogen werden muß, ist berechtigt. Eine Sudecksche Dystrophie nach leichten Prellungen („trotz glaubwürdigen Nachweises der Schädigung") als Unfallfolge anerkennen bedeutet dasselbe, wie eine Spontanfraktur als entschädigungspflichtige Unfallfolge bezeichnen.

3. Mittelschwere Verletzungen. Wirkliche Schwierigkeiten bei der Beurteilung des ursächlichen Zusammenhangs können nur die Fälle von einer mittleren Schwere machen. Bei ihnen ist der anteilmäßige Einfluß der äußeren Ursache durch die Bewertung des Traumas allein nicht zu bestimmen. Die Fälle dieser Gruppe können sowohl den Gruppen a. und b. nach M. SCHNEIDER angehören wie auch der Ergänzungsgruppe c. (S. 199).

Zwischen den Sudeck-Fällen nach schweren Unfällen, deren ursächlicher Zusammenhang klar ist, und denen nach leichten Verletzungen, die meist als rein endogener Entstehungsursache beurteilt werden können, liegt aber, wie überall, eine Mittelgruppe. Es handelt sich dabei um Sudeck-Fälle nach Traumen, die weder schwer noch unerheblich sind, z. B. um stärkere Distorsionen oder Kontusionen von Gelenken. Bei diesen Fällen ist die Beurteilung der ausreichenden Schwere der Gewalteinwirkung gegenüber der Disposition nicht immer leicht, zumal nicht für den Gutachter, der die Behandlung nicht selbst innegehabt hat.

Die Beurteilung dieser Grenzfälle hängt, wenn eine allgemeine Abgrenzung der ursächlichen Beteiligung von Trauma einerseits und endogenen Faktoren andererseits keine Klärung ermöglicht, von einer genauen Auswertung der *Diagnose* und der *Aktenvorgeschichte* ab. Beide verlangen eine differenzierte Überprüfung. Besonders die meist unzureichenden anamnestischen Hinweise in den Akten müssen durch eine zweckentsprechende Vorgeschichte ergänzt werden, die vom Gutachter aufgenommen wird. Nur hiermit ist es möglich, die Zusammenhangsfrage nach der einen oder anderen Seite bis zu dem Grad einer ausreichenden Wahrscheinlichkeit zu klären, wie nachher an Beispielen gezeigt werden wird. Allgemein ist zu den beiden Mitteln der Diagnose und Vorgeschichte bei der Sudeck-Begutachtung folgendes zu sagen:

Diagnose: Unsere Erfahrungen bei der Begutachtung von Grenzfällen haben ergeben, daß die Diagnose häufig nicht stimmt. In einer Reihe von Fällen stimmte zwar die Diagnose eines Sudeck, die Annahme einer traumatischen Entstehung konnte aber durch eine nichttraumatische Ursache geklärt werden, so z. B. durch einen entzündlichen Plattfuß usw. In anderen Fällen lag keine Sudecksche Knochendystrophie vor (auch hier findet man meist den Skeletbefund als bestimmend bei der Diagnose), sondern es handelte sich um Knochenatrophien anderer Ursache (Endangitis, endokrine Störungen, Inaktivitätsatrophie, neurovertebrales Syndrom usw.).

Vorgeschichte: Wichtiger noch ist die Vorgeschichte. Bei den Grenzfällen mit Sudeckscher Dystrophie nach mittleren Traumen und ohne nachweisbare andere Ursache konnte der ursächliche Zusammenhang von Trauma und Sudeck durch eine exakte Auswertung des Akteninhalts *und* durch eine gezielte anamnestische Befragung des zu Begutachtenden im Sinne einer Verneinung der angeschuldigten traumatischen Entstehung geklärt werden. Man darf feststellen, daß eine derartige erschöpfende

Auswertung der Vorgeschichte uns bei der Beurteilung zweifelhafter Fälle am meisten geholfen hat.

An sich muß der Hinweis auf die Bedeutung der Vorgeschichte überflüssig und einem medizinischen Leser kaum zumutbar erscheinen. Wenn er dennoch erfolgt ist, so geschah das wegen der gesteigerten Bedeutung der Vorgeschichte beim Sudeck, die gleich an einigen Beispielen gezeigt wird. Die Verhältnisse gleichen auch in dieser Hinsicht sehr den Richtlinien bei der Periarthritis humeroscapularis. Bei ihnen sind die Beurteilungsschwierigkeiten noch größer als bei der haematogenen Osteomyelitis.

Im Gegensatz zu der eitrigen Knochenmarksentzündung, die sich in einem bestimmten zeitlichen Abstand von der im allgemeinen nur strittigen Schwere der angeschuldigten Gewalteinwirkung einstellt, ist bei der Endangitis und bei den Grenzfällen des Sudeck auch der zeitliche Zusammenhang schwer zu beurteilen: er ist ein längerer, hat einen größeren Spielraum von mehreren Wochen bis einigen Monaten und kann ein symptomenloses Intervall enthalten.

Ist der Anteil des Traumas am Zustandekommen des Sudeck-Syndroms klar, d. h. handelt es sich nicht um leichteste Verletzungen, sondern um solche, die etwas schwerer sind, so sprechen fehlende oder nur kurzfristige Arbeitsunterbrechung (6—8 Tage), verspätete Unfallanzeige, wechselnde Darstellungen über den Unfallhergang in der Anzeige, im ersten Krankheitsbericht des Hausarztes, im D-Arztbericht, im Protokoll der polizeilichen Unfallverhandlung usw. mit noch weiterer Wahrscheinlichkeit gegen eine Bedeutung des behaupteten oder erwiesenen, jedoch erfahrungsgemäß an Erheblichkeit im allgemeinen nicht ausreichenden Unfalls. Daß auch die Rekonstruktion des Unfallvorgangs durch den Gutachter, an sich eine selbstverständliche, aber nicht immer geübte Notwendigkeit, zur Beurteilung der Zusammenhangsfrage erheblich beitragen kann, wird an einem Beispiel gezeigt werden. Es ist erstaunlich, wie stark eine vollständige richtige und exakte Verwertung der ganzen Vorgeschichte manchmal die Beweisführung bei einer Sudeck-Begutachtung vereinfachen kann.

Es ist naheliegend, daß auch jetzt noch ein Teil der Fälle der 3. Gruppe hinsichtlich seines ursächlichen Zusammenhangs nicht geklärt werden kann. Der Gutachter kommt über die Nennung der Gegebenheiten, die für und gegen eine traumatische Entstehung sprechen, nicht hinaus.

Die Gründe hierfür sind meist äußerer Art und beruhen auf unzulänglichen Unfallakten. Für diese gibt es verschiedene Ursachen: Unkenntnis oder nicht genügende Kenntnis des Sudeck-Syndroms bei vielen Allgemeinärzten und auch einigen Spezialisten; zu späte Sudeck-Diagnose, dadurch erst nachträgliche Aufzeichnungen über die Entstehung des Leidens aufgrund von Angaben der Kranken, deren Erinnerungsvermögen in solchen Dingen umgekehrt proportional der physiologischen Abnahme des Gedächtnisses mit zunehmendem zeitlichen Abstand vom Geschehen ist; Unterlassung einer baldigen Vorstellung beim Durchgangsarzt (gerade bei „Bagatellverletzungen"!); infolgedessen Fehlen des „1. Röntgenbildes" sofort nach dem Unfall: zu späte Unfallverhandlungen, Durchführung derselben durch Laien, so daß wichtige Feststellungen von Verletzten und Zeugen unterbleiben, usw.

Einseitige Kenntnis vom Sudeck mit der Annahme einer ausschließlich traumatischen Entstehungsmöglichkeit veranlaßt nach unseren Erfahrungen Allgemein- aber auch einige Fachärzte, sobald die Sudeck-Diagnose durch eine Nachuntersuchung gestellt ist, zu der reflektorischen (gutgemeinten, aber folgenschweren) Frage, ob der Patient einen Unfall gehabt hat. Mit dieser unbeabsichtigten Induktion ist der Start zu einem Klageverfahren verbunden, (bei dem die Krankenversicherungen natürlich Rückendeckung geben), der zu einer Kette von Enttäuschungen seelischer und materieller Art führen muß und meist führt.

Die nicht seltenen beträchtlichen Schwierigkeiten bei der Beurteilung des ursächlichen Zusammenhangs von Sudeck-Syndrom und Trauma, wie sie bei der 3. Schweregruppe sich ergeben, lassen den kürzlich von CURTIUS wieder vertretenen Wunsch verständlich erscheinen, das Prinzip der *Partial-Kausalität* auch in die deutsche sozialgerichtliche Gesetzgebung einzuführen.

Die Besprechung der Frage des ursächlichen Zusammenhangs des Sudeck-Syndroms mit einem Unfall hat also ergeben, daß in schweren Traumen ein wesentlicher Mitfaktor bei der Entstehung des Sudeck zu erblicken ist, während leichte Verletzungen nur ein zufälliges Zusammentreffen, eine auslösende Bedeutung, eine Gelegenheitsursache, einen lokalisatorischen Effekt darstellen. Bei mittelschweren Gewalteinwirkungen ist die Zusammenhangsbeurteilung verschieden und nicht immer möglich. Die Verhältnisse lassen sich am besten durch eine schematische Gegenüberstellung veranschaulichen, welche zwar nur die drei Schweregruppen enthält, die Vielzahl der prozentualen Anteile von Traumen und Disposition (endogene Faktoren) mit ihren fließenden Übergängen aber deutlich erkennen läßt.

Gruppe:	I	III	II
Verletzung:	schwer	mittel	leicht
a) exogener Faktor: b) endogener Faktor:	100% 1—100%	50% 50—100%	1% 100%
Verhältnis a:b =	100%:1—100%	50%:50—100%	1%:100%
Unfallzusammenhang:	ja	ja ← ? → nein	nein

Schematische Darstellung der Zusammenhangsmöglichkeiten. Das Schema zeigt in der Gruppe I die schweren Unfälle (Frakturen). Der ursächliche Zusammenhang ist hier immer gegeben, einerlei, ob die endogenen Faktoren dabei mit 1% oder 100% beteiligt sind. Das Trauma bildet eine wesentliche Teilursache.

Umgekehrt liegen die Verhältnisse in der Gruppe II. Sie enthält leichte Verletzungen, die in der Statistik mit einer Sudeck-Quote von kaum 1% behaftet sind. Infolgedessen kommt ihnen gegenüber den endogenen Faktoren keine ursächliche Bedeutung zu.

In der Gruppe III, die aus äußeren Gründen in die Mitte des Schemas gesetzt ist, sind Unfälle enthalten, die weder schwer noch leicht sind bzw. nach beiden Seiten Übergänge haben können. Ihr Anteil am Zustandekommen gegenüber den endogenen Faktoren schwankt daher. Durch Beurteilung aller Einzelheiten (Diagnose, Aktenvorgeschichte) kann man bei einem Teil der Fälle dieser Gruppe dem Trauma einen wesentlichen Anteil noch zumessen, dessen prozentuale Breite mit zunehmender Schwere des Traumas sich zur Gruppe I hin verschiebt. Ein anderer Teil der Fälle bildet den Übergang zur Gruppe II und wird mit Abnahme des exogenen Faktors nicht als Unfallfolge anzuerkennen sein. Ein Rest der Fälle bleibt übrig, dessen Klärung nicht möglich ist.

Bei der Zusammenhangsbegutachtung handelt es sich aber nicht nur um Bejahung oder Verneinung der Berechtigung einer Rentenzubilligung. Nicht selten ist auch ein *Regreßverfahren* zwischen den Versicherungsträgern Veranlassung zur Begutachtung.

Regreßklagen vonseiten Verletzter liegen anscheinend nicht vor. Wenn man der irrigen Ansicht, daß jeder Sudeck eine vermeidbare Behandlungsfolge sei, oder daß eine „pathologische Konstellation" im Sinne einer Achsenknickung von nur 5° einen Sudeck verursachen oder seine Entstehung begünstigen bzw. verschlimmern könne, nicht klar entgegentritt, so muß man entsprechende Folgerungen erwarten (S. 11 ff).[1]

OEHLECKER hatte in 2 Regreßfällen zur Frage der fahrlässigen Verursachung eines Sudeck-Syndroms durch versehentliche intraarterielle Strophantin-Injektion gutachtlich Stellung zu nehmen; er bejahte den ursächlichen Zusammenhang, verneinte aber die Schuldfrage (S. 19).

Anhang: Gutachten-Kasuistik

Die Beurteilungsmöglichkeiten bei der Stellungnahme zur Frage der traumatischen Entstehung des Sudeck-Syndroms sollen durch einige Gutachtenfälle ergänzt werden. Sie betreffen 6 Fälle, bei denen der ursächliche Zusammenhang mit einem angeschuldigten Trauma verneint werden mußte, weil es sich entweder nicht um einen Sudeck handelte, bzw. der Sudeck nicht traumatischer Herkunft war, oder die kausalen und zeitlichen Voraussetzungen nicht erfüllt waren; sodann folgen noch 2 Fälle, bei denen der ursächliche Zusammenhang bejaht wurde, aber besondere Umstände eine Wiedergabe veranlassen.

1. M. M. ♀ 20 J. (Gutachten für das Sozialgericht in X.).

Vorgeschichte: 1940/41 Heilstättenbehandlung wegen Spondylitis tbc. des 4. und 5. BWK. Jetzt Lehrmädchen. Stolperte am 7. 10. 1950 auf einer Treppe, knickte dabei mit dem li. Fuß um, ging zu Fuß nach Hause. Am gleichen Tag mit Krankenwagen in Heimatkrankenhaus, wo Distorsion des li. Fußgelenkes mit Verdacht auf Abbruch der Spitze des Malleolus ext. (mittelstarke Schwellung mit Blutergußverfärbung, starke Druckschmerzhaftigkeit. Bewegungseinschränkung) festgestellt und bis 24. 10. 1950 stationäre Behandlung durchgeführt wurde. Arbeitsfähig ab 12. 11. 1950. Vom Hausarzt ab 25. 11. 1950 erneut Arbeitsunfähigkeit angenommen, D-Arzt-Nachschaubericht vom 27. 11. 1950: keine Verletzungszeichen mehr nachweisbar, Bewegungen im li. Fußgelenk frei, noch Druckschmerz über Innen- und Außenknöchel. Am 19. 12. 1950 erneuter D-Arzt-Bericht wegen starker Schmerzen: Vermehrte Hautwärme in Gegend über Basis des r. und 4. li. Metatarsus, geringe Schwellung und Druckempfindlichkeit. Wegen „ziemlich gleichmäßiger Kalkverarmung des Fußskelets" im Röntgenbild Verdachtsdiagnose auf Tbc., zumal 10 Jahre zuvor Wirbel-Tbc., entsprechende Behandlung.

Zusammenhangsbeurteilung: Prof. X.: Sudeck li., kontralateraler Sudeck re., Zusammenhang mit Unfall bejaht. — Prof. Y.: Sudeck fraglich, Zusammenhang mit Unfall nicht wahrscheinlich, da anlagebedingtes Leiden, zumal beide Füße bei dem geringfügigen Anlaß erkrankt seien.

Erklärung: Die Röntgenaufnahmen vom 9. 10. 1950 (2 Tage nach dem Unfall) bis zum 25. 3. 1954 zeigen sämtlich den *unveränderten* Befund einer *seitengleichen*, diffusen *„hypertrophischen Osteoporose"*. Da am 9. 10. 1950 beide Füße geröntgt worden waren, konnten die alte Natur dieser Veränderung und eine fehlende Verschlimmerung des verletzten linken Fußes sicher ausgeschlossen werden. Die alte Osteoporose wurde auf endokrine Ursachen bei gleichzeitiger bestehender Erythrocyanosis crurum puellarum zurückgeführt.

Der Fall zeigt die Wichtigkeit einer frühen Vergleichsaufnahme der nichtverletzten Gliedmaße, die Notwendigkeit einer vergleichenden Auswertung aller Röntgenaufnahmen (Verlauf), die Kenntnis der Weichteil- und Skeletveränderungen des Sudeck, insbesondere des akuten Sudeck-Bildes in Form der fleckigen Atrophie im Gegensatz zur Endatrophie und den Osteoporosen anderer Ursache, die ungerechtfertigte Stützung der

[1] Ob es sich bei dem von HOHMANN erwähnten Regreßgutachten (Seite 12) um den Entschädigungsanspruch eines Verletzten gegen einen Arzt handelt, geht aus der Darstellung nicht hervor.

Diagnose aufgrund eines angeblichen, in dieser Form gar nicht vorkommenden kontralateralen Sudeck. Ohne die Anforderung aller Röntgenaufnahmen und ihre genaue Auswertung wäre die Verneinung eines Sudeck und der Frage des ursächlichen Zusammenhangs kaum mit genügender Wahrscheinlichkeit möglich gewesen.

2. H. W. ♀ geb. 12. 3. 1901. (Gutachten für .... B. G.).

Vorgeschichte: 8. IV. 50 „Prellung des li. Fußgelenks" beim Herabsteigen von einer Ladenleiter infolge Abbrechens der untersten Stufe am Holm. Kein Fall. Weiterarbeit bis Ladenschluß (Sonnabendmittag). Angeblich in der folgenden Zeit Kurzarbeit. Einstellung der Arbeit am 28. VII. 50. Unfallanzeige am 21. VIII. 50, da „sich die Folgen des Unfalls erst vor kurzem bemerkbar machten". Erste Inanspruchnahme des Hausarztes am 22. IV. 50, dabei Befund: Schwellung und Rötung an Innenseite des li. Fußgelenkes; Annahme einer Thrombophlebitis, die mehrmals rezidivierte. Keine D-Arzt-Untersuchung: *Diese erst am 7. X. 50 mit Befund:* „Hautbeschaffenheit des li. Fußes wie rechts. Geringfügige Bewegunsgeinschränkung in den li. Sprunggelenken. Keine Schwellung des li. Fußes. Umfangsmasse beider Beine seitengleich. Die mittleren Fuß- und die Zehengelenke li. frei beweglich. Druckschmerz hinter dem li. Innenknöchel und unterhalb davon. Keine Zeichen einer stattgehabten Knochenverletzung oder einer entzündlichen sowie degenerativen Knochenerkrankung im Röntgenbild." Vom 14. VIII. bis 20. IX. 50 Behandlung in einer orthopäd. Abt. wegen Knochenhautentzündung, Tendovaginitis li. Unterschenkel, Thrombophlebitis. Vom 7. X.—14. X. 50 im Kreiskrankenhaus zu X.: keine nennbaren Unfallfolgen.

Zusammenhangsbeurteilung: Gutachten Chefarzt Dr. X. vom Kreiskrankenhaus zu X. (= D-Arzt) am 29. III. 51: Röntgenaufnahmen beider Unterschenkel: „links ausgesprochene Kalkarmut *ohne* Fleckzeichnung". Urteil: „chronisch-entzündliche thrombophlebitische Vorgänge in den kleineren Blutadern des li. Unterschenkels". „... mit ziemlicher Sicherheit, daß der, wenn auch ziemlich geringfügig erscheinende Schlag des Treppenleiterstufenbrettes gegen den inneren Fußknöchel zu solchen Gefäßwandänderungen (Verletzung der Gefäßinnenwand) führte. Wenn sich nun hiernach schmerzhafte Blutstockungen einstellten, so ist dies also mit überwiegender Wahrscheinlichkeit als Unfallfolge anzusehen." Da die anschließende stationäre Behandlung keine Besserung ergab, so am 29. X. 51 Verlegung in die Chirurg. Klinik zu Y. Dort am 29. VIII. 52 Mitteilung, daß die Durchblutungsstörung auf einer bereits am Aufnahmetag festgestellten akuten Sudeckschen Erkrankung beruht, die am 20. I. 53 noch nicht abgeklungen war. Am 26. I. 54 Gutachten des Leiters Prof. Z.: Anerkennung des am 29. X. 51 nachgewiesenen akuten Sudeck, weil sich während der sorgfältigen Beobachtung in der Zeit vom 29. X. 51 bis zum 19. XII. 53 keinerlei andere Erkrankungen als Erklärung für den Sudeck herausgestellt hätten. Auch verhältnismäßig geringfügige Gewalteinwirkungen könnten zu einer fleckigen Entkalkung führen. ... die reflektorische Sudecksche Durchblutungsstörung sei als Antwort auf das Unfallereignis anzusehen, da dieses doch für eine Prellung des linken Fußes aufgrund der Zeugenaussagen spreche.

Erklärung: Gegen diese Beurteilung mußten wichtige Einwände erhoben werden: a) Der Unfall war nicht erwiesen. Durch Abbruch der untersten Trittsprosse am linken Holm kann keine Prellung des linken Innenknöchels erfolgen. Die Gutachter haben den Unfall nicht geprüft, sondern als gegeben hingenommen. b) Das Verhalten der Frau H. nach dem Unfall wird ebensowenig berücksichtigt und kritisch ausgewertet wie die verspätete Unfallanzeige, der uncharakteristische Befund und der Verlauf. c) Über die Sudeck-Enstehung werden zeitliche Vorstellungen geäußert, die unhaltbar sind. Wenn das Trauma am 8. IV. 50 sich zugetragen hat, und am 7. X. 50, 6 Monate später, das Röntgenbild ohne Befund war, so kann ein Sudeck mit dem Unfall nicht mehr in Verbindung gebracht werden. Er hätte sonst am 7. X. 50 bereits in ausgesprochener Form bestehen müssen. d) Erst am 29. VIII. 51 sieht man auf den (auch von mir eingesehenen) Röntgenbildern die ersten Zeichen einer Entschattung; tatsächlich ist die Diagnose eines Sudeck noch später gestellt worden. Daß der Gutachter die Meinung vertritt, daß ein akuter Sudeck noch 18 Monate nach einem äußerst geringen und fraglichen Trauma eintreten kann, ist so einmalig, daß der Hinweis genügt. e) Die Frau hat laut Gutachten von Prof. Z.

eine *generalisierte Entkalkung des Skelets* gehabt, auf dessen Entstehung nicht eingegangen wird; es sind wiederholte Röntgenaufnahmen der verschiedensten Teile des Skelets hergestellt worden. f) Als Ursache der Atrophie beider Unterschenkelknochen konnte bei der Untersuchung hier eine vorgeschrittene Endangitis obliterans nachgewiesen werden.

Dieser Fall zeigt die *Wichtigkeit* der genauen *Analyse des Unfallvorgangs* für die Zusammenhangsbeurteilung und der *Auswertung aller anamnestischen Unterlagen*, weiter die *Notwendigkeit* einer *Kenntnis der grundlegenden Vorgänge beim Sudeck in pathogenetischer und zeitlicher Hinsicht.* Die Anerkennung des ursächlichen Zusammenhangs wäre dann vermieden worden, die Sudeck-Diagnose nicht gestellt.

3. H. H. ♀ geb. 22. XI. 03. (Gutachten für das Sozialgericht in X.).

Vorgeschichte: Am 12. V. 51 auf dem Flur ausgerutscht und angeblichen (nie nachgewiesenen) Rippenbruch zugezogen. Sofortige Arbeitseinstellung. Am 15. V. 51 Facharzt für *innere* Medizin aufgesucht, der Pat. wegen Rippenbruch und Herzneurose in Behandlung nahm. Unfallanzeige am 26. VI. 51. Die Behandlung des Rippenbruchs wurde am 15. VI. 51 abgeschlossen. In Unfallanzeige am 26. VI. 51 keine Erwähnung einer Verleztung des re. Fußes. Dies erst am 23. XI. 51 der BG mitgeteilt, nachdem am 30. VII. 51 ein Orthopäde aufgesucht war, der „nur eine Schmerzhaftigkeit am Ansatz des re. Tibialis am Kahnbein" feststellte und mitteilte, daß erst nach einer Röntgenaufnahme am 1. IX. 51 die „*Pat. auf eingehendes Befragen einen Unfall angab*".

Zusammenhangsbeurteilung: Der Orthopäde Dr. X. bejahte den ursächlichen Zusammenhang, da selbst ein leichtes Trauma genügte, um einen Sudeck „auszulösen", und bis zur vollen Ausbildung immer einige Monate vergingen. Chefarzt Dr. Z. äußerte sich gegen die Annahme eines Sudeck und führte die leichten Weichteilverdickungen am rechten Unterschenkel, die statischen Veränderungen usw. auf den Zustand nach beiderseitiger angeborener Hüftgelenksluxation, rechts mit Verkürzung des Beins um 4 cm, erheblicher Spitzfußstellung und dadurch bedingter Bewegungsbehinderung im re. Fußgelenk, zurück. Der Unfall habe nachgewiesenermaßen überhaupt nicht das re. Bein betroffen. Demgegenüber vertrat Chefarzt Dr. Y. die Ansicht, daß es sich um eine Sudecksche Dystrophie handelte.

Erklärung: Die Röntgenaufnahmen zeigen beiderseits eine starke Atrophie der Fußknochen nach alter Hüftluxation, die re. etwas stärker ist analog der schwereren Hüftverrenkungsfolgen mit durchgemachter Operation (ohne Reposition), Verkürzung und Spitzfußstellung. Die Fraglichkeit des Unfalls ist von keinem der Vorgutachter, die den Unfall anerkennen, berücksichtigt worden. Die Pat. hat die Arbeit bereits nach 8 Tagen aufgenommen; gesund geschrieben wurde sie von dem behandelnden Facharzt für innere Medizin nach 4 Wochen, als eine D-Arzt-Untersuchung stattfinden sollte. Die (falsche) Diagnose eines Sudeck ist in die *Pat. hineingefragt worden, nachdem die Behandlung* der Spitzfußbeschwerden *erfolglos war und ein Röntgenbild* hergestellt wurde, welches eine alte Osteoporose aufwies; dem Orthopäden war anscheinend nur die *traumatische* Entstehungsursache eines Sudeck geläufig. Der Internist, der die Erstbehandlung durchführte, hatte das Fußödem als kardial bedingt bezeichnet. Fehlendes bzw. bestenfalls geringfügiges Trauma hat das Sozialgericht veranlaßt, Entstehung oder Verschlimmerung eines Sudeck abzulehnen und die Klage abzuweisen.

4. G. L. ♂ 57 J. (Gutachten für die ..... B. G.).

Vorgeschichte: Am 29. XI. 50 beim Heraustreten aus Schaufenster als Dekorateur „umgeknickt". Mehrere Widersprüche über dieses Umknicken, zuletzt als „Übertreten" beim Abrollen geklärt. Keine Arbeitseinstellung, diese erst in der Zeit vom 15. II. bis 24. II. und dann vom 1. III. 51 ab. Unfallanzeige am 15. X. 52. Erstes Aufsuchen des Hausarztes am 12. XII. 50: „Schwellung und starke Schmerzhaftigkeit im Fußgewölbe bei Belastung und Druck „besonders" des re. Fußes, Schmerzen bei aktiver Bewegung des re. Fußgelenkes"; Anschuldigung des Stolperns vom 29. XI. 50. Behandlung unter der Annahme von Plattfußbeschwerden. Da keine Besserung, Überweisung am 1. III. 51 zum Orthopäden, der zunächst an eine Tuberkulose dachte und den Verdacht meldete, dann einen Sudeck feststellte.

Beim Orthopäden machte Pat. die Angabe, „die ersten Fußbeschwerden 8 Tage nach einem geringfügigen Vertreten des rechten Fußes bekommen zu haben“. Anerkennung als Unfallfolge dennoch später geschehen. Anfang Januar 1952 Aufnahme in die Orthopädische Klinik der Städt. Krankenanstalten zu X. Krankenblatt-Vorgeschichte: „Anfang Dezember sei plötzlich eine schmerzhafte Schwellung des re. äußeren Fußrandes aufgetreten, die sich später mehr auf den Fußrücken ausdehnte. Der behandelnde Arzt habe eine Einlage und Fangobäder verschrieben, ohne Erfolg, überwies dann an Orthopäden Dr. S. Die Röntgenuntersuchung dort habe keine Diagnose ergeben. Pat. trug Elastoplastverband; dann 10 Tage Massage und warme Fangobäder.“ In der Folge Behandlung auf Tbc. Mitte 1951 sei ein Sudeck festgestellt.

Zusammenhangsbegutachtung: Die orthopädische Klinik hielt Zusammenhang für unwahrscheinlich, Chefarzt Dr. Z. und der Orthopäde Dr. S. bejahten den ursächlichen Zusammenhang.

Erklärung: a) Der Unfallvorgang ist von keinem Gutachter irgendwie geprüft worden. Er ist, wenn überhaupt geschehen, so unbedeutend, daß er als Sudeck-Ursache ausscheidet. b) Auch das Verhalten des Pat. nach dem Unfall hat bei den Gutachtern keine Bedenken hinsichtlich der Leichtigkeit des Unfalls und seiner fehlenden Sudeck-Eignung erweckt, desgleichen nicht die erst 23 Monate nach dem Unfall erfolgte Anzeige. c) Die Behandlung des Pat. geschah zunächst unter der Annahme von Plattfußbeschwerden beiderseits, re. stärker, dann einer Tbc. des re. Fußes. Der *entzündliche* Plattfuß war die Ursache des eindeutigen und (infolge Nichterkennung) schweren Sudecks gewesen. Aus der Vorgeschichte der Orthopädischen Klinik ging hervor, daß dort bereits 1940 Behandlung wegen Senkfußbeschwerden, sei damals nach Verordnung von Einlagen beschwerdefrei geworden, trage aber seit dieser Zeit hohes Schuhwerk; 1947 sei er wegen einer Ischias re. behandelt, endlich, daß Pat. seit Januar 1950 in Abständen von etwa 4 Wochen Anfälle von Blutandrang zum Kopf und Schwindel hatte.

Dieser Fall zeigt, daß die richtige Diagnose eines Sudeck durch einen entzündlichen Plattfuß zuerst nicht gestellt wurde, sondern erst spät und nach Behandlung wegen Plattfußbeschwerden und Tuberkulose. Die Klärung des ursächlichen Zusammenhangs und damit die Verneinung einer traumatischen Entstehung waren nur durch eine eingehende Durchsicht und „kriminalistische“ Auswertung aller Aktenunterlagen und anamnestischen Momente möglich.

5. R. M. ♀ geb. 2. X. 32 (Gutachten für das Sozialgericht Z.).

Vorgeschichte: 1. Krankenhausaufnahme hier am 13. X. 50: keine Unfallangabe, auch beim Hausarzt vorher nicht. Habe seit 4 Wochen Schmerzen im linken Fuß. Beginn mit Rötung. Wegen Entzündung Aufsuchen des Hausarztes; die Entzündung sei da bereits geplatzt gewesen. Diagnose: Verdacht auf Fußwurzeltuberkulose li. Gipsverband. Auch bei der 2. Krankenhausaufnahme am 5. XII. 50 keine Unfallanschuldigung, obwohl Pat. inzwischen auf *Befragen* des Hausarztes, veranlaßt durch den Krankenhausbericht über eine Dystrophie, einen Stoß beim Öffnen einer Tür mit dem Fuß angegeben hatte. Regreßanspruch.

Zusammenhangsbeurteilung: Dozent Dr. X., Oberarzt des Pathologischen Institutes der Universität Y., hält es für *möglich,* daß a) eine Phlegmone durch den Stoß an der Tür entstanden *sei,* wobei eine Wunde nicht vorzuliegen brauche, und b) diese Phlegmone die Ursache einer Sudeckschen Dystrophie gewesen sein *könne.* Im Gegengutachten konnte gezeigt werden, daß a) die Pat. keinen Stoß gegen den li. inneren Fußknöchel bekommen hat, sondern als Säuglingsschwesternschülerin die Gepflogenheit hatte, die Türen mit dem Fuß zu öffnen, wenn sie ein Tablett trug; dabei hat sie einmal einen Schmerz beobachtet, der aber keine Veranlassung war, in den nächsten Tagen noch mehrere Male den li. Fuß zu dem gleichen Zweck zu gebrauchen; b) mußte eingewendet werden, daß die Argumentierung mit einer Möglichkeit zur Beweisführung nicht ausreicht, noch weniger, daß eine zweite Möglichkeit nicht auf der ersten aufgebaut werden kann; c) war der Hinweis erforderlich, daß ohne Auswertung der Vorgeschichte in bezug auf das Verhalten der Pat. ebenfalls keine Zusammenhangserklärung möglich ist; d) wurde betont, daß wiederholte kleine Stöße beim Türöffnen im Laufe längerer Zeit nicht die Anerkennung als Unfall verdienen, sondern in diesem Fall sogar als arbeitsüblicher Vorgang zu bezeichnen sind; e) endlich erforderten die wissenschaftlichen Ausführungen in dem Obergutachten eine Widerlegung und die Bemerkung, daß die Beurteilung eines Sudeck durch einen Pathologen nicht ausreicht, da diesem das unentbehrliche klinische Verständnis und, im Gegensatz zu anderen Krankheiten, sogar auch die Kenntnis des histologischen Befundes mangelt. Die Klage wurde daraufhin bei der Gerichtsverhandlung zurückgenommen.

6. A. W. ♂ geb. 4. I. 09. (Gutachten für das Sozialgericht in T.).

Vorgeschichte: Am 16. XII. 50 Prellung der re. Hand durch die abrutschende Kurbel einer Winde. Sofort starke Schmerzen. Weiterarbeit, die aber noch am Unfalltage wegen starker Schwellung eingestellt werden mußte. Am nächsten Tag Behandlung durch Hausarzt. Am 19. XII. 50 D-Arzt-Bericht: Mäßige Schwellung der re. Handrückens. Sperre des Faustschlusses um 1 cm. Röntgenbild o. B. Wiederaufnahme der Arbeit am 26. XII. 50. Am 12. II. 53 ein 2. Unfall mit Kopfprellung und Hirnerschütterung. Im Oktober 1953 Aufsuchen des Hausarztes wegen Schmerzen in der re. Hand, die als Sehnenscheidenentzündung aufgefaßt wurden und zur Arbeitsunfähigkeit ab 7. XI. 53 führten. Da keine Besserung, Überweisung in die Chirurg. Univ. Klinik zu X. am 26. I. 54, wo Pat. bis zum 18. III. 54 wegen eines Sudeck-Syndroms behandelt wurde. Am 2. VI. 54 stellte Pat. einen Verschlimmerungsantrag wegen der Folgen des Unfalls vom 16. XII. 50, da die Univ. Klinik den Sudeck auf den Unfall vom 16. XII. 50 zurückführe.

Zusammenhangsbeurteilung: Chirurg. Univ. Klinik zu X. Gutachten, daß die Sudecksche Dystrophie mit dem Unfall vom 16. XII. 50 in einem ursächlichen Zusammenhang stände, da diese „sehr wohl einen larvierten Verlauf nehmen könne.“ Chefarzt Dr. Y. verneinte diesen Zusammenhang mit der Begründung, daß der Unfall fast vier Jahre zurückliegt und der Pat. damals seine Arbeit bald wieder aufgenommen hat. Das Sudeck-Syndrom müsse auf die Sehnenscheidenentzündung zurückgeführt werden.

Erklärung: Die Diagnose des Sudeck ist bei dem Pat. unbestritten. Es gibt aber keinen „larvierten“ Sudeck. Die Latenzzeit kann wohl um einige Wochen schwanken. Das Syndrom muß aber spätestens 8 Wochen nach der Verletzung nachweisbar sein und zur Gebrauchsunfähigkeit der Hand geführt haben. Es ist möglich, daß der Pat. bei dem 2. Unfall am 12. II. 53, bei dem er bewußtlos war, sich eine Verstauchung der re. Hand zugezogen hat. Aber auch dann hätte der Sudeck, wenn er eine Folge des 2. Unfalls gewesen wäre, spätestens im April 1953 in Erscheinung treten müssen. Der Annahme des Chefarztes Dr. Y., daß die Sehnenscheidenüberlastung, die Veranlassung zum erstmaligen Aufsuchen des Hausarztes im Oktober 1953 und zum Krankfeiern ab 7. XI. 53 war, infolge nicht genügender Ruhigstellung zum Sudeck geführt hat, ist voll zuzustimmen. Auch zeitlich entspricht das Sudeck-Auftreten dem Beginn der Sehnenscheidenentzündung.

7. W. B. ♂ Ende 50 J. (Gutachten für die ... B. G.).

Vorgeschichte: Am 2. IX. 53 beim Öffnen einer Kiste Eindringen eines Drahtes in Streckseite des 3. li. Fingers nahe Grundgelenk. 4. IX. 53 Hausarzt, darüber kein Befund in den Akten. Am 10. IX. 53 Überweisung zu einem Chirurgen: habe seit „knapp 3 Tagen Schmerzen und leichte Schwellung, sei seit 4. IX. 53 arbeitsunfähig“. Befund: kleine, mit Borken belegte Stelle in Grundgelenksnähe medial am 3. li Finger mit leichter Verschwellung des Grundgelenkes. Bei Inzision und Gegeninzision kein Eiter, sondern trüb seröse Flüssigkeit. Am 19. IX. 53 erst D-Arzt-Bericht von dem gleichen Chirurgen und Unfallanzeige von dem Pat., eines selbständigen Kaufmanns. Einleitung von ambulanter b. g. Behandlung, da „Gegend des Grundgelenkes des 3. li. Fingers noch leicht geschwollen und gerötet und die eine der beiden Inzisionswunden noch etwas offen“ war. Am 26. XI. 53 Mitteilung des D-Arztes, daß sich die Entzündungserscheinungen langsam zurückbilden, es sei aber „infolge der erforderlich gewesenen Ruhigstellung zu einer leichten Osteoporose (Sudeck) gekommen, so daß Pat. in regelmäßigen Abständen Depot-Padutin erhalte“. Bericht vom 7. XII. 53, daß Pat. sich wegen nachfolgender Sudeckscher Erkrankung in täglicher ambulanter Behandlung befinde und völlig arbeitsunfähig sei. Im Gegensatz zu der Anfangsdiagnose einer Entzündung am 3. li. Finger lautete die Diagnose in einem Bericht vom 13. I. 54: „Handphlegmone li. nach Stichverletzung mit nachfolgendem Sudeck, Handgelenk, Mittelhand, Schulter (leichteren Grades Schulter).“

Zusammenhangsbeurteilung: Gutachten D-Arzt Dr. X. vom 22. II. 54: „Pat. erlitt am 2. IX. 53 eine Drahtstichverletzung am Mittelfinger li. mit nachfolgender Infektion und entzündlicher Weichteilschwellung am 3. Finger, die sich bis etwa zum Handrücken erstreckte (phlegmonöse Entzündung). Durch die Inzision mit nachfolgenden regelmäßigen Verbänden und Handbädern heilte die Infektion ab. *Doch kam es durch die erforderlich gewesene Ruhigstellung durch Schienenverband zu einer Sudeckschen Erkrankung des II. Grades der li. Hand und des Schultergelenkes.* Durch entsprechende Behandlung ist der Sudeck wieder in Rückbildung begriffen, wie die letzten Röntgenaufnahmen zeigten, doch ist er noch nicht völlig abgeheilt, so daß Herr Z. z. Z. noch 100% erwerbsunfähig ist.“

Erklärung: An dem Vorliegen eines Sudeck-Syndroms bei diesem Pat. besteht kein Zweifel; die Röntgenbilder desselben sind in den Abbildungen 12—17 wiedergegeben. Auch der ursächliche Zusammenhang des Sudeck mit der Handinfektion mußte zweifellos anerkannt werden, während die Erklärung desselben durch Ruhigstellung nicht zu diskutieren ist. Die Anerkennung war aber erst in einem Ergänzungsgutachten möglich, da die in den Akten vorhandenen ärztlichen Berichte zu unklar waren, um der Sorgfaltspflicht des Gutachters bei der Beurteilung der Zusammenhangsfrage zu genügen. So fehlte der Erstbericht des Hausarztes. Eine D-Arzt-Untersuchung wurde zunächst nicht veranlaßt, obwohl der Chirurg, zu dem der Pat. 6 Tage nach der Verletzung überwiesen wurde, auch D-Arzt ist. Es blieben aufgrund der Lücken und Unklarheiten in den ersten 10 Tagen nach dem Unfall erhebliche Bedenken, die die Anerkennung des Unfallzusammenhangs nur mit Einschränkung möglich machten. Diese *Lücken haben 2 Ursachen. Sie sind es, die die Zitierung dieses Falles hier erforderlich machen:* a) Es handelt sich einmal um die Feststellung, daß das Ingangkommen einer berufsgenossenschaftlichen Unfallerfassung bei Verletzten, die einer gesetzlichen Krankenversicherung *nicht* angehören, erst verspätet einsetzt, so daß die entscheidenden ersten Unterlagen durch sofortige d-ärztliche Untersuchung häufig fehlen. Die Aufzeichnungen bei Selbstzahlern sind nicht immer so ausführlich, wie es in den Fällen festzustellen ist, bei denen eine b. g. Ermittelung zu erwarten ist. So ist es auch in vorliegendem Falle gewesen. *Er zeigt, wie wichtig die d-ärztliche Frühuntersuchung und, nicht minder, die Erstattung eines Nachschauberichtes nach entsprechender Zeit gerade bei den Bagatellverletzungen ist, die heute von gewissen Seiten aus dem D-Arztverfahren herausgenommen werden sollen.* Die Folgen haben der Pat. und die Allgemeinheit zu tragen.

b) Sodann geht aus diesem Fall hervor, daß eine sachgemäße Wundbehandlung sowohl das lange Krankenlager wie auch die dauernde Teilrente von 25% vermieden hätte. Wäre die Wunde, wie es bei jedem Pflichtversicherten der Fall ist, sofort nach den bestehenden Richtlinien versorgt worden, so hätte eine Arbeitsunfähigkeit von höchstens einer Woche bestanden, zu *einem Sudeck wäre es nicht gekommen.* Es ist aus derartigen Beispielen zu lernen, daß auch bei Nichtversicherten die Regeln der Wundbehandlung und die Bestimmungen des D-Arztverfahrens innegehalten werden müssen, es sei denn, daß der betr. Pat. auf eine Entschädigung verzichtet.

8. M. R. ♀ geb. 10. 7. 12 (Gutachten für die ... B. G.).

Vorgeschichte: Pat. fiel am 8. I. 54 auf der Treppe, arbeitete von 7,45 h bis 18 h weiter, erstattete die Unfallanzeige am 17. III. 54, „weil der Unfall zuerst nicht erheblich war, später kamen große Beschwerden hinzu“. Der Hausarzt stellte am Unfalltag Schmerzhaftigkeit und Schwellung am li. Fußgelenk fest. Bei der fachchirurgischen Untersuchung am 19. I. 54 Schwellung des ganzen li. Fußes und des distalen Unterschenkeldrittels mit bläulicher Verfärbung der Außenseiten des li. Fußes und grüner der Innenseite und der Gegend der Achillessehne. Behandlung mit Liege- und Gehgips bis zum 19. III. 54, da zunächst röntgenologisch die Diagnose eines „Fersenbeinrisses“ gestellt worden war, die später sich nicht bestätigte. Am 19. III. 54 Verlegung in die Orthopädische Univ. Klinik zu X. Dort zunächst Gipsschale und Depot-Padutin. Am 27. III. 54 Beginn mit Bewegungsübungen.

Absetzung des Padutins am 21. IV. 54, da nur noch geringe Bewegungseinschränkung und keine Schmerzen mehr im li. Fuß. Am 30. IV. 54 Gehgipsverband. Am 14. V. 54 war der li. Fuß gut durchblutet, jedoch klopfende Schmerzen im li. Fuß, starke allgemeine Unruhe und Herzklopfen, daher Spaltung des Gipsverbandes am 20. V. und völlige Entfernung am 22. V. 54 wegen starken Jammerns der Pat. Wegen erneuter Herzanfälle Verlegung in eine innere Abteilung. *Epikrise* der Orthop. Univ. Klinik: „Es handelt sich um eine 41jährige Pat., die am 19. III. 54 mit beginnendem Sudeck im li. Fuß als Zustand nach Knöcheldistorsion zur stationären Aufnahme kam ... klinisch gute Besserung von Hautfarbe und Temperatur. Nach Beginn mit Bewegungsbädern und aktiven Fußübungen bestand nur noch geringe Einschränkung der Dorsalflexion links. Nach Anlegen des Gehgipsverbandes am 7. V. 54 ständige Klagen über klopfende Schmerzen im li. Fuß, anfallsweises starkes Herzklopfen und starke innere Unruhe ..."

Zusammenhangsbeurteilung: Die Entstehung des Sudeck durch die Distorsion des li. Fußgelenks (mit wahrscheinlicher zusätzlicher Kontusion) war durch die Orthop. Univ. Klinik angenommen worden. Da das Trauma mittelschwer und der zeitliche Zusammenhang auch gegeben war, kann man gegen die Anerkennung des ursächlichen Zusammenhangs keine wesentlichen Einwände erheben. Möglicherweise ist die aktive Behandlung ohne und mit Gehgipsverband zu früh erfolgt, so daß dadurch eine Intensivierung des Syndroms eintrat. Ein Gehgips kommt beim Sudeck wohl nicht infrage (S. 14 und 171).

Dieser Fall ist aus anderen Gründen bemerkenswert. Es stand nämlich zur Beurteilung, ob auch ein ursächlicher Zusammenhang von zwei weiteren Erscheinungen mit dem Unfall anzunehmen ist, nämlich eine Venenentzündung und der am 28. VIII. 54 erfolgte Exitus.

a) Die Entstehung der Venenentzündung durch eine unmittelbare Verletzung beim Unfall war wegen des späten Eintritts klar zu verneinen. Auch ein mittelbarer Zusammenhang kam nicht infrage, da alle Umstände dafür sprachen, daß die Thrombosen die Folge einer Phlebitis waren, die ihrerseits wieder durch eine mehrere Wochen vorausgegangene Myocarderkrankung verursacht ist. Und diese hatte mit dem Unfall weder unmittelbar noch mittelbar etwas zu tun. Das Sudeck-Syndrom kam als Ursache für den Herzmuskelschaden nicht in Betracht.

b) Die 3. Zusammenhangsfrage bestand darin, ob unmittelbare oder mittelbare Folgen des Unfalls als wesentlich mitwirkende Teilursachen am Auftreten des tödlichen Ausgangs anzunehmen sind. Auch diese Frage konnte für das Sudeck-Syndrom klar verneint werden. Der Tod wurde als Folge einer Kachexie erklärt, die ihrerseits der Folgezustand einer schweren Hirnstörung war, deren Ursache trotz Autopsie nicht eindeutig geklärt werden konnte.

IV. Sudeck und Berufskrankheit

Die Entstehungsmöglichkeit des Sudeck-Syndroms durch schwerste, aber auch durch leichteste Traumen ließ nicht ausbleiben, daß Sudeck-Fälle als Folge einer beruflichen Tätigkeit beschrieben und als Berufskrankheit erklärt worden sind.

Humperdinck und Gauggel haben 1949 als erste von einer „bemerkenswerten Gewerbeschädigung der Hand unter dem Bilde der Sudeckschen Knochenatrophie" bei einer 45jährigen Frau berichtet, die seit 1927 mit Unterbrechung von 1931 bis 1934 als Spulerin und Fächerin in einer Frottierweberei gearbeitet hat. Verff. erklären die Sudecksche Erkrankung durch die langjährige Arbeit mit dem mechanischen Weberknoter, wobei die erhebliche und bei der Arbeit noch gesteigerte direkte Druckwirkung auf die Handfläche, auf die Knochen und das umliegende Gewebe (Nerven und Gefäße) von ausschlaggebender Bedeutung zu sein scheine. Man könne sich hier gut vorstellen, daß diese dauernden Belastungen der linken Hand unter ungünstigen Durchblutungsverhältnissen mit Stauungen zu tiefgreifenden Störungen in der Durchblutung und zu einer Entgleisung führen könne, wie das Sudeck und Rieder näher ausführen. Humperdinck und Gauggel ziehen daraus folgenden Schluß: „Wir hätten somit bei unseren Beobachtungen eine weitere

Form der Sudeckschen Erkrankung festgestellt, nämlich einen Sudeck durch chronisch traumatische bzw. chronisch gewerbliche Einflüsse." Und da diese Entstehungsweise sich nicht bei der Nummer 16 der (damals noch gültigen) 4. Berufskrankheitenverordnung unterbringen lasse, wird die Anerkennung dieser Sudeckschen Erkrankung infolge langjähriger Arbeit mit mechanischen Weberknotern als Berufskrankheit und ihre Aufnahme unter einer neuen Nummer, vielleicht unter 16c, vorgeschlagen.

Aus den klinischen Daten bei dieser Patientin ist kurz anzuführen, daß sie erstmals Ende 1942 ein „komisches Gefühl" in der linken Hand hatte, das manchmal mit Schwellungen einherging. Aufgrund ihrer geäußerten Beschwerden, *die auch in ähnlicher Weise andere Arbeiterinnen hatten*, bekam Pat. zur Besserung abwechselnd grobe und feine Garne zu spulen. Sie arbeitete trotz zunehmender Beschwerden weiter, bis die im September 1943 aufgetretenen funktionellen Störungen dies unmöglich machten. Röntgenbilder der linken Hand vom Januar und November 1943 waren ohne Veränderung, so daß man in der chirurg. Poliklinik eine Tendovaginitis vermutete. Erstmals am 20. XII. 43 fand man eine fleckige Entschattung und vermutete einen Sudeck. Ob Kontrollaufnahmen der anderen Hand gemacht sind, geht aus der Arbeit nicht hervor. Bemerkenswert und keineswegs mit dem Sudeck-Syndrom bzw. nicht nur mit diesem übereinstimmend ist der klinische Befund, der mehr einer schweren Angioneurose entspricht. Über Untersuchungen an anderen Arbeiterinnen desselben Betriebes, die ähnliche Beschwerden, anscheinend aber nicht die gleichen Veränderungen hatten, finden sich keine Angaben.

Es wäre wünschenswert, wenn die Untersuchungen fortgesetzt würden, um das Vorkommen eines Sudeck-Syndroms als Berufskrankheit zu klären. Der mitgeteilte Fall erlaubt einen derartigen Schluß nicht ausreichend, da er als Sudeck infolge Tendoperiostose mit größter Wahrscheinlichkeit gedeutet werden kann.

Nachdem sodann GRUNKE und WIELAND 2 Beobachtungen von Sudeck als Berufskrankheit mitgeteilt hatten, berichtete G. SCHRÖTER über 16 Fälle von typischem Sudeck-Syndrom ohne vorhergehendes Trauma, die auf eine monotone Berufsarbeit zurückgeführt wurden.

Drei dieser Fälle werden mit ihren Krankengeschichten angeführt. Eine Stellungnahme dazu ist naturgemäß ohne eigene Untersuchung nicht möglich. Ich beschränke mich daher auf eine kurze Wiedergabe des Falles 2, die für sich spricht: „Arbeiterin ... bedient mit der re. Hand einen Hebel, ungefähr 15000 mal in einer Arbeitsschicht. Klagen: Schmerzen im re. Unterarm. Seit drei Monaten wurde sie mit Massagen, Heißluft, Schienenverbänden behandelt. Eine Besserung trat nicht ein. Befund: ... Das re. Handgelenk ist leicht geschwollen. Die Gelenkkonturen sind verstrichen. Bewegungsfähigkeit stark eingeschränkt, vor allem bei Volarflexion. Rö.: 12. V. 52: Die Handgerüste erscheinen kalkarm. Im Proc. styloideus rad. findet sich eine Aufhellung von etwa gut Weizenkorngröße mit unscharf begrenzten Rändern. In der seitlichen Aufnahme ebenfalls in der distalen Epiphyse des Radius Aufhellungsbezirke. Zystenbildungen ?"

Es bedarf wohl keines Wortes, daß es sich *bei diesem Fall mit Sicherheit nicht um einen Sudeck* handelt. Weder der klinische noch der Röntgenbefund sprechen auch nur angedeutet für einen solchen. Osteolysen als makroskopischer Röntgenbegriff sind keine Sudeck-Erscheinungen (S. 62). Ihre Beurteilung aus kasuistischen Angaben, die jeden Zeitpunkt der Herstellung der Röntgenaufnahme nach Beginn der Erkrankung vermissen lassen, ist zudem nicht möglich. Die *umschriebenen* zystenartigen Aufhellungen im Griffelfortsatz der Speiche sind reflektorische Osteolysen, wie sie MAKOWSKY bei Epicondylitis, Styloiditis radii und ähnlichen Periostosen beschrieben hat. Sie sind — im Gegensatz zur Sudeckschen Knochendystrophie — immer herdförmig, auf die erkrankte Stelle begrenzt. Zu der Beobachtung 2 von SCHRÖTER kann man nur sagen, daß es sich um eine primäre Überlastungs- bzw. Überbeanspruchungsperiostose bzw. Tendinose gehandelt hat, die durch unterlassene Ruhigstellung und zusätzliche Massageschädigung in eine chronische Phase mit reflektorischer Bewegungseinschränkung geraten ist.

Nach den bisherigen Mitteilungen von Sudeck-Fällen als Folge gewerblicher Tätigkeit ist eine Stellungnahme im Rahmen dieser Sudeck-

Monographie in der einen oder anderen Richtung nicht möglich. Allgemein lassen sich zu dieser Frage jedoch gewisse Ausführungen machen.

So ist grundsätzlich die theoretische Möglichkeit zu bejahen, daß auch chronische Traumen eine Sudecksche Dystrophie verursachen können. Es erscheint aber aus mehreren Überlegungen heraus fraglich, ob sie zur Aufstellung einer besonderen Gruppe von Berufskrankheiten berechtigen. Soweit die bisher mitgeteilten Beobachtungen tatsächlich ein Sudeck-Syndrom bieten, sind sie kein primärer Sudeck, sondern dieser hat sich einer auslösenden Ursache angeschlossen. Sie würden also zum Formenkreis des Sudeck zu zählen sein. Und die auslösende Ursache ist im allgemeinen eine Überlastung der Sehnenansätze bzw. des Periosts, die ja bereits als B. K. Nr. 22 in der V. Berufskrankheiten-Verordnung erfaßt ist. Infolgedesssen würden zusätzlich auftretende Sudeck-Dystrophien als weitere bzw. mittelbare Folge einen zwangsläufigen Versicherungsschutz besitzen.

Das Sudeck-Syndrom als selbständige Sonderform im Katalog der Berufskrankheiten ist daher nicht nur überflüssig, sondern auch sachlich bisher nicht zu begründen. Es müßte erwartet werden, daß ein Sudeck-Syndrom auch bei den zahlreichen Beobachtungen von Preßluftschaden-Fällen vorkommt. Aber trotz besonderer Berücksichtigung dieses Problems bei dem großen Beobachtungsmaterial an Preßluftschäden im Bergbau ist es bisher nicht gelungen, eine Sudecksche Dystrophie zu sehen. Nicht einmal in der röntgenologischen Form der Endosteoporose ist das der Fall, die man ja vielleicht erwarten könnte, wenn man das Fehlen akuter Sudeck-Zeichen bei der B. K. Nr. 20 mit dem schleichenden, („primär-chronischen“) Beginn entkräften würde.

Aus den mitgeteilten Beobachtungen angeblich berufsbedingter Sudeck-Fälle geht auch nicht hervor, ob in dem betreffenden Betrieb bei der gleichen Arbeit Sudeck-Erkrankungen vermehrt vorkommen. Die Fälle von Schröter stammen nicht aus *einem* Betrieb, sondern aus den verschiedensten Berufszweigen gewerblicher Art. Sie erlauben also ebenfalls keine Rückschlüsse über ein gehäuftes Vorkommen.

Man kann also feststellen, daß bisher nicht nur ein *gehäuftes* Sudeck-Vorkommen bei monotoner Gliedmaßenbelastung zu vermissen ist, sondern daß es, wenn man die mitgeteilten Fälle als Sudeck anerkennen würde, sogar ausgesprochen *selten* zu sein scheint.

Diesen Einwand kann man natürlich bei den meisten Berufskrankheiten machen und man erhebt ihn auch mit Recht. Im Gegensatz aber z. B. zu den Erkrankungen durch Preßluft-Werkzeugarbeit, bei der schon nur ein Hundertsatz von 0,109% im Jahre 1940 errechnet wurde, ist das Sudeck-Vorkommen als (angeschuldigte Folge einer gewerblichen Tätigkeit) noch seltener. Es unterschreitet erheblich den Satz, den man verlangen muß, um wenigstens mit einer gewissen Häufigkeitsberechtigung das Krankheitsbild als Folge eines wesentlichen exogenen, berufsbedingten Faktors anerkennen zu können.

Abschließendes ist also noch nicht über die Bedeutung des Sudeck-Syndroms als Berufskrankheit zu sagen. Die bisherigen Beobachtungen reichen hinsichtlich Zahl, Diagnose und Erklärung noch nicht aus. Für die Praxis in Frage kommt daher nur die Beurteilung, ob ein Sudeck-Syndrom die mittelbare Folge einer Berufskrankheit, z. B. Nr. 22, ist und damit Entschädigungsanspruch hat.

C. Schlußwort

Aus dem Steckling Knochenatrophie, von dem 34jährigen PAUL SUDECK 1900 gepflanzt, war bei seinem Tod 1945 ein großer und breiter Baum geworden, der viele Früchte trägt. Die Zahl der Früchte reicht zwar noch nicht aus, um alle Wünsche für unsere Kranken und für die wissenschaftliche Erklärung des Syndroms zu erfüllen. Noch manche Zweige sind veredelungsbedürftig, ehe sie uns die letzten Erkenntnisse geben. Ansätze dazu sind aber zu erkennen.

Die Regulationskrankheit Sudeck-Syndrom ist ein Ausdruck unserer Zeit. Auf dem medizinischen Gebiet veranschaulicht sie den Umbruch der Betrachtungsweise, der sich anbahnt und von STORCK mit den Worten gekennzeichnet ist:

„Wir befinden uns — darüber läßt die jüngste Entwicklung keinen Zweifel — am Schnittpunkt der statischen und dynamischen Medizin. Der Befund als eine Cäsur in einem fortlaufenden Geschehen, als ein Ausschnitt aus einem Ablauf, bisher der wesentlichste Bestandteil der Diagnose, wird überschritten von der Bedeutung; die retrospektive Betrachtung aus dem pathologisch-anatomischen Substrat überschneidet sich mit der Gesamtschau aus einer Feststellung funktioneller Abweichungen."

Allgemein stellt das Sudeck-Syndrom eine Zivilisationserscheinung dar. SELYE hat der deutschen Ausgabe seines Buches das Vorwort gegeben: „Die Fähigkeit, sich anzupassen, charakterisiert das Leben wahrscheinlich am meisten. Keine der großen Kräfte der unbeseelten Materie erhält die Unabhängigkeit und Individualität natürlicher Einheiten mehr als die Alarmbereitschaft und die Fähigkeit zu Veränderungen, die wir als Leben bezeichnen und deren Verlust den Tod bedeutet. Es besteht vielleicht sogar eine Parallele zwischen der Intensität des Lebendigseins und dem Ausmaß der Anpassungsfähigkeit bei jedem Tier — bei jedem Menschen." Die Zunahme des Vorkommens des Sudeck-Syndroms und anderer großer Regulationskrankheiten löst in Verbindung mit diesen Worten SELYEs die Frage aus, ob die Menschen von heute die Fähigkeit zur Anpassung zu verlieren scheinen, sie nicht mehr im früheren Ausmaß besitzen? Oder ob sie für die heutigen Anforderungen nicht mehr ausreicht? Es scheint, daß die seelische und körperliche Umstellungs- und Anpassungsbefähigung nicht mehr genügt, weil die „bedingenden Faktoren" im Sinne erworbener und vererbter dispositionell-konstitutioneller Einflüsse sich vermehren, so daß die nervale und hormonale Ausgangslage immer ungünstiger wird. Die Entwicklung der seelisch und körperlich getragenen *inneren* Anpassungsfähigkeit hat keinen Schritt gehalten mit der Zunahme der geistigen, sich vorwiegend nach *außen* auswirkenden Adaption. Diese ist ja auf den Gebieten der Zivilisation im allgemeinen und auf denen der Technik und Heilkunde im besonderen so weit gegangen, daß sie trotz verminderter individueller Anpassungsfähigkeit und der damit zusammenhängenden Zahl von Regulationskrankheiten dem Tod erheblichen Boden abgewonnen hat, indem sie Herr über viele Gefahren geworden ist. Eine gewisse Tragik liegt darin, daß der innere, relative Anpassungsverlust einen Tribut darstellt, den Seele und Körper dem Geist bringen. Wir Menschen können hierbei nur den Wunsch haben, daß „die Götter uns das vollkommenste und beste Heilmittel verleihen mögen: die Erkenntnis" (PLATO).

Schrifttum

ABELS, YOUNG u. TAYLOR jun.: J. clin. Endocrin. **4**, 198 (1944). — ABESSER: Chirurg **26**, 20 (1955). — ADAMS-RAY u. HJELMSTROM: Presse méd. **1951**, 1206. — ALBRIGHT, F.: Cushings syndrome; its pathological physiology, its relationship to the adreno-genital syndrome, and its connection with problem of reaction of body to injurious agents („alarm reaktion" of Selye). — LANCASTER PENNSYLVANIA: The Science Press Printing Co, 1942/43. — Ann. int. Med. **27**, 861 (1947). — ALBRIGHT, BURNETT, COPE & PARSON: J. clin. Endocrin. **1**, 711 (1941). — ALBRIGHT u. REIFENSTEIN: The Parathyroid Glands and Metabolic Bone Deseases. Baltimore: Williams & Wilkins C. 1948. — ALBRIGHT, SMITH u. FRASER: Amer. J. med. Sci. **204**, 625 (1942). — ALLEN u. Mitarb.: J. Amer. Assoc. **128**, 392 (1945). — ALNOR: Fschr. Röntgenstr. **75**, 364 (1951). — ALTHOFF, H.: Die therapeutische Novokainanwendung in der inneren Medizin. Dresden u. Leipzig: Steinkcpf 1947. — ANDERSON: Quart. J. Med. **19**, 67 (1950). — ANDREESEN: Arch. klin. Chir. **183**, 76 (1935). — ANTOINE, T.: Med. Kl. **1952**, 1173. — ARMSTRONG: Amer. J. Surg. **81**, 685 (1951). — ASCHER: In Kirschner-Nordmann: Die Chirurgie, Band II/1, S. 711. Berlin u. Wien: Urban & Schwarzenberg 1928. — ASCHNER: J. Urol. **12**, 259 (1924). ASKANAZY: Hdb. d. spez. path. Anat. u. Hist. Bd. 1/2, Berlin: Springer 1927. — ASKANAZY u. RUTISHAUSER: Virchow's Arch. **291**, 635 (1953). — ASKEY: Amer. Heart J. **22**, 1 (1941). — AVERBECK, MEITNER u. SCHNEIDER: Z. exp. Med. **111**, 436 (1942). — AXHAUSEN, G.: Erg. Path. **37**, 207 (1954).

BAASTRUP: Arch. radiol. a. elektrotherapie **2**, 364 (1923). — BABÎANTZ: Radiol. Clin. **16**, 291 (1947). — J. Rad. et d'Elektr. **29**, 333 (1948). — BABINSKI u. FROMENT: Hystérie, pithiatisme et troubles d'ordre réflexé. Paris: Masson & Cie. 1918. — BADE: zit. n. Scheibner. — BAETZNER: zit. n. Blumensaat. — BAKER, B. L.: Mcdification of body structure by adrenocortical secretions with special reference to regulation of growth. In: Pituitary Adrenal Function. Washington: American Assoc. for the Advancement of Science 1950. — BARBIER: These Paris **1910**. — BARCROFT: Lancet **151**, 513 (1946). — BARDAWILL, GORNALL, HISHIKAWARA u. WIGHTMANN: Procedings of the 2. clinical ACTH Conference. Vol. I (Research). New York u. Toronto: J. R. More 1951. — BARDECI: Prensa méd. argent. **1951**, 2078 (Ref.: Zorg. Chir. **123**, 237 (1952)). — BARGMANN: Z. Zellforsch. **11**, 1 (1930). — BARRÉ: Troubles nerveux réflexes extensoprogressives d'origine traumatique. 1. Band. Clermont-Ferrand: Impr. Mont-Louis 1945. — BARTELSHEIMER: Berl. med. Z. **1950**, **641**. — Erg. inn. Med. **59**, 595 (1940). — BÄRTSCHI-ROCHAIX: Migraine cervicale. Bern: Hans Huber Verlag 1949. — BATSON: Ann. Surg. **112**, 138 (1940). — BAUCKHOLT: Diss. Würzburg 1950. — BAUER, G.: Acta chir. scand. **74**, 115 (1942) und **90**, 229 (1944). — BAUMANN: Helvet. chir. Acta **14**, 331 (1947). — BAUMECKER: Arch. orth. Unfallchir. **40**, 69 (1939). — BAXTER, SCHILLER, JOHNSON, WHITESIDE u. RANDALL: Plastic u. reconstruct. Surg. **9**, 261 (1952). — BAXTER, SCHILLER, WHITESIDE u. RANDALL: Amer. J. Surg. **83**, 374 (1952). — BAYLES, JUDSON u. POTTER: J. Amer. Med. Ass. **144**, 537 (1950). — BEACH: Ur. Rev. (Amer.) **53**, 577 (1949).— BECK, O.: Erg. Chir. u. Orth. **18**, 536 (1925). — BECK, W.: Mschr. Unfallheilk. **54**, 33 (1951). — BECKER, F.: Helvet. med. acta **6**, 939 (1939/40). —: Chirurg **11**, 531 (1939). — Z. Unfallmed. u. Berufskrankh. **37**, 1 (1944). — —: Helvet. chir. Acta **14**, 327 (1947). — Z. Unfallmed. u. Berufskrankh. **45**, 243 (1952). — BECKER, W. H.: Ärztl. Wschr. **1953**, 478. — BECKER: Mschr. Unfallheilk. **57**, 154 (1954). — BECKMANN, K. H.: Chirurg **26**, 57 (1955). — BECKS u. Mitarb.: Endocrinol. **34**, 305 (1944). — BEER, A. G.: Med. Kl. **1948**, 409. — BEER, E.: Int. Med. a. Surg **37**, 224 (1924). — J. Urol. **20**, 233 (1928). — BELL: Lancet **1947**, 347. — BENDA u. DEUTSCHL: Wien. klin. Wschr. **1951**, 643. — BENDITT u. Mitarb.: Proc. Soc. Exper. Biol. u. Med. **75**, 782 (1950). — BERGMEYER: Dtsch. med. Wschr. **1952**, 1403. — BERNASCHECK: Wien. med. Wschr. **1953**, 945. — BERNDT: Dtsch. Gesundheitswesen **1**, **444** (1946). — BETHGE u. MEYER: Medizinische **1953**, 1520. — BICK, H. D.: Dtsch. med. Wschr. **1951**, 1369. — BIERLING u. REISCH: Fschr. Röntgenstr. **82**, 1 (1955). — BING: Lehrb. d. Nervenkrankheiten. 4. Aufl. Berlin u. Wien: Urban & Schwarzenberg 1932. — BIRKENFELD: Therapie Gegenw. **93**, 425 (1954). — BISCHOFF: Zit. n. M. Nordmann. — BISOTTI: Riv. Pat e Clin. **4**,

335 (1949) (Ref.: Zorg. Chir. **123**, 237 (1952)). — Blair: Surg. etc. **67**, 413 (1938). — Block, W.: Chirurg **20**, 570 (1949). — Die Durchblutungsstörungen der Gliedmaßen. Berlin: Walter de Gruyter 1951. — Dtsch. med. Wschr. **1952**, 1261. — Acta neurovegetativa (Wien) **5**, 187 (1952). — In Hdb. d. ges. Unfallheilkunde. Band I. 2. Aufl. Stuttgart: Ferd. Enke 1955. — Blumensaat: Arch. klin. Chir. **185**, 720 (1936). — Med. Kl. **1948**, 439. — Chirurg **23**, 449 (1952). — Unfallmed. Tagung Köln 29. III. 52. Oberhausen: VVA 1952. — Arch. orth. Unfallchir. **45**, 451 (1953). — Meran Fortbildungskursus September 1954. — Z. Rheumaforsch. **14**, 94 (1955). — Blunt, Plotz, Lattes, Howes, Meyer u. Ragan: Proc. Soc. Exp. Biol. a. Med. **1949**, 718. — Boas u. Levy: Amer. Heart J. **14**, 540 (1937). — Bodansky u. Jaffé: Proc. Soc. Exp. Biol. a. Med. **29**, 199 (1931). — Bodechtel: Münch. med. Wschr. **1955**, 191. — Boecke, M.: Erg. Physiol. **19** (1921). — Boeminghaus: Langenbeck's Arch. u. Dtsch. Z. Chir. **264**, 575 (1950). — Böhler, L.: Münch. med. Wschr. **1929**, 246 und **1933**, 1040. — Technik der Knochenbruchbehandlung. 9.—11. Aufl. Band I. Wien: Wilh. Maudrich 1943. — Med. Welt **1951**, 362. — Bolliger: Helvet. chir. Acta **21**, 61 (1954). — Boshamer: Arch. orth. Unfallchir. **42** (1943). — Bostroem u. Schneider: Pflügers Arch. **257**, 241 (1953). — Boterell u. King: Lancet **1935**, 1267. — Böttger, H.: Zbl. Gynäk. **1954**, 815. — Braeucker, W.: Z. Kreislaufforsch. **24**, 601 (1932). Arch. orth. Chir. **32**, 577 (1933). — Brandes: Fschr. Röntgenstr. **21**, 551 (1914). — Brandt, G.: Bruns Beitr. **151**, 516 (1931) und **164**, 354 (1936). — Verzögerte Knochenbruchheilung und Pseudarthrosenbildung. Leipzig: Georg Thieme 1937. — Mschr. Unfallheilk. **57**, 154 (1954). — Med. Kl. **1954**, 600. — Brecklinghaus u. Mussgnug: Materia Med. Nordmark **1954**, 287. — Breitländer: Dtsch. Gesundheitswesen **2**, 321 (1947). — Bremer: Zbl. Chir. **1938**, 1069. — Brinkmann: Chirurg **11**, 169 (1939). — Brown-Séquard: Leçons sur les vasomoteurs, 1860. (Zit. n. Schiff & Zack). — Brückner, H.: Ärztl. Mitteil. **1953**, 679. — Brunner, W.: Helvet. chir. Acta **14**, 330 (1947). — Bruns: Dtsch. Chir. **27**, 449 (1886). — Bruskewitz: J. Urol. **61**, 91 (1949). — Bruskewitz u. Ewell: Amer. J. Surg **77**, 705 (1949). — Buchberger u. Salem: Wien. klin. Wschr. **1953**, 361. — Buchdrucker: Dtsch. med. Wschr. **1955**, 288. — Büchner: Allgemeine Pathologie. München u. Berlin: Urban & Schwarzenberg 1950. — Büchsel: Dtsch. Gesundheitswesen **1953**, 885. — Acta neurovegetativa (Wien) 8, 494 (1954). — Buchtala: Schweiz. med. Wschr. **1949**, 412. — Bumm, E.: Dtsch. med. Wschr. **1950**, 1627. — Buni u. Okonewski: Arch. klin. Chir. **187**, 636 (1936). — Bunka: Zbl. Gynäk. **1954**, 830. — Burckhardt: Ärztl. Praxis **1953**, 7. — Burckhardt u. Fasel: Dtsch. med. Wschr. **1953**, 224. — Burckhardt u. Socin: Arch. Gynäk. **121**, 1 (1923). — Burdeaux u. Hutchison: J. Bone Surg. **33-A**, 155 (1951). — Bürgi u. Fuchs: Schweiz. med. Wschr. **1947**, 1200. — Bürkle de la Camp: In Fischer-Molineus: Das ärztl. Gutachten im Versicherungswesen, Band I. Leipzig: J. A. Barth 1939. — Mschr. Unfallheilk. **54**, 289 (1951). — Langenbeck's Arch. u. Dtsch. Z. Chir. **276**, 163 (1953). — In Hdb. d. ges. Unfallheilkunde, Band I, 2. Aufl. Stuttgart: Ferd. Enke 1955. — Bürkle de la Camp u. Gross: In Hdb. d. Artefakte. Jena: Gustav Fischer 1939. — Burn, J. H.: Zit. n. M. Schneider. — Burn u. Robinson: Brit. J. Pharmacol. **7**, 304 (1952). — Büsing: Arzneimittelforschung **3**, 133 (1953). — Büssem: Dtsch. Z. Chir. **231**, 418 (1951). — Butler, Talbot, McLachlan, Appelton u. Linton: J. clin. Endocrin. 5, 327 (1945). — Büttner: Chirurg 19, 347 (1948).

Caithaml: Langenbeck's Arch. u. Dtsch. Z. Chir. **278**, 396 (1954). — Calvi: Arch. ital. Chir. **74**. 201 (1951). — Carreras-Bayes u. Amattler-Trias: Med. Clin. (Barcelona) 1951, 27. — Del Castillo, de la Balze u. Argonz: J. clin. Endocrin. **7**, 385 (1947). — Chambers: Nature (London) **162**, 835 (1948). — Chambers u. Zweifach: Amer. J. Anat. **75**, 173 (1944). — Charcot: Neue Vorlesungen über die Krankheiten des Nervensystems. Leipzig u. Wien: Toeplitz & Deuticke 1886. — Chiari: Virchow's Arch. **210**, 425 (1912). — Chute: Boston med. J. **161**, 438 (1909). — J. Urol. **9**, 421 (1923). — Clark: Physiologic Rev. 18, 229 (1938). — Clavert: Etude de l'action de la folliculine sur le métabolisme du calcium et sur la squélette chez les oiseaux. Algier: Imprimerie nord-africaine. 1942. — Coenen: Mündl. Mitteilung. — Cohen, H. H.: J. Urol 55, 84 (1946). — Cohran: Brit. Med. J. **1950**, 1411. — Contiades: Phlébites traumatiques et thromboses revelées par un effort. Paris

1934. — COOLBAUGH: Amer. J. Physiol. **169**, 26 (1952). — COSGRIFF u. Mitarb.: Zit n. Flücker. — COSTE, CALMICHE u. DELBARRE: Presse méd. **1951**, 481. — COVENTRY: J. Amer. Med. Ass. **151**, 177 (1953). — CRANLEY, HERRMANN u. PREUNINGER: Surg. (St. Louis) **34**, 1076 (1953). — CREGAN: J. Bone Surg. **33-B**, 363 (1951). — CULVER u. BAKER: J. Urol. **19**, 689 (1928). — CUNEO: Industr. Med. a. Surg. **22**, 525 (1953). — CUNNINGHAM: Amer. Heart J. **31**, 330 (1946). — CURTISS JR., CLARK u. HERDON: J. Amer. Med. Ass. **156**, 467 (1954). — CURTIUS: Der Medizin. Sachverständige LI, 97 (1955). — CUTHBERTSON: Zit. n. Hinrichs & Marggraf. — CZERUCKI: Pam. Zjazdu Chir. Polskich. **1952**, 338.

DAMMANN, F.: Das Sudeck-Syndrom. (Erscheint demnächst im „Lose-Blatt-Lexikon" Moderne Chirurgie-Hamburg). — DANY: Thèse Straßburg 1949. — DAUS: Dtsch. Arch. klin. Med. **112**, 348 (1913). — DEAN: J. Urol. **1951**, 427. — DECKER: Z. Unfallmed. u. Berufskrankh. **37**, 1 (1944). — DELIUS, L.: Beiheft **44** Mschr. Unfallheilk. 1953. — DEMARTINI, GROKOEST u. RAGAN: J. Amer. Med. Ass. **149**, 750 (1952). —DEMMEL: Dtsch. med. Rdsch. **2**, 241 (1948). — DEROCHE: Zit. n. Schiff u. Zack. — DETZEL: Münch. med. Wschr. **1951**, 2453, — Deutschländer: Zbl. Chir. **1934**, 387. — DICKINSON: Exc. Med. a. Surg. **11**, 49 (1953). — DIETER: Pflügers Arch. **258**, 470 (1954). — DIEZEL: Dtsch. med. Wschr. **1950**, 447. — Verh. Dtsch. Ges. Path. **1950**, 157. — DINAN: Canad. M. A. J. **41**, 436 (1939)). — DNEPROVOLŽKI: Chiruija **1952**, 42 (Ref.: Zorg. Chir. **128**, 386 (1953). — DODEN: Klin. Wschr. **1951**, 433. — DONAGH: Strahlenther. **83**, 565 (1950). — DONAHAGUE: J. Urol. **61**, 405 (1949). — DÖRING: Dtsch. Z. Nervenheilk. **185**, 449 (1948). — Klin. Wschr. **1946**, 161 und **1949**, 735. — DRAGSTED, P. J. u. Mitarb.: Scand. J. clin. an. Labor. Invest. **5**, 188 (1953). — DROESE: Münch. med. Wschr. **1938**, 1199. — DRYER, A. F.: Med. J. Australia **39/II**, 265 (1952). — DUBOIS: Arch. orth. Chir. **32**, 398 (1932). — DUBS: Münch. med. Wschr. **1921**, 1141 und 1917. — DUCOMMUN: Acta endocr. (København.) **4**, 343 (1950). — DUENSING u. WARNECKE: Dtsch. Z. Nervenheilk. **159**, **97** (1948). — DURAN-REYNALS: Zit. n. SELye. — DURODIER: Zit. n. Kühne. — DUVERNEY: Zit. n. A. G. Beer. — DWORETZKY u. Mitarb.: Proc. Soc. Exper. Biol. u. Med. **75**, 201 (1950). — DYES: Chirurg 17/18, 529 (1947).

ECKSTEIN: Med. Kl. 1931, 1353. — EDEIKEN u. WOLFERT: Amer. J. Med. Ass. **191**, 201 (1936). — EDEN: Münch. med. Wschr. **1924**, **1160**. — EGER, W.: Arch. exp. Path. u. Pharmakol. **224**, 1 (1955). — Medizinische **1955**, 278. — EHREN, H.: Dtsch. med. Wschr. **1951**, 1534. — EHRLICH u. ALEXANDER: Zit. n. M. Schneider. — EICHHORN: Arch. orth. Unfallchir. **45**, 451, (1953). — EICHLER u. HEINZEL: Langenbeck's Arch. u. Dtsch. Z. Chir. **278**, 568 (1954). — EICHLER, KLAR u. LINDER: Klin. Wschr. **1948**, 715. — EICHLER, LINDER u. SCHMEISER: Klin. Wschr. **1949**, 480. — EITEL u. LEXER: Arch. klin. Chir. **185**, 587 (1936). — EKMAN: Verh. Dtsch. Ges. Urol. **1951**, 324. — ELLIOT: J. Physiol. **32**, 401 (1905). — ELSON u. BURNSTEIN: Amer. J. Med. **16**, 909 (1954). — ENGEL, F. L.: J. Physiol. **99**, 161 (1941). — Rec. Progr. Horm. Res. **6** (1951). — The Amer. J. Med. **X**, 556 (1951). — ENGEL, P.: Dtsch. Z. Chir. **135**, 244 und 591 (1934). — ENGLHARDT, GÖLKEL u. PROSIEGEL: Medizinische **1955**, 216. — EPPINGER: Permeabilitätspathologie. Wien: Springer-Verlag 1949. — ERLACHER: Lehrb. d. prakt. Orthopädie. Wien-Bonn: Wilh. Maudrich 1955. — ERNST: Zbl. Chir. **1936**, 2321, —ERNSTENE u. KINELL: Arch. int. Med. **66**, 800 (1948). — ESCHLER, J.: Briefl. Mitteilung. — ETZLER: Schweiz. med. Wschr. **1952**, 1242. — v. EULER: Zit. n. M. Schneider. — EVANS, SIMPSON u. LI: Endocrinology **33**, 237 (1943). — EWALD: Dtsch. med. Rdsch. **1** (1947). — EWALD u. BRINKMANN: Verh. dtsch. orthopäd. Ges. **1933**, 357. — EXNER: Fschr. Röntgenstr. **6**, 1 (1902/03).

FAHRAEUS: Acta med. Scand. (Stockh.) **55**, 1 (1921). — FANCONI: Die Poliomyelitis. Basel: Benno Schwabe 1945. — FEHR, A. M.: Schweiz. Z. Unfallmed. u. Berufskrankh. **46**, 67 (1953). — FELDBERG, W.: Zit. n. M. Schneider. — FELDER u. Mitarb.: Surg. etc. **26**, 1014 (1949). — FETT u. CANE: Amer. J. Surg. **71**, 441 (1946). — FEYRTER: Verh. Dtsch. Ges. Path. **1950**, 86. — Über die Pathologie der veget. nervösen Peripherie u. ihrer ganglionären Regulationsstätten. Wien: Wilh. Maudrich 1951. — FICK, W.: Schriftl. Mitteilung. — FISCHER, A. W.: BEIHEFT **44**, Mschr. Unfallheilk. 1953. — FISCHER, J.: Medizinische **1953**, 1007. — FISCHER, R.: Medizinische **1953**, 1127. — FISCHER u. LÜSSENHOP: Ärztl. Praxis **1952**.—FLEISCHHAUER: Berlin. klin. Wschr. **1915**, 212. — FLEISCH u. WEGER: Pflügers Arch. **240**,

551 (1938). — FLOTHOW: Amer. J. Surg. 44, 535 (1939). — FLÜCKER: Schweiz. med. Wschr. 1951, 1174. — FOCKE: Bruns Beitr. 189, 385 (1954). — FOERSTER: Hdb. d. Neurologie von Lewandowski. Erg.-Bd. II/2 1929. — FOLKOW: Acta physiol. scand. (Stockh.) 17, 289 (1949). — FOLLIS jun.: Arch. Path. (Chigaco) 35, 579 (1943). — Proc. Soc. exp. Biol. (N. Y.) 76, 722 (1951) und 78, 723 (1951). — FONTAINE, CHEVALLIER, MANDEL u. WIEST: Lyon Chirurgical 45, 145 (1950). — FONTAINE u. DANY: Sem. des Hôp. Paris 1947, 604.—FONTAINE u. MANDEL, MULLER, u. SIBILLY: Z. Unfallmed. u. Berufskrankh. 46, 67, 147 (1953). — FONTAINE, MANDEL u. WIEST: Medizinische 1952, 899. — FONTAINE u. MILOYEWITCH: Rev. de Chir. 65, 305 (1927). — FORBES u. Mitarb.: Zit. n. Jörg Rehn. — FORESTIER, DE TRAVERSE, GERBAY u. SAINT-MARC-AIX-LES-BAINS: Rev. Rhumat. 18, 11 (1951). — FÖRSTER u. GOLDBACH: Ärztl. Mitteil. 1954, 690. — FRANK u. HEPPNER: Langenbeck's Arch. u. Dtsch. Z. Chir. 274, 159 (1953). — FRANKSON, GEMZELL u. v. EULER: J. clin. Endocrin. 14, 608 (1954). — FREEMAN u. MCLEAN: Arch. Path. 32, 387 (1941). — FREUD u. JANSSEN: Pflügers Arch. 200, 97 (1923). — FREUDENBERG u. GYÖRGY: Biochem. Z. 110, 299 (1920). — FREUDIGER: Helvet. chir. Acta 17, 426 (1950). — FREY, F.: Arch. orth. Unfallchir. 46, 482 (1954). — FREY u. HARTENBACH: Dtsch. med. Wschr. 1953, 5. — FREY, HARTENBACH u. SCHULTZ: Münch. med. Wschr. 1953, 11. — FRÖHLICH u. FARKAS: Z. Urol. 46, 145 (1953). — FRUTIGER: Helvet. med. Acta 6, 480 (1939). — FUCHS: Helvet. med. Acta 15, 4 (1948). — FUCHS, M.: Medizinische 1953, 1109. — FUCHSIG, P.: Medizinische 1955, 233. — FULTON: Physiologie d. Nervensystems. Stuttgart: Ferd. Enke 1952. — FÜRMAIER: Arch. orth. Unfallchir. 46, 178 (1953). — Chirurg 26, 188 (1955). — FUSS u. FABER: Zit. n. v. Redwitz in Kirscher-Nordmann: Die Chirurgie. Bd. I. S. 209. Wien: Urban & Schwarzenberg 1940.

GALBRAITH: Proc. Med. London 1948, 73. — GARDNER u. PPEIFFER: Proc. Soc. exp. Biol. N. Y. 38, 599 (1938). — Physiol. Rev. 23, 139 (1943). — GÄRTNER: Therapie Gegenw. 93, 184 (1954). — GAUSS: Münch. med. Wschr. 1926, 18. — Dtsch. med. Wschr. 1949, 1288. — GEBHARDT: Arch. orth. Unfallchir. 40, 53 (1939). — GEISSENDÖRFER: Langenbeck's Arch. u. Dtsch. Z. Chir. 264, 578 (1950). — GEISTHÖVEL u. BUSCH: Ärztl Forsch. I/178 (1955). — GELIN: Sv. Läkartidn. 1952, 246 (Ref.: Zorg. Chir. 129, 154 (1953)). — GENNERICH: Zbl. Chir. 1950, 980. — GENUIT u. KÜBEL: Arch. exp. Path. u. Pharm. 202, 110 (1943). — GEYER-KEIBL: Wien. klin. Wschr. 1952, 880. — GLASER: Zit. n. A. G. Beer. — GOLDEN: J. Urol. 1952, 370. — GOLDSTEIN u. ABESHOUSE: Surg. etc. 49, 477 (1929). — GOOD: Medizinische 1954, 881. — GÖTZ: Brit. J. Surg. 37, 25 (1949). — GÖTZE, J.: Münch. med. Wschr. 1955, 49. — GÖTZEN u. BOEMINGHAUS: Zbl. Chir. 1953, 1. — GRAFFLIN u. BAGLEY: Bull. Hopkins Hosp. 92, 47 (1953). — GRAUBARD u. Mitarb.: Zit. m. Bolliger. — GREY u. CARR: Bull. Hopkins Hosp. Baltimore 1915 (Ref.: Münch. med. Wschr. 1916, 430). — GRIESSMANN: Zbl. Chir. 1950, 522. — GRIESSMANN u. HEUCK: Bruns Beitr. 187, 108 (1953). — GROKOEST u. Mitarb.: J. Clin. Invest. 30, 644 (1951). — GROSS, D.: Dtsch. med. Wschr. 1954, 1853. — GROSS & NONNENBRUCH: Med. Kl. 1952, 517. — GROSS u. RIEDEL: Arch. klin. Med. 200, 497 (1953). — GROSS u. SCHULZ-FINCKE: Verh. Dtsch. Ges. Inn. Med. 1953, 236. — GRUNDMANN: Langenbeck's Arch. u. Dtsch. Z. Chir. 277, 117, 142 (1953). — GRUNKE u. WIELAND: Dtsch. Gesundheitswesen 1952, 27. — GUGELMANN: Helvet. med. Acta 1951, 1. — GUMRICH, DORTENMANN u. KÜBLER: Dtsch. med. Wschr. 1953, 1404. — GÜNTZ: Z. Orthop., Beilageheft 80, 21 (1951). — GURD: Ann. Surg. 99, 499 (1934). — Arch. Surg. 32, 273 (1936). GUTSCHMIDT: Zit. n. Gärtner. — GUTZEIT: Med. Kl. 1952, 87. — Münch. med. Wschr. 1953, 47. — Medizinische 1954, 1343. — Med. Kl. 1954, 1865. — GYÖRGY: Hdb. d. normalen u. path. Physiologie. Bd. XVI/2, 1554. Berlin: Springer-Verlag 1931.

HÄBLER: In Hdb. d. ges. Unfallheilkunde, Bd. I. 2. Aufl. Stuttgart: Ferd. Enke 1955. — Physikalisch-chemische Probleme der Chirurgie. Berlin: Springer 1930. — HACKENBROCH: Arthrosis def. d. Hüfte. Leipzig: Thieme. — HACKETHAL: Arch. orth. Unfallchir. 45, 482 (1953). — HAGEN: Erkrankungen durch Preßluftwerkzeugarbeit. Leipzig: J. A. Barth 1947. — HALDBO: Nord. Med. (Stockh.) 1940, 1124. — HALPERN, BENACERAF u. BRIOT: Brit. J. Pharmacol. 7, 287 (1952). — HALSE: Das postthrombotische Syndrom. Darmstadt: Steinkopf 1954. — HANCOCK: Internat. J. Med. 38, 387 (1925). — HANKE: Klin. Wschr. 1936, 1121. — Dtsch.

Z. Chir. **247**, 317 (1936). — HANSEN, E. B.: Ugeskr. laeg. **1951**, 381. — HANSEN u. v. STAA: Reflekt. und analget. Krankheitszeichen der inneren Organe. Leipzig: Thieme-Verlag 1938. — HARFF: Arch. orth. Unfallchir. **46**, 462 (1954). — HARFF u. STUTH: Z. Orth. **84**, 359 (1954). — HARNASCH: Zit. n. Elson u. Burnstein. — HARRISON: New England J. Med. **248**, 86 (1953). — HARTENBACH: Dtsch. med. Wschr. **1950**, 751 und **1951**, 1064. — Langenbeck's Arch. u. Dtsch. Z. Chir. **270**, 421 (1951). — HAUG: Fschr. Med. **70**, 303 (1952). — HAUSAMMANN: Z. Unfallmed. u. Berufskrankh. **46**, 23 (1953). — HEILMEYER: Dtsch. med. Wschr. **1946**, **186**. — HEIM: Therapiewoche **1951**, 179. — HEINLEIN: Zit. n. v. Muralt. — HEINZEL: Fschr. Med. **1951**, 279. — HEIZER: Ärztl. Praxis **1954**, N. 1. — HELLAUER u. SCHNEIDER: Pflügers Arch. **244**, 292 (1940). — HELLNER: Die Knochengeschwülste. Berlin: Springer 1938. — Chirurgie der Knochen. In Kirschner-Nordmann, Allgemeine Chirurgie. 2. Aufl. Bd. II Berlin & Wien: Urban & Schwarzenberg 1940. — Med. Kl. **1952**, 249, 265, 478. — HELLY: Virchow's Arch. **298**, 30 (1936). — HEMPEL, J.: Ärztl. Mitteil. **1953**, 603. — HENCZ: Z. Urol. **47**, 706 (1954). — HENDERSON: Brit. J. Urol. **1950**, 30. — HENSCHEN: Helvet. chir. Acta **14**, 330 (1947). — HENSEL, RUEF u. GOLENHOFEN: Z. Kreislaufforsch. **43**, 756 (1954). — HENZEL: Ärztl. Mitteil. **1953**, 603. — HERFARTH: Bruns Beitr. **132**, 165 (1924). — HERZOG, E.: Verh. dtsch. Ges. Path. **1950**, 52. — HESS: Die funktionelle Organisation des vegetat. Nervensystems. Basel: Schwalbe 1948. — Das Zwischenhirn. Basel: Schwalbe 1949. — HEUSSER: Helvet. med. Acta **13**, 149 (1942). — HEY: Brit. J. Surg. **1945**, 41. — HEYDEMANN: Bruns Beitr. **44**, 41 (1937). — HILD: Ärztl. Mitteil. **1954**, 146. — HILGENFELD: Zbl. Chir. **1938**, 2163. — HILGENREINER: Bruns Beitr. **112**, 473 (1918) und **129**, 683 (1923). — Z. orth. Chir. **51**, 102 (1929). — HILKER: Ann. int. Med. **31**, 303 (1949). — HINRICHS u. MARGGRAF: Langenbeck's Arch. u. Dtsch. Z. Chir. **272**, 298 (1952). — HIRSCHMANN: Z. Neurol. **175**, 688 (1934). — Arch. Psychiatrie u. Neurol. **180**, 681 (1948). — Ärztl. Forsch. **1948**, 431. — Über das Zustandekommen tropischer Gewebsveränderungen nach Verletzungen peripherer Nerven. Berlin: Carl Marhold 1951. — Beiheft Mschr. Unfallheilk. **48**, 1953. — HITCHMANN u. WACHTEL: Fschr. Röntgenstr. **27**, 621 (1919/20). — HOCHMUTH: Zit. n. M. Nordmann. — HOCHREIN: Der Myocardinfarkt. Dresden: Steinkopff 1945. — Med. Kl. **1951**, 429. — HOCHREIN u. SCHLEICHER: Med. Kl. **1953**, 496. — HOCK u. KURTZ: J. Urol. **65**, 419 (1951). — HOFF: Med. Welt **1938**, 117. — Klinische Physiologie u. Pathologie. Stuttgart: Thieme 1952. — HOFFA: Zit. n. Schiff & Zack. — HOFMANN, H.: Münch. med. Wschr. **1916**, 296. — HOFMEISTER: Zit. n. Rieder. — HOHMANN: Fuß und Bein. München: J. F. Bergmann 1939. — Hand und Arm. München: J. F. Bergmann 1949. — Med. Welt **1951**, 362. — Ärztl. Mitteil. **1952**, 451. — Dtsch. med. Wschr. **1955**, 280. — HOLTZ: Verh. dtsch. Ges. Inn. Med. **1951**, 59. — Dtsch. med. Wschr. **1955**, 2. — HOLTZ u. SCHÜMANN: Schweiz. med. Wschr. **1949**, 252. — Arch. exp. Path. u. Pharmakol. **206**, 49 (1949). — HOMANS: New England J. nord. med. **235**, 163, 193 und 249 (1946). — HOWARD: Med. J. and Rec. **131**, 364 (1930). — Arch. Surg. **50**, 166 (1945). — HUET u. HUGUIER: J. Chir. (Fr.) **62**, 184 (1946). — HUGGINS: J. Urol. **69**, 152 (1953). — HUMPERDINCK u. GAUGGEL: Dtsch. Gesundheitswesen **1949**, 502. — HÜRLIMANN u. BUCHER: Helvet. physiol. Acta **8**, 331 (1950). — HUTCHISON u. BURDEAUX: J. Bone Surg. **33-A**, 155 (1951).

IDELBERGER: Münch. med. Wschr. **1951**, 12. — ILLIG: Verh. dtsch. Ges. Path. **1953**, 371. — Klin. Wschr. **1953**, 336, 1098. — IMBERT: Zit. n. Halse. — INGLE, D. J.: Ann. New York acad. Sc. **50**, 576 (1949). — ISELIN: Schweiz. med. Wschr. **1928**, 645, **1938**, 25 und **1943**, 1193. — Helvet. med. Acta **5**, 411 (1938).

JACOB: Schweiz. med. Wschr. **1945**, 10. — Helvet chir. Acta **16**, 260 (1949). — JACOBY, E.: Arch. orth. Unfallchir. **46**, 290 (1954). — JAFFE, H.: Arch. Surg. **20**, 355 (1930). — Radiology **33**, 305 (1939). — JAHN: Zit. n. Harff u. Stuth. — JAKOB: Schweiz. med. Wschr. **1945**, 208. — JANUS: Rev. espän. Reumat. Sonderbd. 281, (Ref.: Kongr. Zbl. ges. inn. Med. **144**, 285 (1953)). — JÄRVINEN: Schweiz. med. Wschr. **1952**, 618. — v. JASCHKE: Zbl. Gynäk. **1950**, 581. — JELLINEK: Elektrische Verletzungen. Leipzig: 1932. — JENNY: Z. Unfallmed. u. Berufskrankh. **36**, H. 1/2 (1943) und 38 (1945). — Praxis **46**, 1023 (1949). — Z. Unfallmed. u. Berufskrankh. **46**, 28 (1953). — Beiheft **44**, Mschr. Unfallheilk. (1953). — JESSERER: Wien. klin. Wschr. **1952**, 472. — JESSERER u. HÖRTNAGEL: Wien. klin. Wschr. **1954**, 10. —

Jesserer u. Scholda: Dtsch. med. Wschr. **1952**, 1377. — Jesum u. Utin: Rev. Asoc. méd. argent. **64**, 278 (1950). — Jochheim: Med. Kl. **1952**, 208. — Z. Orthopädie u. Grenzgeb. **82**, 364 (1952). — Johnson: Ann. int. med. **19**, 433 (1943). — Johnson u. Tillmann: Sv. Läkartidn. **1953**, 588 (Ref.: Zorg. Chir. **130**, 258 (1953). — Jones, D.: Amer. J. Surg. **81**, 417 (1951). — Judine: Zit. n. A. G. Beer. — Judovich, Bates u. Jakobs: Amer. J. Surg. **78**, 216 (1949). — Julliard: Z. Unfallmed. u. Berufskrankh. **37**, 6 (1944). — Jung, R.: Nervenarzt **14**, 493 (1941). — Junghanns: Arch. orth. Unfallchir. **37**, 147 (1937). — Die gesunde und kranke Wirbelsäule in Röntgenbild u. Klinik. 2. Aufl. Stuttgart: Thieme 1953. — Beiheft **44** Mschr. Unfallheilk. (1953). — Jungk, G.: Arch. Gewerbepath. **13**, 342 (1954). — Junkmann: Arch. exp. Path. u. Pharmakol. **215**, 85 (1952) und **220**, 358 (1953).

Kaiser, E.: Schweiz. med. Wschr. **1954**, 555. —Kalbfleisch: Allg. path. Schriftenreihe **1940**, H. 2/5 und **1942**, H. 3/4, 5. — Kammerling, Levis u. Ehrlich: New England J. Med. **242**, 745 (1950). — Karcher: Langenbeck's Arch. u. Dtsch. Z. Chir. **275**, 1 (1953). — Karitzky: Akute Gliedmaßendystrophie in ihrer Bedeutung für die Behandlungsmaßnahmen in der Unfallchirurgie. Beiheft **22**, Mschr. Unfallheilk. (1938). — Zbl. Chir. **1943**, 1170. — Zbl. Chir. **1952**, 1481. — Kehl: Ann. int. Med. **19**, 213 (1943). — Keller, E.: Zbl. Chir. **1939**, **24**. — Kelson u. Keaty: Surg. etc. **92**, 296 (1951). — Kendall u. Reichstein: Zit. n. Selye. — Key: Ann. Surg. **129**, 737 (1949). — Keyssler: Langenbeck's Arch. u. Dtsch. Z. Chir. **272**, 511 (1952). — Kibler: Dtsch. med. Wschr. **1949**, 327. — Kieling: Zit. n. Dyes. — Kienböck: Wien med. Wschr. **1901**, 1345. — Fschr. Röntgenstr. **33**, 826 (1925). — Kinsell: Current Therapy **1952**, 360. —Klausgruber: Acta neurovegetativa (Wien) **4**, 470 (1952). — Kleinberg: J. Urol. **48**, 635 (1942). — Kleinsorge: Psychiatrie, Neurol. u. Psychol. **1952**, 361. —Klinefelter: Amer. J. Roentgenol. **63**, 368 (1950).—Klink, Fr.: Zbl. Gynäk. **1953**, 1889. — Klinke, K.: Mschr. Kinderheilk. **102**, 371 (1954). — Knorr: Medizinische **1952**, 958.—Koch, W.: Veröff. Kriegs- u. Konstitut. path. **2**, 3 (1921). — Koch u. Hasse: Arzneimittelforsch. **2**, 464 (1952). — Kochs: Chirurg **11**, 247 (1939). — Koelsch: Grundlagen d. Neuralpatholcgie. W. Z. der Univ. Halle II, **1952**, H. 5. — Kohler: Zit. n. Maurer. —Kolde: Dtsch. Gesundheitswesen **1**, 6 (1946). —Kolder: Wien. Z. inn. Med. **9**, 361 (1954). — Koncz u. Marggraf: Langenbeck's Arch. u. Dtsch. Z. Chir. **274**, 237 (1952/53). — König: Arch. klin. Chir. **146**, 624 (1927). — König, F.: Arch. orth. Unfallchir. **42**, 150 (1942). — König, R.: Zit. n. Titze. — Kosdoba u. Schtscherbina: Mitteil. Grenzgeb. Med. u. Chir. **44**, 78 (1935). — Koslowski: Beiheft **43** Mschr. Unfallheilk. (1952). — Kothe u. Schoger: Dtsch. med. Wschr. **1954**, 503. — Kovács: Acta Radiolog. scand. **43**, 1 (1953). — Kramár, J.: Zit. n. Tromp. — Kramer, H.: Pflügers Arch. **238**, 91 (1936). — Kretschmer, O.: Dtsch. Gesundheitswesen **9**, 268 (1952). — Kretschmer u. Sights: J. Urol. **23**, 579 (1930). — Krogh: Zit. n. M. Nordmann. — Krömer: Zbl. Chir. **1943**, 1525. — Z. Orthop. Beilageheft, **80**, 21 (1951). — Kübler: Strahlenther. **87**, 575 (1952). — Küchler u. Koch: Klin. Wschr. **1955**, 426. — Küchmeister: Ärztl. Forsch. **7**, 102 (1953). — Kuehne, H.: Zbl. Chir. **1953**, 1181. — Kuhlendahl: Langenbeck's Arch. u. Dtsch. Z. Chir. **276**, 146 (1953). — Kuizenga, Nelson u. Ingle: Am. J. Physiol. **139**, 499 (1943). —Külz u. M. Schneider: Klin. Wschr. **1950**, 535. — Küntscher: Mschr. Unfallheilk. **56**, 321 (1953). — Kuntz u. Alexander: Zit. n. M. Schneider. — Kyes: Zit. n. Matin u. Majno.

Labhart u. Courvoisier: Helvet. med. Acta **17**, 475 (1950). — Labhart u. Schüpbach: Schweiz. med. Wschr. **1951**, 992. — Lame u. Chang: Amer. J. Roentgenol. **71**, 193 (1954). — Landoff: Acta chir. scand. (Stokh.) Suppl. **91**, 1942. — Acta orthop. scand. (København.) **21**, 5 (1951). — Lang, F.: Mitteil. med. Abt. Schweiz. Unfallversich. Anstalt **8**, 11 (1940). — Lang, F. I.: Bruns Beitr. **176**, 303 (1945). — Lang u. Breitner: Schweiz. med. Wschr. **1949**, 776 . — Langfritz: Zbl. Chir. **1953**, 1063. — Läser u. Marnier: Radiol. clin. **18**, 313 (1944). — Lauber: Ann. rheum. **7**, 127 (1948). — Layton: Bull. Acad. suisse Sci. méd. **8**, 74 (1952). — Lazarus, J. A.: Ann. Surg. **103**, 310 (1941). —McLean: Ann. Rev. Physiol. **5**, 79 (1943). — Leb: Ref.: Med. Kl. **1955**, 185. — Lee u. Pfeiffer: Proc. Soc. Exper. Biol. u. Med. **77**, 753 (1951). — Leech: Rhode. Island Med. J. **21**, 104 (1938). — Leffmann: Schweiz. med. Wschr. **77**, 451. — Legg: Amer. J. Orthop. Surg **6**, 84

(1908). — LEGUEU u. ROCHET: J. d'Urol. 15, 1 (1923). — LEHMANN: Bruns Beitr. 57, 605 (1917). — LEIBLEIN: Therapie Gegenw. 1954, H. 11. — LEMAIRE, LOEPER u. HOUSSET: Die Untersuchung der arteriovenösen Anastomosen beim Hypertoniker. Paris: Masson & Cie 1953. — LENK: Fschr. Röntgenstr. 26, 300 (1919/20). — LENOX, GIBBS, FORBES u. CORBES: Zit. n. Saegesser. — LEONHARDT: Zbl. Chir. 1954, 332. — Arch. orth. Unfallchir. 46, 269 (1954). — LERICHE: Lyon Chir. 20, 746 (1923). — Rev. Chir. Paris 43, 579 (1924). — Thromboses artérielles. Paris: Masson & Cie 1946. — Chirurgie de la douleur. 3. Ausg. Paris: Masson & Cie 1948. — Presse méd. 1952, 1375. — Neuralmedizin 1, 2 (1955). — LERICHE u. FONTAINE: Revue neur. 36, 1 (1929). — Presse méd. 1930, 617, 927, 825, 1932, 280, 1933, 2093. — Lyon Chir. 26, 1323 (1939). — LERICHE u. HOWES: Zit. n. Leriche. — LERICHE u. JUNG: Revue chir. Paris 75, 649 (1937). — LEUCUTIA: Amer. J. Roentgenol. 66, 385 (1951). — LEXER: Dtsch. Z. Chir. 249, 337 (1937). — LI u. EVANS: Vitamins and Hormones 5, 197 (1951). — LIBMANN: Bull. New York Acad. Med. 11, 427 (1953). — LICHTENHAHN: Diss. Basel 1945. — LICHTWITZ: Presse méd. 1946, 654. — LINDEMANN: Entstehung u. Behandlung der dystrophischen Kontrakturen. Hannover: Selbstverlag Annastift 1945. — Verh. dtsch. Ges. Orthop. Stuttgart: Ferd. Enke 1950. — Zbl. Chir. 1950, 1211. — Chirurg 23, 85 (1952). — LINDEMANN u. KUHLENDAHL: Die Erkrankungen der Wirbelsäule. Stuttgart: Ferd. Enke 1953. — LINDER: Langenbeck's Arch. u. Dtsch. Z. Chir. 264, 421 (1950). — Chirurg 22, 97 (1951). — LISSER, CURTIS, ESCAMILLA u. GOLDBERG: J. clin. Endocrin. 7, 665 (1947). — LOB: Wirbelsäulenverletzungen. Fschr. Röntgenstr. Ergänz. Bd. 61. Stuttgart: Thieme 1954. — Mschr. Unfallheilk. 57, 7 (1954). — LÖFFLER u. NORDMANN: Virchow's Arch. 257, 164 (1915) und 265, 60 (1927). — LÖHR: Z. exp. Med. 29, 139 (1922). — LOOSE: Dtsch. med. Wschr. 1949, 1115. — LOTHEISEN: Bruns Beitr. 32, 655 (1902). — LUKASIK: Chir. Narz. Ruchu 18, Suppl., 141 (1953). (Ref.: Zorg. Chir. 137, 74 (1955)). — LUSCHKA: Zit. n. A. G. Beer.

MAGENDANTZ u. SHORTLEEVE: Beiheft 44 Mschr. Unfallheilk. (1953). — MAKOWSKY: Vortr. Ärzteverein Gelsenkirchen 21. I. 55. — MALAMUD, SOCOLINSKYE u. ROSENFELD: Prensa méd. argent. 1950, 3045. — MALIVA: Med. Kl. 1917. — MANDL: Langenbeck's Arch. u. Dtsch. Z. Chir. 276, 95 (1949). — MANN: Zit. n. Mascher u. Hempel. — MARÃNOM u. GIMENA: Ann. d'Endocrin. 15, 106 (1954). — MARKEE: Zit. n. Harff. — MARKUS: Schweiz. med. Unfallmed. u. Berufskrankh. 46, 67 (1953). — MARTI: Helvet. chir. Acta Suppl. V. ad-vol. 15 (1948). — Praxis 1954, 742. — MARTIN, P.: Z. Unfallmed. u. Berufskrankh. 42, 44 (1949). — MARTIN u. MAJNO: Schweiz. med. Wschr. 1954, 757. — MARTIN, PFISTER u. RIOTTON: Bull. Acad. suisse Sci. méd. 5, 233 (1949). — MARTIN, RUTISHAUSER u. BACH: Ann. Endocrin. (Paris) 13, 938 (1949). — MARTIUS: Die Kreuzschmerzen der Frauen. Stuttgart: Thieme 1949. — MASCHER: Nervenarzt 21, 67 (1950). — MASCHER u. HEMPEL: Langenbeck's Arch. u. Dtsch. Z. Chir. 263, 588 (1949/50). — MASSON, P.: Bemerkungen über die Morphologie der Gefäßinnervation. Paris: Masson & Cie 1953. — McMASTER: J. Bone Surg. 19, 74 (1937). — J. exp. Med. 65, 347 (1937). — MATHES, K.: Kreislaufuntersuchungen am Menschen. Stuttgart: Thieme 1951. — MATTI: Die Knochenbrüche u. ihre Behandlung. Berlin: Springer 1931. — MATZEN: Arch. orth. Unfallchir. 45, 195 (1952). — Bruns Beitr. 184, 147 (1952) u. 188, 97 (1954). — MAU: Münch. med. Wschr. 1915, 1027. — Med. Kl. 1947, 529. — MAURER: Chirurg 11, 604 (1939). — Arch. klin. Chir. 196, 190 (1939). — Zbl. Chir. 1940, 257. — Erg. Chir. u. Orth. 33, 476 (1941). — Therapie Gegenw. 82, 278 (1941). — Med. Kl. 1952, 479. — Krankengymnastik 1954, Nr. 9. — MAXIMOW: Zit. n. A. G. Beer. — MAYR: Mil. Arzt 1941, 344. — MAYR, R.: Arch. orth. Unfallchir. 42, 217 (1942). — MEDL: Surg. Clin. N. Amer. 1954, 363. — MEIER, A. L.: Schweiz. med. Wschr. 1954, 971. — MEINERS: Pflügers Arch. 254 (1952). — MENTHA: Schweiz. Z. Path. u. Bakt. 4, 209 (1941). — MERKER u. SCHÖDEL: Pflügers Arch. 250, 1 (1948). — MERTENS: Dtsch. Gesundheitswesen 1, 444 (1946). — METZ: Schriftl. Mitteil. — Klin. Wschr. 1954, 812. — MEYER u. BINSWANGER: Amer. Heart J. 23, 715 (1942). — MEYERINGH: Beiheft 44, Mschr. Unfallheilk. (1953). — MICHALZIK: Geburtshilfe u. Frauenheilk. 14, 177 (1944). — MIDDLETON: Glasgow med. 1937, 115. — MILLER, H. I. u. G. F. MILLER: Amer. J. Surg. 79, 814 (1950). — MILOWSKY u. ROVENSTINE: Anaesthesiology 10, 76 (1949). — MITCHELL: Ann. Surg. 104, 304 (1936). — MITCHELL u. CODE: J. clin. Endocrin.

14, 707 (1954). — MOESCHLIN: Diss. Zürich 1937. — v. MÖLLENDORF: Zit. n. Schoen u. Tischendorf. — MÖLLER: Therapiewoche 4, 433 (1953/54). — MONASTERO: Minerva ortop. (Torino) 2, 242 (1951). — DE MORAES: Hospital 16, 151 (1939). — MORGUE, M.: J. Physiol. et Path. Suerale 37, (1269). — MORIN, GRAVELEAU u. DELATTRE: Sem. Hôp. Paris 1954, 3364. — MOSER, H.: Langenbeck's Arch. u. Dtsch. Z. Chir. 275, 124 (1953). — MOSINGER: Chirurg 25, 372 (1954). — MOSTON: Zit. n. Muff. — MOUNSEY: Brit. Heart J. 13, 215 (1951). — MUFF: Diss. Zürich 1952. — MÜLLER, M.: Dtsch. med. Wschr. 1953, 1071. — MÜLLER, O.: Die feinsten Blutgefäße des Menschen. Stuttgart: Ferd. Enke 1937. — MÜLLER, R.: Schweiz. med. Wschr. 1953, 1206. — MÜLLER, U.: Z. Unfallmed. u. Berufskrankheit 45, 252 (1952). — MÜLLER-JENSEN: Beiheft 44, Mschr. Unfallheilk. (1953). — MÜLLER, E. u. SCHILLING: Zit. n. A. G. Beer. — MUNCH-PETERSEN: Nord. Med. 51, 291 (1954). — MUNDINGER, PHILIPP u. UMBACH: Ärztl. Forsch. 8, 547 (1954). — v. MURALT: Schweiz. med. Wschr. 1951, 1029. — MUTSCHLER: Hippokrates 22, 303 (1951).

NAEGELI u. MATIS: Erg. Chir. u. Orth. 38, 1 (1953). — NELL: Beiheft 44 Mschr. Unfallheilk. (1953). — NELSON, C. T.: Arch. Dermat. 66, 760 (1952). — NESSWETHA: Med. Kl. 1955, 749. — NICHOLAS, FURST u. TEPPER: Brit. J. Radiol. 21, 67 (1948). — NICHOLAS u. WILSON: J. Bone Surg. 35-A, 559 (1953). — NICOL u. BELTAN: Presse méd. 1952, 983. — NICOLE: Radiol. Clin. Separat. XVI, 93 (1947). — Helvet. med. Acta 11, 533 (1944). — v. NIDA: Mschr. Unfallheilk. 53, 78 (1950). — NONNE: Fschr. Röntgenstr. 5, 293 (1905/06). — NONNENBRUCH: Schweiz. med. Wschr. 1949, 148. — NORDMANN, M.: Kreislaufstörungen u. Path. Anatomie. Dresden: Steinkopff 1933. — Z. Orthop. Beilageheft 80, 12 (1951). — Klin. Wschr. 1953, 1096. — NORDMANN u. DIETRICH: Zit. n. M. Nordmann. — NORDMANN, DIETRICH u. SPECKMANN: Zit. n. M. Nordmann. — NORDMANN u. KOCH: Zit. n. M. Nordmann. — NORDMANN u. LENZ: Zit. n. M. Nordmann. — NORDMANN, LÖBLICH u. KOCH: Zit n. M. Nordmann. — NORDMANN u. RÜHLER: Zit. n. M. Nordmann.

OBERDALLHOFF: Langenbeck's Arch. u. Dtsch. Z. Chir. 260, 109 (1947). — OBERGASSNER: Med. Klin. 1954, 1009. — OCHSNER, J.: J. Amer. Med. Ass. 132, 827 (1946) und 139, 423 (1949). — OCHSNER u. Mitarb.: Surg., St. Louis 27, 461 (1950). — OEHLECKER: Chirurg 11, 140 (1939), 14, 422 u. 459 (1942) u. 19, 398 (1948). — Medizinische 1953, 1673. — Zbl. Chir. 1954, 164. — OHLMANN: Fschr. Röntgenstr. 24, 517 (1916/17). — OKINAWA u. MORIKAWA: Klin. Wschr. 1938, 1752 und 1941, 292. — OKONEWSKY: Zbl. Chir. 1937, 882. — OLSSON: Acta chir. scand. (Stockh.) Suppl. 181. 1953. — OPSAHL: Yale J. Biol. u. Med. 22, 115 (1949). — OSLER: Lectures on Angina pectoris a. allied states. New York: Appleton & Cie 1897. — OTTE: Diss. Münster 1947. — OTTOLENGHLI: Zit. n. A. G. Beer, Ozawa: Transactiones Soc. path. jap. 26, 674 (1936). (Ref.: Mschr. Unfallheilk. 44. 708 (1937)).

PASCHOUD: Helvet. chir. Acta 14, 331 (1947). — PÄSSLER: Beiheft 44 Mschr. Unfallheilk. (1953). — PAUL u. HOFFMANN: Med. Welt 1951, 628. — PEIRSON: Surg. etc. 49, 834 (1929). — PELZER, K.: Med. Kl. 1950, 1058. — PETTE: Klin. Wschr. 1945, 321. — PIA u. TÖNNIS: Dtsch. med. Wschr. 1953, 1089. — PICCHIO: Ann. ital. Chir. 30, 1062 (1953). — Z. Orthop. 84, 352 (1954). — PIIPER, SCHNEIDER u. SCHÖDEL: Klin. Wschr. 1954, 540. — PINNER u. MILLER: Was Ärzte als Patienten erleben. Stuttgart: Klipper-Verlag 1953. — PIRTKIEN: Ärztl. Forsch. 8, 273 (1954). — PITZEN: Arch. orth. Chir. 40, 211 (1939). — Kurzgefaßtes Lehrbuch der orthopäd. Krankheiten. München & Berlin: Urban & Schwarzenberg 1950. — Unfallmed. Tagung Köln 29. III. 52. Oberhausen: VVA 1952. — PLATZGUMMER: Arch. orth. Unfallchir. 46, 645 (1954). — POHL, W.: Med. Kl. 1954, 1686. — POHLMANN: Zit. n. Kübler. — POMMER: Arch. klin. Chir. 136, 1 (1924). — Arch. Kr. Eutomech. 102, 324 (1924). — PRATSIKAS: Presse méd. 1951, 349.

MCQUENN u. WILLIAMS: Zit. n. Forestier. — QUENSEL: Beiheft 44 Mschr. Unfallheilk. (1953). — QUIGLEY u. RENOLD: New England J. Med. 246, 1012 (1952).

RAABE: Langenbeck's Arch. u. Dtsch. Z. Chir. 273, 378 (1953). — RABINOWIC: Z. Nevropat. i. t. d. 54, 646 (1954). (Ref.: Zbl. ges. Neurol. u. Psych. 131, 74 (1955)). — RABL: Hippokrates 21, 151 (1951). — Beilageheft 80, Z. Orthop. 21 (1951). — RANDALL, ALEXANDER, HERTZMANN, COX u. HENDERSON: Zit. n. M. Schneider. — RASCHKIS: Science 116, 169 (1952). — RATKOCZY: Lymphogranulomatose. Leipzig: Thieme 1940. — RATSCHOW: Wien. med. Wschr. 1953, 821. — Die peripheren Durchblutungsstörungen. 5. Aufl. Dresden & Leipzig: Steinkopff 1953. — Schriftl. Mitteil. — RAUBER: Zit. n. Bolliger. — RAVAULT: Bull. Soc. Med. Hôp. Paris **1950**, 1551. — RAVINNA, FESTEL u. DAVRAS: Presse méd. **1955**, 305. — RAYMOND: Zit. n. Schiff u. Zack. — REHN, E.: Langenbeck's Arch. u. Dtsch. Z. Chir. **264**, 70 (1950) u. **265**, 406 (1950). — REHN, J.: Chirurg **22**, 299 (1951). — Langenbeck's Arch. u. Dtsch. Z. Chir. **268**, 417 (1951), **269**, 314 (1951), **273**, 334 (1952) u. **278**, 229 (1954). — REICHERT, F. S.: Arch. Surg. **13**, 871 (1926). — REICHLE: Medizinische **1952**, 1095. — REIFENSTEIN u. ALBRIGHT: J. clin. Invest. **26**, 24 (1947). — REIMERS: Zit. n. Pässler. — REIN: Pflügers Arch. **239**, 464 (1938), **244**, 603 (1941) und **248**, 100 (1944). — Amer. J. Physiol. **152**, 499 (1948). — REINBOLD: Z. Unfallmed. u. Berufskrankh. **37**, 7 (1944). — REINCK: Diss. Rostock 1953. — REINHARDT: Zit. n. M. Nordmann. — REISCH u. BIERLING: Arch. orth. Chir. **47**, 545 (1955). — REISCHAUER: Beiheft 38 Mschr. Unfallheilk. (1940). — Untersuchungen über den lumbalen und cervicalen Bandscheibenvorfall. Stuttgart: Thieme 1949. — Mschr. Unfallheilk. 58, 97 (1955). — Ärztl. Praxis **VII**, 3, 5 (1955). — Beiheft 48 Mschr. Unfallheilk. (1955). — REMÉ: Zbl. Chir. **1939**, 972. — Dtsch. Z. Chir. **253**, 76 (1940), **257**, 115 (1943). — Med. Kl. **1940**, 825, 827. — Sudeck-Festvorlesung Hamburg-Eppendorf 11. XII. 52. — REZNICECK: Wien, klin. Wschr. **1915**, 544. — RIABOFF: J. Urol. **45**, 497 (1941). — RICKER: Pathologie als Naturwissenschaft. Berlin: Springer-Verlag 1924. — Allgemeinpath. Schriftenreihe. Stuttgart: Marquard & Co. H. 3/4 (1942). — Wissenschaftstheoretische Aufsätze für Ärzte. Stuttgart: Thieme 1951. — RICKER u. ELLENBECK: Virchow's Arch. **158**, 199 (1899). — RICKER, NATUS u. REGENDANZ: Zit. n. M. Nordmann. — RICKER u. REGENDANZ: Virchow's Arch. **234**, 5 (1921). — RIECHERT: Dtsch. med. Wschr. **1947**, 629. — RIECHERT u. UMBACH: Hdb. d. ges. Unfallheilkunde. 2. Aufl. Bd. 1. Stuttgart: Ferd. Enke 1955. — RIEDER: Zbl. Chir. **1935**, 2791 u. **1954**, 164. — Chirurg **9**, 13 (1936). — Dtsch. Z. Chir. **248**, 269 (1936). — Arch. klin. Chir. **202**, 1 (1941). — Medizinische **1953**, 1127. — Beiheft 44 Mschr. Unfallheilk. (1953). — RIESZ: Ther. Hungar. **1953**, 15 (Ref.: Zorg. ges. Chir. **137**, 75 (1955)). — ROBECCIE: Minerva Med. (Torino) **1950**, 233. — ROBISON: Biochemic J. **17**, 286 (1923). — RODECK u. MUSSGNUG: Langenbeck's Arch. u. Dtsch. Z. Chir. **280**, 97 (1954). — ROGERS u. GLADSTONE: J. Bone Surg. **32**, 867 (1950). — ROLAND, O.: Zbl. Chir. **1952**, 1147. — RONA u. GYÖRGY: Zit. n. Bollinger. — ROSENAUER: Schweiz. med. Wschr. **1952**, 1182. — Schriftl. Mitteil. — ROSENBERG u. VEST: J. Urol. **60**, 767 (1948). — ROSS u. ORMOND: Ohio State Medical J. **41**, 1012 (1946).

SAEGESSER: Schweiz. med. Wschr. **1950**, 242. u. **1955**, 200. — SÄKER: Nervenarzt **23**, 333 (1952). — SAUER: Dtsch. med. Wschr. **1944**, 47. — SAUPE: Arch. Chir. **201**, 435 (1941). — SAYERS: Phys. Rev. 30, **244** (1950). — SCHADE: Verh. dtsch. pat. Ges. **19**, 69 (1923). — Die physikal. Chemie in der inneren Medizin. 3. Aufl. Dresden u. Leipzig: Steinkopff 1923. — Die Molekularpathologie. Dresden u. Leipzig: Steinkopff 1935. — SCHAEFER, V.: Mschr. Unfallheik. **41**, 233 (1934). — Zbl. Chir. **1934**, 1163, 2046 u. **1938**, 2222. — Arch. orth. Unfallchir. **40**, 74 (1939). — Allgemeinpatholog. Schriftenreihe **H. 1**, 24 (1941) u. **6**, 50 (1947). — Dtsch. med. Wschr. **1950**, 1694 u. **1952**, 808. — Unfallmed. Tagung Köln 29. III. 52. Oberhausen. VVA 1952. — SCHANZ u. MAU: Zit. n. Jochheim. — SCHAREK: Med. Kl. **1952**, 877. — SCHEIBE u. KARITZKY: Chirurg **25**, 202 (1954). — SCHEIBNER: Arch. orth. Unfallchir. **45**, 343 (1952). — SCHEID, W.: Das vegetative Nervensystem. Heft 3: Theorien der Nervenfunktion. Hamburg: R. Hermes 1947. — Allg. Relationspathologie von H. Kalbfleisch. Dresden u. Leipzig: Steinkopff 1954. — SCHIFF u. ZACK: Wien. klin. Wschr. **1912**, 18/19. — SCHILLER, M. A.: J. Bone Surg. **30**, **469** (1948). — SCHINZ, BAENSCH, FRIEDL u. UEHLINGER: Lehrb. d. Röntgendiagnostik. 5. Aufl. Stuttgart: Thieme 1952. — SCHLEGEL: Z. Kreislaufforsch. **41**, 839 (1952). — Med. Kl. **1954**, 236. — SCHLEIPEN: Medizinische **1953**, 1312 u. **1954**, 624. — SCHLENZKA: Z. Orth. **83**, 302 (1953). — SCHLOMKA u. OPITZ: Chirurg **26**, 55 (1955). — SCHMID: Bruns Beitr. **186**, 104 (1952). — SCHMIDT, S.: Dtsch. med. Wschr. **1949**, 1320. — SCHMIDT u. ARMBRUST: Med. Kl. **1952**, 1306. — SCHMITZ, F.: Arch. orth. Unfallchir. **45**, 379 (1952). — SCHNEIDER, E.: Zbl. Chir. **1937**, 1333. — In Kirschner-Nordmann. Chirurgie. Band IV. 2. Aufl. Berlin & Wien: Urban & Schwarzenberg 1944. — SCHNEIDER, M.: Therapiewoche **1**, 25 (1950). — Klin. Wschr. **1950**, 535. — Langenbeck's Arch. u. Dtsch. Z. Chir. **276**, 23 (1953). — Schriftl. Mitteil. — SCHOEN u.

TISCHENDORF: Hdb. d. inneren Med. 4. Aufl. Bd. VI, Teil 1. Berlin/Göttingen/Heidelberg: Springer-Verlag 1954. — SCHORN, J.: Verh. dtsch. Ges. Path. **1950**, 242. — SCHRADE, W.: Dtsch. Arch. klin. Med. **200**, 753 (1953). — SCHRÖDER: Zit. n. W. Block. — SCHRÖDER u. ANSCHÜTZ: Arch. exp. Path. u. Pharmakol. **212**, 230 (1951). — SCHRÖDER, W: Verh. dtsch. Ges. Kreislaufforsch. **18**, 289 (1952). — SCHRÖDER u. STEIN: Zit. n. W. Schröder. — SCHRÖTER, G.: Z. ges. inn. Med. **8**, 69 (1953). — Dtsch. med. Wschr. **1954**, 1532. — SCHÜLE: Arch. orth. Unfallchir. **38**, 621 (1938). — v. SCHUMACHER: Bruns Beitr. **159**, 335 (1934). — Z. mikrosk. anat. Forsch. **43**, 107 (1938). — SCHULTZ, I. A.: Beiheft **44** Mschr. Unfallheilk. (1953). — SCHULTZE u. GOETZKE: Z. Geburtsh. **142**, 266 (1955). — SCHWEINGRUBER: Diss. Bern 1948. — SEIFERT: Fschr. Röntgenstr. **65**, 213 (1942). — SEIKEL, R.: Diss. Münster (erscheint demnächst). — SELAKOVICH u. LOVE: J. Bone Surg. **36-A**, 573 (1954). — SELYE: Med. Welt **1951**, 1, 46 u. 81. — Dtsch. med. Wschr. **1951**, 965 u. 1001. — Einführung in die Lehre vom Adaptionssyndrom. Stuttgart: Thieme 1953. — Médicine et Hygiène **261**, 75 (1954). — SEMM: Langenbeck's Arch. u. Dtsch. Z. Chir. **279**, 173 (1954). — SEULBERGER, PETERS u. DÖRING: Langenbeck's Arch. u. Dtsch. Z. Chir. **272**, 470 (1952) u. **272**, 167 (1953). — SEYSS: Radiol. clin. **23**, 129 (1954). — SHEDLOVSKY: J. Exp. Med. **75**, 119 (1942). — SHEPANEK, L. A.: Surg. etc. **96**, 200 (1953). — SIEBER: Zbl. Chir. **1953**, 1583. — SIEBER u. MEISSNER: Langenbeck's Arch. u. Dtsch. Z. Chir. **277**, 536 (1954) u. **278**, 123 (1954). — SILVER, C. M.: Bull. Hosp. Joient Dis. **2**, 20 (1941). — SIMONS: Röntgendiagnostik der Wirbelsäule. Jena: G. Fischer 1952. — SMITH u. D'AMOUR: Dep. of Pharmacol. Exp. Therap. **106**, 429 (1952). — SNAPPER: Med. Clin. Bone Dis. New York: Intersc. Publ. 1949. — M. Clin. North America **1952**, 847. — SOLLMANN: Zbl. Chir. **1955**, 816. — Z. Rheumaforsch. (erscheint demnächst). — SOTNISCHEWSKY: Arch. path. Anat. **77**, 85 (1879). — SOULIÉ, TRICOT u. DEGEORGES: Sem. Hôp. Paris **1950**, 4144. — SPERANSKY: Grundlagen zur Theorie der Medizin. Herausgegeben von v. Roques. Berlin: Saenger 1950. — SPIER u. HEGEWALD: Med. Kl. **1953**. 960. — SPRUNG: Arch. klin. Chir. **204**, 564 (1943). — Grundlagen der Sympathicuschirurgie. Dresden u. Leipzig: Steinkopf 1951. — Med. Kl. **1954**, 1934. — STEIN, I. D.: J. Physiol. **158**, 319 (1949). — STEINBERG, F.: Wien. klin. Wschr. **1915**, 833. — STEINBROCKER, EHRLICH u. Mitarb.: Arizona Med. **8**, 1 (1951) u. **8**, 9 (1951). — STEINBROCKER, NEUSTADT u. LAPIN: J. Amer. Med. Ass. **153**, 788 (1953). — STEINBROCKER, SPITZER u. FRIEDMAN: Ann. int. Med. **29**, 22 (1948). — STEINTHAL: Dtsch. Z. Chir. **227**, 154 (1930). — STENGER u. GUSE: Ärztl. Wschr. **1950**, 166. — STEVENSON: Zit. n. J. Rehn. — STOLLE: Mschr. Unfallheilk. **58**, 65 (1955). — STORCK: Fschr. Med. **70**, 171 (1952). — Med. Kl. **1952**, 470. — STRAHLENBERGER: Wien. med. Wschr. **1950**, 665. — STRÜMPELL: Münch. med. Wschr. 1888, 211. — STÜBINGER u. KOCH: Dtsch. med. Wschr. **1952**, 1061. — STUCKE: Schriftl. Mitteil. — STUDER: Zit. n. Schoen u. Tischendorf. — STUHLFAUT: Der Ultraschall in der Medizin. Bd. 1, 317 (1949). — STURM: Klin. Wschr. **1943**, 406. — Dtsch. med. Wschr. **1948**, 158, 589 u. **1951** 449 u. **1954**, 741, 782. — Hautarzt **1951**, 481. — STUTTER: Brit. J. Surg. **42**, 164 (1954). — SUDECK: Arch. klin. Chir. **62**, 147 (1900), **191**, 710 (1938). — Fschr. Röntgenstr. **5**, 277 (1901/02), **68**, 1 (1943). — Dtsch. Z. Chir. **234**, 596 (1931). — Beiheft **24** Mschr. Unfallheilk. (1938). — Zbl. Chir. **1939**, 866, 974. — Chirurg **14**, 449 (1942). — SUNDER-PLASSMANN: Arch. klin. Chir. **183**, 653 (1935). — Erg. Chir. u. Orth. **33**, 268 (1941). — Münch. med. Wschr. **1944**, 454. — Verh. Dtsch. Ges. Path. **1950**, 106. — Sympathicuschirurgie. Stuttgart: Thieme 1953. — SUNDER-PLASSMANN u. EICKHOFF: Z. Immun. Forsch. **93** (1938). — SWAN u. McGOWAN: J. Amer. Med. Ass. **146**, 774 (1951).

DE TAKATS: J. Amer. Med. Ass. **23**, 936 (1931). — Surg.: **2**, 46 (1937). — TAYLOR, R. G.: Medical Press **1951**, 408. — TEICHER u. NELSON: J. Invest. Dermat. **19**, 205 (1952). — THIEBAUT, ISCH, F. u. C. ISCH: Rev. Neurol. **86**, 175 (1952). — THÖLE: Bruns Beitr. **98**. 131 (1915). — THOMASSET: Thèse Lyon 1938. — THOMSON u. MAHONEY: J. Bone Surg. **33-B**, 336 (1951). — THORN: New England J. Med. **242**, 783 (1950). — TIMMER: Chirurg **22**, 23 (1951). — TIRA: Arch. di Ortop. **65**, 63 (1952). — TISCHENDORF u. NAUMANN: Dtsch. Arch. klin. Med. **193**, 533 (1948). — TITTEL: Z. ges. exp. Med. **113**, 698 (1944). — TITZE: Mschr. Unfallheilk. **56**, 8 (1953). — TONUTTI: Klin. Wschr. **1949**, 569. — Neue med. Welt **1950**, **111**. — Langenbeck's Arch. u. Dtsch. Z. Chir. **264**, 61, 70 (1950). — Dtsch. med. Wschr.

1951, 1041. — TRAUTWEIN: Z. exp. Med. 76, 236 (1931). — TRENCHS: Ann. l'Hospital de la Santa Creu i Sant Pau 8, 243 (1934). — TRIAL: J. radiol. 30, 300 (1949). — TROMP: Medizinische 1955, 443. — TROSTDORF: Zit. n. Mascher. — TRUETA: Chirurg 25, 46 (1954). — TSCHANNEN: Schweiz. med. Wschr. 1952, 301.

UHLEMANN: Dtsch. med. Wschr. 1951, 67.

VARNEY, KENYON u. KOCH: J. clin. Endocrin. 2, 137 (1942). — VOGLER, E.: Fschr. Röntgenstr. 81, 479 (1954). — VOIT, K.: Med. Kl. 1952, 586. — VÖLKER, P.: Therapie Gegenw. 93, 236 (1954). — VOSSSCHULTE: Grundlagen der Schmerzbekämpfung durch Sympathicusausschaltung. Berlin u. München: Urban & Schwarzenberg 1949.

WACHS: Zbl. Chir. 1954, 460. — WACHSMUTH: Kongr. Bericht Erlanger Ultraschall-Tagung 1949, 245. — WAGNER: Zit. n. Remé. — WALTHARD: Schweiz. med. Wschr. 1944, 463. — WANKE: Bruns Beitr. 174, 263 (1943). — Münch. med. Wschr. 1953, 388. — WEIDENFELD u. PULAY: Wien. med. Wschr. 1915, 349. — WEISS, K.: Fschr. Röntgenstr. 67, 26 (1943). — Radiologica Austriaca 5, 1 (1952). — WELLS u. KENDALL: Proc. Staff. Meet. Mayo Clin. 15, 324 (1940). — WENGEN: Schweiz. med. Wschr. 1947, 763. — WENT: Zbl. Chir. 1954, 481. — WERDER: Schweiz. med. Wschr. 1950, 912. — WERNITZ u. DÖRKEN: Dtsch. med. Wschr. 1954, 729. — WERTHEIMER, ARNULF u. ANGEL: J. Chir. 64, 341 (1948). — WETTE: Arch. orth. Unfallchir. 33, 194 (1933). — WEYAND: Zbl. Chir. 1953, 689. — WHEELER: J. Urol. 45, 467 (1941). — WICKE: Z. Kreislaufforsch. 43, 263 (1954). — WILKINS u. FLEISCHMANN: J. clin. Endocrin. 4, 357 (1944). — WILLIAMS u. WATSON: Endocrinology 29, 250 (1941). — WILLICH: Arch. klin. Chir. 158, 287 (1930). — WINTERNITZ: Med. Kl. 1917, 239. — WITT: Fschr. Med. 69, 279 (1951). — WITTENSTEIN, G. J.: Med. Welt 1951, 1235. — WOLBACH u. MADDOCK: Arch. Path. (Chicago) 53, 54 (1952). — WOLF, F.: Zbl. Chir. 1939, 976. — WOLF u. LOESER: J. clin. Endocrinol. u. Metabol. 14, 107 (1954). — DE WULF: Acta orthop. belg. 19, 112 (1953). — WUNDERLICH: Z. Orthop. 76, 193 (1947).

ZEHNTNER: Dtsch. med. Wschr. 1954, 1788. — ZIMMERMANN u. DE TAKATS: Arch. Surg. 23, 936 (1931). — ZUR: Med. Welt 1950, 1380. — ZUR VERTH: Jahreskurse ärztl. Fortbild. 1938, H. 12.

Nachtrag

ARNOLD: Arch. phys. Ther. 7, 7 (1955). — BLUMENSAAT: Fschr. Röntgenstr. 40, 69 (1949). — : Therapiewoche 1955/56 S. 89. — BURCKHARDT: Ber. Unfallchir. Tagg. Frankfurt/M. 82, Nov. 1953. — GRUNDMANN: Dtsch. med. Wschr. 1955, 1058. — GRUNDMANN u. LINKS: Arch. orth. Chir. 47, 489 (1955). — HANFSTAENGL: Medizinische 1955, 1145. — HASCHE-KLÜNDER: 45. Tagg. Nordwestdtsch. Ges. Innere Med. Göttingen 7.—9. VII. 1955. — IDELBERGER: Chir. 1955, 1023. — RENATE KANZOW: Diss. Göttingen 1949. — CHRISTEL KEUSCH: Diss. Göttingen 1949. — KIRSCH: Zbl. Chir. 1955, 1045. — KOHLRAUSCH: Arch. phys. Ther. 7, 16 (1955). — KÖTTER: Therapiewoche 5, 545 (1954/55). — NEUMANN: Medizinische 1955, 1482. — POPP: Helvet. chir. acta 22, 140 (1955). — REMÉ: Bruns Beitr. 191, 228 (1955). — WOOD: Proc. Royel Soc. Med. 1954. —